ENFERMAGEM PEDIÁTRICA E NEONATAL

ENFERMAGEM PEDIÁTRICA E NEONATAL

ASSISTÊNCIA DE ALTA COMPLEXIDADE

Editoras:
Simone Aparecida Lima Pavani
Amparito Del Rocío Vintimilla Castro
Eliane Regina Coelho Berti
Ana Paula Almeida

Manole

Editora gestora: Sônia Midori Fujiyoshi
Editora: Juliana Waku
Capa: Rubens Lima
Imagem da capa: istockphoto.com
Projeto gráfico: Departamento de Arte da Editora Manole
Editoração eletrônica: HiDesign Studio
Ilustrações: Eduardo Borges, Sirio Braz Cançado

CIP-BRASIL. CATALOGAÇÃO NA PUBLICAÇÃO
SINDICATO NACIONAL DOS EDITORES DE LIVROS, RJ

E46

Enfermagem pediátrica e neonatal / editora Simone Aparecida Lima Pavani ... [et al.]; colaboração Abner Donato Dorazio Souza ... [et al.]. - 1. ed. - Barueri [SP] : Manole, 2020.

il. ; 23 cm

Inclui bibliografia e índice
ISBN 978-85-204-5630-9

1. Enfermagem pediátrica e neonatal. I. Pavani, Simone Aparecida Lima. II. Souza, Abner Donato Dorazio.

19-58268 CDD: 618.920231
CDU: 616-083-053.2

Leandra Felix da Cruz - Bibliotecária - CRB-7/6135

Editora Manole Ltda.
Avenida Ceci, 672 – Tamboré
06460-120 – Barueri – SP – Brasil
Tel.: (11) 4196-6000
www.manole.com.br
https://atendimento.manole.com.br/

Impresso no Brasil | *Printed in Brazil*

Editoras

Simone Aparecida Lima Pavani

Enfermeira graduada pela Universidade Bandeirante de São Paulo. Especialista em Administração Hospitalar e Saúde Pública. Membro do Comitê de Bioética do Hospital das Clínicas da Faculdade de Medicina da Universidade de São Paulo (HCFMUSP). Diretora de Enfermagem do Instituto da Criança e do Adolescente do HCFMUSP. Docente do curso de Especialização de Enfermagem em Cuidados Intensivos e Emergência à Criança e ao Adolescente e membro do Núcleo Pedagógico da Residência Multiprofissional do Instituto da Criança e do Adolescente do HCFMUSP. Preceptora do Programa de Residência Multiprofissional em Gestão Integrada dos Serviços de Saúde do HCFMUSP.

Amparito del Rocío Vintimilla Castro

Enfermeira. Doutora em Ciências da Saúde pela Escola da Enfermagem da Universidade de São Paulo (EEUSP). Mestre em Diabetes pela EEUSP. Especialista em Pediatria e Puericultura pela Universidade Federal de São Paulo (UNIFESP). Especialista em Administração Hospitalar. Coordenadora do Programa de Residência Multiprofissional em Neonatologia no Instituto da Criança e do Adolescente do Hospital das Clínicas da Faculdade de Medicina da USP (ICr-HCFMUSP). Tutora do Programa de Residência Multiprofissional em Gestão Integrada dos Serviços de Saúde do HCFMUSP. Coordenadora e Docente do Curso de Especialização de Enfermagem em Oncologia e Hematologia Pediátrica. Coordenadora do Serviço de Educação Permanente do ICr-HCFMUSP.

Eliane Regina Coelho Berti
Enfermeira graduada pela Universidade Federal de São Paulo (UNIFESP). Especialista em Enfermagem em Neonatologia pelo Hospital das Clínicas da Faculdade de Medicina da Universidade de São Paulo (HCFMUSP). Supervisora de Serviço Hospitalar da Divisão de Enfermagem do Instituto da Criança e do Adolescente do HCFMUSP.

Ana Paula Almeida
Enfermeira. Mestre em Ciências da Saúde pela Escola de Enfermagem da Universidade de São Paulo (EEUSP). Especialista em Enfermagem em Terapia Intensiva do Adulto. Sub-coordenadora e docente do Curso de Especialização de Enfermagem em Oncologia e Hematologia Pediátrica. Docente do Programa de Residência Multiprofissional em Neonatologia no Instituto da Criança e do Adolescente do Hospital das Clínicas da Faculdade de Medicina da USP (ICr-HCFMUSP). Supervisora de Setor do Serviço de Educação Permanente do ICr-HCFMUSP.

Autores

Abner Donato Dorazio Souza
Médico Radiologista com Especialização em Radiologia Pediátrica no Instituto da Criança e do Adolescente do Hospital das Clínicas da Faculdade de Medicina da Universidade de São Paulo (HCFMUSP). Radiologista do Hospital Infantil Sabará.

Aide Mitie Kudo
Terapeuta ocupacional graduada pela Universidade de São Paulo (USP). Especialista em Administração em Serviço de Saúde/Administração Hospitalar pela Faculdade de Saúde Pública da USP. Coordenadora do Serviço de Terapia Ocupacional do Instituto da Criança e do Adolescente do Hospital das Clínicas da Faculdade de Medicina da USP (ICr-HCFMUSP). Supervisor de Estágio de Terapia Ocupacional da Universidade Federal de São Carlos, Universidade de São Paulo e Universidade Federal do Paraná. Vice-Presidente da Associação Científica de Terapia Ocupacional em Contextos Hospitalares e Cuidados Paliativos.

Alfio Rossi Junior
Médico. Mestre em Pediatria pela Universidade de São Paulo. Médico do Hospital das Clínicas da Faculdade de Medicina da Universidade de São Paulo (HCFMUSP). Presidente da Comissão de Controle de Infecção Hospitalar do Instituto da Criança e do Adolescente do HCFMUSP.

Aline Vidal de Oliveira Luzardo
Enfermeira. Especialista em Pediatria e Cuidados Intensivos Pediátricos pela Faculdades Metropolitanas Unidas (FMU).

Amélia Satiko Sugano
Enfermeira. Licenciatura plena em Enfermagem pela Escola de Enfermagem da Universidade de São Paulo (EEUSP). Gestão em Recursos Humanos na área de Saúde pela Faculdade de Saúde Pública da USP.

Amparito del Rocío Vintimilla Castro
Enfermeira. Doutora em Ciências da Saúde pela Escola da Enfermagem da Universidade de São Paulo (EEUSP). Mestre em Diabetes pela EEUSP. Especialista em Pediatria e Puericultura pela Universidade Federal de São Paulo (UNIFESP). Especialista em Administração Hospitalar. Coordenadora do Programa de Residência Multiprofissional em Neonatologia no Instituto da Criança e do Adolescente do Hospital das Clínicas da Faculdade de Medicina da USP (ICr-HCFMUSP). Tutora do Programa de Residência Multiprofissional em Gestão Integrada dos Serviços de Saúde do HCFMUSP. Coordenadora e Docente do Curso de Especialização de Enfermagem em Oncologia e Hematologia Pediátrica. Coordenadora do Serviço de Educação Permanente do ICr-HCFMUSP.

Ana Cristina Aoun Tannuri
Professora Associada da Disciplina de Técnica Cirúrgica e Cirurgia Experimental da Faculdade de Medicina da Universidade de São Paulo (FMUSP). Assistente do Serviço de Cirurgia Pediátrica do Instituto da Criança e do Adolescente do Hospital das Clínicas da FMUSP.

Ana Maria Bernardete Moderno Fidalgo
Enfermeira. Especialista em Enfermagem em Centro Cirúrgico e Administração Hospitalar. Diretora Técnica de Saúde I da Divisão de Enfermagem do Instituto da Criança e do Adolescente do Hospital das Clínicas da Faculdade de Medicina da Universidade de São Paulo.

Ana Paula Almeida
Enfermeira. Mestre em Ciências da Saúde pela Escola de Enfermagem da Universidade de São Paulo (EEUSP). Especialista em Enfermagem em Terapia Intensiva do Adulto. Sub-coordenadora e docente do Curso de Especialização de Enfermagem em Oncologia e Hematologia Pediátrica. Docente do Programa de Residência Multiprofissional em Neonatologia no Instituto da Criança e do Adolescente do Hospital das Clínicas da Faculdade de Medicina da USP (ICr-HCFMUSP). Supervisora de Setor do Serviço de Educação Permanente do ICr-HCFMUSP.

Ana Paula Maia Fraga
Enfermeira. Especialista em Educação Continuada e Permanente em Saúde pelo Instituto Israelita de Ensino e Pesquisa Albert Einstein. Especialista em Administração Hospitalar. Enfermeira do Serviço de Educação Permanente do Instituto da Criança e do Adolescente do Hospital das Clínicas da Faculdade de Medicina da Universidade de São Paulo.

Ana Paula Tavares
Enfermeira. Especialista em Cuidados Intensivos e de Emergência ao Recém-nascido, Criança e Adolescente pelo Hospital das Clínicas da Faculdade de Medicina da Universidade de São Paulo.

Anderson Schirmer
Psicólogo. Professor Doutor em Psicologia Social. Mestre e Doutor nas questões de sexualidade e gênero pela Pontifícia Universidade Católica de São Paulo (PUC-SP), com doutorado sanduíche em um período de 1 ano na Universitat de VIC, Barcelona, Espanha. Professor na Universidade Nove de Julho, nas disciplinas de Psicanálise e Sexualidade e Gênero. Psicólogo clínico. Supervisor clínico e organizacional em estágio prático. Pesquisador no campo da psicanálise e da sexualidade.

Andrea Aoki Costa
Enfermeira graduada pela Faculdade de Enfermagem do Hospital Israelita Albert Einstein. Especialização em Enfermagem Hospitalar à Criança e ao Adolescente pelo Instituto da Criança e do Adolescente do Hospital das Clínicas da Faculdade de Medicina da Universidade de São Paulo (ICr-HCFMUSP). Mestranda em Ciências pelo Departamento de Pediatria da FMUSP. Coordenadora da Câmara Técnica de Terapia Infusional da Comissão de Integração de Enfermagem da Diretoria Clínica do HCFMUSP. Coordenadora do Grupo de Terapia Infusional do ICr-HCFMUSP. Enfermeira Encarregada de Turno da Divisão de Enfermagem do ICr-HCFMUSP.

Angela Midori Matuhara
Enfermeira graduada pela Escola de Enfermagem da Universidade de São Paulo. Aprimoramento em Pediatria pela Universidade de Guifu- Japão. Especialista em Enfermagem Neonatológica pelo Departamento de Enfermagem da Escola Paulista de Medicina da Universidade Federal de São Paulo (EPM-Unifesp). Mestre em Ciências pelo Programa de Pós-Graduação da Escola Paulista de Enfermagem Pediátrica da Unifesp. Supervisora de Seção do Centro de Tratamento Intensivo Neonatal do Instituto da Criança e do Adolescente do Hospital das Clínicas da Faculdade de Medicina da Universidade de São Paulo (ICr-HCFMUSP). Coordenadora do Curso de Especialização em Enfermagem em Cuidados Intensivos e de Emergência ao Recém-nascido, à Criança e ao Adolescente pela Escola de Educação Permanente do HCFMUSP. Coordenadora do Curso de Aprimoramento em Neonatologia do HCFMUSP. Docente do Programa de Residência em Enfermagem Neonatal do ICr-HCFMUSP.

Angélica Arantes Silva de Oliveira
Enfermeira graduada pela Escola de Enfermagem da Universidade de São Paulo (EEUSP). Especialista em Enfermagem à Criança e ao Adolescente de alto risco pelo Instituto da

Criança e do Adolescente do Hospital das Clínicas da Faculdade de Medicina da USP (ICr-HCFMUSP). Mestre em Ciências pelo Programa de Pós-graduação da EEUSP. Supervisora de setor no Centro de Tratamento Intensivo Neonatal do ICr-HCFMUSP. Docente e coordenadora de módulo no Curso de Especialização em Enfermagem em Cuidados Intensivos e de Emergência ao Recém-nascido, à Criança e ao Adolescente pela Escola de Educação Permanente do HCFMUSP. Docente do Programa de Residência em Enfermagem Neonatal do ICr-HCFMUSP.

Camila Prestes Martins Félix
Enfermeira. Atua no Centro Cirúrgico/Endoscopia do Instituto da Criança e do Adolescente do Hospital das Clínicas da Faculdade de Medicina da Universidade de São Paulo. Especialista em Gestão em Serviço de Enfermagem pela Faculdades Metropolitanas Unidas.

Carla Regina Tragante
Enfermeira. Mestre em Ciências da Saúde pela Faculdade de Medicina da Universidade de São Paulo (FMUSP). Docente e Coordenadora do módulo neonatal do Curso de Especialização de Enfermagem em Cuidados Intensivos e Emergência à Criança e ao Adolescente de Alto Risco do Instituto da Criança e do Adolescente do Hospital das Clínicas da FMUSP (ICr-HCFMUSP). Coordenadora do Centro Neonatal do ICr-HCFMUSP.

Carlos Edimundo da Silva
Técnico em Radiologia. Tecnólogo em Radiologia. Especialização em RIA (Responsável por Instalações Aberta). MBA em Gestão de Serviços de Saúde.

Chong Ae Kim
Professora Associada do Departamento de Pediatria da Faculdade de Medicina da Universidade de São Paulo (FMUSP). Chefe da Unidade de Genética do Instituto da Criança e do Adolescente do Hospital das Clínicas da FMUSP (ICr-HCFMUSP).

Cleide Regina Rodrigues Carlos
Enfermeira. Especialista em Administração Hospitalar pela Faculdade São Camilo. Habilitação em Obstetrícia pela Faculdade de Enfermagem da Universidade de São Paulo (USP). Licenciatura pela Faculdade de Educação da USP. Coordenadora da Infraestrutura do Instituto da Criança e do Adolescente do Hospital das Clínicas da Faculdade de Medicina da USP. Avaliadora e educadora da metodologia de acreditação ONA.

Crystiane Aline Alves de Souza
Enfermeira. Especialista em Auditoria em Enfermagem. Especialista em Gestão em Enfermagem pela Faculdade São Camilo. Especialista em Administração Hospitalar

pela Escola de Educação Permanente do Hospital das Clínicas da Faculdade de Medicina da Universidade de São Paulo (HCFMUSP). Gerente de Risco do Instituto da Criança e do Adolescente do HCFMUSP.

Débora Cristina de Azevedo Rodrigues
Enfermeira. Coordenadora de Enfermagem da Enfermaria da Onco-Hematologia do Instituto da Criança e do Adolescente do Hospital das Clínicas da Faculdade de Medicina da Universidade de São Paulo (ICr-HCFMUSP) – Instituto de Tratamento do Câncer Infantil (ITACI). Especialista na Assistência de Enfermagem à Criança e ao Adolescente pelo ICr-HCFMUSP. Docente do Curso de Especialização de Enfermagem em Oncologia e Hematologia Pediátrica. Habilitada em Obstetrícia pela Universidade Estadual do Pará, Escola de Enfermagem "Magalhães Barata".

Deolice Dias de Moura
Enfermeira. Atua na Enfermaria da Cirurgia Infantil do Instituto da Criança e do Adolescente do Hospital das Clínicas da Faculdade de Medicina da Universidade de São Paulo (ICr-HCFMUSP).

Diamari Caramelo Ricci
Médica. Graduação em Medicina na Faculdade de Ciências Médicas de Santos. Especialista em Endoscopia Digestiva Alta no Serviço de Endoscopia do Hospital das Clínicas da Faculdade de Medicina da Universidade de São Paulo (HCFMUSP). Assistente no Serviço de Endoscopia Infantil no Instituto da Criança e do Adolescente do HCFMUSP. Assistente no Serviço de Endoscopia do Hospital Municipal Vila Santa Catarina. Preceptora da Especialização em Coloproctologia do Hospital Israelita Albert Einstein.

Durval Damiani
Professor Livre-Docente. Chefe da Unidade de Endocrinologia Pediátrica do Instituto da Criança e do Adolescente do Hospital das Clínicas da Faculdade de Medicina da Universidade de São Paulo.

Edith Ferreira de Souza Oliveira
Doutora em Ciências Sociais pela Pontifícia Universidade Católica de São Paulo (PUC-SP). Mestre em Gerontologia Social pela PUC-SP. Especialista em Administração Hospitalar pela UNAERP. Licenciatura em Enfermagem pelo Centro Universitário Adventista de São Paulo. Enfermeira Supervisora de Setor Hospitalar do Instituto da Criança e do Adolescente do Hospital das Clínicas da Faculdade de Medicina da Universidade de São Paulo.

Eliane Regina Coelho Berti

Enfermeira graduada pela Universidade Federal de São Paulo (UNIFESP). Especialista em Enfermagem em Neonatologia pelo Hospital das Clínicas da Faculdade de Medicina da Universidade de São Paulo (HCFMUSP). Supervisora de Serviço Hospitalar da Divisão de Enfermagem do Instituto da Criança e do Adolescente do HCFMUSP.

Erica Aparecida da Silva

Enfermeira. Especialista em Auditoria em Enfermagem pelo Centro Universitário São Camilo. Atuou como Enfermeira na Unidade de Terapia Intensiva de Oncologia e Hematologia Pediátrica do Instituto da Criança e do Adolescente do Hospital das Clínicas da Faculdade de Medicina da Universidade de São Paulo.

Eunice Kiyomi Suguita dos Santos

Enfermeira. Licenciatura pela Faculdade de Educação da Universidade de São Paulo (USP). Graduação em Enfermagem pela USP. Supervisora de Setor do Serviço de Apoio Diagnóstico e Terapêutica do Instituto da Criança e do Adolescente do Hospital das Clínicas da Faculdade de Medicina da Universidade de São Paulo. Especialista em Gerenciamento de Enfermagem pela Universidade São Camilo. Especialista em Enfermagem do Trabalho pela Universidade de Guarulhos.

Fabíola Villac Adde

Médica. Doutora em Medicina pela Universidade de São Paulo (USP). Médica Assistente da Unidade de Pneumologia do Instituto da Criança e do Adolescente do Hospital das Clínicas da Faculdade de Medicina da USP. Membro da Sociedade Brasileira de Pediatria, Sociedade Brasileira e Sociedade Paulista de Pneumologia e Tisiologia.

Georgia Aparecida Santos de Araújo Calasans

Fisioterapeuta. Especialista em Terapia Intensiva em Neonatologia e Pediatria pela Associação Brasileira de Fisioterapia Cardiorrespiratória e Fisioterapia em Terapia Intensiva (Assobrafir). Especialista em Fisioterapia Intensiva no Adulto pela Universidade Federal de São Paulo. Mestranda em Ciências da Reabilitação pela Universidade Nove de Julho. Preceptora do Programa de Residência em Pediatria do Instituto da Criança e do Adolescente do Hospital das Clínicas da Faculdade de Medicina da Universidade de São Paulo.

Gileyd Aparecida Coutinho

Enfermeira. Chefe do Pronto-Socorro do Instituto da Criança e do Adolescente do Hospital das Clínicas da Faculdade de Medicina da Universidade de São Paulo (ICr-HCMUSP). Preceptora do Programa de Residência Multiprofissional Gestão Integrada dos Serviços de Saúde do HCFMUSP. Enfermeira responsável pela Unidade de Emergência Referenciada do ICr-HCFMUSP.

Graziela de Araújo Costa
Mestre e Doutora em Ciências pelo Departamento de Pediatria da Faculdade de Medicina da Universidade de São Paulo. Médica Plantonista da UTI Pediátrica do Hospital Sírio-Libanês. Instrutora do PALS. Membro do Comitê Oncológico da AMIB. Tutora do Curso de Especialização em Cuidados Paliativos Pediátricos do Hospital Sírio-Libanês.

Hamilton Cabral de Menezes Filho
Médico. Mestre pelo Instituto da Criança e do Adolescente do Hospital das Clínicas da Faculdade de Medicina da Universidade de São Paulo (ICr-HCFMUSP). Médico Assistente do ICr-HCFMUSP.

Helena Thie Miyatani
Enfermeira coordenadora do Transplante Hepático Pediátrico do Instituto da Criança e do Adolescente do Hospital das Clínicas da Faculdade de Medicina da Universidade de São Paulo (ICr-HCFMUSP). Especialista em Gerenciamento em Enfermagem. Especialista em Administração Hospitalar.

Helga Namie Ferreira Murakami
Farmacêutica-Bioquímica pela Faculdade de Ciências Farmacêuticas de Ribeirão Preto da Universidade de São Paulo. Membro da Comissão de Farmacoterapia do Instituto da Criança e do Adolescente do Hospital das Clínicas da Faculdade de Medicina da Universidade de São Paulo (ICr-HCFMUSP). Diretora Técnica do Serviço de Farmácia do ICr-HCFMUSP.

Iranilda de Jesus
Enfermeiro. Atua no Centro Cirúrgico/Endoscopia do Instituto da Criança e do Adolescente do Hospital das Clínicas da Faculdade de Medicina da Universidade de São Paulo (ICr-HCFMUSP). Especialista em UTI Neonatal e Pediátrica pela Escola de Educação Permanente do HCFMUSP.

Ivete Zoboli
Médica Pediatra. Diplomada em Cuidados Paliativos pela Associación Pallium Latino América Universidade Del Salvador Buenos Aires, Argentina. Membro do Departamento de Medicina Paliativa e Dor pela Sociedade Brasileira de Pediatria. Membro do Departamento de Dor e Cuidados Paliativos da Sociedade Paulista de Pediatria. Médica Assistente da Unidade de Dor e Cuidados Paliativos do Instituto da Criança e do

Adolescente do Hospital das Clínicas da Faculdade de Medicina da Universidade de São Paulo (HCFMUSP).

Izabete Lima Sousa Marinho
Enfermeira. Especialista em Enfermagem em Centro Cirúrgico e Central de Material e Esterilização. Enfermeira Chefe da Central de Material do Instituto da Criança e do Adolescente do Hospital das Clínicas da Faculdade de Medicina da Universidade de São Paulo.

José Albino da Paz
Médico. Mestre e Doutor em Ciências da Saúde pela Faculdade de Medicina da Universidade de São Paulo (FMUSP). Especialista em Neurologia Infantil pelo Hospital das Clínicas da FMUSP (HCFMUSP). Médico neurologista assistente do Instituto da Criança e do Adolescente do HCFMUSP.

Juliana Caires de Oliveira Achili Ferreira
Enfermeira. Pós-doutorado pelo Departamento de Pediatria da Faculdade de Medicina da Universidade de São Paulo (FMUSP). Doutora em Ciências (Pediatria) pela Universidade de São Paulo (USP). Mestre e Bacharel em Enfermagem pela Escola de Enfermagem da USP. Docente e vice-coordenadora do Curso de Especialização de Enfermagem em Cuidados Intensivos e Emergência à Criança e ao Adolescente de Alto Risco. Coordenadora do Centro de Pesquisa Clínica. Responsável pela Comissão Multiprofissional de Pesquisa do Instituto da Criança e do Adolescente do Hospital das Clínicas da FMUSP e Membro do Grupo Brasileiro de Lúpus Eritematoso Sistêmico Juvenil.

Juliana Dragoni Kalytczak
Enfermeira. Atua no Centro Cirúrgico/Endoscopia do Instituto da Criança e do Adolescente do Hospital das Clínicas da Faculdade de Medicina da Universidade de São Paulo (ICr-HCFMUSP). Especialista em Centro Cirúrgico e Central de Material Esterilizado pela Universidade Nove de Julho. Especialista em Gestão e Liderança em Enfermagem pelo Centro Universitário São Camilo. Preceptora do Programa de Residência Multiprofissional em Gestão Integrada dos Serviços de Saúde do HCFMUSP.

Juliana Regina Campana
Enfermeira. Encarregada do Centro de Terapia Intensiva Oncológica do Instituto de Tratamento do Câncer Infantil (Itaci) – Instituto da Criança e do Adolescente do Hospital das Clínicas da Faculdade de Medicina da Universidade de São Paulo (ICr-HCFMUSP). Título de Especialista em Terapia Intensiva Pediátrica pela Abenti. Especialista em Enfermagem em Cuidados Intensivos e Emergência à Criança e ao Adolescente pelo ICr-HCFMUSP. Especialista em Nefrologia pela Universidade Fe-

deral de São Paulo (UNIFESP). Especialização em Atendimento Pré-Hospitalar pela Universidade Anhembi Morumbi.

Jussara Siqueira de Oliveira Zimmermann

Psicóloga graduada pela Universidade Federal de Juiz de Fora. Mestre em Ciências pela Universidade Federal de São Paulo (Unifesp). Especialista em Gestão da Humanização em Serviços de Saúde e Psicologia em Hospital Geral pela Escola de Educação Permanente do Hospital das Clínicas da Faculdade de Medicina da Universidade de São Paulo (HCFMUSP). Coordenadora da Assessoria de Humanização do Instituto da Criança e do Adolescente do HCFMUSP (ICr-HCFMUSP).

Karina Medeiros Bastos

Médica responsável pelo Serviço de Hepatologia Pediátrica do Instituto da Criança e do Adolescente do Hospital das Clínicas da Faculdade de Medicina da Universidade de São Paulo (ICr-HCFMUSP). Assistente da Disciplina da Gastroenterologia, Hepatologia e Nutrologia do ICr-HCFMUSP. Grupo de Transplante Hepático da Universidade Federal de São Paulo.

Karina Rodrigues Peron

Enfermeira. Possui graduação em Enfermagem e Obstetrícia pela Escola de Enfermagem de Ribeirão Preto da Universidade de São Paulo. Especialista em Administração Hospitalar e Gestão de Controle de Infecção Hospitalar. Mestranda em Ciências pelo Departamento de Pediatria da Faculdade de Medicina da Universidade de São Paulo. Atualmente é Enfermeira Encarregada do Serviço de Controle de Infecção Hospitalar do Instituto da Criança e do Adolescente do Hospital das Clínicas da FMUSP.

Léia Alves Kaneto

Enfermeira. Mestre em Ciências da Saúde pela Escola de Enfermagem da Universidade de São Paulo (EEUSP). Especialista em Pediatria e Neonatologia pelo Instituto de Ensino e Pesquisa Albert Einstein. Graduada e Licenciada pela EEUSP. Docente do curso de Medicina do Centro Universitário das Américas e dos cursos da saúde na Universidade São Judas Tadeu. Experiência na área de Enfermagem, com ênfase em Enfermagem Pediátrica, UTI, Urgência e Emergência, e Terapias Renais Substitutivas. Trabalha com métodos ativos e reflexivos de ensino-aprendizagem e educação em saúde. Pesquisadora do GECD EEUSP (Grupo de Estudo sobre a Criança Doente).

Leslie Domenici Kulikowski

Professora Livre-Docente pelo Departamento de Patologia da Faculdade de Medicina da Universidade de São Paulo (FMUSP). Doutorado e Mestrado em Ciências (Morfologia e Genética) pela Escola Paulista de Medicina da Universidade Federal de São

Paulo, com aperfeiçoamento em Citogenética Molecular – Case Western Reserve University – School of Medicine (Cleveland, EUA). Especialização em Biologia Molecular pela Universidade São Judas. Professora e orientadora da Pós-graduação do Departamento de Patologia da FMUSP. Coordenador do Laboratório de Citogenômica e Patologia Molecular.

Lúcia Cândida Soares de Paula
Fisioterapeuta. Mestre em Ciências pela Faculdade de Medicina da Universidade de São Paulo (FMUSP). Responsável pela Equipe de Fisioterapia do Centro de Tratamento Intensivo Neonatal (CTIN2) do Instituto da Criança e do Adolescente do Hospital das Clínicas da FMUSP (ICr-HCFMUSP). Professora e coordenadora do Curso de Especialização em Fisioterapia Respiratória e Fisioterapia em Terapia Intensiva Pediátrica e Neonatal do ICr-HCFMUSP. Tutora e docente da residência multiprofissional da FMUSP.

Luciano Alvarenga dos Santos
Enfermeiro graduado pela Universidade Federal de Uberlândia (UFU). Especialista em Enfermagem em Nefrologia, modalidade residência pela Escola Paulista de Medicina da Universidade Federal de São Paulo (EPM-UNIFESP). Assistente Técnico de Saúde II da Unidade de Terapia Renal Substitutiva do Instituto da Criança e do Adolescente do Hospital das Clínicas da Faculdade de Medicina da Universidade de São Paulo (ICr-HCFMUSP). Secretário Geral da Sociedade Brasileira de Enfermagem em Nefrologia. Professor convidado de cursos de Especialização em Enfermagem em Nefrologia.

Luiz Roberto Schlaich Ricardi
Médico. Assistente da Equipe de Cirurgia e Transplante Pediátrico do Instituto da Criança e do Adolescente do Hospital das Clínicas da Faculdade de Medicina da Universidade de São Paulo (ICr-HCFMUSP).

Mágila de Matos Martins Ferreira
Especialista em Enfermagem à Criança e ao Adolescente de Alto Risco pelo Instituto da Criança e do Adolescente do Hospital das Clínicas da Faculdade de Medicina da Universidade de São Paulo (ICr-HCFMUSP). Mestranda em Ciências pelo Programa de Pós-Graduação da FMUSP. Docente do Curso de Especialização em Enfermagem em Cuidados Intensivos e de Emergência ao Recém-nascido, à Criança e ao Adolescente pela Escola de Educação Permanente do HCFMUSP. Enfermeira do Centro de Tratamento Intensivo Neonatal do ICr-HCFMUSP.

Manoel Carlos Prieto Velhote
Médico cirurgião. Professor da Disciplina de Cirurgia Pediátrica e Transplante Hepático do Departamento de Pediatria da Faculdade de Medicina da Universidade de São

Paulo. Cirurgião Assistente do Serviço de Cirurgia Pediátrica e Transplante Hepático do Instituto da Criança e do Adolescente do Hospital das Clínicas da FMUSP.

Manoel Ernesto Peçanha Gonçalves
Médico Endoscopista. Chefe do Setor de Endoscopia do Instituto da Criança e do Adolescente do Hospital das Clínicas da Faculdade de Medicina da Universidade de São Paulo (ICr-HCFMUSP). Médico endoscopista do Hospital Israelista Albert Einstein.

Márcia Aparecida de Souza
Enfermeira Especialista em Administração Hospitalar pela Universidade de Ribeirão Preto (UNAERP). Parecerista membro do Grupo Técnico de Avaliação de Materiais (GTAM) e membro do Núcleo de Avaliação de Tecnologias em Saúde (NATS) do Hospital das Clínicas da Faculdade de Medicina da Universidade de São Paulo (HC-FMUSP). Docente do Curso de Especialização de Enfermagem em Cuidados de Urgências e Emergências ao Recém-Nascido à Criança e ao Adolescente. Membro do Grupo de Apoio Técnico de Licitações do HCFMUSP.

Marcos Lopes
Enfermeiro. Mestre, Doutor e Pós-doutor em Ciências (Área: Pediatria) pelo Departamento de Pediatria da Faculdade de Medicina da Universidade de São Paulo (FMUSP). Enfermeiro das Unidades de Terapia Intensiva Neonatal e Pediátrica do Hospital Infantil Darcy Vargas. Professor convidado de cursos de especialização em Neonatologia, Pediatria e Terapia Intensiva Pediátrica.

Maria Aparecida Barbosa Viana
Enfermeira. Encarregada do Pronto-Socorro do Instituto da Criança e do Adolescente do Hospital das Clínicas da Faculdade de Medicina da Universidade de São Paulo. Pós-graduação em Educação Comunitária pela Faculdade Anhembi Morumbi. Especialista em Hemoterapia pelo SENAC. Pós-graduação em Liderança Competitiva para a Enfermagem (Fator RH).

Maria Aparecida Carlos Bonfim
Nutricionista. Aprimoramento Profissional em Nutrição Hospitalar pelo Hospital Universitário da Universidade de São Paulo (HU-USP). Especialista em Terapia Nutricional e Nutrição Clínica pelo GANEP. Nutricionista do Instituto da Criança e do Adolescente do Hospital das Clínicas da Faculdade de Medicina da Universidade de São Paulo (HCFMUSP). Atua na Enfermaria de Cirurgia Infantil e Transplante Hepático.

Maria de Fátima Silva
Enfermeira. Especialista em Gerenciamento de Enfermagem pelo Centro Universitário São Camilo. Supervisora do Serviço de Apoio e Diagnóstico do Instituto da Criança e

do Adolescente do Hospital das Clínicas da Faculdade de Medicina da Universidade de São Paulo.

Maria Emilia Santiago
Enfermeira Supervisora de Setor Hospitalar da Unidade de Terapia Renal Substitutiva, formada em Enfermagem e Ginecologia pela Faculdade Integrada de Guarulhos. Credenciada para atuação em Enfermagem em Nefrologia pela Sociedade Brasileira de Enfermagem em Nefrologia (SOBEN).

Maria Esther Jurfest Rivero Ceccon
Professora Livre-Docente em Neonatologia pela Faculdade de Medicina da Universidade de São Paulo. Diretora Executiva do Centro de Aprimoramento ao Ensino e Pesquisa em Pediatria (CAEPP).

Maria Helena Vaisbich
Doutora em Nefrologia pela Escola Paulista de Medicina da Universidade Federal de São Paulo (EPM-UNIFESP). Médica Assistente da Unidade de Nefrologia do Instituto da Criança e do Adolescente do Hospital das Clínicas da Faculdade de Medicina da Universidade de São Paulo (ICr-HCFMUSP).

Maria Lúcia Barbosa Maia dos Santos
Enfermeira. Mestranda em Ciências da Saúde pelo Departamento de Pediatria da Faculdade de Medicina da Universidade de São Paulo (FMUSP). Enfermeira Especialista em Administração Hospitalar pela Universidade Nove de Julho, em Cuidados de Urgência e Emergências ao Recém-nascido, à Criança e ao Adolescente pela Escola de Educação Permanente do Hospital das Clínicas da FMUSP. Docente do Curso de Especialização de Enfermagem em Cuidados Intensivos e Emergência à Criança e ao Adolescente de Alto Risco. Enfermeira Coordenadora da Unidade de Terapia Intensiva Pediátrica do Instituto da Criança e do Adolescente do Hospital das Clínicas da FMUSP.

Marilene Ferreira de Lima
Enfermeira. Atua no Centro de Terapia Intensiva Oncológica do Instituto de Tratamento do Câncer Infantil (ITACI) – Instituto da Criança e do Adolescente do Hospital das Clínicas da Faculdade de Medicina da Universidade de São Paulo. Título de Especialista em Gerenciamento e Liderança pela Faculdade São Camilo. Especialização em Saúde Pública pela Faculdade de Medicina da Universidade de São Paulo.

Michiko Suzuki Yamamoto
Enfermeira. Licenciatura pela Universidade Federal de São Carlos. Especialista em Pediatria Comunitária pela Universidade Federal de São Carlos (UFSCar). Especialis-

ta em Enfermagem em Estomaterapia pela Escola de Enfermagem da Universidade de São Paulo. Especialista em Gerenciamento em Enfermagem pelo Centro Universitário São Camilo. Supervisora do Serviço Hospitalar do Instituto da Criança e do Adolescente do Hospital das Clínicas da Faculdade de Medicina da Universidade de São Paulo (ICr-HCFMUSP).

Monica Taminato
Enfermeira. Possui graduação em Enfermagem pela Universidade Federal de São Paulo (UNIFESP). Especialização em Saúde Pública pela UNIFESP. Mestrado em Ciências, bolsista CAPES e Doutorado em Ciências e Pós-Doutorado pela UNIFESP. Docente do Departamento de Saúde Coletiva da Escola Paulista de Enfermagem da UNIFESP. Orientadora do Programa de Pós-graduação em Enfermagem da UNIFESP. Líder do Grupo de Estudos, Epidemiologia, Revisão Sistemática e Modelos Matemáticos em Saúde, certificado pelo CNPq. Pesquisadora do Grupo de Pesquisa Nefrologia e Epidemiologia Clínica, certificado pelo CNPq. Coordenadora do Projeto CAPES Print UNIFESP: Desenvolvimento e aplicações diagnósticas para doenças infecciosas.

Olga Kinuko Matsumoto Sunakozawa
Enfermeira. Coordenadora de Enfermagem do Centro de Transplante de Células-Tronco Hematopoiéticas de Onco-Hematologia do Instituto da Criança e do Adolescente do Hospital das Clínicas da Faculdade de Medicina da Universidade de São Paulo – Instituto de Tratamento do Câncer Infantil (ITACI). Especialista em Pediatria e Puericultura pela Universidade Federal de São Paulo (UNIFESP). Especialista em Administração Hospitalar pela Universidade de Ribeirão Preto (UNAERP). Docente do Curso de Especialização de Enfermagem em Oncologia e Hematologia Pediátrica.

Patrícia Ponce de Camargo
Professora Doutora. Enfermeira do Centro Neonatal do Instituto da Criança e do Adolescente do Hospital das Clínicas da Faculdade de Medicina da Universidade de São Paulo (ICr-HCFMUSP). Docente do Curso de Especialização em Pediatria do ICr-HCFMUSP. Tutora do Programa de Residência Multiprofissional de Enfermagem Neonatal do HCFMUSP.

Patrícia Zamberlan
Nutricionista. Mestre e Doutora em Ciências da Saúde pela Faculdade de Medicina da Universidade de São Paulo. Nutricionista supervisora da Equipe Multiprofissional de Terapia Nutricional do Instituto da Criança e do Adolescente do Hospital das Clínicas da Faculdade de Medicina da Universidade de São Paulo. Especialista em terapia nutricional parenteral e enteral pela Sociedade Brasileira de Nutrição Parenteral e Enteral (BRASPEN/SBNPE).

Paula Scatena
Especialização em Ressonância Magnética pelo Instituto de Radiologia (InRad). Pós-graduação em Gestão da Qualidade em Saúde pelo Hospital Israelita Albert Einstein.

Raquel Leal Lima Andrade da Silva
Enfermeira. Educadora religiosa. Especialista em Enfermagem em Cuidados Intensivos e de Emergência ao Recém-nascido, à Criança e ao Adolescente no Instituto da Criança e do Adolescente do Hospital das Clínicas da Faculdade de Medicina da Universidade de São Paulo (ICr-HCFMUSP). Supervisora da Unidade de Saúde Suplementar do ICr-HCFMUSP. Atua na Capelania do Instituto Central do HCFMUSP.

Ricardo Gabriel Teodoro
Enfermeiro especialista em Enfermagem em Nefrologia. Enfermeiro na Unidade de Terapia Renal Substitutiva do Instituto da Criança e do Adolescente do Hospital das Clínicas da Faculdade de Medicina da Universidade de São Paulo (ICr-HCFMUSP). Membro do corpo diretivo da Sociedade Brasileira de Enfermagem em Nefrologia.

Rita Tiziana Verardo Polastrini
Enfermeira. Especialização em Administração de Serviços de Saúde pela Faculdade de Saúde Pública da Universidade de São Paulo. Diplomada em Cuidados Paliativos pela Associación Pallium Latino América Universidade Del Salvador Buenos Aires, Argentina, com chancela de Oxford-UK. Enfermeira da Unidade de Dor e Cuidados Paliativos do Instituto da Criança e do Adolescente do Hospital das Clínicas da Faculdade de Medicina da Universidade de São Paulo.

Sara Diniz Rubinsztejn Azevedo
Enfermeira. Especialista em Qualidade em Saúde e Segurança do Paciente (*e-learning*) Escola Nacional de Saúde Pública – ENSP FIOCRUZ e ENSP Universidade Nova de Lisboa. Especialista em Pediatria e Puericultura pela Escola de Enfermagem da Universidade Federal de São Paulo (UNIFESP). Especialista em Administração Hospitalar pela Faculdade de Administração Hospitalar do IPH. Coordenadora da Assessoria de Qualidade e Gerência de Risco do Instituto da Criança do Hospital das Clínicas da Faculdade de Medicina da Universidade de São Paulo.

Silvia Maria de Macedo Barbosa
Médica Pediatra. Doutora em Ciências pela Faculdade de Medicina da Universidade de São Paulo (FMUSP). Diplomada em Cuidados Paliativos pela Associación Pallium Latino América Universidade Del Salvador Buenos Aires, Argentina. Possui área de Atuação em Medicina Paliativa e Dor pela AMB e SBP. Membro do Departamento de Medicina Paliativa e Dor da Sociedade Brasileira de Pediatria. Presidente do Departa-

mento de Dor e Cuidados Paliativos da Sociedade Paulista de Pediatria. Chefe da Unidade de Dor e Cuidados Paliativos do Instituto da Criança e do Adolescente do Hospital das Clínicas da FMUSP.

Sílvia Regina Cardoso
Médica. Atua no setor de Endoscopia do Instituto da Criança e do Adolescente do Hospital das Clínicas da Faculdade de Medicina da Universidade de São Paulo (ICr-HCFMUSP). Médico do setor de Gastroenterologia e Endoscopia Pediátrica do Hospital das Clínicas da Faculdade de Ciências Médicas da Universidade Estadual de Campinas (FCM-UNICAMP). Médica Endoscopista do Hospital Dr. Mario Gatti.

Solange Mignoni Guimarães
Enfermeira Graduada pela Universidade do Estado do Rio de Janeiro. Especialista em Terapia Intensiva Pediátrica e Neonatal pela SOBETI. Especialista em Administração Hospitalar pelo Núcleo de Capacitação e Desenvolvimento do Hospital das Clínicas da Faculdade de Medicina da Universidade de São Paulo (HCFMUSP). Supervisora de Serviço Hospitalar do Instituto da Criança do HCFMUSP.

Suzana Guernieri Rossi
Enfermeira. Especialista em Centro Cirúrgico, Recuperação Anestésica e Centro de Material e Esterilização pela SOBECC. Especialista em Enfermagem em Cuidados Intensivos e de Emergência à Criança e ao Adolescente pela CAEEP. Coordenadora de Enfermagem do Centro Cirúrgico, Endoscopia e Cirurgia Experimental do Instituto da Criança e do Adolescente do Hospital das Clínicas da Faculdade de Medicina da Universidade de São Paulo.

Tânia Shimoda Sakano
Médica. Atua no Pronto-Socorro do Instituto da Criança e do Adolescente do Hospital das Clínicas da Faculdade de Medicina da Universidade de São Paulo (ICr-HCFMUSP). Mestre em Pediatria pela FMUSP. Coordenadora da residência em Urgência e Emergência Pediátrica do ICr-HCFMUSP. Coordenadora da Ressuscitação Pediátrica pela Sociedade de Pediatria de São Paulo e Sociedade de Cardiologia do Estado de São Paulo.

Uenis Tannuri
Médico cirurgião. Professor Titular da Disciplina de Cirurgia Pediátrica e Transplante Hepático do Departamento de Pediatria da Faculdade de Medicina da Universidade de São Paulo (FMUSP). Chefe do Serviço de Cirurgia Pediátrica e Transplante Hepático do Instituto da Criança e do Adolescente do Hospital das Clínicas da FMUSP.

Vanessa Grasso
Psicóloga. Especialista em Psicologia Hospitalar pelo Instituto da Criança e do Adolescente do Hospital das Clínicas da Faculdade de Medicina da Universidade de São Paulo.

Vera Lúcia Jornada Krebs
Médica. Professora Livre-Docente pela Universidade de São Paulo. Docente do Curso de Graduação em Medicina e do Curso de Pós-graduação senso estrito do Departamento de Pediatria da Faculdade de Medicina da Universidade de São Paulo (FMUSP). Médica Neonatologista do Instituto da Criança e do Adolescente do Hospital das Clínicas da FMUSP (ICr-HCFMUSP). Chefe de Seção Técnica, responsável pelo Ambulatório Integrado de Recém-nascido de Risco do ICr-HCFMUSP.

Vicente Odone Filho
Médico. Professor Titular do Departamento de Pediatria da Faculdade de Medicina da Universidade de São Paulo (FMUSP). Responsável pelo Serviço de Onco-Hematologia Pediátrica do Instituto da Criança e do Adolescente do Hospital das Clínicas da FMUSP. Diretor-Presidente da Fundação Pró-Sangue – Hemocentro de São Paulo. Ex-fellow em Oncologia e Hematologia Pediátrica do Hospital St. Jude em Memphis, Tennessee.

Vivian Cristina Vidal Tresmondi
Enfermeira graduada pela Universidade Federal de São Paulo. MBA Gestão em Saúde e Controle de Infecção Hospitalar pela Faculdade Instituto Nacional de Ensino e Pesquisa (INESP). Enfermeira do Serviço de Controle de Infecção Hospitalar do Instituto da Criança e do Adolescente do Hospital das Clínicas da Faculdade de Medicina da Universidade de São Paulo.

Sumário

Prefácio

Esta primeira edição de *Enfermagem pediátrica e neonatal: assistência de alta complexidade*, complementando a Coleção de Pediatria do Instituto da Criança e do Adolescente HCFMUSP, sem dúvida se tornará uma referência na área, devido à sua importância e ao alto nível do conteúdo dos capítulos. É uma obra abrangente e bastante atual, que enfoca a evolução e a atualização da especialidade de enfermagem. Seus editores, assim como todos os colaboradores, são profissionais altamente capacitados, com uma experiência pessoal ampla, que tem sido destacada em sua atuação assistencial e acadêmica.

O livro é composto de 25 capítulos, com uma visão ampla da atuação especializada da enfermagem em pediatria, abordando temas em diversas subáreas da especialidade, tornando-se uma leitura obrigatória não só para o especialista em enfermagem, mas também para médicos, gestores de saúde, residentes e alunos.

Tenho acompanhado à beira do leito todo o intenso trabalho realizado pela enfermagem no Instituto da Criança e do Adolescente e reconheço toda a experiência clínica e prática da atuação destes profissionais, que fizeram uma translação desta experiência para os capítulos que constituem o livro.

Sem dúvida, a atuação multiprofissional e em especial da enfermagem faz a diferença no cuidado hospitalar da criança na obtenção de melhores resultados de sobrevida.

Com certeza, o livro será um sucesso e terá uma continuidade importante com novas edições.

Werther Brunow de Carvalho
Professor Titular de Terapia Intensiva/Neonatologia
do Instituto da Criança e do Adolescente (ICr-HCFMUSP)

Apresentação

A inspiração para o planejamento do conteúdo deste livro vem da vivência prática da assistência aos neonatos, às crianças e aos adolescentes com doenças crônicas e raras ao longo dos anos. Além das crianças, as famílias também precisam de cuidados planejados, fundamentados nas necessidades individualizadas. Nossos pacientes/clientes necessitam de assistência complexa em hospitais que possam oferecer estrutura física e tecnológica adequada e intervenções terapêuticas atualizadas, bem como uma equipe multiprofissional especializada e capacitada para o atendimento das demandas desses pacientes.

Os enfermeiros do Instituto da Criança e do Adolescente da Faculdade de Medicina da Universidade de São Paulo propuseram-se a desenvolver o conteúdo deste livro para subsidiar os profissionais para um cuidado integrado e multidisciplinar em busca da excelência centrada no neonato, na criança e no adolescente. Assim, poder-se-á atender às necessidades de ensino e aprendizagem de profissionais da área da saúde e de estudantes que buscam se atualizar e desenvolver sua prática baseada em evidências em consonância com a vasta experiência das equipes que atuam nas áreas pediátrica e neonatal.

Dessa forma, o interesse em oferecer aos leitores um conteúdo atualizado e embasado tanto na experiência como na fundamentação científica multiprofissional proporcionou a participação de enfermeiros assistenciais, gerentes e gestores de todas as unidades, em parceria com profissionais de outras categorias que assistem à clientela neonatal e pediátrica. Graças ao empenho de especialistas, mestres e doutores, a proposta aqui manifestada conduz à leitura de forma didática sobre a assistência de alta complexidade incorporada nos principais temas que compõem este livro: doenças raras nas diferentes especialidades; cuidados ao paciente grave; terapia intravenosa; assistência no serviço de apoio diagnóstico; dor e cuidados paliativos; morte e luto; humanização e comunicação com o paciente, a família e o colaborador; gestão de qualidade na segurança do paciente; processos de melhoria e impacto na assistência de qualidade; e pesquisa em enfermagem.

Espera-se que o leitor possa conhecer o mundo pediátrico e neonatal, vislumbrando uma assistência integrada, humanizada e de qualidade em seus processos assistenciais e gerenciais norteado pelo ensino e pela pesquisa.

Bom estudo e boa assistência ao paciente pediátrico e neonatal!

As Editoras

1

Resgate da dimensão humana no hospital: o paciente, a família e o profissional da saúde

Aide Mitie Kudo
Jussara Siqueira de Oliveira Zimmermann
Michiko Suzuki Yamamoto

TÓPICOS DO CAPÍTULO

OBJETIVO

- Discutir os impactos da hospitalização para paciente/família e aspectos relacionados ao profissional e seu ambiente de trabalho.
- Analisar a humanização e sua projeção na área da saúde.
- Apresentar ações humanizadoras em hospital público pediátrico.

INTRODUÇÃO

A humanização é um tema de destaque nos serviços públicos de saúde, lançada pelo Ministério da Saúde como Política Nacional de Humanização (PNH) em 2003. A PNH tem como foco a necessidade de melhoria da qualidade dos serviços prestados por meio de tecnologia, relações pessoais e melhorias das condições de trabalho[1].

Melhorias nas condições de trabalho envolvem vários aspectos, como o fortalecimento da gestão do conhecimento, o diálogo e a integração das equipes multiprofissionais, valorizando a opinião dos usuários. Estes aspectos são essenciais quando se trata de um serviço com alto grau de complexidade no cuidado, demandando um atendimento transversal na condução do trabalho, pautado no diálogo para a tomada de decisões[2].

Em instituição pediátrica, o profissional tem uma importante atribuição no estabelecimento de elo entre a criança e seus familiares no período de internação, o que requer melhor preparo da equipe que nela atua.

As consequências da hospitalização e a reação da criança dependerão de diversos fatores, como a idade, a preparação para a internação, as experiências anteriores e o tipo de doença, bem como do apoio da família e da equipe do hospital[3]. Neste contexto, a instituição pediátrica integra as ações de humanização em consonância com a PNH ao focar o desenvolvimento dos recursos humanos, materiais e ambientais.

Neste capítulo, serão abordados aspectos relacionados ao significado e os impactos da hospitalização para a criança e seus familiares, bem como a importância da qualidade da relação entre o paciente/família e o profissional; a humanização no hospital como Política de Humanização em Saúde e as práticas no Instituto da Criança e do Adolescente (ICr-HCFMUSP).

HOSPITALIZAÇÃO

A situação de adoecimento e hospitalização pode ser caracterizada como uma experiência estressante para o paciente pediátrico. A própria rotina hospitalar, com ruídos constantes, horários de sono, de alimentação e de higiene alterados, o compartilhamento de espaço físico com pessoas estranhas e outros pacientes em situação de sofrimento, pode ser considerada um fator estressor.

O sofrimento físico relacionado à dor, a procedimentos invasivos, ao mal-estar e à fragilidade, associado à mudança de ambiente e afastamento de seu meio social, pode desencadear alterações emocionais e comportamentais na criança hospitalizada[4]. Sabe-se que o medo do desconhecido e a incerteza do prognóstico e da eficácia do tratamento são também alguns dos fatores estressores que as crianças e seus familiares vivenciam durante o período de hospitalização.

A faixa etária, o estágio cognitivo da criança, a complexidade, a gravidade e a evolução da doença são algumas das variáveis que determinam estratégias de enfrentamento e adaptação do paciente e sua família diante do percurso da doença[5]. A hospitalização também pode acarretar, para essas crianças, a perda momentânea de sua autonomia pela imposição de normas hospitalares, das rotinas diárias diferenciadas de seu ambiente doméstico e a diminuição da independência das atividades cotidianas em razão do quadro clínico, de limitações físicas e/ou restrição ao leito[6]. Para as crianças, o brincar é considerado uma atividade essencial do seu cotidiano e pode ser prejudicado pelo contexto da hospitalização.

A criança, diferentemente do adulto, por estar em um processo generalizado de maturação, dispõe de recursos internos característicos de sua fase de desenvolvimento a serem mobilizados em situações estressantes. E por depender emocionalmente do adulto, a criança necessita do apoio de pessoas em quem confie e dê explicações simples e concretas sobre o que está acontecendo, de um espaço para desenvolver atividades exploradoras e expressar suas dúvidas e sentimentos[7]. Toda criança, mesmo doente, tem dentro de si um potencial lúdico que precisa ser explorado: ela pode escrever, desenhar, pintar e brincar. Essas ações possibilitam o autoconhecimento, a exploração do meio, a compreensão de situações e a consolidação de relações. Por meio das atividades lúdicas, a criança pode readquirir a autoconfiança perdida, na medida em que percebe a criação e a concretização de algo realizado por ela. Cabe ao profissional facilitar, incentivar e mostrar para a criança que ela é capaz de fazer tudo isso. Estimular a criança a persistir, a tentar vencer obstáculos, é dar a ela a oportunidade para se superar cada vez mais.

A presença da mãe/acompanhante durante a hospitalização pode atenuar ou até mesmo evitar repercussões negativas deste momento na vida da criança. A permanência de um acompanhante é um direito garantido pelo Estatuto da Criança e do Adolescente (ECA), de 13 de julho de 1990, o qual dispõe que: "Os estabelecimentos de atendimento à saúde deverão proporcionar condições para a permanência em tempo integral de um dos pais ou responsável, nos casos de internação de criança ou adolescente"[8].

Ao fornecer os cuidados básicos à criança, o acompanhante pode proporcionar a ela satisfação emocional e segurança, além de ajudar em sua adaptação, atuando como moderadora de situações conflitantes. Ao participar do tratamento, o acompanhante tem a possibilidade de entender os procedimentos que serão aplicados e receber orientações da equipe sobre os tratamentos atuais e posteriores.

Para que os pais possam acompanhar seus filhos durante a internação, é importante que as instituições reconheçam este direito de fato e propiciem mudanças concretas na estrutura física e no preparo dos profissionais. É necessário criar condições de higiene, descanso e apoio psicológico aos pais. Todo o trabalho realizado com os pais, como preparo e orientação sobre os procedimentos clínicos, diagnósticos e prognósticos da doença de seu filho, tem também como finalidade o bem-estar da criança. Pais confiantes e integrados no tratamento certamente auxiliarão a criança a se adaptar, diminuindo as possibilidades de sofrimento e traumas.

Nesta relação com o usuário, a escuta é essencial para que seja construída a confiança e o elo para assistir o paciente e sua família de forma integral e individualizada. Nesse contexto, torna-se fundamental manter canal de comunicação efetiva, estar atento às necessidades e respeitar as diferenças individuais.

A comunicação precisa ser clara, concisa e recíproca, visando ao exato entendimento da mensagem transmitida, para que não tenha erros na interpretação, que muitas vezes podem ocorrer tanto por parte dos usuários quanto por parte dos profissionais[9]. A compreensão da informação pelos usuários é indicativo de um atendimento de qualidade dos serviços[10].

Todo o processo de hospitalização acarreta uma perda significativa da autonomia nas ações da criança internada, pois ela estará limitada por regras e normas preestabelecidas que devem ser minimamente seguidas.

Implantar projetos que proporcionem atividades lúdicas, recreação e lazer para as crianças internadas é muito mais que levar brinquedos, livros e alegria ao ambiente hospitalar: é dar à criança a oportunidade de exercer sua autonomia e a possibilidade de escolha, em que sua vontade, opção ou até mesmo uma resposta negativa será respeitada durante essas atividades.

A preocupação com o bem-estar da criança durante a hospitalização vem gerando grandes avanços em termos de legislação. Além do Estatuto da Criança e do Adolescente[8], existem a Resolução n. 41 do Conselho Nacional dos Direitos da Criança e do Adolescente, que trata dos direitos durante a hospitalização[11], e a Resolução do Ministério da Justiça que estende o direito à proteção integral da infância e adolescência durante a hospitalização, tornando o fato jurídico e político.

Em relação à questão educacional, o Conselho Nacional de Educação institui as Diretrizes Nacionais para a Educação Especial na Educação Básica[12], por meio da Resolução n. 2, de 11 de setembro de 2001. Segundo o art. 13, os sistemas de ensino, mediante ação integrada com os sistemas de saúde, devem organizar o atendimento educacional especializado a alunos impossibilitados de frequentar as aulas em razão de tratamento de saúde que implique internação hospitalar, atendimento ambulatorial ou permanência prolongada em domicílio.

Quanto às atividades lúdicas no ambiente hospitalar (Figura 1), a Lei n. 11.104, de 21 de março de 2005[13], "dispõe sobre a obrigatoriedade de instalação de brinquedotecas nas unidades de saúde que ofereçam atendimento pediátrico em regime de internação".

O atendimento de crianças com doenças complexas exige muito mais que conhecimento acadêmico e recursos tecnológicos. Requer colaboradores totalmente identificados com os objetivos e as políticas da instituição. Conhecer as necessidades de seus clientes e procurar satisfazê-las com competência, criatividade, cooperação, dedicação, carinho, respeito e responsabilidade contribuem para humanizar o uso da técnica e dos recursos tecnológicos, amenizando o período de tratamento[14].

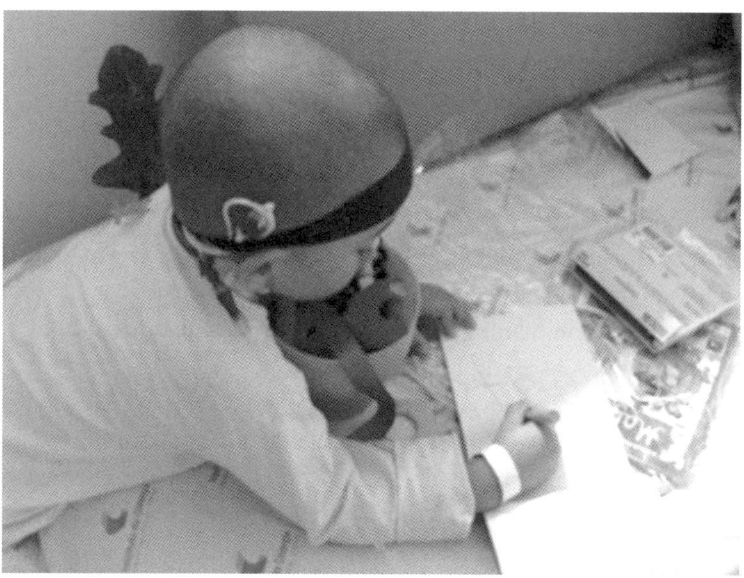

FIGURA 1 Criança em atividade de recreação.
Fonte: Arquivo Humanização - Instituto da Criança e do Adolescente (ICr-HCFMUSP).

A sensação de bem-estar no ambiente laboral reflete positivamente na saúde física e mental do colaborador, que, por sua vez, está diretamente relacionada à produtividade e ao empenho no trabalho prestado. Investir em projetos de qualidade de vida voltados aos profissionais das instituições de saúde pode trazer vantagens significativas, reduzindo o índice de absenteísmo e melhorando o relacionamento interpessoal entre colaboradores e usuários[15].

A prática da humanização no atendimento hospitalar está relacionada à atitude dos profissionais que prestam atendimento aos pacientes. O comportamento destes profissionais é influenciado pela cultura organizacional, na qual estão inseridos e convivem com todos os públicos que lidam com a organização, em níveis diferenciados de imersão[16].

Desta forma, a valorização do ser humano e a garantia da qualidade do atendimento à saúde vêm ao encontro das reais necessidades da criança e do adolescente hospitalizado.

Assim sendo, a humanização vem resgatar uma prática de saúde baseada no respeito às necessidades individuais do ser humano, cuja essência está na qualidade das relações desenvolvidas com a criança, sua família e entre os profissionais.

HUMANIZAÇÃO NA SAÚDE

No âmbito de cuidado e atenção à saúde, a humanização é entendida como a valorização dos diferentes sujeitos implicada no processo de produção de saúde. Essas bases de atuação enfatizam a autonomia, o protagonismo do sujeito, sua corresponsabilidade no tratamento e o estabelecimento de vínculos solidários nos cuidados[16].

A implantação de modelos que priorizam o atendimento com qualidade e a participação integrada dos gestores, trabalhadores e usuários na consolidação do Sistema Único de Saúde (SUS) no contexto de cuidados à saúde deram origem à criação das bases do HumanizaSUS[17].

O HumanizaSUS se consolidou com a PNH da Atenção e Gestão do SUS, criada em 2003, atuando de forma transversal às demais políticas de saúde, a fim de impactá-las e interferir na qualificação da atenção e gestão do SUS. A humanização, tal como indica a PNH, efetiva-se nas práticas em saúde a partir delas, ou seja, no modo como se age no cotidiano dos serviços. Está voltada para usuários que compõem o SUS, em suas experiências com os trabalhadores e usuários que habitam e produzem o dia a dia dos serviços de saúde. É no encontro entre estes sujeitos concretos, situados, que a política de humanização se constrói[16].

Dessa forma, a PNH conta com as seguintes diretrizes[16]:

- Contagiar trabalhadores, gestores e usuários do SUS com os princípios e as diretrizes da humanização e fortalecer iniciativas de humanização existentes.
- Desenvolver tecnologias relacionais e de compartilhamento das práticas de gestão e de atenção.
- Aprimorar, ofertar e divulgar estratégias e metodologias de apoio a mudanças sustentáveis dos modelos de atenção e de gestão.
- Implementar processos de acompanhamento e avaliação, ressaltando saberes gerados no SUS e experiências coletivas bem-sucedidas.

Independentemente do tipo de instituição, as boas práticas de humanização são indispensáveis para valorizar a dignidade do paciente/cliente e seu familiar, incluindo o profissional de saúde.

HUMANIZAÇÃO NO INSTITUTO DA CRIANÇA E DO ADOLESCENTE

O Instituto da Criança e do Adolescente (ICr) é parte do Complexo Hospital das Clínicas e está ligado ao Departamento de Pediatria da Faculdade de Medicina da Universidade de São Paulo (FMUSP). É um hospital-escola, de nível terciário, e presta assistência a crianças e adolescentes portadores de doenças complexas. O ICr é centro de referência nacional de saúde da criança e recebe clientes do Brasil e de toda a América Latina, de 0 a 18 anos, entre suas especialidades médicas.

A missão do ICr é prestar assistência de alta complexidade e de excelência ao recém-nascido, criança e adolescente, por meio de atendimento humanizado e interdisciplinar, integrado ao ensino e à pesquisa. Os valores do ICr se baseiam em ética, humanismo, responsabilidade social, pioneirismo, compromisso institucional, pluralismo e competência.

Além dos usuários do SUS, o ICr atende pacientes de operadoras de planos de saúde (saúde suplementar). Suas unidades são distribuídas em Enfermarias, Centro Cirúrgico, Unidades de Neonatologia, UTI Pediátricas, Ambulatório, Hospital Dia, Unidade de Terapia Renal Substitutiva, Pronto-socorro, Serviço de Avaliação Diagnóstica e Tratamento (SADT) e Serviço de Onco-Hematologia.

No ICr, cada criança é tratada de maneira única, e os profissionais são treinados para oferecer cuidados e bem-estar para cada um dos pacientes. Os esforços estão voltados para propiciar, além da excelência no tratamento, um ambiente confortável e que remeta ao mundo infantil.

Antes mesmo da implantação do ECA, o ICr já era pioneiro em proporcionar condições para a permanência em tempo integral de um dos pais ou responsável, nos casos de internação de criança ou adolescente, e ainda hoje continua inovando com ações de caráter humanizador para pacientes e colaboradores.

Desde sua inauguração, em 1976, o ICr desenvolve um trabalho de humanização consistente, que alia a alta tecnologia com a qualidade no atendimento, respeitando e valorizando os direitos e deveres dos pacientes, suas subjetividades e referências culturais.

Acredita-se na ideia de que humanizar é oferecer um atendimento de qualidade, articulando os avanços tecnológicos com acolhimento e melhorias nos ambientes de cuidados e nas condições de trabalho dos profissionais.

O ICr prima por um atendimento acolhedor, com resolutividade e responsabilidade, levando sempre em consideração o protagonismo do sujeito mesmo em um ambiente em que muitas escolhas são de responsabilidade dos profissionais e dos adultos que estão ao redor da criança internada.

Buscar artifícios que reforcem o protagonismo do sujeito por meio de iniciativas que desenvolvam as habilidades e a motivação dos pacientes é uma de nossas tarefas na instituição hospitalar.

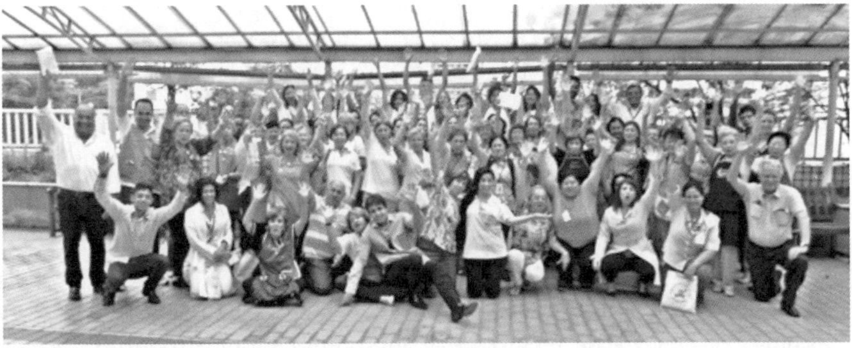

FIGURA 2 Grupo de Trabalho em Humanização (GTH) e voluntários do Instituto da Criança e do Adolescente (ICr-HCFMUSP).
Fonte: Arquivo Humanização - ICr-HCFMUSP.

O ICr conta com uma Assessoria de Humanização (Figura 2), que trabalha com foco de atuação em seus usuários (pacientes e acompanhantes), voluntários e trabalhadores da saúde. A assessoria realiza diagnósticos no ambiente de trabalho e propõe ações/projetos de melhoria de acordo com o planejamento estratégico adotado pela instituição.

As ações de caráter humanizador são multiprofissionais, divididas de acordo com seu âmbito de atuação: Acolhimento, Práticas de Cuidado, Ambiência, Ações de Educação Permanente, Arte e Cultura, Práticas de Bem-estar e Qualidade de Vida e Práticas Inclusivas de Gestão.

O Quadro 1 destaca algumas ações institucionais do ICr.

QUADRO 1 Ações de humanização em destaque no Instituto da Criança e do Adolescente (ICr-HCFMUSP)

Âmbito da ação	Ação	Descrição da ação
Acolhimento	Grupo de pais e/ou acompanhantes nas enfermarias	Grupo multiprofissional que tem como objetivo fazer com que o acolhimento se concretize no cotidiano das práticas de saúde por meio de escuta qualificada da demanda do usuário, troca de informações sobre o funcionamento da área e estreitamento de vínculos entre equipe e usuários.
	Sala de Acolhimento Ambulatorial	Grupo de acolhimento para esclarecer as questões relacionadas ao atendimento ambulatorial. Informar quanto aos direitos sociais, questões do adoecimento, como cuidar em casa e adesão ao tratamento.
	Doutores da Alegria, Cão Terapeuta, AVOHC, Conselho Familiar, Ação Solidária, Fundação Criança e Comitê Juvenil	Grupos de voluntários e apoiadores que desenvolvem atividades com os usuários do hospital com o objetivo de proporcionar momentos de descontração, socialização e alegria durante a permanência no hospital, contribuindo significativamente para a melhora do ambiente.
	Horário de visita ampliado e direito a acompanhante	O Programa Visita Ampliada e o direito a acompanhante no ICr-HCFMUSP têm como objetivo ampliar as possibilidades de acesso para os visitantes, de forma a garantir o elo entre o paciente, sua rede social e os demais serviços da rede de saúde.

(continua)

QUADRO 1 Ações de humanização em destaque no Instituto da Criança e do Adolescente (ICr-HCFMUSP) *(continuação)*

Âmbito da ação	Ação	Descrição da ação
Práticas de cuidado	Programa Diagnóstico Amigo da Criança	Tem por objetivo racionalizar o emprego dos métodos diagnósticos imagenológicos, laboratoriais e funcionais na prática pediátrica, para que tragam o máximo de benefícios, o mínimo de riscos atuais e futuros e que poupem a criança e o adolescente de sofrimento físico e agravos psicológicos evitáveis.
	Horário do "psiu"	Em períodos predeterminados do dia, as unidades de terapia intensiva neonatais ficam em silêncio, com diminuição da luminosidade e sem manipulação do bebê, a não ser que seja absolutamente necessário. Esta ação contribui para um melhor repouso do bebê e colabora para redução do estresse.
	Método canguru	Recém-nascido de baixo peso permanece em contato com a mãe, visando seu desenvolvimento. Caso haja impossibilidade de presença da mãe, esta ação é estendida ao pai ou outro familiar.
	Dose unitária e individualizada de medicação	Fracionamento de medicamento para cada paciente, adequando da melhor forma farmacêutica (dose em comprimido adequando para fórmula líquida).
Ambiência	Brinquedotecas	Espaços onde as crianças do ICr podem realizar atividades próprias da idade, que contribuam para que elas possam exteriorizar seu potencial lúdico pelo brincar.
	Happy hour para acompanhantes	Tem por objetivo amenizar o tempo de permanência da mãe, pai ou responsável no hospital por meio de uma tarde de descontração com música e brincadeiras.
	Classe Hospitalar	Acompanhamento escolar para crianças e adolescentes internados, possibilitando a continuidade da vida escolar dos pacientes.
	Pintando o Bem na Saúde	A iniciativa visa tornar os ambientes hospitalares locais mais descontraídos, alegres e bonitos, com reprodução das obras do artista Gustavo Rosa nas paredes do hospital. A iniciativa também contribui para a democratização do acesso à cultura na instituição.

(continua)

QUADRO 1 Ações de humanização em destaque no Instituto da Criança e do Adolescente (ICr-HCFMUSP) *(continuação)*

Âmbito da ação	Ação	Descrição da ação
Ações educativas e educação permanente	Educação nutricional para pacientes internados e acompanhantes	Desenvolvimento semanal de atividades de educação nutricional com o objetivo de incentivar uma alimentação mais saudável.
	Oficinas de bordado - Conselho Familiar	Realização de oficina de bordado com o intuito de oferecer oportunidade a paciente e/ou acompanhante aprenderem uma técnica que possa contribuir para a renda familiar, além de proporcionar um momento de relaxamento e lazer. A atividade é desenvolvida pelo Conselho Familiar (grupo de voluntárias).
	Uso de brinquedos para orientação sobre procedimentos	Utilização de bonecas e brinquedos pela equipe multiprofissional para auxiliar na aprendizagem dos pacientes e/ou acompanhantes em relação ao processo de adoecimento, tratamento e hospitalização.
	Educação permanente para os colaboradores	Acolher e oferecer treinamento ao novo colaborador para proporcionar melhor atendimento aos pacientes/usuários. São abordados temas como ética profissional e segurança do paciente.
Arte e cultura popular	Viva e Deixe Viver	Associação de voluntários que contam histórias para crianças e adolescentes internados, utilizando obras infantis, brincadeiras e criatividade.
	Biblioteca do Conselho Familiar	A Biblioteca do Conselho Familiar oferece livros dos mais variados títulos para acompanhantes e colaboradores do ICr com o objetivo de incentivar o gosto pela leitura e ampliar seu repertório de conhecimento.
	Mala de Artes da Menina Alessandra e Criarte	Grupos de voluntários que têm por objetivo desenvolver atividades artísticas e levar alegria às crianças hospitalizadas.
	Semeadores de Livros	Livros diversos são disponibilizados gratuitamente em uma caixa próxima à portaria de entrada dos colaboradores. O projeto tem como objetivo difundir e facilitar o hábito da leitura, incentivar a formação de novos leitores e promover o contato e acesso às maravilhas que os livros proporcionam.

(continua)

QUADRO 1 Ações de humanização em destaque no Instituto da Criança e do Adolescente (ICr-HCFMUSP) *(continuação)*

Âmbito da ação	Ação	Descrição da ação
Práticas de bem-estar e qualidade de vida	Yoga no ICr	Aulas de yoga gratuitas na própria instituição, promovidas por voluntário, voltadas à equipe de colaboradores e acompanhantes.
	Na Medida	Espaço onde os colaboradores podem utilizar um aparelho de pressão arterial e uma balança antropométrica sempre que desejarem. O espaço também se destina a diferentes campanhas com o foco nos cuidados à saúde do colaborador. Visa a estimular o autocuidado dos colaboradores da instituição, incentivar a mudança de atitude e a adoção de um estilo de vida mais saudável.
	Pilates	Aulas de pilates voltadas aos colaboradores da instituição, que podem participar da atividade durante seu horário de trabalho mediante autorização da chefia.
	Saia da Rotina	Disponibilização, em local próprio, de informações sobre atividades de cultura e lazer na cidade de São Paulo com atualização mensal, proporcionando, por meio de comunicação institucional, a informação e possibilidade de participação em eventos diferenciados e acessíveis.
Práticas inclusivas de gestão	Pesquisa de satisfação dos clientes	Tem como objetivo mensurar a percepção dos clientes em relação ao Instituto. Ao avaliar a satisfação dos clientes em relação aos produtos, serviços e relacionamento, são descobertos e confirmados os principais pontos de melhoria.
	Grupo de Trabalho em Humanização (GTH)	Divulgar as diretrizes da Política Nacional de Humanização e dar suporte ao desenvolvimento de ações de caráter humanizador para a assistência e colaboradores.
	Ouvidoria	Canal de comunicação no qual usuários e colaboradores podem expressar suas opiniões, sugestões, críticas, solicitações e elogios.
	Reunião de Análise Crítica (RAC) das equipes de gestores, médicas e setoriais	Gestão participativa por meio de reuniões mensais para análise crítica de indicadores institucionais e setoriais, compartilhando entre os gestores e equipes as metas, os processos e as questões-problema das áreas.

As iniciativas citadas têm, de forma geral, os seguintes objetivos:

- Diminuição dos efeitos negativos da internação.
- Melhoria do estado emocional dos usuários.
- Melhoria na comunicação, com maior orientação e participação dos familiares no processo de cuidado.
- Melhoria da qualidade de vida no trabalho.
- Aumento da eficácia na resolução dos problemas.
- Desenvolvimento da interdisciplinaridade como ferramenta de gestão.

RESUMO

O impacto da hospitalização para a criança pode estar relacionado a fatores como faixa etária, tratamento, presença da família, limitações impostas pela doença e relações estabelecidas com os profissionais que a assistem.

Oferecer atividades de caráter humanizador para pacientes e usuários contribui para a diminuição do estresse durante o período de internação. Nesse sentido, são necessários profissionais qualificados para o cuidado, preparados para o estabelecimento de uma comunicação efetiva com pacientes e usuários.

As ações desenvolvidas no Instituto da Criança e do Adolescente, em consonância com a Política Nacional de Humanização, têm como foco a valorização de paciente, usuários, acompanhantes e profissionais.

REFERÊNCIAS BIBLIOGRÁFICAS

1. Waldow VR, Borges RF. Cuidar e humanizar: relações e significados. Acta Paul Enferm. 2011;24(3):414-8.
2. Alves CA, Deslande SF, Mitre RMA. A gestão do processo de trabalho de enfermagem em uma enfermaria pediátrica de média e alta complexidade: uma discussão sobre gestão e humanização. Online Interface Comunicação Saúde Educação [Internet]. 2011 [acesso em 01 mar. 2017];15(37):351-61. Disponível em: http://www.scielo.br/pdf/icse/v15n37/aop0711.
3. Silva SH, Jesus IC, Santos RM, Martins DC. Humanização em pediatria: o brinquedo como recurso na assistência de enfermagem à criança hospitalizada. Online Pediatria Moderna [Internet]. 2010 [acesso em 01 mar. 2017];46(3). Disponível em: http://www.moreirajr.com.br/revistas.asp?fase=r003&id_materia=4353.
4. Kudo AM, Barros PBM, Joaquim RT. Terapia ocupacional e contexto hospitalar pediátrico. In: De Carlo MMRP, Kudo AM, org. Terapia ocupacional em contextos hospitalares e cuidados paliativos. São Paulo: Payá; 2018.

5. Vieira MA, Lima RAG. Crianças e adolescentes com doença crônica: convivendo com mudanças. Rev Latino-Am Enferm. 2002;10(4):552-60.
6. Kudo AM, Maria PB. O hospital pelo olhar da criança. São Caetano do Sul: Yendis; 2009.
7. Kudo AM, Pierri SA. Terapia ocupacional com crianças hospitalizadas. In: Kudo AM, Marcondes E, Lins MLF, Moriyana LT, Guimarães MLL, Juliani RCTP, et al. Fisioterapia, fonoaudiologia e terapia ocupacional. 2. ed. São Paulo: Sarvier; 1994. p.194-203.
8. Brasil. Presidência da República Casa Civil. Lei n. 8.069, de 13 de julho de 1990. Dispõe sobre o Estatuto da Criança e do Adolescente. D.O.U. 16.7.1990.
9. Ferreira MA. A comunicação no cuidado: uma questão fundamental na enfermagem. Rev Bras Enferm. [Internet]. 2006; [acesso 01 mar. 2017];59(3):327-30. Disponível em: http://www.scielo.br/scielo.php?script=sci_arttext&pid=S0034-71672006000300014&lng=en.
10. Veloso RC apud. Chernicharo IM, Freitas FDS, Ferreira MA. Humanização no cuidado de enfermagem: contribuição ao debate sobre a Política Nacional de Humanização. Rev Bras Enferm. [Internet]. 2013; [acesso em 25 jan 2017];66(4):564-70. Disponível em: http://www.scielo.br/scielo.php?script=sci_arttext&pid=S0034-71672013000400015&lng=en. http://dx-.doi.org/10.1590/S0034-71672013000400015.
11. Brasil. Conselho Nacional dos Direitos da Criança e do Adolescente. Resolução n. 41, de 13 de outubro de 1995. Aprova na íntegra o texto da Sociedade Brasileira de Pediatria, relativo aos direitos da criança e do adolescente hospitalizados. [Internet]. Diário Oficial da União de 17 out. 1995 [acesso em 17 nov. 2017]. Disponível em: http://www.portal.educacao.salvador.ba.gov.br/site/documentos/espaco-virtual/espaco-educacao-saude/classes-hospitalares/WEBLEGISLA%C3%87%C3%83O/resolucao%20n%C2%BA%20%2041-1995.pdf.
12. Brasil. Conselho Nacional de Educação. Resolução n. 2, de 11 de setembro de 2001. Institui as Diretrizes Nacionais para a Educação Especial na Educação Básica. [acesso em 17 nov. 2017]. Disponível em: http://portal.mec.gov.br/cne/arquivos/pdf/CEB0201.pdf.
13. Brasil. Presidência da República. Subchefia para Assuntos Jurídicos. Lei n. 11.104, de 21 de março de 2005. Dispõe sobre a obrigatoriedade de instalação de brinquedotecas nas unidades de saúde que ofereçam atendimento pediátrico em regime de internação. [acesso em 17 nov. 2017]. Disponível em: http://www.planalto.gov.br/ccivil_03/_Ato2004-2006/2005/Lei/L11104.htm.
14. Santos Filho SB, Barros MEB, Gomes RS. The National Humanization Policy as a policy produced within the healthcare labor process. Online Interface – Comunic Saúde Educ. [Internet]. 2009;13(supl.1):603-13.
15. Organização Mundial da Saúde (OMS). Ambientes de trabalho saudáveis: um modelo para ação: para empregadores, trabalhadores, formuladores de política e profissionais. Tradução do Serviço Social da Indústria. Brasília: SESI/DN; 2010. 26 p.: il.
16. Brasil. Ministério da Saúde. Secretaria-Executiva. Núcleo Técnico da Política Nacional de Humanização. HumanizaSUS: a clínica ampliada/Ministério da Saúde, Secretaria-Executiva, Núcleo Técnico da Política Nacional de Humanização. Brasília: Ministério da Saúde; 2004.
17. Ribeiro MMF, Amaral CFS. Medicina centrada no paciente e ensino médico: a importância do cuidado com a pessoa e o poder médico. Rev Bras Educ Med. 2008:32(1):90-7.

2

Anomalias congênitas

Chong Ae Kim
Leslie Domenici Kulikowski

TÓPICOS DO CAPÍTULO

OBJETIVO

Descrever as principais anomalias congênitas encontradas na rotina hospitalar e permitir que o leitor conheça os novos métodos capazes de diagnosticar os pacientes pediátricos para o direcionamento adequado do tratamento, assim como para realizar o aconselhamento genético.

INTRODUÇÃO

As anomalias congênitas associadas às alterações cromossômicas são a segunda causa de mortalidade infantil no Brasil. De acordo com o Datasus, no ano de 2014, foram registrados 10.055 óbitos classificados pelo CID-10 no capítulo XVII – "Anomalias ou malformações congênitas e alterações cromossômicas" – em todo o território nacional[1].

Presentes em cerca de 3 a 5% de todos os recém-nascidos vivos, as anomalias congênitas são definidas como uma deformidade morfológica, estrutural ou funcional presente ao nascimento. Elas são classificadas em dois grandes grupos: as maiores, de importante relevância clínica, e as menores, de elevada frequência, sem grandes consequências aos seus portadores[1,2].

As anomalias congênitas podem ter etiologia genética (30 a 40% dos casos), ambiental (5 a 10% dos casos) ou idiopática (~50% dos casos).

Considerando as causas genéticas, as alterações cromossômicas são responsáveis por aproximadamente 6% de todos os recém-nascidos vivos malformados; as doenças monogênicas, por 25% e as de origem multifatorial, por 20 a 30% dos casos[3,4].

MALFORMAÇÕES CONGÊNITAS

A morfogênese é o processo de formação das estruturas que compõem o organismo humano. A condução normal da morfogênese é determinada por fatores genéticos, dependentes da expressão gênica e ordenados em redes de interações biológicas. Quando o equilíbrio genômico é perturbado, ou seja, quando um ou mais genes não são funcionais, o processo de formação das estruturas na embriogênese é prejudicado, levando ao surgimento das anomalias congênitas e síndromes associadas[3,4].

De acordo com padrões fisiopatogênicos, as anormalidades congênitas são classificadas em quatro categorias distintas: as malformações, as deformidades, as disrupções e as displasias[3,4].

As malformações são alterações morfológicas decorrentes do desenvolvimento anormal de um tecido, órgão ou sistema, resultado de morfogênese incompleta, formação de tecido anormal, presença de tecido assessório e de alterações nas funções dos tecidos; as deformidades são anomalias resultantes de forças mecânicas ou traumatismos que alteram a morfologia dos tecidos; as disrupções ocorrem quando um determinado tecido é submetido a um evento que destrói sua estrutura previamente normal formada; e as displasias são causadas por erro na organização celular intrínseca aos tecidos[3,4].

Na embriogênese, as anomalias congênitas são caracterizadas como isoladas, quando não estão associadas a nenhum outro defeito; como síndromes, quando há múltiplos defeitos envolvendo diferentes tecidos sem uma origem morfogênica identificável; ou como sequências, quando o quadro malformativo é originado por um defeito inicial que desencadeia as demais anomalias.

As malformações congênitas são divididas em dois grandes grupos: malformações maiores e menores. As malformações maiores são classificadas sistematicamente e diferenciadas em cardíacas, neurológicas, renais, genitourinárias, gastrointestinais e esqueléticas[3,4].

As malformações cardíacas são divididas em quatro grupos: cianóticas (tetralogia de Fallot, transposição de grandes vasos, atresia de tricúspide, atresia pulmonar, síndrome do coração esquerdo hipoplásico, *truncus arteriosus*), acianóticas (coartação de aorta), derivações da esquerda para a direita (persistência do canal arterial, defeito de septo atrioventricular) e obstrutivas (estenose de aorta e de artéria pulmonar)[4].

Entre as malformações renais e do sistema genitourinário destacam-se agenesia e hipoplasia renal e as hipospádias de segundo ou terceiro grau. No grupo das anomalias neurológicas, destacam-se a hidrocefalia (de maior incidência) e os defeitos de fechamento do tubo neural (espinha bífida, holoprosencefalia, anencefalia, encefalocele, mielomeningocele, lisencefalia)[4,5].

No sistema gastrointestinal, destacam-se atresias e estenoses de esôfago e intestino e, nos defeitos do fechamento de parede abdominal, onfalocele e gastrosquise. Nas alterações esqueléticas estão presentes as craniossinostoses e cranioestenoses, os encurtamentos de membros e demais alterações morfológicas. Nas anomalias oculares destacam-se anoftalmia, microftalmia, glaucoma e catarata[4,5].

Quanto à incidência das malformações maiores, as do sistema nervoso central são as mais presentes, acometendo cerca de 10/1.000 dos recém-nascidos vivos, seguidas das cardíacas, em 8/1.000, renais em 4/1.000, e de membros, em 1/1.000; os demais sistemas juntos acometem cerca de 6/1.000 dos recém-nascidos vivos[4,5].

Com relação às malformações menores, estas ocorrem com maior frequência na população e se apresentam das mais variadas formas, destacando-se as microfossetas, apêndices, mamilos extranumerários, nevos hiper-hipopigmentados, hipertelorismos, entre outras[5].

As manifestações clínicas das malformações podem ocorrer a qualquer momento da vida de seu portador. Esse evento está relacionado com as condições clínicas de cada indivíduo, com o tipo de órgão acometido e com o grau de comprometimento do órgão[4,5].

Como fatores de risco para o desenvolvimento das malformações estão idade materna avançada, história familiar de malformações congênitas, deficiências nutricionais, exposição da gestante a riscos físicos, drogas e fármacos e fatores teratogênicos[3-5]. Existem métodos preventivos para aproximadamente 70% das malformações apresentadas ao nascimento, e estudo citogenômico de pacientes malformados é uma ferramenta importante para a conclusão do aconselhamento genético familiar e para a promoção de políticas públicas[4,5].

MORTALIDADE E ANOMALIAS CONGÊNITAS

As anomalias congênitas ainda são a principal causa de mortalidade infantil nos Estados Unidos, representando 1 em cada 5 óbitos infantis[6,7]. No Brasil, as anomalias somadas às alterações cromossômicas representam aproximadamente 14% dos óbitos fetais e infantis (Datasus, 2014).

A Figura 1 mostra a incidência das malformações e das anormalidades cromossômicas nos últimos 24 anos com relação aos óbitos fetais e infantis no Brasil (Datasus, 2014).

Subdivididos conforme o período do desenvolvimento (fetal a infantil), os índices de mortalidade classificados no capítulo XVII do CID-10 são bem discrepantes[4].

Os dados epidemiológicos do Datasus, no ano de 2014, revelam que os números de óbitos por fase do desenvolvimento humano variaram de 6 a 26%. A Figura 2 apresenta os índices de acordo com o período do desenvolvimento.

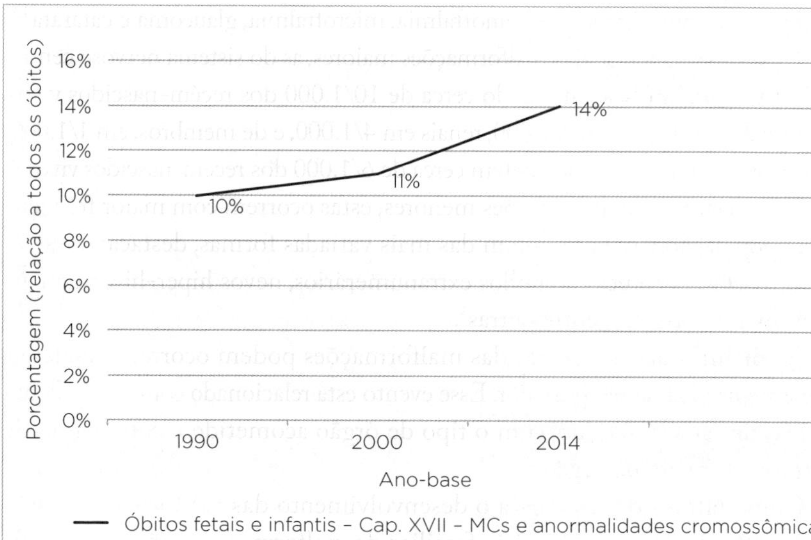

FIGURA 1 Óbitos fetais causados por malformações.

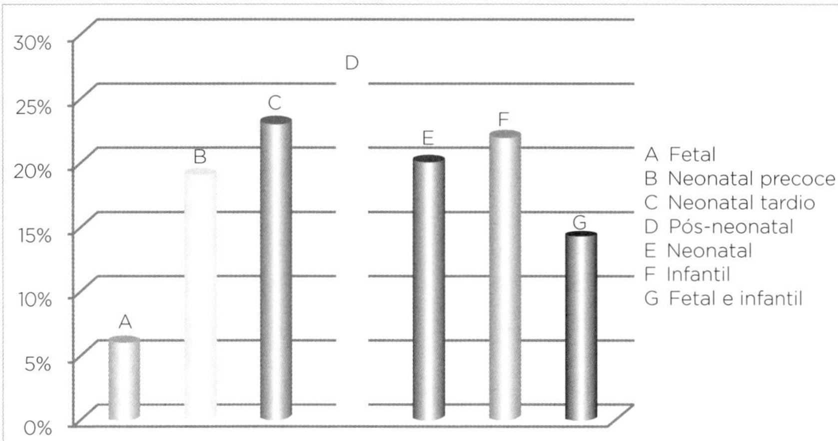

FIGURA 2 Mortalidade por faixa de desenvolvimento.

A gravidade da apresentação do quadro malformativo é a grande responsável pelo surgimento de comorbidades e pela elevada mortalidade fetal e infantil[5,6]. Em países desenvolvidos, as anomalias congênitas são responsáveis por aproximadamente 50% dos casos de internações pediátricas e neonatais[7,8].

Um estudo brasileiro para determinar as causas de hospitalização de crianças com malformações congênitas revelou que o defeito congênito responde por 74,1% das internações no Hospital Universitário de Londrina, principalmente para correções cirúrgicas advindas do quadro malformativo[6].

Estima-se que 71% das internações em hospitais pediátricos sejam decorrentes de complicações de uma doença genética ou uma anomalia congênita. Estas incluem uma ampla gama de condições, incluindo anormalidades cromossômicas, mutações em genes isolados, erros inatos do metabolismo e síndromes de anomalia congênita[6,7].

Excluindo as condições multifatoriais mais comuns, praticamente todas as crianças com doenças não traumáticas internadas apresentam uma predisposição genética para as malformações apresentadas. A seguir, descrevemos os principais métodos investigativos para as causas das anomalias congênitas.

DIAGNÓSTICO DAS ANOMALIAS CONGÊNITAS

As anormalidades cromossômicas estavam entre os primeiros distúrbios genéticos a serem submetidos a testes laboratoriais. Em 1959, logo após a introdução de técnicas que permitiram o estudo de cromossomos mitóticos, a trissomia 21, ou síndrome de Down, foi identificada[7,8].

Nos anos que se seguiram, o aperfeiçoamento das técnicas citogenéticas, com a introdução da cariotipagem utilizando a técnica de bandamento G, permitiu a descoberta de outras doenças associadas a anormalidades do número de cromossomos, entre elas as trissomias 13 e 18 e aneuploidias cromossômicas do sexo, como síndrome de Turner e síndrome de Klinefelter, além de revelar que anormalidades estruturais, como as deleções ou as duplicações no material genético, também podiam ser a causa de várias síndromes de anomalias congênitas[7,8].

Assim, diferentes alterações estruturais foram posteriormente descritas, como a deleção de uma parte do braço curto do cromossomo 4 na síndrome de Wolf-Hirschhorn (síndrome 4p-), descrita por Cooper e Hirschhorn (1961), e a deleção parcial do cromossomo 5 na síndrome de *cri-du-chat* (síndrome 5p-)[4,7,8].

Alguns rearranjos cromossômicos também puderam ser identificados, como a translocação entre os cromossomos 14 e 21 t(14;21), na síndrome de Down[7,8].

Outro avanço tecnológico foi o advento da técnica de hibridização fluorescente *in situ* (FISH, do inglês *fluorescence in situ hybridization*), que se consolidou como uma metodologia confiável e precisa tanto para o diagnóstico citogenético quanto para o mapeamento gênico, pois fornece a localização de uma determinada sequência de DNA no cromossomo, visível ao microscópio de fluorescência[4,7,8].

Outra inovação, desenvolvida por Kallioniemi et al. em 1992, foi a técnica de hibridação genômica comparativa (CGH, do inglês *comparative genomic hybridization*), que analisa todo o genoma em uma única hibridação, detectando alterações de ganhos e perdas de segmentos de tamanhos 3 a 10 Mb. A técnica de *array*-CGH é um aprimoramento do método de CGH e é baseada em hibridação genômica comparativa em microarranjos de DNA. Esse novo método refinou a sensibilidade de análise, detectando anormalidades submicroscópicas entre 1 kb a 1 Mb de tamanho, além de permitir a determinação, de forma mais precisa, dos pontos de quebra nos rearranjos cromossômicos[4,7,8].

Como consequência do advento dessas tecnologias surgiram novos conhecimentos sobre a estrutura do genoma humano, que vão muito além das alterações visíveis microscopicamente, maiores de 3 Mb, como as aneuploidias, os rearranjos intra e intercromossômicos, os heteromorfismos e os sítios frágeis[7,8].

Novas alterações estruturais submicroscópicas foram reconhecidas, entre elas as variações no número de cópias de grandes sequências de DNA, conhecidas pela sigla CNV (do inglês *copy-number variation*), que abrangem sequências maiores que 1 kb, com tamanho médio de cerca de 20 kb[8].

O delineamento do diagnóstico no nível molecular é essencial para verificar a presença ou ausência de genes específicos na anormalidade cromossômica estudada. Essa abordagem pode fornecer pistas importantes para diversos efeitos fenotípicos não explicados pela citogenética clássica, como o efeito de alterações na dosagem gênica causada por duplicações ou haploinsuficiência gerada por deleções[7-9].

A partir de 2002, com o surgimento da técnica de MLPA (*multiplex ligation-dependent probe amplification*), a investigação simultânea de aproximadamente 45 regiões genômicas utilizando sondas fluorescentes em conjunto com a reação em cadeia da polimerase multiplex (PCR multiplex) possibilitou a otimização diagnóstica e o barateamento dos testes citogenômicos[7-10].

Ainda nesta mesma década, o desenvolvimento das plataformas de *arrays* permitiu a detecção de alterações no número de cópias genômicas com cobertura de até 99% das anormalidades cromossômicas, além da detecção de SNPs e da verificação simultânea de regiões de *imprinting* genômico, responsáveis por diferentes doenças que envolvem anomalias congênitas.

É importante salientar a contribuição das técnicas de MLPA e *arrays* para o diagnóstico de pacientes portadores de microdeleções, por exemplo, associadas às síndromes de Williams-Beuren e à síndrome da deleção de 22q22.1; essas duas síndromes apresentam variabilidade fenotípica e quadros clínicos muito impactantes para o sistema de saúde, uma vez que esses pacientes necessitam de uma série de intervenções, como cirurgias cardíacas, transplantes de medula óssea e tratamentos psiquiátricos, e para os pacientes que alcançam uma sobrevida maior, acompanhamento ambulatorial por toda a vida[7-9].

Além das técnicas laboratoriais, os citogenomicistas contam com outras ferramentas, atualmente imprescindíveis, para auxiliar no delineamento do diagnóstico molecular que é o livre acesso a bancos de dados que integram informações sobre os mapeamentos genético, físico e citogenético associados ao fenótipo clínico.

O impacto desses avanços tecnológicos refletiu diretamente no atendimento pediátrico de rotina e representa um passo significativo para o entendimento da base das doenças humanas associada à plasticidade do genoma[9,10].

ANOMALIAS CONGÊNITAS NA ROTINA CLÍNICA

Dada a diversidade das síndromes genéticas que apresentam malfomações, uma ferramenta igualmente útil na triagem desses pacientes é a história familiar, sendo comum nas doenças com caráter recessivo a criança ser o primeiro afetado na sua família. As alterações cromossômicas são na maioria esporádicas, mas história familiar de outros afetados com anormalidades e/ou atraso de desenvolvimento, ou abortos recorrentes, podem dar pistas para um possível desequilíbrio cromossômico segregado na família.

Algumas doenças que também apresentam anomalias congênitas podem ser decorrentes de mutação gênica única e, para esses casos, o diagnóstico clínico, por vezes mais difícil, pode contar com os métodos de sequenciamento de nova geração, utilizando os painéis com genes específicos ou até mesmo o sequenciamento de todos os éxons do genoma, por meio do teste de exoma completo[9,10].

Para a maioria dos casos o ideal é o atendimento com uma equipe de profissionais, integrando a clínica e o laboratório com testes citogenômicos, que trabalhem em conjunto para a interpretação correta dos testes, a realização do aconselhamento genético e a conduta de tratamento ideal para a família[9,10].

No entanto, os exames citogenéticos de rotina, disponíveis no Sistema Único de Saúde, não são suficientes para caracterizar todas as anormalidades encontradas ao nascimento, tornando imprescindível a adoção de técnicas mais sensíveis para o atendimento[10,11].

A caracterização do perfil etiológico dos pacientes atendidos no Instituto da Criança e do Adolescente (ICr-HCFMUSP) em São Paulo mostrou que as aberrações cromossômicas representam cerca de 25% das causas das anomalias congênitas e 10% dos casos permanecem sem uma definição diagnóstica[12]. Mortalidade, gravidade, tempo de permanência médio e custo das internações hospitalares são altos neste grupo de pacientes[10,11].

Na rotina hospitalar do sistema público de saúde do país, o único recurso para a caracterização citogenética em pacientes portadores de anomalias cromossômicas é a cariotipagem pelo método de bandamento G, contudo a citogenética clássica não tem sensibilidade suficiente para diagnosticar todas as possíveis anormalidades genômicas que podem resultar em fenótipos clínicos, característicos das crianças portadoras de malformações congênitas, como as síndromes de microdeleção e microduplicação cromossômicas[11,13].

Para um diagnóstico eficaz e abrangente de um maior número de síndromes conhecidas, torna-se necessária a utilização de testes citogenômicos, entre eles FISH, MLPA ou o *array*, que detectam de forma inequívoca as alterações genômicas não vistas no cariótipo em bandamento G.

Todos esses métodos já são empregados na cariotipagem de rotina em redes públicas europeias e americanas, e podem ser valiosos para reduzir de forma significativa a incidência da mortalidade infantil, bem como os custos hospitalares para os pacientes portadores de anomalias congênitas[11,13,14].

Consideramos, portanto, imprescindível a introdução da citogenômica na rotina, uma vez que esses diagnósticos podem evitar complicações pós-natais e redimensionar o atendimento dos pacientes, tornando-o mais efetivo para os pacientes pediátricos e com menor ônus final para os hospitais públicos[11,13,14].

CASO CLÍNICO

A paciente apresenta retardo de desenvolvimento neuropsicomotor e dismorfias faciais (Figuras 3 a 5). O exame morfológico revelou hipertelorismo ocular e mamário, sinofris discreta, orelhas de implantação baixa, narinas antevertidas e úvula bífida. Apresenta fronte ampla e abaulada, ponte nasal alargada, palato ogival e estreito, retrognatia, incisivos superiores salientes, mordida aberta, aglomeração dentária, lábio superior fino, filtro longo, abdome plano e flácido com fígado no rebordo costal direito, e baço não palpável. Outros achados clínicos foram dermatóglifos anormais, aracnodactilia, clinodactilia do quinto dedo das mãos e encurtamento do hálux. O exame de cariótipo teve como resultado 46,XX,del(9)(p22), indicando deleção parcial do braço curto do cromossomo.

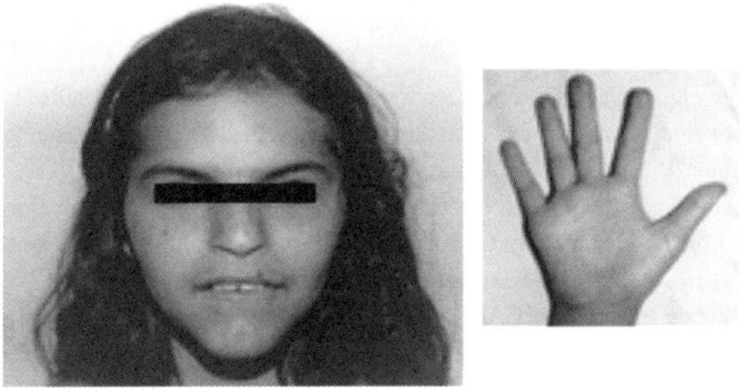

FIGURA 3 Paciente apresentando retardo de desenvolvimento neuropsicomotor e dismorfias faciais.

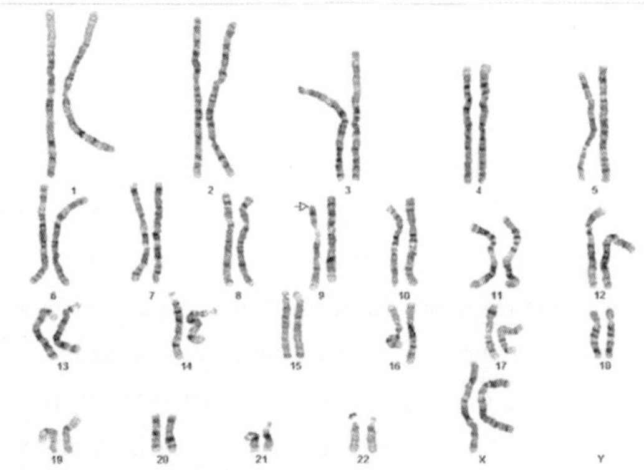

FIGURA 4 Imagem do cariótipo em banda G de alta resolução mostrando parte do braço curto do cromossomo 9 deletado.

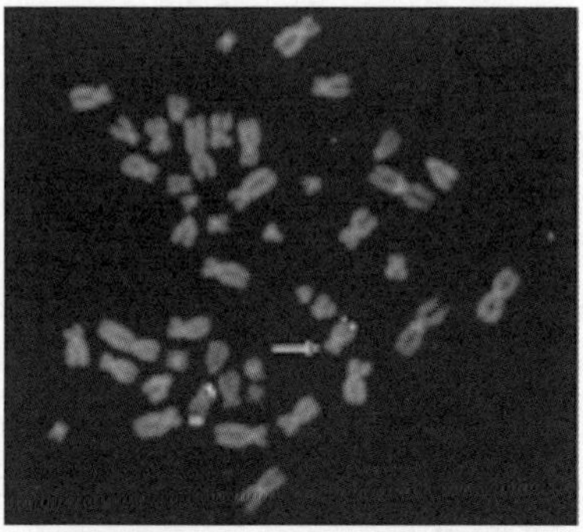

FIGURA 5 Imagem do teste de FISH usando sondas teloméricas 9p marcadas em verde e sondas teloméricas 9q marcadas em vermelho. A seta mostra o cromossomo 9 deletado. (Veja imagem colorida no encarte.)

REFERÊNCIAS BIBLIOGRÁFICAS

1. Secretaria de Vigilância em Saúde. Departamento de Informação e Análise Epidemiológica. Painel de monitoramento da mortalidade infantil e fetal. 2015. Disponível em: http://svs.aids.gov.br/dashboard/mortalidade/infantil.show.mtw [acesso em: 17 ago. 2018].
2. Obu HA, Chinawa JM, Uleanya ND, Adimora GN, Obi IE. Congenital malformations among newborns admitted in the neonatal unit of a tertiary hospital in Enugu, South-East Nigeria – a retrospective study. BMC Research Notes. 2012;5:177.
3. Dias AT, Dutra RL, Zanardo EA, Souza FASL, Novo-Filho GM, Piazzon FB, et al. Investigação citogenômica post-mortem em portadores de malformações congênitas revela mosaicismo intratecidual e CNVs patogênicas. In: Anais do XXVI Congresso Brasileiro de Genética Médica. 2014;105:48.

4. Trask BJ. Human cytogenetics: 46 chromosomes, 46 years and counting. Nat Rev Genet. 2002;3:769-78
5. Dutra LD, Honjo RS, Macaferri FF, Pieri PC, Bertola D, Kulikowski LD, et al. Microsatellite markers and multiplex ligation-dependent probe amplification (MLPA): diagnosis tests for Williams-Beuren syndrome. Eur J Med Genet. 2011;5:13.
6. Polita NB, Ferrari RAP, Moraes PS, Sant'Anna FL, Tacla MTGM. Anomalias congênitas: internações em unidade pediátrica. Rev Paul Pediatr. 2013;31:205-10.
7. Kulikowski LD. Citogenômica aplicada à prática médica. São Paulo: Atheneu; 2013.
8. Zhang F, Gu W, Hurles ME, Lupski JR. Copy number variation in human health, disease, and evolution. Annu Rev Genomics Hum Genet. 2009;10:451-81.
9. Zanardo EA, Dutra RL, Piazzon FB, Dias AT, Novo-Filho GM, Nascimento AM, et al. Cytogenomic assessment of the diagnosis of 93 patients with developmental delay and multiple congenital abnormalities: The Brazilian experience. Clinics. 2017;72(9):526-537.
10. Dias AT, Zanardo EA, Dutra RL, Piazzon FB, Novo-Filho GM, Montenegro MM, et al. Post mortem cytogenomic investigations in patients with congenital malformations. Exp Mol Pathol. 2016;101:116-23.
11. Grassi MS, Jacob CM, Kulikowski LD, Pastorino AC, Dutra RL, Miura N, et al. Congenital heart disease as a warning sign for the diagnosis of the 22q11.2 deletion. Arq Bras Cardiol. 2014;103(5):382-390.
12. Bertola DR, Albano LMJ, Sano ME, Yano LM, Kim CA. Perfil dos pacientes atendidos no ambulatório de genética em hospital universitário de assistência terciária. Pediatria (São Paulo). 2006;28(1):13-7.
13. Honjo RS, Dutra RL, Furusawa EA, Zanardo EA, Costa LS, Kulikowski LD, et al. Williams-Beuren syndrome: a clinical study of 55 Brazilian patients and the diagnostic use of MLPA. Biomed Res Int. 2015;2015:903175.
14. Kim CA, Kulikowski LD. Aplicação da citogenética molecular no diagnóstico de pacientes com anomalias congênitas para a redução da mortalidade infantil. Disponível em: http://www.saude.sp.gov.br/instituto-de-saude/homepage/ultimas-noticias/revista-experiencias-exitosas-ressalta-sucessos-do-ppsus-sp [acesso em: 17 ago. 2018].

3

Anomalias congênitas em neonatologia

Angela Midori Matuhara
Angélica Arantes Silva de Oliveira
Carla Regina Tragante
Mágila de Matos Martins Ferreira
Maria Esther Jurfest Rivero Ceccon
Patrícia Ponce de Camargo

TÓPICOS DO CAPÍTULO

OBJETIVO

Com este capítulo, o leitor poderá conhecer a importância da triagem neonatal biológica para a prevenção de doenças congênitas e as principais manifestações clínicas, tratamento, assistência de enfermagem e complexidades das malformações mais frequentes em hospitais de alta complexidade: gastrointestinais, cardíacas e pulmonares.

INTRODUÇÃO

As anomalias congênitas constituem-se em distúrbios que ocorrem no período embrionário, podendo ser de ordem estrutural, funcional ou metabólica. São identificadas durante a gestação, na fase neonatal, ou após o nascimento, levando a danos funcionais e emocionais[1].

O termo anomalia ou malformação explica processos anômalos de formação e desenvolvimento de órgãos e tecidos de um feto sendo gerado. O termo congênito significa inerente ao nascimento[2].

No Brasil, essas anomalias constituem uma das principais causas de mortalidade infantil, representando cerca de 11,2% dos óbitos. Ocorrem durante o primeiro ano de vida da criança, sendo um importante influenciador na taxa de mortalidade infantil. Além da mortalidade, as anomalias são responsáveis pelo desenvolvimento de complicações clínicas, incluindo o número de internações e a gravidade da intercorrência[3].

O fator genético corresponde a 25-50% do total de nascidos vivos com anomalias congênitas e os casos desconhecidos, de 43 a 69%. Fatores teratogênicos como o hábito de fumar e o consumo de álcool ou drogas podem propiciar um aumento na prevalência de malformações, em decorrência de danos no embrião. Outros fatores podem interagir com os teratogênicos e, com isso, aumentar o risco de anomalias. Dentre eles estão: desnutrição materna, baixo nível de escolaridade materna, automedicação e falta de acompanhamento no pré-natal[4].

O Instituto da Criança e do Adolescente do Hospital das Clínicas da Faculdade de Medicina da Universidade de São Paulo (ICr-HCFMUSP) é um centro de referência para o atendimento de gestantes de alto risco e há um grande número de nascimentos de recém-nascidos com algum tipo de anomalia congênita. Por essa razão, existe a preocupação da equipe multiprofissional de saúde em garantir e ampliar a qualidade assistencial prestada tanto para os neonatos quanto para as famílias.

TRIAGEM NEONATAL BIOLÓGICA

A triagem neonatal foi realizada pela primeira vez em 1963, pelo médico americano Robert Guthrie. O método consistia em coletar uma amostra de sangue seco em papel-filtro e analisar a inibição bacteriana para a detecção de concentração de fenilalanina[5].

O Sistema Único de Saúde (SUS), pela Portaria GM/MS n. 22, de 15 de janeiro de 1992, determinou a obrigatoriedade do teste de triagem neonatal em todos os recém-nascidos e incluiu a avaliação de fenilcetonúria e hipotireoidismo congênito[6].

Com o objetivo de promover, implantar e implementar uma política de saúde pública foi criado em 2001, por meio da Portaria GM/MS n. 822, o Programa Nacional de Triagem Neonatal (PNTN), que tinha como objetivo destacar a ampliação de doenças triadas, dentre elas fenilcetonúria, hipotireoidismo congênito, anemia falciforme, fibrose cística (FC) e outras hemoglobinopatias[6].

O teste do pezinho consta de uma série de exames realizados a partir de uma amostra de sangue coletada em papel-filtro. Deve ser coletado antes da alta hospitalar e após 48 horas completas de vida. Detecta erros metabólicos e doenças congênitas[7].

Nos recém-nascidos internados em um centro neonatal, alguns cuidados de enfermagem são importantes antes e após a coleta do teste do pezinho para que o procedimento seja realizado com sucesso. Dentre eles estão: informar o familiar sobre a coleta; preencher corretamente as informações contidas no filtro; higienizar as mãos antes da coleta; massagear a região plantar com a finalidade de ativar a circulação local; realizar assepsia do calcanhar com álcool 70%; puncionar a região plantar lateral do calcanhar com movimento único e rápido utilizando lanceta trifacetada; aguardar a formação de gota de sangue; preencher os círculos do papel-filtro sempre pela mesma face; nunca retornar a um círculo já preenchido, para evitar a sobreposição de sangue; aplicar curativo na região da punção do calcâneo até a hemostasia; manter a amostra de sangue secando em temperatura ambiente, por cerca de três horas; verificar se os círculos preenchidos estão homogêneos; enviar ao laboratório o mais breve possível, de preferência a cada semana; armazenar os filtros em geladeira, envolvidos em papel laminado e acondicionados em saco plástico[6,7].

As principais doenças do Programa Nacional de Triagem Neonatal consideradas básicas pelo SUS são fenilcetonúria, hipotireoidismo congênito, doença falciforme, FC e hiperplasia adrenal congênita.

Fenilcetonúria

Doença genética rara, de etiologia autossômica recessiva, resultante de mutações no gene localizado no cromossomo 12q22-q24, responsável pela atividade da enzima fenilalanina hidroxilase. A ausência ou deficiência dessa enzima impede que haja conversão hepática de fenilalanina, um dos aminoácidos essenciais; com isso, há um aumento na excreção urinária de ácido fenilpirúvico, o que produz efeitos tóxicos sobre o sistema nervoso central[6,7].

O valor de referência da triagem para a população normal é menor ou igual a 4 mg/dL[7].

A incidência da fenilcetonúria no Brasil varia em torno de 1:13.500 a 1:21.000 nascidos vivos. A prevalência mundial estimada é de 1:10.000, de acordo com o grupo étnico, sendo menos comum em países asiáticos[6,7].

Após o diagnóstico da doença, é necessário que o neonato não receba alimentos proteicos que contenham fenilalanina; assim, o tratamento baseia-se em uma dieta pobre desse aminoácido e na reposição de tirosina. Alguns autores recomendam que o tratamento ocorra até o final da adolescência e em mulheres que desejam engravidar[7].

Hipotireoidismo congênito

Doença do hormônio tireoidiano, com incidência entre 1:2.000 e 1:4.000 nascimentos, causada por uma alteração nos níveis séricos dos hormônios tireoidianos T4 (tiroxina) e T3 (tri-iodotironina), essenciais para o crescimento e o desenvolvimento mental dos recém-nascidos[5,7].

Os principais sinais clínicos de recém-nascidos e lactentes não tratados são: hipotonia e flacidez muscular, hérnia umbilical, edema facial, suturas parietais abertas, rendilhamento cutâneo, icterícia, dificuldade respiratória, constipação, sonolência, sopro cardíaco, macroglossia, bócio, retardo na maturação óssea, entre outros[7].

O diagnóstico é realizado com a dosagem do hormônio tireoidiano estimulante (TSH) e da tiroxina livre (T4)[5,7].

O tratamento deve ser precoce e consiste na reposição oral de levotiroxina (T4), com avaliação clínica do desenvolvimento e crescimento, e monitoração dos níveis hormonais[5,7].

Doença falciforme

A doença falciforme (DF) é um defeito estrutural da cadeia beta da hemoglobina levando à produção de uma hemoglobina anormal denominada HbS. Em certas situações, podem ocorrer alterações físico-químicas na molécula, e resultam na deformação e aglutinação da hemácia, em decorrência de sua forma de "foice" causada pela falta de oxigênio[5,7].

A DF é uma enfermidade genética com incidência de 1:1.000 a 1:2.500 nascidos vivos e a etiologia é autossômica recessiva, principalmente em afrodescendentes[5].

As manifestações clínicas da doença são agressivas; entre elas estão: necrose avascular da medula óssea, filtração esplênica alterada, fibrose esplênica progressiva, osteomielite, vasculopatia cutânea, priapismo, retinopatias proliferativas, acidente vascular encefálico, crescimento e desenvolvimento puberal atrasados, hemólise, anemia (Hb entre 6 e 9 g/100 mL), hiperbilirrubinemia, icterícia, crise de aplasia induzido pelo parvovírus humano, entre outras[8].

A pesquisa das hemoglobinopatias pelo teste do pezinho vem auxiliando na diminuição do impacto da doença, visto que essas crianças recebem profilaxia adequada e acompanhamento ambulatorial regular, melhorando assim o prognóstico da doença[8].

O tratamento da DF concentra-se em medidas profiláticas com uso de antibióticos, suplementação com ácido fólico, vitaminas, transfusões e uso de mielossupressores. Deve-se atentar para os aspectos psicossociais dos portadores de DF, pois eles podem ter dificuldade de relacionamento com a família e com a sociedade como um todo. Pela natureza crônica da doença, muitos tornam-se ansiosos, agressivos, depressivos, com baixa autoestima e preocupação constante com a morte[7,9].

Fibrose cística

Doença genética autossômica recessiva, caracterizada por uma alteração do gene *cystic fibrosis transmembrane conductance regulator* (*CFTR*), conhecida como mucoviscidose. Trata-se de uma doença multissistêmica e frequente em populações caucasianas, que causa distúrbio funcional das glândulas exócrinas. No Brasil, estima-se que a incidência seja de 1:7.576 nascidos vivos; porém, pode apresentar diferenças em determinadas regiões, sendo mais elevada nos estados da região Sul[10].

Em decorrência de uma mutação do cromossomo 7, ocorre impossibilidade da decodificação da proteína responsável pelo transporte do cloro entre as membranas celulares. Essas alterações levam à formação do muco, tornando-o extremamente espesso, o que impede seu transporte e eliminação. Como consequência da dificuldade de eliminar o muco, o portador de FC apresenta complicações recorrentes nos tratos respiratório e digestório, glândulas sudoríparas e sistema reprodutor, o que repercute em sua qualidade de vida[7].

As principais manifestações clínicas observadas no portador de FC são: tosse crônica, diarreia, desnutrição e suor salgado. A insuficiência pancreática ocorre em aproximadamente 85% dos pacientes portadores de FC[7,10].

O tratamento terapêutico instituído para a FC vai desde sessões de fisioterapia respiratória e reposição de enzimas pancreáticas até uso de mucolíticos, expectorantes e alfadornase, solução purificada de desoxirribonuclease recombinante humana para uso inalatório que diminui a viscosidade do muco[7,10].

Hiperplasia adrenal congênita

A hiperplasia adrenal congênita (HAC) decorre da insuficiência das enzimas envolvidas na síntese do cortisol no córtex adrenal. A deficiência da 21-hidroxilase (21OHD) é a mais frequente e responsável por 95% dos casos. Além da redução da síntese de glicocorticoides (cortisol), em 75% das crianças afetadas ocorre deficiência concomitante de aldosterona, com prejuízo na manutenção do equilíbrio hidrossalino[11].

O grau de comprometimento da atividade enzimática conferido pelas mutações determina o aparecimento das manifestações clínicas. Mutações que levam ao comprometimento total ou quase total da atividade enzimática correlacionam-se com a forma clássica da doença, perdedora de sal, em que há grave insuficiência glico e mineralocorticoide entre 3 e 7% de atividade e com a forma não clássica, em que há atividade enzimática residual > 20%[11].

Na deficiência da 21-hidroxilase, a deficiência do cortisol leva ao acúmulo de esteroides adrenais resultando em produção excessiva de andrógenos. Na forma clássica da doença, o excesso de andrógenos leva, nos recém-nascidos do sexo feminino, à virilização da genitália externa (aumento de clitóris, fusão labial em graus variáveis e formação de seio urogenital), e no sexo masculino ocorre a diferenciação normal da genitália externa na vida intrauterina, embora também sejam descritos casos com macrogenitossomia ao nascimento[12]. Além disso, crianças com a forma perdedora de sal apresentam crise de perda de sal, evidenciada pelo ganho inadequado ou mesmo persistente perda de peso, e um quadro de desidratação grave nas primeiras semanas de vida, e, se não forem diagnosticadas e tratadas adequadamente, podem evoluir para o óbito[11,12].

Após o período neonatal, em crianças não tratadas, outras manifestações clínicas podem ser observadas, decorrentes da ação androgênica prolongada: virilização progressiva; aumento da massa muscular e de pelos corporais; crescimento excessivo; maturação óssea avançada; desencadeamento de puberdade precoce; gonadotrofina dependente (central); baixa estatura na vida adulta[11,13].

O exame de triagem neonatal é fundamental para o diagnóstico precoce da HAC, pois as crianças afetadas geralmente não apresentam manifestações clínicas ao nascimento e ficam sem o diagnóstico da doença até apresentarem perda de sal significativa. O diagnóstico presuntivo da HAC na triagem neonatal é realizado pela quantificação da 17-hidroxiprogesterona (17-OHP) em papel-filtro, seguida de testes confirmatórios no soro. O que se observa, contudo, é que elevações desse metabólito podem ocorrer em recém-nascidos sem HAC (falsos positivos), em situações de estresse que acometem as mães e os recém-nascidos no período perinatal[11,12].

Os bebês prematuros sem HAC também podem apresentar elevados níveis de 17-OHP, decorrentes de maiores concentrações de esteroides conjugados e relativa imaturidade renal com função excretora insuficiente. Um teste negativo, por sua vez, não exclui a possibilidade de o bebê ter a deficiência da enzima 21-hidroxilase, e o diagnóstico molecular pode ser útil. Falsos negativos também podem ocorrer pelo uso materno de corticosteroide no final da gestação, ou utilização de hemoderivados. O Ministério da Saúde sugere, por intermédio de seu grupo de assessoramento técnico, a adoção dos pontos de corte para 17-OHP, como o peso de nascimento, pois é considerada uma medida efetiva para a redução de falsos positivos[14].

Uma vez diagnosticada a HAC forma clássica pela triagem neonatal, institui-se a terapia glicocorticoide para as formas virilizantes simples e acrescenta-se mineralocorticoide para as formas perdedoras de sal. O tratamento controla as manifestações do excesso de andrógenos, evitando a virilização e preservando a altura final e a fertilidade[11,13].

Deficiência de biotinidase

A deficiência de biotinidase (DB) é uma doença metabólica hereditária autossômica recessiva, com expressão fenotípica variada, causada por alteração importante na atividade da enzima, com consequente defeito no metabolismo da biotina, ocasionando deficiência orgânica dessa vitamina[11].

A biotina é uma vitamina do complexo B, hidrossolúvel, essencial ao organismo. Está diretamente envolvida em quatro importantes processos metabólicos: a gliconeogênese, a síntese de ácidos graxos, o catabolismo de vários aminoácidos de cadeia ramificada e a ativação das apocarboxilases, que possuem a propriedade de transportar grupos carboxílicos (enzimas biotina-dependentes): piruvato carboxilase, propionil-CoA carboxilase, betametilcrotonil-CoA carboxilase, acetil-CoA[11].

A DBT manifesta-se clinicamente a partir da sétima semana de vida, com distúrbios neurológicos e cutâneos como crises epilépticas, hipotonia, microcefalia, atraso no desenvolvimento neuropsicomotor, alopecia e dermatite eczematoide. Nos pacientes com diagnóstico tardio observam-se distúrbios visuais e auditivos, assim como atraso motor e de linguagem. Pacientes diagnosticados em período sintomático frequentemente apresentam atraso no desenvolvimento e risco de sequelas auditiva, visual e de funções nervosas superiores irreversíveis, ao contrário do que se observou nos pacientes diagnosticados no período neonatal[11-13].

Os pacientes com testes de triagem alterados de forma parcial ou total, identificados pela análise da enzima biotina, serão classificados como suspeitos até a confirmação ou não do diagnóstico, que será estabelecido a partir do teste quantitativo da atividade de biotinidase, podendo ser complementado com estudo genético-molecular[12].

Além da deficiência hereditária congênita, os indivíduos podem ser deficientes em biotina por desvios na alimentação, uso prolongado de nutrição parenteral total, uso de determinadas drogas, como alguns antiepilépticos (carbamazepina, fenitoína, primidona) e antibióticos[11].

O tratamento medicamentoso é muito simples, de baixo custo e consiste na utilização de biotina em doses diárias, de acordo com a subclassificação da deficiência de biotina, baseada no teste quantitativo[11].

MALFORMAÇÕES GASTROINTESTINAIS

Gastrosquise

A gastrosquise e a onfalocele são malformações congênitas que se caracterizam pela exteriorização de alças intestinais e outras vísceras. Embora semelhantes, apresentam diferenças embriológicas e anatômicas[15].

A gastrosquise (Figura 1) caracteriza-se pela exteriorização das vísceras abdominais através de um orifício localizado na região paraumbilical à direita. É denominada simples quando apenas as alças intestinais estão expostas, ou complexa quando, além das alças, existe exposição de outras vísceras, como bexiga e estômago[16].

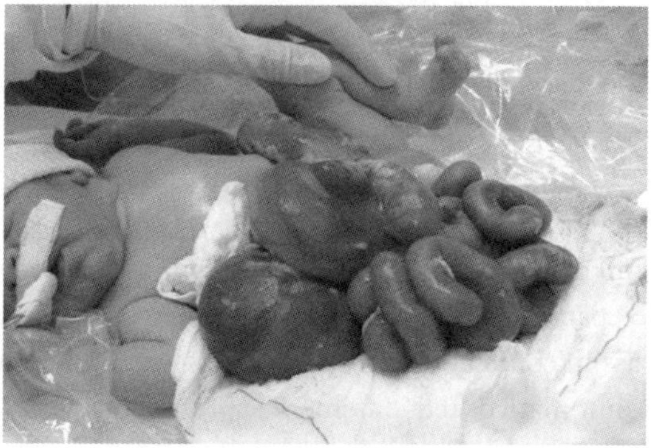

FIGURA 1 Gastrosquise.
Fonte: acervo do Centro de Tratamento Intensivo Neonatal. (Veja imagem colorida no encarte.)

Durante a gestação, as vísceras herniadas ficam em contato com o líquido amniótico na cavidade uterina, pois não existe película protetora. O pH 7,0 provoca efeitos irritativos levando à peritonite química, gerando edema, aumento da espessura e congestão nessas alças, agravando o quadro clínico do recém-nascido[17].

A prevalência dos casos de gastrosquise aumentou nas últimas décadas em várias regiões do mundo, e a incidência é de 1 a 5:10.000 nascidos-vivos[18]. As causas desta malformação não estão totalmente esclarecidas e os principais fatores de risco são: gestantes com idade inferior a 20 anos, etilismo, tabagismo, uso de drogas ilícitas, dentre outras[19].

No Centro de Tratamento Intensivo Neonatal do ICr-HCFMUSP, a prevalência dos casos de gastrosquise e onfalocele foi de 74,7% nos anos de 2015 a 2017. Esse dado mostra uma alta taxa de nascimento de crianças portadoras dessas condições nessa instituição.

Atualmente, os índices de mortalidade referentes a esta malformação nos países desenvolvidos atingem valores de 3,6% e as causas mais frequentes são baixo peso, prematuridade, ressecções intestinais, comprometimento pulmonar e circulatório e sepse[20].

No Brasil, a taxa de mortalidade varia dependendo da região. Na região Norte está em torno de 52%[21], enquanto na região Sul é de 23,4%[22].

A taxa de mortalidade desta malformação, verificada no ICr em duas oportunidades, mostrou-se superior em relação aos países desenvolvidos: 14,1%[23] e 14%[24], provavelmente em razão dos casos mais complexos, como a alta prevalência de anomalia intestinal associada e as múltiplas intervenções cirúrgicas.

O diagnóstico no pré-natal e parto cesáreo precoce podem aumentar a chance de um melhor prognóstico do recém-nascido com gastrosquise, pois reduz complicações, levando a uma melhor qualidade no resultado cirúrgico, favorece um planejamento multiprofissional para avaliar os riscos da terapêutica e determina uma assistência mais efetiva, por meio de protocolos de ação. Além disso, favorece o suporte psicossocial da família do neonato[22,25].

O diagnóstico pré-natal pode ser realizado pela dosagem da alfafetoproteína, além da ultrassonografia fetal, que desempenha um papel fundamental na detecção de complicações gastrointestinais como perfuração e necrose[26,27].

A abordagem cirúrgica deve ser precoce na primeira hora de vida, o que favorece melhor evolução do recém-nascido. Uma das maiores dificuldades para o fechamento cirúrgico primário é a desproporção visceral-abdominal[28].

A correção cirúrgica inclui o fechamento primário, com a introdução total do conteúdo visceral na cavidade abdominal ou por estágios, com a colocação de um silo composto de silicone estéril no formato de uma bolsa de PVC, com a finalidade de envolver o conteúdo visceral, fixado com pontos na aponeurose, prevenindo a perda de calor e de líquidos. O conteúdo é reduzido diariamente até o momento adequado da introdução total na cavidade abdominal[29].

A redução dos órgãos abdominais para a cavidade intra-abdominal aumenta a pressão abdominal, impedindo o fluxo capilar para o intestino, o que pode levar à dificuldade respiratória, sendo necessária a ventilação mecânica, o uso de nutrição parenteral prolongada (NPP) e a utilização de cateteres venosos centrais (CVC). As infecções e a disfunção renal podem levar a maior tempo de internação e alta mortalidade[30].

Onfalocele

A onfalocele (Figura 2) é um defeito da linha média da parede abdominal, com a exteriorização dos órgãos abdominais pela base do cordão umbilical. O defeito é caracterizado pela ausência de músculos abdominais, fáscia e pele, coberto por uma membrana constituída por peritônio, âmnio e geleia de Wharton, com os vasos umbilicais recobertos pela mesma membrana[31].

O defeito da parede abdominal pode apresentar diversos tamanhos e contém alças intestinais. Fígado, baço, estômago, bexiga, útero e ovários também podem estar presentes. Quanto maior sua dimensão e o conteúdo herniado, pior o prognóstico[32].

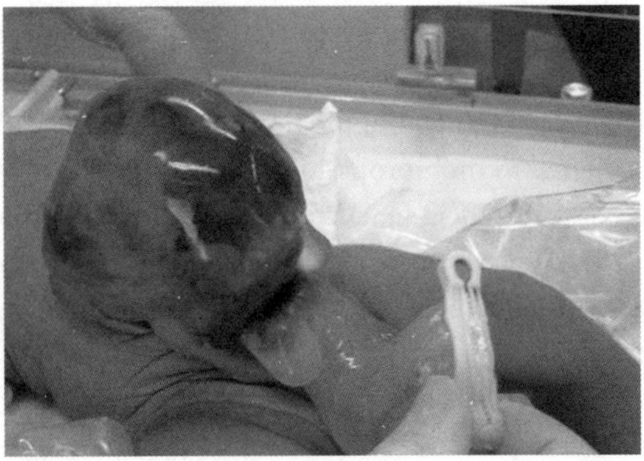

FIGURA 2 Onfalocele.
Fonte: acervo do Centro de Terapia Intensiva Neonatal. (Veja imagem colorida no encarte.)

Sua prevalência é similar à da gastrosquise, cerca de 2,5 para cada 10.000 nascimentos, e a proporção dos sexos masculino e feminino é 1:1. Aumenta com a idade materna, sendo comum a associação com anomalias cromossômicas, frequentemente as trissomias do 18, 13 e 21, e associada a outras malformações, em especial às cardiopatias[33].

A onfalocele também pode estar associada à síndrome de Beckwith-Wiedemann (onfalocele, macroglossia e gigantismo), à pentalogia de Cantrell, com defeitos do esterno inferior, diafragma anterior e pericárdio diafragmático, além de anomalias intracardíacas[34,35].

Os exames mais utilizados para o diagnóstico no período pré-natal são a ultrassonografia gestacional e a dosagem da alfafetoproteína[36,37].

A desproporção entre as vísceras exteriorizadas e a cavidade abdominal é um fator importante no tratamento e nas intervenções cirúrgicas[37].

O tratamento cirúrgico consiste no fechamento primário da parede abdominal, possível em cerca de 70 a 80% dos casos, o que diminui a incidência de complicações infecciosas e da mortalidade, ou redução estadiada com aplicação de silo e fechamento tardio. Esse processo não deve durar mais do que seis dias; no entanto, dependendo da condição do intestino e do recém-nascido, pode se estender até 14 dias[38].

Para o planejamento da assistência de enfermagem aos RN com gastrosquise e onfalocele foi elaborado o Quadro 1, com os principais diagnósticos de enfermagem segundo a NANDA[39,40].

QUADRO 1 Principais diagnósticos de enfermagem do recém-nascido com gastrosquise e onfalocele segundo a NANDA, São Paulo, 2018

Diagnóstico	Fatores relacionados
Integridade da pele prejudicada	Presença de dispositivos, incisão cirúrgica
Integridade tecidual prejudicada	Fatores mecânicos, extremos de temperatura
Motilidade gastrointestinal disfuncional	Cirurgia abdominal, distensão abdominal, dor, antibioticoterapia
Dor aguda	Procedimento cirúrgico
Risco de desequilíbrio na temperatura corporal	Exposição das alças intestinais, extremo de idade
Risco de infecção	Procedimentos invasivos, destruição de tecidos
Risco de aspiração	Utilização de cateter orogástrico
Risco para vínculo prejudicado	Ansiedade associada ao papel de pai/mãe, recém-nascido doente que é incapaz de iniciar efetivamente contato com os pais pela organização comportamental alterada

Assistência de enfermagem no pré-operatório

- Controlar a termorregulação do recém-nascido, mantendo incubadora ou berço aquecido.
- Verificar sinais vitais a cada três horas e manter temperatura entre 36 e 36,5°C.
- Instalar monitor cardíaco e oximetria de pulso, avaliar frequência cardíaca, respiratória, pressão arterial e saturação de oxigênio.
- Rodiziar o posicionamento do sensor de oxímetro de pulso.
- Manter o prematuro extremo dentro de saco plástico poroso, com compressa estéril para proteção das vísceras.
- Manter as alças intestinais envoltas em gaze embebida em soro fisiológico morno e proteger com filme plástico para reduzir perdas por evaporação e instabilidade da temperatura da criança.
- Introduzir cateter orogástrico n. 8, aspirar e medir o conteúdo gástrico, para evitar a distensão abdominal.
- Manter jejum.
- Realizar punção venosa para administração de solução parenteral conforme prescrição médica.
- Programar passagem de cateter central de inserção periférica (CCIP/PICC).

- Controlar o balanço hídrico.
- Realizar controle de diurese por peso da fralda ou sonda vesical de demora.
- Realizar glicemia capilar conforme prescrição médica.
- Avaliar a dor com a utilização da escala de *Crying, Requires O_2 for saturation above 90%, Increased vital signs, Expression and Sleeplessness* (CRIES).
- Preparar materiais e equipamentos para o transporte ao centro cirúrgico (incubadora, ventilador de transporte, oxímetro de pulso/monitor cardíaco, bombas de infusão e material para intubação e reanimação), além dos impressos próprios de cirurgia (termo de consentimento, reserva de hemocomponentes, transição de cuidados, prontuário e pulseira de identificação).
- Orientar os pais sobre a rotina da unidade, responder suas dúvidas.
- Facilitar o contato da família com o recém-nascido.
- Estimular e orientar sobre a amamentação assim que possível.

No pós-operatório deverão ser mantidos os cuidados já descritos, além de monitorar a incisão cirúrgica, curativos, acessos venosos periférico e central, sinais vitais e dor, balanço hídrico e termorregulação, e atentar para o aspecto e a coloração das alças intestinais em caso de colocação de silo.

Atresia de esôfago

A atresia de esôfago (Figura 3) é uma anomalia congênita que ocorre entre a quarta e a quinta semana de desenvolvimento embrionário. Caracteriza-se pela ausência de um segmento esofagiano em sua porção torácica, associada ou não à comunicação com a traqueia[41,42].

A prevalência dessa malformação é de cerca de um caso para cada 2.500 a 4.500 nascidos vivos, e 90% dos casos estão associados à fístula traqueoesofágica (FTE)[43].

No ICr-HCFMUSP, entre os anos de 2015 e 2017, a prevalência dessa malformação foi de 19 (25,3%) casos registrados.

Cerca de 50% dos casos de atresia de esôfago (AE) estão associados a anomalias genéticas e cromossômicas. Uma dessas anomalias é a síndrome de VACTERL (anomalias vertebrais, anorretais, cardíacas, traqueais, esofágicas, renais e dos membros), presente em 10% dos neonatos com atresia esofagiana[43].

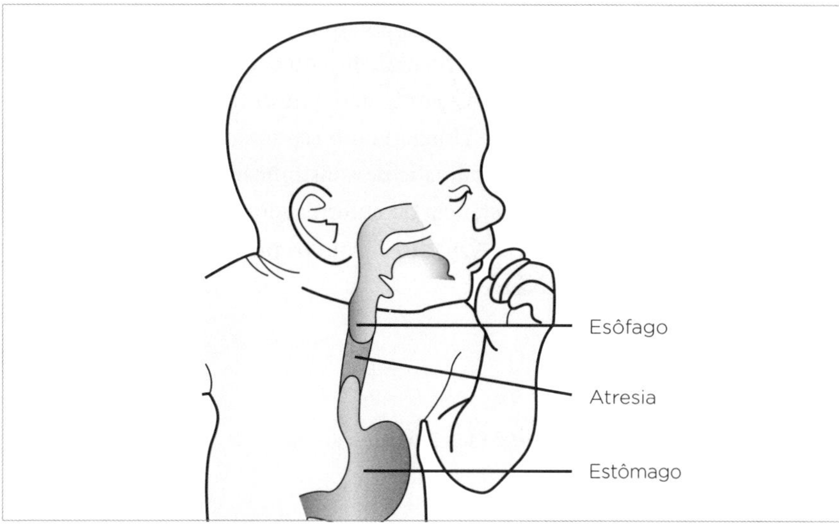

FIGURA 3 Atresia de esôfago.

Em 20% dos casos podem estar presentes algumas síndromes, como as trissomias dos cromossomos 13 (Patau), 18 (Edwards) e 21 (Down)[42].

Os principais tipos de AE são: isoladas (AE sem FTE); AE com FTE proximal; AE com FTE distal; AE com FTE distal e proximal e FTE isolada[41].

Os principais sintomas clínicos da AE variam de acordo com a topografia acometida. Dentre eles estão: secreção salivar espumosa, com formação de bolhas em boca e nariz; tosse repetitiva; engasgo por aspiração de leite e saliva, cianose, dispneia e sufocação. Na ausculta pulmonar, observam-se estertores e roncos, especialmente em lobo superior direito. Em virtude da FTE, o abdome pode estar distendido ou escavado se não houver fístula[42].

O diagnóstico pré-natal é realizado por meio de sinais ecográficos indiretos, que podem visualizar o coto esofágico proximal dilatado, além da diminuição da câmara gástrica, nos casos de atresia sem fístula[43]. A ressonância magnética fetal e a análise bioquímica do líquido amniótico são realizadas em alguns centros, mas seu uso ainda é limitado[41,43]. No pós-natal, a AE pode ser diagnosticada na impossibilidade de se introduzir uma sonda orogástrica, testando assim a permeabilidade da luz esofágica, ou por meio de exame radiográfico simples, permitindo a identificação do coto esofágico proximal contrastado pelo ar[41].

O tratamento utilizado nos casos de AE deve ser realizado nos primeiros dias de vida e consiste em uma abordagem cirúrgica. É realizada uma toracotomia posterolateral com abordagem extrapleural, dissecção do coto esofágico superior, liberação do esôfago distal, fechamento do orifício fistuloso e anastomose quando houver fístula distal. Quando não houver fístula deve ser realizada uma gastrostomia, até que haja alongamento espontâneo do coto esofágico superior, e posteriormente a possibilidade de anastomose[41].

Para o planejamento da assistência de enfermagem aos RN portadores de atresia de esôfago foi elaborado o Quadro 2, com os principais diagnósticos de enfermagem segundo a NANDA[39].

QUADRO 2 Principais diagnósticos de enfermagem do recém-nascido com atresia de esôfago segundo a NANDA, São Paulo, 2018

Diagnóstico	Fatores relacionados
Desobstrução ineficaz de vias aéreas	Secreções retidas
Deglutição prejudicada	Anomalia do esôfago
Integridade da pele prejudicada	Presença de dispositivos, incisão cirúrgica
Dor aguda	Procedimento cirúrgico
Risco de desequilíbrio na temperatura corporal	Extremo de idade
Risco de infecção	Procedimentos invasivos, destruição de tecidos
Risco de aspiração	Na presença de fístula traqueoesofágica
Risco para vínculo prejudicado	Ansiedade associada ao papel de pai/mãe, recém-nascido doente que é incapaz de iniciar efetivamente contato com os pais pela organização comportamental alterada

Assistência de enfermagem no pré-operatório

- Manter o neonato em incubadora aquecida.
- Elevar o decúbito a 30-45°, para diminuir o refluxo gástrico no caso de FTE.
- Manter jejum e acesso venoso pérvio além de observar, anotar e comunicar sinais de infiltração.
- Indicar cateter venoso central de inserção periférica para a infusão de nutrição parenteral.
- Administrar antibiótico profilático.

- Manter sistema de aspiração contínua de baixa pressão (sistema Venturi), que garante a retirada da saliva sem o uso de aspirador a vácuo de forma intermitente ou não.
- Monitorar o quadro respiratório do recém-nascido, supervisionando o suporte ventilatório prescrito.
- Monitorar saturação e frequência cardíaca; observar presença de cianose e engasgo; evitar o uso de CPAP, para diminuir o risco de distensão; controlar balanço hídrico.
- Orientar os pais durante a internação do neonato.

Assistência de enfermagem no pós-operatório

- Avaliar constantemente os sinais vitais.
- Manter cateter orogástrico aberto e anotar volume e característica da secreção.
- Aplicar escala de dor e administrar analgésicos, se necessário.
- Manter a cânula orotraqueal bem fixada para que não haja extubação acidental.
- Manter gastrostomia aberta, medindo débito drenado.
- Não oferecer chupeta no período de 3 a 5 dias.
- Administrar dieta enteral com cuidado após a liberação médica.
- Realizar curativo da ferida operatória.
- Realizar cuidados com dreno torácico, atentando-se para oscilação e débito.
- Monitorar os sinais de possíveis complicações, como estenose esofagiana (que se manifesta como dificuldade de deglutição e regurgitação de fórmulas lácteas) e deiscência da anastomose (que se manifesta como dificuldade respiratória, sialorreia e alteração do aspecto do débito do dreno torácico).

Os cuidados da equipe multiprofissional são essenciais para a sobrevida dos neonatos com AE. Atualmente, a mortalidade está praticamente limitada aos casos de anomalias congênitas associadas[44,45].

MALFORMAÇÕES CARDÍACAS

As malformações do sistema cardiovascular possuem uma grande prevalência, chegando a ter 8/1.000 nascidos vivos. As principais causas estão relacionadas a fatores genéticos, ambientais, idade e doenças maternas, medicamentos e abusos de drogas durante o primeiro trimestre de gestação, além das causas desconhecidas[46]. Existe uma alta taxa de mortalidade no primeiro ano de vida, em torno de 2 a 10 por 1.000 crianças nascidas vivas[47].

Em relação à incidência no Brasil, são 25.757 novos casos/ano, distribuídos nas regiões: Norte 2.758, Nordeste 7.570, Sudeste 10.112, Sul 3.329 e Centro-Oeste 1.987. Os subtipos mais notificados foram: comunicação interventricular (7.498), comunicação interatrial (4.693), persistência do canal arterial (2.490), estenose pulmonar (1.431), tetralogia de Fallot (973), coarctação da aorta (973), transposição das grandes artérias (887) e estenose aórtica (630)[48].

No Programa de Triagem Neonatal, o teste do coraçãozinho foi criado com o intuito de detectar precocemente as cardiopatias ao avaliar a diferença de saturação de oxigênio pré e pós-ductal[49].

Conforme verificado na Figura 4, em recém-nascidos (RN) com mais de 34 semanas de idade gestacional, a avaliação da saturação é realizada rotineiramente nas primeiras 24-48 horas de vida, objetivando identificar cardiopatias cianóticas que não foram diagnosticadas no pré-natal, especialmente vinculadas ao fechamento do canal arterial. O teste é realizado instalando o sensor de oximetria no membro superior direito e outro no membro inferior esquerdo. Caso a saturação esteja maior ou igual a 95% em ambos membros e a diferença das medidas seja igual ou menor que 3%, o resultado é considerado normal[49].

As cardiopatias congênitas (CC) podem ser classificadas em dois tipos: cianóticas ou acianóticas e isso está relacionado diretamente à presença ou não de cianose[50].

Nas cardiopatias acianogênicas pode ocorrer uma repercussão sobre o equilíbrio hemodinâmico do recém-nascido, causando hiperfluxo ou hipofluxo pulmonar. As doenças que causam hiperfluxo são: comunicação interventricular (CIV), comunicação interatrial (CIA) e persistência do canal arterial (PCA). As que causam hipofluxo são: estenose valvar pulmonar, coarctação da aorta, estenose valvar aórtica, dentre outras[50].

Em relação às cardiopatias cianogênicas, ocorre um quadro obstrutivo que leva à cianose, pois o sangue não consegue oxigenar-se e entra na circulação sistêmica, levando o recém-nascido a um quadro de apneias recorrentes, sopro cardíaco, hipoxemia, estertores, taquipneia, dentre outros sinais. As doenças que fazem parte desse grupo, além das citadas anteriormente, são: tetralogia de Fallot, atresia tricúspide, anomalia de Ebstein e transposição de grandes artérias[51].

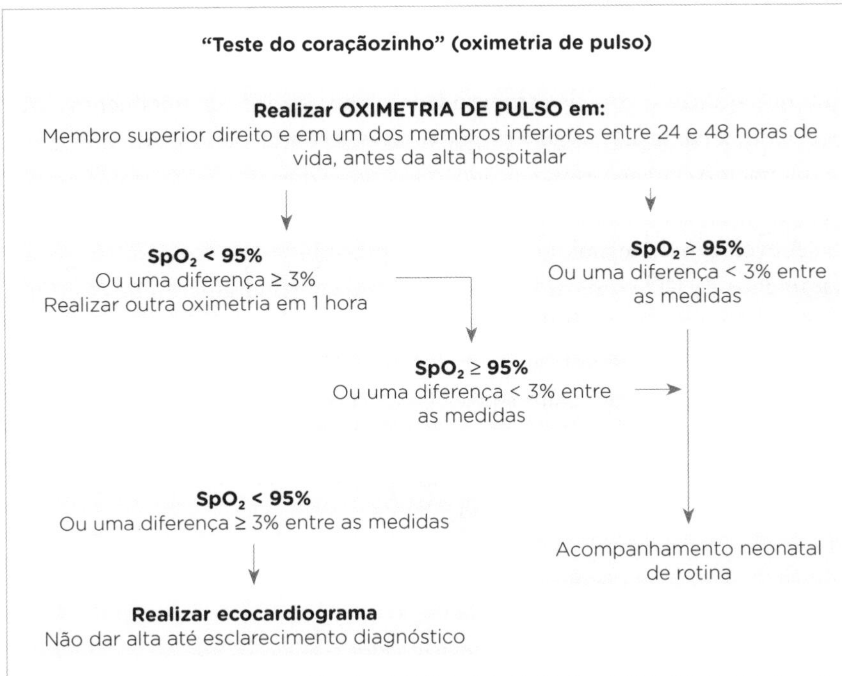

FIGURA 4 Triagem neonatal de cardiopatia congênita crítica. Esquema recomendado pela Associação de Assistência à Criança Cardiopata Pequenos Corações.
Fonte: Sociedade Brasileira de Pediatria.

Para o diagnóstico das CC, o ecocardiograma é indispensável para avaliar a função cardíaca, possibilitando o rastreamento das alterações hemodinâmicas e, assim, traçar um prognóstico, além da radiografia de tórax[51].

Após o diagnóstico, o cardiologista e a equipe multiprofissional deverão avaliar quais condutas serão realizadas para iniciar o tratamento de acordo com a doença e a complexidade do RN[52].

No Centro Neonatal do ICr-HCFMUSP, o número de atendimentos aos RN com CC aumentou ao longo do tempo. Nos anos de 2016 e 2017 houve 76,3% de casos relacionados a cardiopatias acianogênicas, que incluíram PCA, CIA, CIV, coarctação da aorta ou associação entre elas. Dentre as cianogênicas, a prevalência foi de 23,7% e incluiu tetralogia de Fallot, transposição de grandes artérias, atresia de tricúspide, atresia pulmonar e hipoplasia do ventrículo direito ou esquerdo, além de formas complexas e associadas.

Recém-nascidos com cardiopatias cianogênicas ou acianogênicas obstrutivas são mantidos no Centro Neonatal até a realização de exames complementares que avaliem o grau da complexidade e a necessidade de tratamento cirúrgico. Com a confirmação da cirurgia, o neonato é transferido para um centro de tratamento cardíaco especializado. Na maioria dos casos, esse centro é o ICr, que também faz parte do complexo do Hospital das Clínicas.

A evolução da tecnologia e de novos procedimentos terapêuticos para o tratamento de RN com cardiopatias demanda aprimoramento nos aspectos técnicos e científicos da equipe de enfermagem. A necessidade de um cuidado de excelência exige qualificação do enfermeiro nesta área para que consiga acompanhar as fases pré, trans e pós-operatória desses pacientes[47].

Para o planejamento da assistência de enfermagem aos RN portadores de cardiopatia congênita foi elaborado o Quadro 3, com os principais diagnósticos de enfermagem segundo a NANDA[39,53].

QUADRO 3 Principais diagnósticos de enfermagem do recém-nascido com cardiopatia segundo a NANDA, São Paulo, 2018

Diagnóstico	Fatores relacionados
Troca de gases prejudicada	Desequilíbrio na ventilação-perfusão, mudanças na membrana alveolocapilar
Débito cardíaco diminuído	Contratilidade alterada, pós ou pré-carga alteradas, volume de ejeção alterado, frequência cardíaca alterada
Risco de perfusão tecidual cardíaca diminuída	Cirurgia cardíaca
Risco de choque cardiogênico	Hipovolemia, hipotensão severa
Integridade da pele prejudicada	Presença de dispositivos, incisão cirúrgica
Dor aguda	Procedimento cirúrgico
Risco de desequilíbrio na temperatura corporal	Extremo de idade
Risco de infecção	Procedimentos invasivos, destruição de tecidos
Risco de aspiração	Utilização de cateter orogástrico
Risco para vínculo prejudicado	Ansiedade associada ao papel de pai/mãe, recém-nascido doente que é incapaz de iniciar efetivamente contato com os pais pela organização comportamental alterada

Assistência de enfermagem no pré-operatório

- Manter o neonato em incubadora aquecida ou berço aquecido, a fim de garantir a termorregulação eficaz.
- Realizar controle hemodinâmico por meio da avaliação do exame físico diário e controle dos sinais vitais e saturação de oxigênio por meio de monitoração cardíaca e saturometria, respectivamente.
- Avaliar necessidade de oxigenoterapia com o pediatra e a equipe da fisioterapia.
- Realizar controle da diurese por meio do peso da fralda e/ou cateter vesical de demora.
- Inserir cateter orogástrico para infusão de dieta enteral, conforme prescrição médica.
- Programar acesso venoso central, e preferencialmente o cateter central de inserção periférica (CCIP/PICC), em caso da necessidade do uso contínuo de prostaglandina para manter o canal arterial pérvio.
- Orientar e apoiar a família do recém-nascido.

O transporte do RN entre unidades deve ser realizado por pessoal treinado e especializado.

Antes do transporte, é necessário avaliar: incubadora devidamente aquecida e montada, material de reanimação neonatal completo, oxímetro de pulso, ventilador mecânico de transporte e impressos próprios devidamente preenchidos.

Em decorrência da grande variedade de malformações cardíacas, destacam-se três de maior incidência no ICr-HCFMUSP. Os cuidados de enfermagem citados a seguir são específicos do período de permanência do recém-nascido no Centro Neonatal. Após o transporte para o centro intensivista cardiológico, o RN não retorna ao Centro Neonatal para o pós-operatório mediato nem imediato, a não ser nos casos de fechamento de canal arterial.

Persistência do canal arterial

A persistência do canal arterial (PCA) é uma cardiopatia advinda do não fechamento espontâneo do canal arterial após o nascimento, levando a um hiperfluxo pulmonar. A incidência de PCA em neonatos prematuros menores que 1.000 gramas está em torno de 55%. Inicialmente, é realizado o tratamento clínico com bons resultados, mas, se não for efetivo, o tratamento cirúrgico se faz necessário[54].

No Centro Neonatal do ICr, 50% dos neonatos com menos de 34 semanas receberam diagnóstico de PCA nos últimos dois anos, o que mostra a necessidade de uma assistência específica para essa população.

O fármaco mais utilizado para o fechamento do canal arterial é a indometacina, administrada por via intravenosa. Entretanto, o alto custo da medicação impede sua ampla utilização, principalmente em instituições públicas, além da preocupação com seus efeitos colaterais, como disfunção renal transitória, enterocolite necrosante e hemorragia gastrointestinal. Quanto ao ibuprofeno, utilizado por via enteral, existem poucos estudos publicados que garantam sua eficácia por via oral. O paracetamol é utilizado por via enteral, quando o ibuprofeno é contraindicado. O uso deste fármaco também é questionável, pela escassez de estudos clínicos que comprovem sua eficácia[54].

O tratamento cirúrgico consiste no clampeamento do canal arterial com a utilização da técnica de microtoracotomia ou por videotoracoscopia, preferencialmente[55].

Coarctação da aorta

A coarctação da aorta é uma malformação acianótica obstrutiva que produz um estreitamento da aorta, em geral em sua porção descendente. O principal sinal clínico é a diferença dos pulsos periféricos e da pressão arterial, quando comparados entre membros superiores e inferiores. Dessa forma, após a admissão do neonato, o enfermeiro deve verificar a pressão arterial nos quatro membros e realizar palpação dos pulsos, além de avaliação contínua do padrão respiratório e cardíaco. Esses cuidados permitem verificar alterações importantes e, assim, a tomada de decisão da equipe multiprofissional torna-se mais efetiva[56].

A aortoplastia é a prática empregada nos centros intervencionistas para a correção da coarctação[56].

No ICr, a coarctação da aorta teve prevalência de 10% do total das cardiopatias acianogênicas entre os anos de 2016 e 2017.

Tetralogia de Fallot

A tetralogia de Fallot é uma malformação cardíaca que consiste em quatro características: defeito do septo interventricular, com CIV, cavalgamento da aorta, obstrução do fluxo sanguíneo do ventrículo direito decorrente de estenose pulmonar e hipertrofia ventricular direita[57].

A prevalência dessa malformação nos últimos dois anos no ICr foi de 26,7% em relação às cardiopatias cianogênicas.

O quadro clínico depende do grau de obstrução na via de saída do ventrículo direito. Entre as manifestações clínicas mais evidentes estão cansaço e cianose, intensificada quando o neonato faz esforços como chorar às mamadas ou quando está com frio ou dor. Entretanto, se o canal arterial estiver pérvio, a cianose não consegue ser verificada no período neonatal[57].

No período neonatal, o uso da prostaglandina sintética pode ser indicado, desde que haja necessidade de manter o canal arterial pérvio[58].

Quanto aos cuidados específicos no uso da prostaglandina, por seus efeitos colaterais, destacam-se: monitorar hipertermia, *rash* cutâneo, bradicardia, hipotensão, hipoglicemia, broncoespasmos e convulsão[57].

Caso ocorra piora clínica da cianose, recomenda-se flexionar os membros inferiores, para diminuir o retorno venoso e aumentar a resistência arterial sistêmica, melhorando assim o fluxo pulmonar[57].

O enfermeiro possui papel essencial na evolução do paciente com CC, pois uma assistência bem empregada após o nascimento até a fase pré-operatória pode ser o divisor de águas para sua recuperação. Para isso, é necessário adquirir conhecimentos que auxiliem o profissional na tomada de decisão para assim garantir um atendimento de qualidade.

MALFORMAÇÃO PULMONAR: HÉRNIA DIAFRAGMÁTICA

A hérnia diafragmática congênita (HDC) consiste em uma falha no fechamento do músculo diafragmático no período embrionário – entre a oitava e a décima semana de gestação – resultando em uma abertura anormal desse músculo antes do nascimento, com consequente passagem de órgãos abdominais (geralmente fígado, estômago e intestino) para o interior da cavidade torácica[58].

Esta anomalia representa cerca de 8% de todas as principais malformações congênitas, acometendo entre 1:2.000 e 4.000 nascidos vivos[59].

De acordo com dados do Departamento de Informática do Sistema Único de Saúde (Datasus), entre 2001 e 2009 no Sistema de Informações Sobre Nascidos Vivos (Sinasc), no estado de São Paulo, a incidência foi de cerca de 1:14.000[60].

Nos últimos três anos, a prevalência de casos de hérnia diafragmática no ICr aumentou gradativamente, por ser um centro de referência no estado de São Paulo. Nesse período foram registrados 38 casos dessa condição.

O tipo mais importante de HDC é a de Bochdalek, que ocorre em 85 a 90% dos casos e decorre do não fechamento dos canais pleuroperitoneais, resultando em uma grande abertura na região posterolateral do diafragma, tornando as cavidades peritoneal e pleural contínuas, sendo o lado esquerdo o mais afetado. A hérnia de Morgagni ocorre por uma abertura no lado direito do diafragma, com o fígado e os intestinos geralmente movendo-se para a cavidade torácica por um defeito no espaço retroesternal.

Constitui a forma mais rara, ocorrendo em 3% dos casos e, em 1,5% deles, o diafragma está totalmente ausente[61].

Em cerca de 60 a 80% dos casos, o diagnóstico da HDC é feito por ultrassonografia pré-natal. Pode ser estabelecido por volta da 14ª ou 15ª semana de vida intrauterina. Estudos relatam que, se diagnosticada até a 25ª semana gestacional, o RN tem 100% de mortalidade, fase em que ocorre a formação alveolar. Após o nascimento, a radiografia simples de tórax (Figura 5) é quase sempre suficiente para confirmar o diagnóstico, mostrando as alças intestinais no hemitórax[63].

As principais malformações associadas incluem: defeitos cardíacos (9 a 23%), defeitos do tubo neural (28%) e trissomias dos cromossomos 18 e 21, dentre outras síndromes bem definidas[63].

A gravidade da HDC deve-se a alguns fatores associados, como a hipoplasia pulmonar, decorrente da compressão do pulmão pelas vísceras deslocadas para o tórax e de seu deficiente desenvolvimento. Em consequência, ocorre aumento da resistência vascular pulmonar, levando à hipertensão pulmonar (HP), que, conforme sua gravidade, pode levar à persistência do padrão fetal de circulação[64].

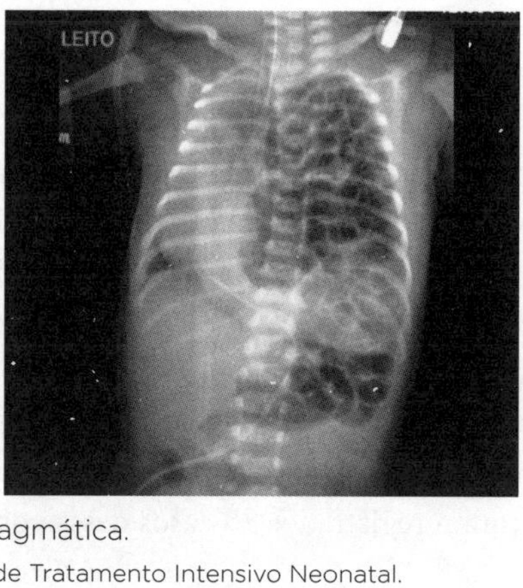

FIGURA 5 Hérnia diafragmática.
Fonte: acervo do Centro de Tratamento Intensivo Neonatal.

Atualmente, a relação pulmão/perímetro cefálico fetal (LHR – *lung-to-head ratio*) e a presença de herniação hepática *liver-up* são os marcadores prognósticos mais utilizados da HDC. A presença do fígado intratorácico leva a um maior grau de hipoplasia e tem relação direta com a sobrevivência[65].

Fetos com HDC que apresenta LHR > 1 têm prognóstico intermediário, de 38 a 60% de sobrevivência, e acima de 1,4 de índice têm bom prognóstico, de 73 a 100% de sobrevivência. Abaixo de 1,0 a sobrevida é inferior a 20%[66].

No período neonatal, os principais sinais sugestivos de HDC são desconforto respiratório em grau variável, caracterizado por intensa dispneia, tiragens e cianose após o nascimento, e ausculta de peristaltismo no tórax. Pode-se também notar abdome escavado e assimetria torácica[67].

A terapêutica fetal consiste na técnica de oclusão reversível da traqueia intraútero, com balão de silicone colocado por broncoscopia fetal (FETO – *fetal endoscopic tracheal occlusion*), a qual se desenvolveu a partir de outras técnicas, após a década de 1990. A oclusão da traqueia induz o crescimento pulmonar. A idade gestacional ideal para a realização da FETO é entre 26 e 29 semanas, no final do desenvolvimento pulmonar. O balão deve ser retirado com 34 semanas. Se retirado após esse período, pode ocorrer lesão dos pneumócitos tipo II, levando à diminuição da produção de surfactante[68,69].

O manejo pré-operatório no período neonatal é complexo e envolve toda a equipe multidisciplinar. Para tanto, o neonato deve ser assistido e recebido logo após o nascimento por uma equipe experiente e especializada no cuidado de pacientes com HDC. Preferencialmente, o parto deve ocorrer em centro especializado no manejo imediato após o nascimento, o que pode melhorar o prognóstico desses pacientes[70].

Na sala de parto, a conduta imediata deve ser intubação traqueal e monitoramento da saturação. A reanimação com pressão positiva através de máscara facial está contraindicada, em decorrência da distensão do trato gastrointestinal, resultando em desvio do mediastino. O estômago deve ser descomprimido por meio de uma sonda orogástrica, submetido à sucção fraca. Além da monitoração cardíaca e da pressão sanguínea, são monitoradas a oximetria de pulso pré e pós-ductal, visando a detectar a discrepância da saturação de oxigênio ($SatO_2$) entre eles. É realizado cateterismo da veia umbilical para infusão parenteral de líquidos e cateterismo da artéria umbilical para a coleta de amostras de sangue e monitoração da pressão arterial invasiva. A radiografia toracoabdominal confirma o diagnóstico de HDC, a posição do tubo endotraqueal, da sonda gástrica e do cateter umbilical. O ecocardiograma é realizado para detecção de qualquer anomalia cardíaca e mensuração da hipertensão pulmonar.

O momento adequado para a correção cirúrgica é controverso. Estudos recentes demonstraram que os pacientes poderiam beneficiar-se com a correção cirúrgica mais tardia, com tempo suficiente para a melhora da função pulmonar e a redução da resistência vascular pulmonar. Atualmente a correção cirúrgica é postergada até que os parâmetros do ventilador mecânico sejam reduzidos ao mínimo, e que o neonato tenha uma $SatO_2$ alta e FiO_2 (fração inspirada de oxigênio) baixa, ocasião em que não há mais discrepância entre a $SatO_2$ pré e pós-ductal, o que representa melhora da hipertensão pulmonar. No entanto, essa estabilização cardiopulmonar pode levar alguns dias[71].

Nas últimas décadas, ocorreram avanços na terapia da hipertensão pulmonar do RN portador de HDC, como ventilação suave com hipercapnia permissiva, ventilação por oscilação de alta frequência (VAF), uso de óxido nítrico (NO) como vasodilatador pulmonar seletivo e oxigenação extracorpórea por membrana (ECMO). Esta última consiste em uma técnica de suporte cardiopulmonar prolongado, com finalidade de auxiliar o pulmão e/ou o coração quando estes entram em falência, não respondendo aos tratamentos convencionais[72].

O tratamento cirúrgico clássico consiste em uma abordagem por toracotomia, no caso das hérnias direitas, ou laparotomia, por incisão subcostal esquerda, seguida da redução das vísceras herniadas para a cavidade abdominal, com fechamento primário do defeito do diafragma (75% dos casos). Quando o defeito diafragmático é grande, torna-se necessária a utilização de próteses, porém sua utilização está associada a uma elevada taxa de ruptura/herniação. Assim, tem-se priorizada a implantação de próteses biológicas[73].

Conforme relatado, o sucesso no manejo terapêutico de neonatos de alta complexidade portadores de HDC depende do diagnóstico no período pré-natal para que as intervenções clínico-cirúrgicas ocorram também o mais precocemente possível, minimizando as complicações pré e pós-operatórias, e reduzindo as taxas de morbimortalidade associadas a esta doença rara.

Estudo retrospectivo de 27 casos consecutivos de RN com HDC, admitidos no Serviço de Cirurgia Pediátrica do ICr-HCFMUSP entre abril de 1991 e janeiro de 2002, e comparação estatística com dados de metanálise da literatura mostrou que, dos 27 pacientes, 12 nasceram na instituição e 15 foram transferidos de outros serviços após o nascimento; 12 RN (44%) tiveram diagnóstico pré-natal e 23 (85%) foram nascidos de termo. A maioria apresentou desconforto respiratório precoce e necessitou de intubação na sala de parto. Seis crianças (22%) reuniam critérios para indicação de ECMO. Vinte pacientes (74%) foram submetidos à correção cirúrgica e sete (26%) evoluíram a óbito sem conseguir estabilização clínica mínima para a cirurgia. A mortalidade pós-operatória foi de 25%. A sobrevida no período neonatal foi de 56%. Desconforto respiratório grave, indicação precoce de ventilação mecânica e hipoxemia grave foram fatores de mau prognóstico, estatisticamente significativos. Concluiu-se que a elevada mortalidade foi estatisticamente semelhante à descrita na literatura internacional e que, no grupo de pacientes não responsivos ao tratamento padrão disponível, a utilização de ECMO poderia reduzir a mortalidade[70].

Atualmente, a experiência no manejo dos RN com HDC baseia-se no acompanhamento de um protocolo de assistência multidisciplinar que se inicia na admissão do RN, logo após o nascimento, no Centro Cirúrgico/Centro Obstétrico, incluindo reanimação na sala de parto e transferência ao Centro de Tratamento Intensivo Neonatal (Figura 6), onde são realizados os cuidados com atenção à monitoração, ventilação, obtenção de acessos venosos centrais e arteriais, além de terapêutica medicamentosa que visa tratar a hipertensão pulmonar e controle hídrico rigoroso, além das medidas de conforto e redução da dor. Todas as medidas têm por finalidade não só estabilizar o neonato de alto risco para a correção cirúrgica, mas também permitir um restabelecimento adequado no pós-operatório, aumentando sua sobrevida.

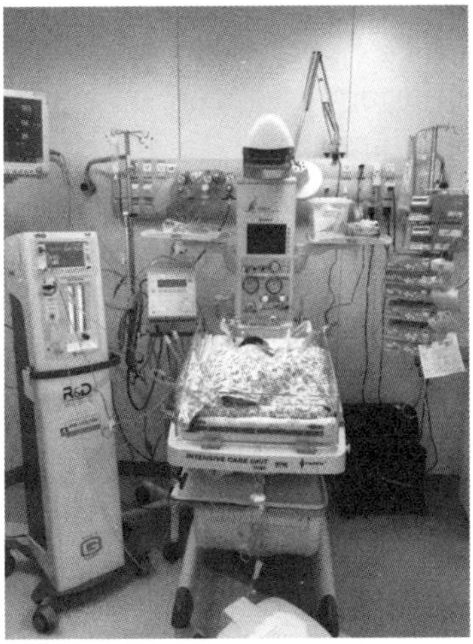

FIGURA 6 Organização da UTI neonatal para recepção do recém-nascido portador de hérnia diafragmática.

Fonte: acervo do Centro de Tratamento Intensivo Neonatal.

Para o planejamento da assistência de enfermagem aos RN portadores de cardiopatia congênita foi elaborado o Quadro 4 com os principais diagnósticos de enfermagem segundo a NANDA[39].

QUADRO 4 Principais diagnósticos de enfermagem do recém-nascido com hérnia diafragmática segundo a NANDA, São Paulo, 2018

Diagnóstico	Fatores relacionados
Troca de gases prejudicada	Desequilíbrio na ventilação-perfusão, mudanças na membrana alveolocapilar
Desobstrução ineficaz de vias aéreas	Presença de vias aéreas artificiais
Integridade da pele prejudicada	Presença de dispositivos invasivos
Integridade tecidual prejudicada	Circulação alterada, mobilidade física prejudicada
Dor aguda	Procedimento cirúrgico
Risco de desequilíbrio na temperatura corporal	Extremo de idade
Risco de infecção	Procedimentos invasivos, destruição de tecidos
Risco de aspiração	Utilização de cateter orogástrico
Risco para vínculo prejudicado	Ansiedade associada ao papel de pai/mãe, recém-nascido doente que é incapaz de iniciar efetivamente contato com os pais pela organização comportamental alterada

Assistência de enfermagem ao recém-nascido com hérnia diafragmática na sala de parto

Os equipamentos e materiais a seguir são necessários para a reanimação na sala de parto e devem ser testados e preparados antecipadamente. A unidade do paciente deve conter uma fonte de calor radiante (berço aquecido), fonte de O_2 e vácuo, monitor cardiorrespiratório e de oximetria de pulso, material para aspiração, intubação, cateterismo gástrico, ventilação mecânica manual e de transporte, medicações de emergência e de cuidados de rotina para admissão imediata pós-nascimento, como providenciar campos estéreis e aquecidos, colírio de nitrato de prata a 1%, clampe umbilical e de identificação do neonato (impressão plantar e pulseira de identificação).

- Receber o RN em campos estéreis e aquecidos, transferi-lo imediatamente a um berço aquecido.
- Auxiliar a equipe médica no posicionamento para a intubação orotraqueal, que deve ser realizada imediatamente, sem ventilação por pressão positiva prévia.
- Aspirar vias aéreas superiores (VAS), para facilitar o procedimento de intubação traqueal.
- Instituir monitoração cardíaca e oximetria de pulso pré-ductal.
- Realizar cateterismo gástrico com sonda número 8, após intubação traqueal, para drenagem e descompressão.
- Pingar uma gota de colírio de nitrato de prata a 1%, em ambos os olhos.
- Clampear o cordão umbilical e cortá-lo.
- Realizar a troca dos campos estéreis, retirando campos e compressas úmidas.
- Realizar a identificação do neonato com as impressões plantares em impressos próprios.

Após os cuidados imediatos e estabilização inicial, transferir o RN para incubadora de transporte previamente aquecida, acoplá-lo em ventilador mecânico de transporte e, sempre que possível, levá-lo à mãe e orientá-la que os cuidados posteriores serão realizados no Centro Neonatal.

Assistência de enfermagem ao recém-nascido com hérnia diafragmática na admissão em UTI neonatal

Assim como na sala de parto, a unidade do paciente com HDC deve ser preparada no dia que antecede o parto, incluindo: o painel do paciente com fonte de O_2 e vácuo testados, monitoração cardíaca, oximetria de pulso para saturação de O_2 pré e pós-ductal, ventilação pulmonar mecânica de alta frequência e terapia por óxido nítrico; além disso, todos os materiais necessários para cateterismo umbilical, pressão arterial invasiva e cateterismo vesical devem estar previamente separados.

- Pesar o RN.
- Transferi-lo para um berço previamente aquecido.
- Auxiliar a equipe de fisioterapia, acoplando o RN ao ventilador mecânico.

- Instituir monitoração cardíaca, oximetria de pulso pré e pós-ductal.
- Aferir sinais vitais e registrar imediatamente em impresso próprio.
- Instituir o aquecimento do RN com manta térmica, se necessário.
- Auxiliar a equipe médica no posicionamento do neonato para início do cateterismo umbilical.
- Instituir monitoração da pressão arterial invasiva após liberação da equipe médica.
- Administrar medicações e soluções contínuas em bomba de infusão, somente após liberação para utilização do cateter venoso umbilical pela equipe médica, e de acordo com sua prescrição.
- Realizar passagem de cateter vesical de demora.
- Programar passagem de PICC, como meta de cuidados em médio prazo, de acordo com as condições clínicas e hemodinâmicas do paciente.

RESUMO

O capítulo retratou as principais anomalias congênitas gastrointestinais, cardíacas e pulmonares atendidas no ICr-HCFMUSP. Foi identificada a prevalência no Brasil e comparada com os dados do nosso Centro Neonatal. Realizou-se a abordagem em relação à fisiopatologia, às manifestações clínicas, ao tratamento e à assistência de enfermagem.

REFERÊNCIAS BIBLIOGRÁFICAS

1. Nunes MD. Perfil epidemiológico das malformações congênitas em recém-nascidos no estado do Tocantins no período de 2004 a 2008 [dissertação]. Brasília: Universidade de Brasília; 2010.
2. Brasil. Ministério da Saúde. Resolução 466, de 12 de dezembro de 2012, do Conselho Nacional de Saúde do Diário Oficial da União 2012.
3. Amorim MMR, Vilela PC, Santos ARVD. Impacto das malformações congênitas na mortalidade perinatal e neonatal em uma maternidade-escola do Recife. Rev Bras Saúde Mater Infant. 2006;6(1):19-25.
4. Costa CMS. Perfil das malformações congênitas numa amostra de nascimentos no município de Rio de Janeiro, 1999-2001 [dissertação]. Rio de Janeiro: Escola Nacional de Saúde Pública Sergio Arouca, Fundação Oswaldo Cruz; 2005.
5. Leão LL, Aguiar MJB. Newborn screening: what pediatricians should know. J Pediatr. 2008;84(4):80-90.
6. Brasil. Ministério da Saúde. Secretaria de Assistência à Saúde. Coordenação-Geral de Atenção Especializada. Manual de Normas Técnicas e Rotinas Operacionais do Programa Nacional de Triagem Neonatal. Brasília; 2002.

7. Souza ABG. O recém-nascido com alteração no sistema digestório. In: Souza ABG, Jesus JV, Santos AM. Unidade de Terapia Intensiva neonatal: cuidados ao recém-nascido de médio e alto risco. São Paulo: Atheneu; 2015. p.403-29.
8. Nuzzo DVP, Fonseca SF. Anemia falciforme e infecções. J Pediatr. 2004;80(5):347-54.
9. Felix AA, Souza HM, Ribeiro SBF. Aspectos epidemiológicos e sociais da doença falciforme. Rev Bras Hematol Hemoter. 2010;32(3):203-8.
10. Athanazio RA, Silva LVRFF, Vergara AA, Ribeiro AF, Ried CA, Procianoy EFA, et al. Diretrizes brasileiras de diagnóstico e tratamento da fibrose cística. J Bras Pneumol. 2017;43(3):219-45.
11. Núcleo de Ações e Pesquisa em Apoio Diagnóstico da Faculdade de Medicina da UFMG. Triagem Neonatal [internet]. Belo Horizonte; 2018. Disponível em: http://www.nupad.medicina.ufmg.br/topicos-em-saude [acesso em: 6 set. 2018].
12. Brasil. Ministério da Saúde. Triagem Neonatal Biológica Ministério da Saúde, Secretaria de Atenção à Saúde, Departamento de Atenção Especializada e Temática. Manual Técnico. Brasília; 2016.
13. Brasil. Ministério da Saúde. Triagem Neonatal. Secretaria de Atenção à Saúde, Departamento de Atenção Especializada e Temática. Brasília; 2015.
14. Barra CB, Silva IN, Pezzuti IL, Januário JN. Triagem neonatal para hiperplasia adrenal congênita. Rev Assoc Med Bras. 2012;58(4):459-64.
15. Ledbetter DJ. Congenital abdominal wall defects and reconstruction in pediatric surgery gastroschisis and omphalocele. Surg Clin N Am. 2012;92:713-7.
16. Castilla EE, Mastroiacovo P, Orioli IM. Gastroschisis: international epidemiology and public health perspective. Am J Med Genet. 2008;148C:162-79.
17. Santos MM, Tannuri U, Maksoud JG. Alterations of enteric nerve plexus in experimental gastroschisis: is there a delay in the maturation? J Pediatr Surg. 2003;38(10):1506-11.
18. Nichol PF, Byrne JL, Dodgion C, Saijoh Y. Clinical considerations in gastroschisis: incremental advances against a congenital anomaly with severe secondary effects. Am J Med Genet C Semin Med Genet. 2008;148(3):231-40.
19. Canaghan H, Baud D, Lapidus-Krol E, Ryan G, Shah PS, Pierro A, et al. Effect of gestational age at birth on neonatal outcomes in gastroschisis. J Pediatr Surg. 2016;51(5):734-8.
20. Lao OB, Larison C, Garrison MM, Waldhausen JHT, Goldin AB. Outcomes in neonates with gastroschisis in US Children's Hospitals. Am J Perinatol. 2010;27(1):97-101.
21. Vilela PC, Amorim MMR, Falbo GH, Santos LC. Risk factors for adverse outcome of newborns with gastroschisis in a Brazilian hospital. J Pediatr Surg. 2001;36(4):559-64.
22. Calcagnotto H, Muller ALL, Leite JCL, Sanseverino MTV, Gomes KW, Magalhães AA. Fatores associados à mortalidade em recém-nascidos com gastrosquise. Rev Bras Ginecol Obstet. 2013;35(12):549-53.
23. Tannuri ACA, Sbragia L, Tannuri U, Silva LM, Leal AJ, Schmidt AF, et al. Evolução de pacientes criticamente doentes com gastrosquise de três centros terciários. Clínicas. 2011;66:17-20.
24. Redondo AC, Feferbaum R, Vieira RA, Moreira D de AR, Tannuri U, Carvalho WB, et al. Caracterização da evolução clínica dos recém-nascidos com gastrosquise em uma unidade de terapia intensiva neonatal de referência da América Latina. J Hum Growth Dev. 2016;26(2):190-8.
25. Hernández D, Elizondo G, Barrón C, Martínez de Villarreal L, Villarreal L. Aumento de la incidencia de gastrosquisis en un hospital de alta especialidad al norte de México. Med Univ. 2010;48:159-64.

26. Ferguson M. Nursing management of gastroschisis in the newborn. J Neonatal Nurs. 2017;(23):40-5.
27. Bello ABR, Ruiz PS, Fuente EA, Badillo CC, Montes JM. Defectos de cierre de la pared abdominal: gastrosquisis. Prog Obstet Ginecol. 2011;54(12):612-7.
28. Kunz SN, Tieder JS, Whitlock K, Jackson C, Avansino JR. Primary fascial closure versus staged closure with silo in patients with gastroschisis: a meta-analysis. J Pediatr Surg. 2013;48:845-57.
29. Chesley PM, Ledbetter DJ, Meehan JJ, Oron AP, Javid PJ. Contemporary trends in the use of primary repair for gastroschisis in surgical infants. Am J Surg. 2015;209(5):901-5.
30. Aldrink JH, Caniano DA, Nwomeh BC. Variability in gastroschisis management: a survey of North American pediatric surgery training programs. J Surg Res. 2012;176(1):159-63.
31. Hidaka N, Tsukimori K, Hojo S, Fujita Y, Yumoto Y, Masumoto K, et al. Correlation between the presence of liver herniation and perinatal outcome in prenatally diagnosed fetal omphalocele. J Perinat Med. 2009;37(1):66-71.
32. Maksoud JG. Defeitos da região umbilical e paraumbilical. In: Maksoud JG. Cirurgia pediátrica. 2. ed. Rio de Janeiro: Revinter; 2003. p.702-10.
33. Heider AL, Strauss RA, Kuller JA. Omphalocele: clinical outcomes in cases with normal karyotypes. Am J Obstet Gynecol. 2004;190(1):135-41.
34. Cohen MM Jr. Beckwith-Wiedemann syndrome: historical, clinicopathological, and etiopathogenetic perspectives. Pediatr Dev Pathol. 2005;8(3):287-304.
35. Polat I, Gül A, Aslan H, Cebeci A, Ozseker B, Caglar B, Ceylan Y. Prenatal diagnosis of pentalogy of Cantrell in three cases, two with craniorachischisis. J Clin Ultrasound. 2005;33(6):308-11.
36. Weedn AE, Mosley BS, Cleves MA, Waller DK, Canfield MA, Correa A, Hobbs CA. Maternal reporting of prenatal ultrasounds among women in the National Birth Defects Prevention Study. Birth Defects Res (PART A). 2014;100:4-12.
37. Langer JC. Abdominal wall defects. World J Surg. 2003;27(1):117-24.
38. Christison-Lagay ER, Kelleher CM, Langer JC. Neonatal abdominal wall defects. Semin Fetal Neonatal Med. 2011;16(3):164-72.
39. NANDA. Diagnósticos de enfermagem da NANDA: definições e classificação 2015-2017, organizado por American Nursing Association. Trad. Garcez RM. Porto Alegre: Artmed; 2015.
40. Montalton OS, Conz CA. Proposta de um plano de cuidados imediatos do enfermeiro ao recém-nascido com gastrosquise, baseado no NANDA/NIC. Pediatria Moderna. 2012;48(7):273-89.
41. Romagna ES, Oliveira VF, Ballardin PAZ. Atresia de esôfago – relato de caso. Arq Cat Med. 2010;39(3):70-2.
42. Souza ABG. O recém-nascido com alteração no sistema digestório. In: Souza ABG, Jesus JV, Santos AM. Unidade de Terapia Intensiva neonatal: cuidados ao recém-nascido de médio e alto risco. São Paulo: Atheneu; 2015. p.403-29.
43. Trocado V, Barroso C, Silva CN, Pinto JC. Atresia esofágica: um desafio desde o diagnóstico pré-natal ao tratamento cirúrgico. Gazeta Médica. 2016;3(3):112-7.
44. Bradshaw CJ, Thakkar H, Knutzen L, Marsh R, Pacilli M, Impey L, et al. Accuracy of prenatal detection of tracheoesophageal fistula and oesophageal atresia. J Pediatr Surg. 2016:1-5.
45. Garabedian C, Verpillat P, Czerkiewicz I, Langlois C, Muller F, Avni F, et al. Does a combination of ultrasound, MRI, and biochemical amniotic fluid analysis improve prenatal diagnosis of esophageal atresia? Prenat Diagn. 2014;34:839-42.

46. Miyague NT, Cardoso SM, Meyer F, Ultramari FT, Araújo FH, Rozkowisk I, Toschi AP. Estudo epidemiológico de cardiopatias congênitas na infância e adolescência. Análise em 4.538 casos. Arq Bras Cardiol. 2003;80(3):269-73.
47. Huber J, Peres VC, Santos TJ, Beltrão LF, Baumont AC, Canedo AD, et al. Cardiopatias congênitas em um serviço de referência: evolução clínica e doenças associadas. Arq Bras Cardiol. 2010;94(3):333-8.
48. Pinto Jr VC, Branco KMPC, Cavalcanti RC, Carvalho Jr W, Lima JRC, Freitas SM, et al. Epidemiologia da cardiopatia congênita no Brasil. Bras J Cardiovasc Surg. 2015;30(2):219-24.
49. Brasil. Ministério da Saúde. Portaria n. 20, de 10 de junho de 2014. Incorpora a oximetria de pulso, o teste do coraçãozinho a ser realizado de forma universal, fazendo parte da Triagem Neonatal do SUS. Brasília: Ministério da Saúde. Secretaria de Ciência, Tecnologia e Insumos Estratégicos; 2014.
50. Salerno LMVO. Crises hipoxêmicas. In: Santana MVT. Cardiopatias congênitas no recém-nascido. São Paulo: Atheneu; 2005. p.116-25.
51. Brasil. Ministério da Saúde. Secretaria de Atenção à Saúde. Departamento de Ações Programáticas Estratégicas. Atenção à saúde do recém-nascido: guia para os profissionais de saúde. Brasília; 2011. p.159.
52. Benute GRG, Nonnenmacher D, Evangelista LFM, Lopes LM, Lucia MCS, Zugaib M. Cardiopatia fetal e estratégias de enfrentamento. Rev Ginecol Obstet. 2011;33(9):227-33.
53. Silva VG, Pereira JM, Figueiredo LS, Guimarães TC, Cavalcanti AC. Diagnósticos de Enfermagem em crianças com cardiopatias congênitas: mapeamento cruzado. Acta Paul Enferm. 2015;28(6):524-30.
54. Yanga EM, Songb ES, Choib YY. Comparison of oral ibuprofen and intravenous indomethacin for the treatment of patent ductus arteriosus in extremely low birth weight infants. J Pediatr. 2013;89(1):33-9.
55. Dani C, Vangi V, Bertini G, Pratesi S, Lori I, Favell F, et al. High-dose ibuprofen for patent ductus arteriosus in extremely preterm infants: a randomized controlled study. Clin Pharmacol Ther. 2012;91:590-6.
56. Santos MA, Azevedo VMP. Coartação da aorta: anomalia congênita com perspectivas de tratamento. Arq Bras Cardiol. 2003;80(3):340-6..
57. Bertoni APS, Souza, ABG, Morgado, GO. O recém-nascido portador de alterações no sistema cardiocirculatório. In: Souza ABG (org.). Unidade de Terapia Intensiva Neonatal: cuidados ao recém-nascido de médio e alto risco. São Paulo: Atheneu; 2015. p.384-401.
58. Mayer S, Metzger R, Kluth D. The embryology of the diaphragm. Semin Pediatr Surg. 2011;20(3):161-9.
59. Laberge JM, Flageole H. Fetal tracheal occlusion for the treatment of congenital diaphragmatic hernia. World J Surg. 2007;31(8):1577-86.
60. Brasil. Ministério da Saúde. DATASUS. Informações de Saúde. Nascidos vivos. Download de arquivos – a partir de 1996 [internet]. Brasília; 2014. Disponível em: http://tabnet.datasus.gov.br/cgi/sinasc/dados/nov_indice.htm [acesso em: 22 jan. 2018].
61. Santos LT, Evangelista TM. Congenital diaphragmatic hernia: case report. Rev Ciênc Saúde. 2013;3(1). Disponível em: http://doczz.com.br/doc/520067/h%C3%A9rnia-diafragm%C3%A1tica-cong%C3%AAnita--relato-de-caso-congenital
62. Hartman GE, Boyajian MJ, Choi SS, Eichelberger MR, Newman KD, Powell DM. Surgical care of conditions presenting in the newborn. In: MacDonald MG, Martha DM, Seshia MMK (eds.). Neonatology pathophysiology and management of the newborn. Philadelphia: Lippincott Williams & Williams; 2005. p.1105-134.

63. Waag KL, Loff S, Zahn K, Ali M, Hien S, Kratz M, et al. Congenital diaphragmatic hernia: a modern day approach. Semin Pediatr Surg. 2008;17(4):244-54.
64. Kotecha S, Barbato A, Bush A, Claus F, Davenport M, Delacourt C, et al. Congenital diaphragmatic hernia. Eur Respir J. 2012;39(4):820-9.
65. Jani JC, Peralta CF, Nicolaides KH. Lung-to-head ratio: a need to unify the technique. Ultrasound Obstet Gynecol. 2012;39(1):2-6.
66. Jani J, Keller RL, Benachi A, Nicolaides KH, Favre R, Gratacos E, et al. Prenatal prediction of survival in isolated left-sided diaphragmatic hernia. Ultrasound Obstet Gynecol. 2006;27(1):18-22.
67. Loch LF, Ferrari MD, Corrêa EM, Guidolin BL. Hérnia diafragmática congênita de apresentação tardia. Rev AMRIGS. 2008;52(3):212-5.
68. Gallindo RM, Gonçalves FL, Barreto CT, Schmidt AF, Pereira LA, Sbragia L. Evaluation of histological changes after tracheal occlusion at different gestational ages in a fetal rat model. Clinics. 2013;68(1):59-63.
69. Deprest J, Nicolaides K, Done' E, Lewi P, Barki G, Largen E, et al. Technical aspects of fetal endoscopic tracheal occlusion for congenital diaphragmatic hernia. J Pediatr Surg. 2011;46(1):22-32.
70. Santos LRL, Maksoud Filho JG, Tannuri U, Andrade WC, Maksoud JG. Fatores prognósticos e sobrevida em recém-nascidos com hérnia diafragmática congênita. J Pediatr. 2003;79(1):81-6.
71. Westphal FL, Lima LC, Netto CLJ, Cardoso RAM, Silva MS. Correção cirúrgica de hérnia diafragmática de Morgagni: relato de caso. Rev HUGV. 2010;9(1):68-72.
72. Rollins MD. Recent advances in the management of congenital diaphragmatic hernia. Curr Opin Pediatr. 2012;24(3):379-85.
73. Arca MJ, Barnhart DC, Lelli JL Jr, Greenfeld J, Harmon CM, Hirschl RB, et al. Early experience with invasive repair of congenital diaphragmatic hernia results and lessons learned. J Pediatr Surg. 2003;38(11):1563-8.

4

Encefalopatia crônica não progressiva

Aline Vidal de Oliveira Luzardo
Ana Paula Tavares
Georgia Aparecida Santos de Araújo Calasans
José Albino da Paz

TÓPICOS DO CAPÍTULO

› Objetivo
› Conceito
› Epidemiologia
› Mecanismos
› Diagnóstico
› Prevenção e tratamento
› Atuação da equipe de enfermagem
› Abordagem da família para o cuidado da criança com ECNP
› Gerenciamento dos fatores de risco e intervenção fisioterapêutica
› Resumo
› Referências bibliográficas

OBJETIVO

Com a leitura deste capítulo, o leitor conhecerá a encefalopatia crônica não progressiva. Poderá compreender as particularidades dos pacientes acometidos, e os recursos educacionais e terapêuticos utilizados pelos profissionais de acordo com a individualidade de cada criança e família.

CONCEITO

O termo encefalopatia crônica não progressiva (ECNP) não se refere a uma doença no sentido tradicional, mas representa um diagnóstico clínico baseado em um distúrbio do movimento ou postural permanente, secundário a uma lesão não progressiva que afeta o encéfalo ainda em desenvolvimento (períodos pré-natal, perinatal e pós-natal precoce). A ECNP é a causa mais comum de distúrbios do movimento, mas também frequentemente se associa a distúrbios da sensibilidade, percepção, cognição, comunicação e comportamental, assim como à epilepsia e a problemas musculoesqueléticos[1].

EPIDEMIOLOGIA

A ECNP apresenta prevalência variando entre 1,5 e 2,5 casos por 1.000 recém-nascidos (RN), com número global de afetados estimado em 17 milhões[2]. Os principais fatores de risco associados são prematuridade (< 28 semanas gestacionais), asfixia neonatal secundária a distúrbios no trabalho de parto e à insuficiência placentária, além das infecções perinatais. O RN prematuro apresenta um risco de desenvolver ECNP 50 vezes maior que os RN a termo, porém a maior incidência ainda ocorre no grupo dos RN a termo com depressão neonatal[3].

A hiperbilirrubinemia neonatal está associada à ECNP discinética, no quadro denominado *kernicterus*, e frequentemente associada à perda auditiva. Cerca de um terço dos pacientes com ECNP podem não apresentar fatores de risco evidentes[4].

MECANISMOS

A ECNP é o resultado de processos que lesam o tecido cerebral; também pode ser consequente a uma malformação encefálica congênita. O tipo de lesão (liquefação e astrogliose), o local da lesão (córtex cerebral, substância branca – SB hemisférica, gânglios da base ou cerebelo) e a resposta à lesão dependem da fase de desenvolvimento cerebral no momento da lesão[5]. Embora a lesão primária ocorra no sistema nervoso central, a maioria dos sintomas clínicos é observada no sistema nervoso periférico e musculoesquelético.

DIAGNÓSTICO

A ECNP demonstra-se heterogênea quanto à sua apresentação. O tipo de distúrbio de movimento, o grau de limitações e a distribuição do déficit variam muito entre os pacientes na dependência da lesão cerebral.

A disfunção motora na paralisia cerebral é caracterizada por espasticidade (reação excessiva dos músculos a estiramento rápido) e distonia, que é caracterizada por contração muscular intermitente ou mantida ou co-contração, causando movimentos repetitivos ou posturas anormais.

A distribuição e o tipo de distúrbio motor permitem classificar os diferentes tipos de ECNP em[6]:

- Hemiplégica: associada ao RN a termo com acidente vascular encefálico isquêmico neonatal ou no prematuro com comprometimento encefálico unilateral.
- Diplegia espástica: no RN pré-termo e no RN a termo com retardo de crescimento fetal, acompanhado de leucomalácia periventricular.
- Quadriplegia espástica com discinesia: no RN a termo com grave asfixia ao nascimento.
- Discinética: associada ao *kernicterus*, com deficiência auditiva neurossensorial.
- Atáxica: forma rara que pode estar associada a malformações cerebelares.

O estudo de imagem cerebral é recomendado para confirmar o diagnóstico clínico, apesar de a imagem por ressonância magnética (RM) normal não poder excluir o diagnóstico da ECNP, pois esta não mostra anormalidades em cerca de 20% dos casos[7]. Cinco grupos de alterações são relatados: a) malformações encefálicas (9% dos casos de PC); b) acometimento preferencial da SB (56%); c) acometimento preferencial da substância cinzenta (SC) (18%); d) miscelânea; e e) imagem normal. Lesões precoces no terceiro trimestre determinam a "encefalopatia da prematuridade", em que são observadas a leucomalácia periventricular e as complicações da hemorragia periventricular, com acometimento preferencial da SB[5]. Lesões no final do terceiro trimestre acometem predominantemente o córtex e a SC profunda. Uma pequena porção dos casos de ECNP (< 5%) apresentam infartos da artéria cerebral média, que também são frequentes em RN a termo e são relatados em crianças com ECNP espástica unilateral; já os pré-termo extremos demonstram envolvimento preferencial das artérias lenticuloestriadas[8].

PREVENÇÃO E TRATAMENTO

Entre as medidas preventivas inclui-se um controle pré-natal regular, com controle de intercorrências maternas, como diabetes gestacional, hipertensão arterial e infecções urinárias e outras infecções que possam ter sido adquiridas na gestação, além da eliminação de fatores de risco conhecidos como a incompatibilidade do fator Rhesus, a hiperbilirrubinemia e o hipotireoidismo materno. O tratamento da hiperbilirrubinemia inclui a prevenção com o uso da terapia materna com imunoglobulina anti-RhD, além de fototerapia e exsanguineotransfusão.

A prevenção secundária inclui estratégias para reduzir a prematuridade. A administração antenatal de sulfato de magnésio e de esteroides reduz a gravidade da ECNP no RN prematuro, assim como a hipotermia no RN a termo com anóxia perinatal[6].

Não existe cura definitiva para a ECNP. A terapia envolve diferentes profissionais e é direcionada para a melhora da função, como o manejo da hipertonia e espasticidade, da distonia e das contraturas articulares, além de minimizar os efeitos de fatores que possam piorar a condição, como a epilepsia, os distúrbios alimentares, a luxação de quadril e a escoliose.

ATUAÇÃO DA EQUIPE DE ENFERMAGEM

Para o cuidado de crianças com ECNP, é necessário o planejamento estruturado, humanizado, focado na criança e em sua família; desta forma, a comunicação entre a equipe multiprofissional é de extrema importância, para que a criança e sua família sejam capazes de encontrar apoio, aceitação e confiança e, desta forma, poder reduzir os impactos que a ECNP ocasiona em suas vidas[9].

Diante do quadro de ECNP, o paciente pediátrico apresenta sequelas osteomusculares evoluindo com o surgimento de deficiências. Pela complexidade de complicações, os cuidados de enfermagem se baseiam na identificação de necessidades específicas dentro do contexto individual, familiar e coletivo. Ao levantar as necessidades individuais na história de cada paciente, visa-se a compreender as especificidades do cuidado para delinear as reais demandas.

O diagnóstico de ECPN não atinge somente a criança, mas a família como um todo. No decorrer da doença, habitualmente um membro da família se responsabiliza pelos cuidados da criança e enfrenta uma experiência nova, diante do desconhecido, com diferentes dificuldades em adquirir capacidades de lidar com as mudanças de papéis exigidos perante esta situação. Desta forma, a equipe multidisciplinar deve nortear a família quanto às modificações da vida diária por meio de orientações de cuidados que serão descritos no decorrer do texto[10].

Para realizar a assistência de enfermagem em pacientes com ECNP, é essencial compreender as funções normais do organismo humano para identificar o processo anormal, realizar uma minuciosa anamnese e propor os prováveis aspectos etiológicos[11].

Para planejar a assistência de enfermagem que permita o cuidado seguro do paciente com ECPN e sua família, é necessário aplicar as cinco fases do processo de Sistematização da Assistência de Enfermagem (SAE), a seguir[12]:

- Histórico de enfermagem: a coleta de dados é realizada por meio de entrevista com os pais/responsáveis para descobrir problemas e necessidades da criança; o exame físico destaca presença de reflexos primitivos, comprometimento cognitivo, atraso no desenvolvimento neuropsicomotor (DNPM), qualidade do tônus muscular, problemas digestivos e respiratórios e determina o estado de saúde da criança.
- Diagnóstico de enfermagem: analisa os dados coletados na entrevista, assim como o estado de saúde da criança, e verifica os diagnósticos mais adequados para cada criança e sua família.
- Planejamento de enfermagem: a elaboração das intervenções é baseada nos diagnósticos de enfermagem, devendo ser realizadas para obter o resultado esperado, em que seja possível prevenir, resolver ou controlar os problemas encontrados.
- Prescrição de enfermagem: as intervenções de enfermagem são planejadas de forma individualizada, executadas e registradas em todos os turnos pela equipe de enfermagem.
- Evolução: a realização de avaliações contínuas para determinar a eficácia das intervenções traçadas permite analisar diariamente as condições de saúde do paciente para alterar ou manter os diagnósticos e as condutas de enfermagem.

Para facilitar a compreensão do cuidado de enfermagem, as autoras elaboraram um quadro didático que contém os diagnósticos mais comuns detectados, bem como as intervenções realizadas nesta clientela (Quadro 1).

QUADRO 1 Diagnósticos e intervenções de enfermagem para o cuidado da criança com ECNP

Diagnóstico de enfermagem	Intervenções
Nutrição desequilibrada (oferta menor que as necessidades corporais)	Ofertar ingestão de nutrientes, prescritos pelo médico, adequadas para seu desenvolvimento[13]
Crescimento e desenvolvimento retardados	Determinar a idade e o estágio de desenvolvimento atual, anotar os déficits relatados no nível funcional[13]
Risco de aspiração	Avaliar a capacidade da criança em deglutir, a forçar reflexos de tosse ou engasgo e também a características das secreções[13]
Mobilidade física prejudicada	Estimular a sentar-se[13] Orientar cuidadores sobre posicionamentos corretos Sinalizar à equipe assistencial a necessidade de fisioterapia e/ou terapia ocupacional Empregar uso de órteses (quando prescrito e orientado por fisioterapeuta e/ou terapeuta ocupacional
Tensão do papel de cuidador	Detectar o grau de conhecimento[13] Estimular o cuidador a reconhecer e expressar seus sentimentos[13] Conversar sobre o impacto e a capacidade de lidar com as mudanças de papéis exigidos na situação[13] Conversar sobre estratégias para coordenar as atividades de cuidados e outras responsabilidades[13]
Comunicação verbal comprometida	Empregar o uso de figuras e objetos estimulando a fala e o entendimento
Dor	Utilizar protocolo da instituição para conduzir a uma melhor conduta terapêutica Administrar medicações para o controle da dor, segundo prescrição médica Orientar os pais/responsáveis quanto as posições adequadas, para reduzir os efeitos da espasticidade

As intervenções terapêuticas no cuidado de pacientes com ECNP devem conduzir essencialmente para a compreensão individual do paciente e garantir o atendimento de suas várias necessidades e de sua família. Portanto, o enfermeiro tem um papel importante junto à equipe multiprofissional: garantir recursos educacionais que auxiliem a família a desenvolver e desempenhar as atividades da vida diária de forma segura para a promoção da saúde.

Desta forma, a vivência dos autores deste capítulo permitiu detectar as necessidades do paciente com ECNP para poder elaborar uma sequência de orientações focadas nos problemas observados nestas crianças. A seguir, são apresentadas as orientações direcionadas ao cuidador e à família da criança.

ABORDAGEM DA FAMÍLIA PARA O CUIDADO DA CRIANÇA COM ECNP

Tensão do papel de cuidador

A partir da descoberta do diagnóstico e da compreensão da chegada de um membro portador de ECNP, a família depara-se com uma sequência de fases, compreendendo impacto, negação, luto e aceitação[14]. A resiliência é a habilidade da família em superar as dificuldades encontradas neste período para poder se fortalecer, reorganizar-se e adaptar-se a uma nova situação e, desta forma, conseguir enfrentar períodos de crise[10,14].

Durante o processo de adaptação são encontradas diversas dificuldades a serem enfrentadas por estas famílias, destacando o fato de que a ECNP provoca alterações nas habilidades para as atividades da vida diária. Este panorama proporciona uma assistência contínua. As inseguranças apresentadas pela família em relação ao futuro de seus filhos devem ser contempladas pela equipe multiprofissional, responsável por auxiliar e direcionar estas famílias a desenvolver habilidades no cuidado diário e favorecer a qualidade de vida[10].

A equipe de enfermagem que lida com doenças complexas como a ECNP desenvolve percepção para detectar tensões da família. Neste momento, torna-se fundamental o acolhimento ao esclarecer dúvidas, conversar sobre o impacto e as mudanças de papel exigidas e assim decidir, em conjunto com a família, as estratégias que possam ser as mais reais e assertivas com a realidade da criança para poder cuidá-la com qualidade e segurança.

Risco de aspiração

O risco de aspiração está relacionado à limitada coordenação entre sucção, deglutição, respiração e alterações posturais que interferem diretamente na via aérea, podendo levar à disfagia. É necessário observar dificuldades durante a respiração, como alteração na frequência e ritmo respiratórios, seguidos ou não de tosse, engasgo, fadiga, sudorese ou cianose, que levam a pneumonias de repetição[15,16]. Outros aspectos importantes que devem ser considerados são a técnica correta de aspiração e o tamanho do cateter para aspirar as secreções.

Medidas que auxiliam na diminuição para risco de aspiração:

- Manter decúbito elevado a 30°.
- Checar a consistência da dieta, que varia de acordo com o comprometimento de deglutição e com o grau de disfagia apresentada pelo paciente, porém a dieta pastosa é a mais utilizada nesses casos.
- Evitar o decúbito lateral esquerdo durante e após a administração imediata da dieta (a posição do estômago na porção toracoabdominal associada à posição lateralizada esquerda promove compressão estomacal e predispõe a refluxos do conteúdo gástrico).
- Posicionar a criança em decúbito elevado durante a aspiração de vias aéreas superiores.
- Posicionar a cabeça em flexão cervical de 30º.
- Controlar a secreção salivar e pulmonar com o uso de:
  - Anticolinérgicos (p. ex., colírio de atropina).
  - Toxina botulínica nas glândulas salivares.
  - Cirurgia para retirada ou ligadura das glândulas salivares.
  - Em casos mais graves, cirurgia para desconexão laringotraqueal, que separa a via aérea da via digestiva.

A orientação de cuidados é realizada como parte da rotina educacional pela equipe multiprofissional, considerando a singularidade e a individualidade de cada criança e da família; além disso, permite preparar e contribuir para o aprendizado no cuidado e na participação efetiva dos familiares no processo terapêutico.

Nutrição e alimentação

A ocorrência de problemas relacionados à alimentação de crianças com ECNP é frequente. Podem-se verificar refeições demoradas e exaustivas, o que repercute nas necessidades nutricionais, acarretando uma baixa ingestão de calorias de acordo com a idade[17].

Para proporcionar o ganho de peso e complementar a alimentação regular, a alimentação por gastrostomia pode ser considerada, especialmente em casos de desnutrição crônica, risco de déficit do crescimento, baixa ingestão hídrica ou a não aceitação ou dificuldade de administrar medicações que possam prejudicar a saúde da criança[17].

É de suma importância orientar os familiares sobre a manipulação correta do cateter de gastrostomia, quanto a administração de medicamentos e alimentos. Orientar quanto ao risco de obstrução ou o tracionamento do cateter enteral. Para estimular as habilidades motoras orais, a alimentação oral pode ser mantida, desde que não haja alteração da sucção[17].

No intuito de proporcionar um melhor entendimento para o manuseio do cateter de gastrostomia, durante a internação da criança, as autoras elaboraram o Quadro 2.

QUADRO 2 Manuseio do cateter de gastrostomia para administração de dieta em pacientes com ECNP

Material e equipamento	Técnica utilizada	Recomendações
Frasco com a dieta, seringa descartável, equipo de bomba de infusão, luvas de procedimento	Verificar na prescrição médica o tipo de dieta e o volume a ser administrado Reunir todo o material necessário Observar integridade do frasco da dieta, aspecto e temperatura Conectar o equipo ao frasco da dieta	Evitar possíveis erros de administração do tipo de dieta e de volume Facilitar a organização e o controle eficiente do tempo A administração em temperatura ambiente evita alterações bruscas de temperatura no TGI Evitar a entrada de ar
Bomba de infusão contínua	Higienizar as mãos com água e sabão Explicar o procedimento a criança ou acompanhante Manter o paciente em decúbito elevado Aspirar o resíduo gástrico com a seringa de 5 mL ou 10 mL Conectar o equipo na bomba de infusão Fazer dupla checagem da programação com outro profissional da equipe de enfermagem	Prevenir infecções Controlar a ansiedade Prevenir broncoaspiração Avaliar total absorção da infusão anterior Programar o tempo de infusão e volume da dieta de acordo com a prescrição médica Evitar possíveis erros de administração de volume e tempo de infusão da dieta
	Clampear o cateter gástrico e conectar ao equipo	Evitar perda da dieta Não contaminar

(continua)

QUADRO 2 Manuseio do cateter de gastrostomia para administração de dieta em pacientes com ECNP (*continuação*)

Material e equipamento	Técnica utilizada	Recomendações
Bomba de infusão contínua	Ao término da infusão, retirar equipo e lavar o cateter de gastrostomia com 5 mL de água filtrada em *push* Conectar frasco com água	Evitar obstrução da sonda por resíduos alimentares Hidratar
	Após, manter o paciente em decúbito elevado por mais 30 min	Evitar regurgitação
	Lavar as mãos com água e sabão ao término do procedimento	Técnica da lavagem das mãos
	Registrar no plano de enfermagem o volume e intercorrências	Realizar balanço de ingestão hídrica

O enfermeiro como facilitador é responsável pelo processo adaptativo desta família, levando a compreensão para que os cuidados possam ser realizados de forma segura em sua rotina diária, sendo imprescindível durante o período de internação preparar e capacitar a família. Esse período de preparo e treinamento deve feito ser de forma participativa, sendo possível detectar as dificuldades e preocupações encontradas pelos familiares. Desta forma, o enfermeiro precisa analisar qual a melhor estratégia de ensinar para que as orientações de cuidados sejam assertivas. Espera-se que a troca de experiências e a participação da família sejam efetivas no processo terapêutico para empoderá-los no cuidado domiciliar de forma segura.

Mobilidade física prejudicada

Crianças com ECNP apresentam alterações posturais como escoliose e contraturas musculares, além de deformidades espásticas, ou seja, a maioria das crianças usa órteses para auxiliá-las a reduzir ou a prevenir deformidades dos membros inferiores, coluna, mãos, pulsos e cotovelos. Além das órteses, o acompanhamento com o fisioterapeuta e o treinamento da família na realização de exercícios é de extrema importância. Em muitos casos, a cirurgia ortopédica para correção da contratura e deformidades espásticas pode ser considerada[15].

Órteses

Incluídas na categoria da tecnologia assistiva, as órteses são dispositivos auxiliares que possibilitam o posicionamento seguro e otimizam a capacidade funcional do paciente. Sua indicação é individual e de acordo com o grau de complexidade e comprometimento motor. Cabe aos profissionais de fisioterapia e terapia ocupacional a indicação e a confecção, respectivamente. Para isso, são avaliados: posturas e o grau de dificuldade para mantê-las, fraqueza muscular, deformidades ósseas instaladas, tônus musculares, atividade reflexa, entre outros[18].

Na Figura 1, apresentam-se alguns dispositivos que auxiliam na capacidade funcional do paciente.

Dispositivos auxiliares de posicionamento e mobilização precoce

Complementar a qualquer terapia, a técnica de posicionamento, seja no leito, seja na cadeira de rodas ou outro dispositivo, é de suma importância para

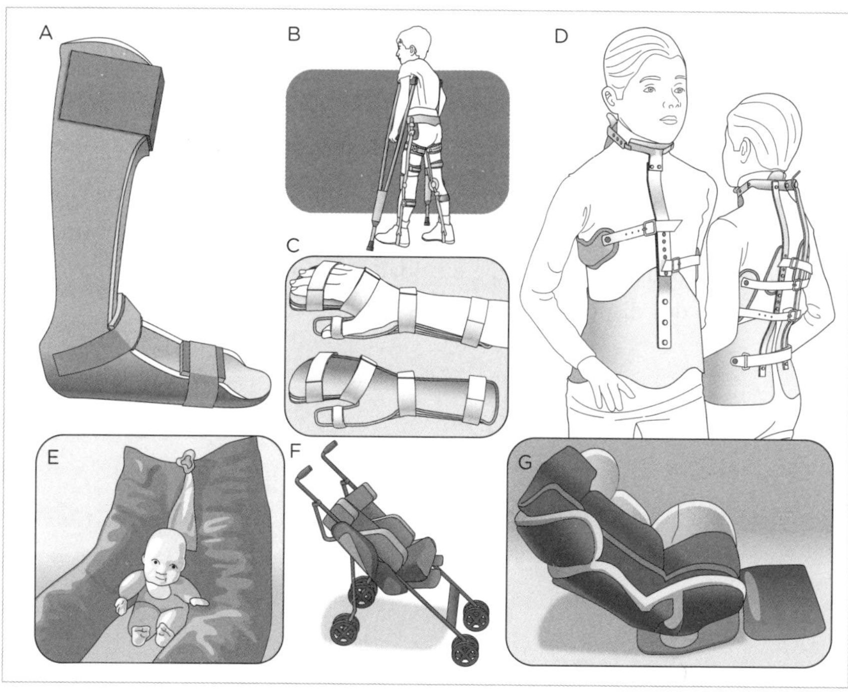

FIGURA 1 Dispositivos auxiliares. A: goteira suropodálica; B: tutor longo com cinto pélvico e muleta canadense fixa; C: órtese fixa de posicionamento de membro superior; D: colete de Milwaukee (para escoliose); E: calça de posicionamento; F: carrinho de passeio adaptado; G: bebê-conforto adaptado.

o paciente. Durante o desenvolvimento, as crianças evoluem com deformidades progressivas, resultantes de contraturas musculares, fixações articulares ou puramente da fraqueza muscular.

O correto posicionamento vem como o principal e mais simples fator de prevenção das úlceras de pressão e outros comprometimentos, como infecção de pele, sepse, deterioração da musculatura e piora das deformidades já instaladas. No Quadro 3 são listadas as superfícies ósseas que mais estão em risco de desenvolverem úlcera[19,20].

QUADRO 3 Eminências ósseas e tecidos moles em situação de risco nos decúbitos

Decúbito dorsal	Decúbito ventral	Decúbito lateral (direito ou esquerdo)
Occipito Escápula Cotovelo Sacro e cóccix Coluna vertebral Calcanhar	Face Orelha Mamas Pênis Joelho Dorso e dedos dos pés	Orelha Face Ombro Cotovelo Trocanter Joelho Tornozelo

Fonte: adaptado de Hospital Vera Cruz. Manual da assistência de pacientes dependentes, 2012[21].

A adoção do posicionamento, como se observa na Figura 2, é de competência de toda equipe e deve ser ensinada ao acompanhante também, contemplando educação da equipe e cuidadores, conhecimento das posições e conhecimento dos dispositivos auxiliares (p. ex., coxins)[20].

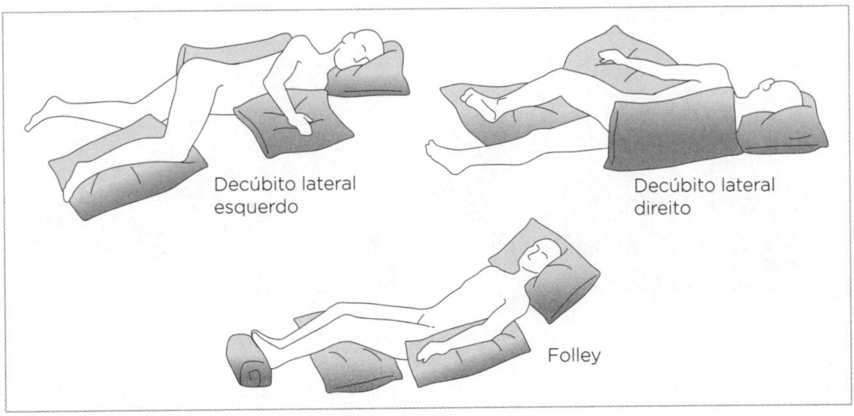

FIGURA 2 Posicionamentos mais utilizados.

O posicionamento da criança com ECNP é muito importante para evitar lesões de pele e proporcionar conforto para o paciente. Na Figura 2, podem-se observar alguns posicionamentos.

O posicionamento pode ser realizado com materiais que estiverem à disposição no leito ou domicílio, como travesseiros, lençóis, cobertores, entre outros, porém existem no mercado dispositivos pré-fabricados que também auxiliam no posicionamento destes pacientes, como visto na Figura 3.

Oxigenoterapia complementar

As complicações respiratórias na PC correspondem a um importante fator de morbidade e alta taxa de mortalidade. As condições que propiciam tais complicações são de origem multifatorial; entre elas estão crise convulsiva e doença do refluxo gastroesofágico (DRGE), que geralmente estão associadas a mais de um fator[18-20,22,23]. Ocorrem com maior incidência pneumonias de repetição, seguidas de síndromes gripais e bronquite. As manifestações respiratórias mais comuns são tosse, "chiado diário", tosse associada à alimentação, asma, ronco e apneia. Os fatores de risco e as causas mais comuns que podem ser encontradas em pacientes com infecções respiratórias[18-20,22,23] estão aglutinadas no Quadro 4.

QUADRO 4 Fatores de risco e causas mais comuns encontradas em pacientes com infecções respiratórias

Fatores de risco	Causas
Tosse ineficaz	Anormalidades no arco reflexo da tosse (principalmente após estimulações repetitivas) Uso de sedativos Disfunções neuromusculares
RGE ou DRGE	Ineficiência dos mecanismos e estruturas que fazem a barreira antirrefluxo (esfíncteres esofágicos superior e inferior, ângulo de Hiss e diafragma)
Aspiração de secreções orofaríngeas	Incoordenação de respiração e deglutição Uso de sedativo
Desequilíbrio muscular	Alterações do tônus da musculatura que leva a desequilíbrio da musculatura agonista e antagonista

RGE: refluxo gastroesofágico; ocorre quando há retorno involuntário e repetitivo do conteúdo do estômago (gástrico) para o interior do esôfago. DRGE: doença do refluxo gastroesofágico; forma crônica do RGE, quando, apresentando ou não regurgitação e/ou vômitos, evolui para doenças respiratórias, esofagite, estenose, anemia, desnutrição, distúrbio de crescimento, entre outros[19].

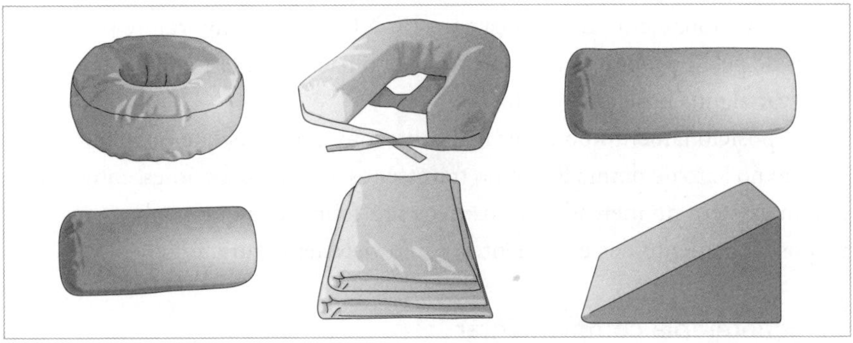

FIGURA 3 Dispositivos auxiliares de posicionamento (coxins).

As doenças respiratórias sofrem influências das alterações posturais, que são em sua grande maioria decorrentes das alterações musculares, visto que a musculatura inspiratória está encurtada e a expiratória alongada, mantendo o tórax em uma posição estática, diminuindo sua expansibilidade e distensibilidade, além da maior suscetibilidade aos processos infecciosos, ou ocorrem secundariamente a doenças crônicas[18-20,22].

A presença da espasticidade por si só não define a deformidade, mas sim o desequilíbrio muscular entre o grupo espástico, que se apresenta tenso, e os antagonistas, que se encontram fracos. Para facilitar a compreensão de forma didática, o Quadro 5 apresenta as alterações musculares respiratórias mais observadas[18].

QUADRO 5 Alterações musculares respiratórias mais comuns em pacientes com ECNP

Paciente com predomínio da espasticidade	Paciente com predomínio da hipotonia
Fixação dos membros superiores, pelo encurtamento da musculatura inspiratória, enquanto a musculatura abdominal está tensa e fraca, prejudicando o rebaixamento das últimas costelas e da caixa torácica	Encurtamento da toda musculatura respiratória, com fraqueza generalizada, ocasionando redução de volumes e capacidades pulmonares
Coluna torácica retificada, que prejudica a mobilidade do tórax e aumenta o trabalho da musculatura acessória (esternocleidomastóideo, escaleno, trapézio etc.)	Abdome flácido, com musculatura fraca, que reduz a efetividade da tosse
Escoliose causada por desequilíbrio muscular da área em contratura e outra em fraqueza, fazendo o lado côncavo se manter hipoventilado e o convexo, hiperinsuflado	Tendência a escoliose e cifoescoliose, pela própria hipotonia e fraqueza muscular

GERENCIAMENTO DOS FATORES DE RISCO E INTERVENÇÃO FISIOTERAPÊUTICA

A gestão estratégica da fisioterapia no que diz respeito aos fatores de risco e intervenções representa um avanço gerencial, cuja finalidade é instrumentalizar o fisioterapeuta no planejamento das estratégias capazes de assegurar o cuidado de qualidade, bem como a execução e a avaliação da assistência prestada às crianças com ECNP[18-20].

Em face das alterações já discutidas, são listados os principais cuidados para prevenir ou minimizar essas alterações, tanto respiratórias quanto motoras. A maior parte dessas ações deriva da adoção de medidas simples e de baixo custo:

- Educação da equipe assistencial e do cuidador.
- Instituição de protocolos da prevenção.
- Na tosse ineficaz: posicionamento em decúbitos elevados.
- Evitar decúbito lateral direito quando houver hipersecreção.
- Realizar aspiração das vias aéreas superiores (AVAS).
- Fisioterapia respiratória e motora.

No RGE:

- Posicionamento em decúbitos elevados.
- Evitar o decúbito lateral esquerdo durante e após a administração imediata da dieta.
- Tratamento medicamentoso antirrefluxo, prescrito pelo médico.
- Fundoplicatura (cirurgia em que é feita uma sutura da parte alta do estômago ao redor da porção distal do esôfago com o objetivo de criar uma barreira antirrefluxo: posicionamento da criança em decúbitos elevados).
- Posicionamento da cabeça em flexão cervical de 30°.
- Modificação da consistência alimentar ofertada.
- Controle das secreções salivar e pulmonar.
- Fonoterapia.
- Gastrostomia.

No desequilíbrio muscular:

- Fisioterapia.
- Posicionamento que minimize postura patológica.

- Uso de órteses (as mais utilizadas são as de posicionamento de membros superiores).
- Tratamento medicamentoso antiespástico (p. ex., baclofeno).

Essas medidas, aplicadas conjuntamente, interferem de modo positivo na morbidade e expectativa da vida da criança. Em virtude desses diversos fatores, quanto mais multiprofissional forem as intervenções, mais bem assistido estará o paciente.

Outras terapias também são utilizadas no tratamento, e são relativas aos cuidados diretos, como a oxigenoterapia e o uso de dispositivos auxiliares e órteses.

Oxigenoterapia e suporte não invasivo

Instituída na insuficiência respiratória como primeira intervenção na reversão da hipoxemia, ou usada da forma crônica, a oxigenoterapia objetiva o aumento da saturação de oxigênio (SO_2), manter uma saturação maior que 90% (salvo em casos da cardiopatia comprovados) e pressão arterial de oxigênio (PaO_2) entre 60 e 80 mmHg, nos recém-nascidos e crianças.

Já o suporte não invasivo é administrado a partir de CPAP ou BiPAP e oferece, associado ou não ao oxigênio, uma pressão positiva expiratória com um ou dois níveis de pressão (CPAP e BiPAP, respectivamente). É realizado na reversão mais rápida de quadros agudos de desconforto respiratório, ou como auxiliar na terapia fisioterapêutica.

O Quadro 6 relaciona os tipos de oxigenoterapia e suas devidas porcentagens.

QUADRO 6 Tipos de dispositivos de oxigenoterapia, capacidade e fração inspirada de oxigênio (FiO_2)

Tipo	FiO_2 e capacidade (L)	Cuidados
Cateter nasal O_2	20-40%, 1-5 L/min	Fluxos maiores que 4 L causam desconforto, ressecamento e sangramento da mucosa
Nebulização	40-90%, até 15 L/min	Fluxos menores que 5 L/min ofertados em máscaras grandes podem causar retenção de gás carbônico (CO_2) Pode ser ofertado para pacientes traqueostomizados

(continua)

QUADRO 6 Tipos de dispositivos de oxigenoterapia, capacidade e fração inspirada de oxigênio (FiO_2) (*continuação*)

Tipo	FiO_2 e capacidade (L)	Cuidados
Sistema Venturi	24-50%, até 15 L/min	
Máscara de O_2 Com reservatório Sem reservatório	Até 100%, 10-15 L/min Sem reinalação: 100% Com reinalação parcial: 50-90%	Atenção a pacientes que apresentam vômito, por risco de favorecer broncoaspiração
Tenda de O_2	Até 100%	Atenção ao barulho dentro da tenda, causado pelo fluxo excessivo

Fonte: adaptado de Esposito, 2007[23].

Dor

Em virtude do acometimento físico, a criança com ECNP é submetida a diversos processos dolorosos, seja pelo nível de implicações neuromusculoesqueléticas e internações hospitalares, seja por situações vivenciadas no dia a dia[24]. No Instituto da Criança e do Adolescente, é utilizado um protocolo em que a avaliação da dor é realizada por meio de escalas compatíveis com a faixa etária da criança. As escalas mais apropriadas para avaliar a dor do paciente com ECNP são:

- Escala de FLACC (*face, legs, activity, cry, consolability*).
- Escala de Faces.
- Escala Objetiva de Dor Hannallah.

A Figura 4 é utilizada como auxílio para avaliação da dor pela equipe de enfermagem da instituição, direcionando para uma conduta adequada no controle e manejo da dor dos pacientes.

Desta forma, é de suma importância que a equipe multidisciplinar reconheça a dor no paciente com ECNP, verifique sua intensidade e a classifique para que algumas intervenções possam ser aplicadas, sejam elas farmacológicas ou não farmacológicas.

As terapias não farmacológicas são técnicas não invasivas que apresentam pouco ou nenhum efeito colateral. Podem ser utilizadas como coadjuvantes à terapia farmacológica, além do baixo custo de aplicação.

As terapias farmacológicas são utilizadas de acordo com o grau da dor apresentada pelo paciente. Conforme a causa e o tipo da dor, a terapia adjuvan-

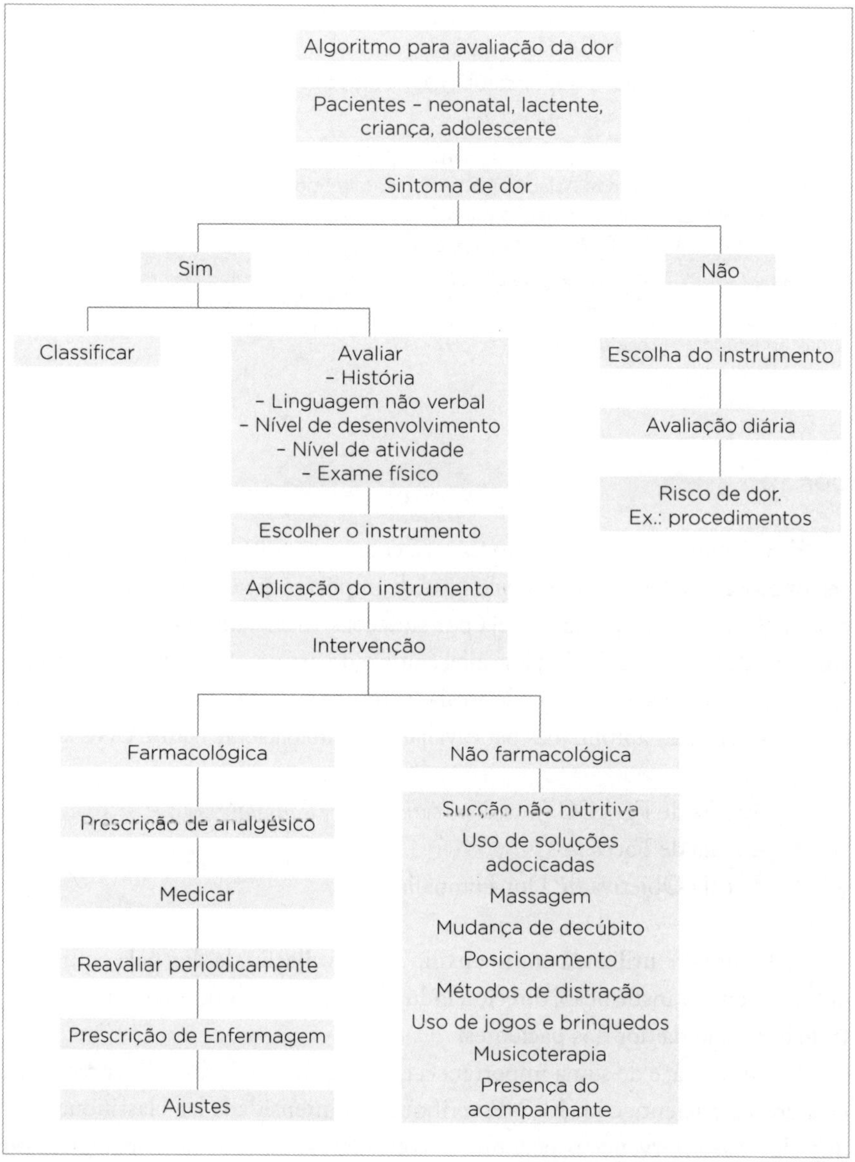

FIGURA 4 Algoritmo de avaliação da dor.

Fonte: Instituto da Criança e do Adolescente. Protocolo de algoritmo para avaliação e tratamento da dor, 2016.

te pode ser associada para auxiliar na eficácia analgésica para tipos específicos de dor. Esta terapia inclui medicações como:

- Anticonvulsivantes: gabapentina.
- Antidepressivos: amitriptilina.
- Corticosteroides.

Na dor leve, utilizam-se medicamentos não opioides em conjunto com a terapia adjuvante.

Na dor moderada ou intensa, utilizam-se opioides em conjunto com medicações não opioides e terapias adjuvantes. Os medicamentos não opioides são descritos no Quadro 7.

QUADRO 7 Medicamentos não opioides para dor leve (escore 1-3)

Medicamentos	Via	Dose	Intervalo
Paracetamol	Oral	10 a 15 mg/kg	A cada 6 h
Dipirona	Oral	Lactentes: 10 mg/kg Pré-escolares: 15 mg/kg Escolares: 25 mg/kg Adultos: 25 a 30 mg/kg	A cada 6 h A cada 6 h A cada 6 h A cada 6 h
Ibuprofeno (> 6 meses)	Oral	5 a 10 mg/kg	A cada 6 a 8 h
Naproxeno (> 2 anos)	Oral	5 a 7 mg/kg	A cada 8 a 12 h
Cetorolaco (> 2 anos)	IV	0,3 a 0,5 mg/kg (15 a 30 mg) Uso máximo de 5 dias	A cada 6 a 8 h

Fonte: Instituto da Criança e do Adolescente. Protocolo de algoritmo para avaliação e tratamento da dor, 2016.

Para a dor moderada, existem os seguintes medicamentos, segundo se observa no Quadro 8.

QUADRO 8 Medicamentos para dor moderada (escore 4-6)

Medicação	Via	Dose inicial	Intervalo
Tramadol	Oral Intravenosa	1 a 2 mg/kg (50 a 100 mg)	4 a 6 h
Morfina	Oral	0,05 a 1 mg/kg/dose	A cada 4 h

Fonte: Instituto da Criança e do Adolescente. Protocolo de algoritmo para avaliação e tratamento da dor, 2016.

Para a dor intensa, também existem medicamentos que auxiliam neste caso, como se pode apreciar no Quadro 9.

Se a dor não for identificada e tratada de forma adequada, pode se tornar crônica, o que causa complicações do quadro. Entre estas complicações, observam-se as respiratórias, as musculoesqueléticas e as psicológicas[25].

QUADRO 9 Medicamentos para dor intensa em crianças > 6 meses

Medicamento	Via	Dose inicial pediátrica	Dose inicial adulto	Intervalo
Morfina	Oral Intravenosa Subcutânea	0,2 a 0,3 mg/kg (10-15 mg) 0,5 a 1 mg/kg	10 a 15 mg 5 a 10 mg	2 a 4 h 2 a 4 h
Fentanil	Intravenosa em *bolus* Intravenosa infusão contínua	0,5 a 2 mcg/kg 0,5 a 1 mcg/kg/h	25 a 75 mcg 25 a 50 mcg/h	30 minutos Contínuo

Fonte: Instituto da Criança e do Adolescente. Protocolo de algoritmo para avaliação e tratamento da dor, 2016.

RESUMO

A equipe multiprofissional é essencial na assistência da criança com ECNP e de sua família, pois se trata de uma doença complexa, com múltiplos aspectos que devem ser levados em consideração para a sobrevida da criança de forma segura, tanto no período da internação quanto no planejamento para o cuidado domiciliar. A comunicação efetiva entre os membros da equipe multiprofissional se faz necessária, uma vez que cada profissional contribui criteriosamente para a assistência da criança e da família de forma humanizada e segura. A inclusão da família, assim como seu empoderamento, está prevista no plano terapêutico para contribuir para seu aprendizado no intuito de auxiliar os responsáveis que cuidarão da criança para que desenvolva responsabilidades no cuidado domiciliar.

REFERÊNCIAS BIBLIOGRÁFICAS

1. Rosenbaum P, Paneth N, Leviton A, Goldstein M, Bax M, Damiano D, et al. A report: the definition and classification of cerebral palsy. Rev Med Child Neurol Suppl. 2007;109:8-14.
2. No authors listed. Prevalence and characteristics of children with cerebral palsy in Europe. Rev Med Child Neurol. 2002;44(9):633-40.

3. Pinto-Martin JA, Riolo S, Cnaan A, Holzman C, Susser MW, Paneth N. Cranial ultrasound prediction of disabling and nondisabling cerebral palsy at age two in a low birth weight population. Pediatrics. 1995;95(2):249-54.
4. Moreno-De-Luca A, Ledbetter DH, Martin CL. Genetic insights into the causes and classification of cerebral palsies. Lancet Neurol. 2012;11(3):283-92.
5. Volpe JJ. Brain injury in premature infants: a complex amalgam of destructive and developmental disturbances. Lancet Neurol. 2009;8(1):110-24.
6. Graham HK, Rosenbaum P, Paneth N, Dan B, Lin JP, Damiano DL, et al. Cerebral palsy. Nat Rev Dis Primers. [Internet]. 2016;2:15082.
7. Himmelmann K, Horber V, De La Cruz J, Horridge K, Mejaski-Bosnjak V, Hollody K, et al.; SCPE Working Group. MRI classification system (MRICS) for children with cerebral palsy: development, reliability, and recommendations. Dev Med Child Neurol. 2016;59:57-64.
8. Dan B, Mayston M, Paneth N, Rosenbloom L, editors. Cerebral palsy: science and clinical practice. New York: Wiley; 2014. p.91-107.
9. Cestari VRF, Barbosa IV, Carvalho ZMF, Melo EM, Stuart RMB. Evidências científicas acerca da paralisia cerebral infantil. Cogitare Enferm. 2013;18(4):796-802.
10. Simões CC, Silva L, Santos MR, Misko MD, Bousso RS. A experiência dos pais no cuidado dos filhos com paralisia cerebral. Rev Eletr Enf. 2013;15(1):138-45.
11. Lotitto FZ, Rodrigues CC, Ferreira TCD, Caldas MAM. Humanização da assistência de enfermagem para portadores de paralisia cerebral. Saúde Coletiva. 2008;5(23):141-6.
12. Horta WA. Processo de enfermagem. São Paulo: EPU; 2005.
13. Bulecheek GM, Butcher HK, Dochterman JM, Wagner CM. Nic – Classificação das intervenções de enfermagem. Rio de Janeiro: Elsevier; 2016.
14. Vargas RM, Maldonado DM, Scheeren MC, Brazuna JM, Spigolon MFM, Maldonado MJM, et al. Resiliência familiar no contexto da encefalopatia crônica infantil. Ensaios Cienc Biol Agrar Saúde. 2014;18(3):131-5.
15. Finnie NR. O manuseio em casa da criança com paralisia cerebral. Barueri: Manole; 2000. p.314.
16. Valarlli LP, Saes SO, Vieira LM. Encefalopatia crônica infantil não progressiva: a realidade inesperada. Salusvita. 2010;29(3):229-46.
17. Hockenberry MJ, Wilson D. Wong: fundamentos de enfermagem pediátrica. Rio de Janeiro: Elsevier; 2011.
18. Fanelli A, Ribeiro DC. Principais complicações respiratórias na paralisia cerebral. In: Monteiro CBM, Abreu LC, Valenti VE. Paralisia cerebral. São Paulo: Plêiade; 2015. p.57-70.
19. Refluxo Gastroesofágico: Consenso Brasileiro da Doença do Refluxo Gastroesofágico. [Acesso em 2 fev. 2017]. Disponível em: www.projetodiretrizes.org.br/projeto_diretrizes/084.pdf.
20. Mancini MC, Alves ACM, Schaper C, Figueiredo EM, Sampaio RF, Coelho ZAC, et al. Gravidade da paralisia cerebral e desempenho funcional. Rev Bras Fisioter. 2004;8(3):253-60.
21. Hospital Vera Cruz. Manual da assistência de pacientes dependentes. Campinas; 2012.
22. Claudino KA, Silva LVC. Complicações respiratórias em pacientes com encefalopatia crônica não progressiva. Rev Neurocienc. 2012;20(1):94-100.
23. Esposito A. Insuficiência respiratória aguda em paciente pediátrico. In: Sarmento GJV. Fisioterapia respiratória no paciente crítico: rotinas clínicas. 2.ed. Barueri: Manole; 2007. p 445-51.
24. Bussotti EA, Pedreira MLG. Dor em crianças com paralisia cerebral e implicações na prática e pesquisa em enfermagem: revisão integrativa. Dor. 2013;14(2):142-6.
25. Matos C, Loff C. Dor na criança com paralisia cerebral. Dor. 2013;21(4):22-9.

5

Doenças raras em hepatologia pediátrica

Ana Cristina Aoun Tannuri
Helena Thie Miyatani
Karina Medeiros Bastos

TÓPICOS DO CAPÍTULO

- Objetivo
- Principais doenças hepáticas raras da infância
- Assistência do enfermeiro
- Resumo
- Referências bibliográficas

OBJETIVO

Este capítulo objetiva apresentar as principais doenças raras de tratamento clínico ou cirúrgico que podem levar ao comprometimento da função hepática e causar cirrose e necessidade de transplante. O leitor conhecerá o acompanhamento e o tratamento das crianças portadoras dessas doenças em centros de alta complexidade e com infraestrutura adequada. Apresenta a importância da interação dos profissionais de saúde e a ampla atuação do enfermeiro na condução desses pacientes, desde o acompanhamento ambulatorial próximo, nos aspectos gerais e específicos da criança com hepatopatia, visando à detecção precoce e à abordagem efetiva de eventuais complicações, até o acolhimento e a assistência integral ao paciente e seu responsável.

PRINCIPAIS DOENÇAS HEPÁTICAS RARAS DA INFÂNCIA

Atresia de vias biliares

A atresia de vias biliares (AVB) é uma das principais afecções hepáticas da infância. Caracteriza-se por um processo progressivo de inflamação e esclerose que leva à completa obliteração dos ductos biliares, com colestase e, consequentemente, cirrose biliar. Sua incidência gira em torno de 1:10.000 a 1:15.000 nascidos vivos[1].

O quadro clínico caracteriza-se pelo aparecimento de icterícia, acompanhada de colúria e acolia fecal persistente ao redor da segunda semana de vida[1]. Os pacientes acometidos geralmente nascem a termo, com peso adequado para a idade gestacional e bom desenvolvimento ponderoestatural nas primeiras fases da vida[2]. Ao exame físico, nota-se que o fígado aumenta de volume e adquire, progressivamente, consistência mais endurecida. Com a progressão da doença, ocorre hipertensão portal, com consequente esplenomegalia ao redor da 16ª semana, desencadeando o aparecimento de ascite, varizes de esôfago, prurido e desnutrição de difícil controle. A sobrevida sem tratamento está em torno de 12 a 18 meses[2].

Quadro clínico

A grande maioria das icterícias do período neonatal deve-se à hiperbilirrubinemia indireta. Portanto, a visualização da cor da urina e fezes permite a diferenciação com doenças colestáticas, uma vez que, na hiperbilirrubinemia indireta, não ocorrem colúria e acolia fecal.

Diagnóstico

Laboratorialmente, encontra-se hiperbilirrubinemia, isto é, bilirrubina direta aumentada. Na investigação diagnóstica, realizam-se sorologias para os vírus relacionados às infecções congênitas que podem cursar com hepatite neonatal, dosagem sérica de alfa-1-antitripsina e pesquisa de erros inatos do metabolismo, para descartar outros diagnósticos diferenciais. Além disso, está indicada a realização de uma ultrassonografia de abdome. É um exame simples e não invasivo, que permite afastar outras causas cirúrgicas de icterícia (como a dilatação congênita das vias biliares) e pode evidenciar achados sugestivos de AVB, como vesícula biliar murcha com jejum adequado.

A identificação de uma área triangular ou tubular hiperecogênica próxima à bifurcação portal, denominada trígono ou cordão fibroso, em crianças com suspeita de AVB, é extremamente específica para o diagnóstico da referida doença. Contudo, o exame para diferenciação entre as icterícias obstrutivas e não obstrutivas ainda é a biópsia hepática percutânea. Os achados histopatológicos de proliferação ductal, colestase em ductos neoformados, fibrose portal e formação de pontes porta-porta são típicos de AVB[3].

Tratamento

A importância do diagnóstico precoce da AVB deve-se principalmente à possibilidade de tratamento cirúrgico com relativa efetividade quando realizado antes das 12 semanas de vida da criança[1]. Tal procedimento é denominado portoenteroanastomose ou cirurgia de Kasai, que consiste em uma dissecção ampla da *porta hepatis*, região em que as vias biliares adentram o fígado e na subsequente anastomose biliodigestiva em Y de Roux nessa região[1].

Pós-operatório e complicações tardias

As crianças podem se tornar anictéricas nos 2 meses subsequentes à cirurgia e, nesses casos, evoluir bem por anos e até décadas. Quando isso não ocorre, há rápida deterioração da função hepática e o transplante de fígado torna-se a única alternativa restante. As complicações mais importantes observadas no acompanhamento por longo período são: colangites, hipertensão portal com sangramentos digestivos, desnutrição, ascite e peritonite bacteriana espontânea[2].

Resultados

Em geral, aproximadamente 30% das portoenterostomias apresentam drenagem parcial, 30% não têm drenagem nenhuma e 40% tornam os pacientes anictéricos. Embora a drenagem consiga retardar expressivamente a deterioração da função hepática, a maioria das crianças portadoras de AVB acaba necessitando do transplante hepático[1].

Com a melhora dos cuidados assistenciais, intensivos e anestésicos, e com o advento e a consolidação do transplante intervivos em nosso meio, obtêm-se níveis de sobrevida pós-transplante em 5 anos superiores a 80% em grandes centros nacionais[4].

Dilatação congênita das vias biliares

As dilatações congênitas de vias biliares compreendem um grupo de afecções com patogenia, embriologia e tratamento similares, a despeito de diferenças morfológicas[3]. Com o advento da ultrassonografia na década de 1970, o diagnóstico dessas afecções tem sido feito mais precocemente, antes da vida adulta, época em que ocorrem as complicações decorrentes da estase biliar prolongada. Existem várias formas, mas a mais comum é a de tipo I, caracterizada por dilatação cística isolada do hepatocolédoco, classicamente denominada cisto de colédoco[5].

Acredita-se que a gênese da dilatação das vias biliares decorra de uma junção anômala do colédoco com o ducto pancreático principal, formando um canal comum longo antes da penetração na parede duodenal. Com isso, há contínua passagem de suco pancreático, rico em fermentos líticos como amilase e tripsina para o interior das vias biliares. Isso leva a lesão da parede das vias biliares, destruição da camada muscular e dilatação em intensidades e extensões variáveis[5].

Quadro clínico

As dilatações congênitas de vias biliares têm maior incidência em crianças de origem oriental. O sexo feminino predomina sobre o masculino na proporção de 3 ou 4:1. Em metade dos casos, o diagnóstico é feito na primeira década de vida. O quadro clínico é de surtos de dor abdominal, acompanhados de icterícia obstrutiva, que evolui de forma intermitente. Podem ocorrer surtos agudos de colangite relacionados à estase biliar. Particularmente nas crianças menores, o primeiro sinal pode ser massa palpável no hipocôndrio direito[6].

Diagnóstico

O principal exame de imagem para confirmação diagnóstica é a ultrassonografia de abdome, que permite o estudo do calibre das vias biliares tanto intra como extra-hepáticas e a detecção de cálculos biliares, bem como a avaliação da textura do parênquima hepático[6].

Tratamento

Para a correção cirúrgica do cisto de colédoco (tipo I), a técnica mais consagrada é a ressecção do colédoco dilatado e a drenagem interna da via biliar, por meio de anastomose do ducto hepático com alça intestinal em Y de Roux.

No geral, as crianças portadoras de dilatação tipo I (cisto de colédoco), quando não diagnosticada muito tardiamente, apresentam ótima evolução pós-operatória, com normalização das enzimas e da função hepática[6].

Hepatite autoimune

Hepatite autoimune (HAI) é uma rara doença inflamatória crônica do fígado, que afeta um grupo de pacientes que perdem sua tolerância imunológica para antígenos hepáticos. É caracterizada clinicamente por hipergamaglobulinemia, elevação de enzimas hepáticas, presença de autoanticorpos e alterações histológicas, como hepatite de interface[7].

Trata-se de uma hepatopatia inflamatória progressiva e uma importante causa de doença hepática terminal; os achados mais típicos de HAI são predominância do sexo feminino, hipergamaglobulinemia, soropositividade para anticorpos circulantes e achado de hepatite de interface na histologia hepática. HAI responde ao tratamento com imunossupressores na maioria dos casos, e o tratamento deve ser instituído assim que o diagnóstico for confirmado. Caso não seja tratada, a HAI geralmente progride para falência hepática, necessitando de transplante[8].

A HAI pode ser diagnosticada em pacientes de todas as idades e em ambos os sexos, apesar de ser mais comum no sexo feminino. Estudos sugerem que apresenta uma distribuição etária bimodal, com o primeiro pico entre 10 e 30 anos de idade, e o segundo entre 40 e 50 anos; no entanto, ela pode ser diagnosticada fora das faixas etárias descritas; um estudo definiu a prevalência em nativos do Alasca de 34,5 casos por 100.000; na Nova Zelândia, um estudo descreveu uma incidência anual de 2 casos por 100.000 e uma prevalência de 24,5 casos por 100.000[8].

Diagnóstico e quadro clínico

O diagnóstico é confirmado pelos achados clínicos, laboratoriais e histopatológicos, além da exclusão de outras causas de doença hepática crônica. O espectro clínico é amplo, variando entre anormalidades laboratoriais assintomáticas e sintomas clínicos semelhantes ao de uma hepatite aguda fulminante viral.

A apresentação clínica clássica é icterícia, urina escura, febre, astenia, anorexia e aumento do volume abdominal na apresentação aguda ou na apresentação insidiosa. Hepatomegalia, esplenomegalia e sinais de doença hepática crônica, como aranhas vasculares, circulação colateral e ascite, podem estar presentes. Aproximadamente 20% dos casos ocorrem com outros distúrbios autoimunes e 40% têm história familiar de autoimunidade[7]. Aproximadamente 25% dos pacientes são completamente assintomáticos e diagnosticados após a descoberta acidental de testes de função hepática anormais; 30 a 40% dos pacientes, particularmente crianças e adolescentes, apresentam sinais e sintomas mimetizando os de uma hepatite aguda decorrente de outras causas. Apesar de raro, pacientes com HAI também podem apresentar falência hepática aguda[8].

De acordo com o perfil sorológico, dois tipos de HAI são descritos: HAI tipo 1, cujos pacientes apresentam anticorpos antinucleares e/ou antimúsculo liso positivos, e HAI tipo 2, cujos pacientes apresentam anticorpo antimicrossomal fígado-rim e/ou anticitosol tipo 1 positivos[8]. Nos adultos, a presença de antiantígeno fígado-rim solúvel e antifígado-pâncreas pode significar um terceiro tipo de HAI (tipo 3), com características clínicas semelhantes às do tipo 1. A HAI tipo 1 é o tipo mais comum em qualquer idade, enquanto o tipo 2 geralmente ocorre em pacientes jovens e com maior probabilidade de evoluir para falência hepática aguda[7].

O diagnóstico de HAI baseia-se na presença de transaminases séricas elevadas e níveis elevados de IgG, soropositividade de anticorpos e evidência histológica de hepatite de interface. Existe um sistema de escore para a HAI, composto de escores de positividade e negatividade, que habilitam o pesquisador a graduar o paciente clínica, laboratorial e histologicamente. O escore torna-se útil no contexto clínico para os pacientes que apresentam sintomas escassos ou atípicos[8].

A distinção entre diagnóstico provável e definitivo está predominantemente relacionada à extensão do aumento da gamaglobulina IgG ou aos títulos de anticorpos, à infecção e quanto à exposição a álcool ou medicações hepatotóxicas. Achados laboratoriais e histológicos associados com colestase apresentam um escore negativo. O sistema de escore também inclui resposta a corticosteroides, com o diagnóstico definitivo antes do tratamento com esteroides requerendo um escore maior ou igual a 15, e um diagnóstico definitivo após o tratamento instituído requerendo um escore maior que 17[8].

Crianças saudáveis raramente apresentam anticorpos positivos e, no contexto pediátrico, baixos títulos de anticorpos contribuem para o diagnóstico, como de 1:20 de anticorpos antimúsculo liso ou antinucleares e de 1:10 de anti-LKM-1[8]. As anormalidades laboratoriais mais frequentemente observadas são elevação de AST e ALT; o aumento das bilirrubinas e fosfatase alcalina são menos significativos. Caso haja colestase, presente na minoria dos pacientes, deve-se considerar a presença de obstrução extra-hepática e formas colestáticas de hepatite viral, doença induzida por droga, cirrose biliar primária, colangite esclerosante primária e síndrome mista (associação de HAI e colangite esclerosante). É frequente a associação com elevação generalizada de globulinas séricas, particularmente das gamaglobulinas, sobretudo a IgG. Os anticorpos séricos tipicamente presentes incluem antinucleares, antimúsculo liso, anti-LKM-1 e anticitosol hepático[8].

Tratamento

O tratamento padrão consiste em prednisolona, sozinha ou em combinação com azatioprina, induzindo remissão em aproximadamente 80% dos pacientes. Na falência de tratamento, outras drogas podem ser incluídas, como micofenolato de mofetila, ciclosporina, tacrolimo, metotrexato, ciclofosfamida e ácido ursodesoxicólico. O transplante hepático é o último tratamento para pacientes com falência hepática aguda ou doença hepática crônica em estágio final[8].

Colangite esclerosante

Colangite esclerosante (CE) é uma rara causa de colestase crônica e cirrose biliar secundária em crianças, caracterizada por inflamação de fibrose obliterativa dos ductos biliares intra e extra-hepáticos[9].

Diagnóstico e quadro clínico

O diagnóstico é confirmado por colangiografia, que mostra irregularidades das estruturas, dilatações e estenoses dos ductos biliares. Quatro principais formas clínicas são descritas: CE neonatal; CE com características autoimunes; CE sem características autoimunes e de etiologia desconhecida; e CE secundária a várias doenças, incluindo histiocitose das células de Langerhans e imunodeficiências[9].

A CE neonatal é uma rara condição. A patogênese é desconhecida, mas a história de consanguinidade parental é descrita em 40% dos casos. A associação com várias manifestações extra-hepáticas é descrita em mais de 50% dos casos. Em contraste com outras formas de CE da infância, a CE neonatal inicia-se quase invariavelmente com icterícia e acolia fecal durante as primeiras 2 semanas, frequentemente mimetizando a AVB. A histologia hepática contribui pouco para o diagnóstico nessa idade, mostrando sinais indistinguíveis dos da AVB, como fibrose portal extensa e associada à reação ductular. No estágio mais avançado ocorrem sinais inespecíficos de cirrose biliar. A colangiografia demonstra a permeabilidade dos ductos biliares, excluindo o diagnóstico de AVB, com alterações características de CE irregulares e rarefeitos[9,10].

O envolvimento dos ductos extra-hepáticos é menos comum, mas o ducto pancreático pode estar envolvido. A icterícia pode se manter durante o primeiro ano de vida, enquanto aminotransferases, gamaglobulina e fosfatase alcalina permanecem elevadas; a doença inevitavelmente evolui para cirrose biliar, associada com recorrência da icterícia[9,10].

A CE na infância pode ser dividida, de acordo com a fisiopatologia, em três subgrupos: CE autoimune, CE primária e CE secundária[9].

A maioria das crianças com CE na infância tem outras características de HAI, doença inflamatória intestinal ou ambos. Uma forma clínica específica de CE na infância é caracterizada pela associação de HAI e CE, chamada de síndrome de embricamento (ou *overlap*). O modo de apresentação da doença varia de sintomas que são indistinguíveis dos de uma hepatite aguda, como uma história prolongada de disfunção hepática ou encontro acidental de testes de função hepática anormais[9,10].

A CE primária possivelmente está relacionada à disfunção da proteína do receptor transmembrana da fibrose cística. A doença geralmente se inicia insidiosamente, sendo difícil determinar seu início com precisão. O diagnóstico pode ser suspeitado em crianças com testes de função hepática ou com sinais de doença hepática inespecífica, como icterícia, hepatomegalia, esplenomegalia e cirrose. A maioria tem aumento dos níveis de gama-GT e fosfatase alcalina, sem aumentos dos níveis de bilirrubina[9].

A CE secundária é a principal complicação hepática da histiocitose de células de Langerhans e da imunodeficiência congênita ou adquirida. Além disso, outras doenças podem estar associadas com CE em crianças, como fibrose cística, psoríase e anemia de células falciformes[9].

O prognóstico da CE em crianças é ruim. A doença hepática progride inevitavelmente para cirrose hepática. A sobrevida média sem transplante hepático é de aproximadamente 10 a 13 anos após o início da colangite. Existe um risco aumentado de colangite bacteriana aguda e desenvolvimento de barro biliar e cálculo de pigmento marrom, intensificando o grau de doença obstrutiva biliar, com progressão rápida para cirrose biliar e falência hepática. Por outro lado, a CE autoimune, que claramente se beneficia da terapia com esteroides, é relativamente boa. A ocorrência de colangiocarcinoma foi excepcionalmente descrita durante a infância[9,10].

Tratamento

O tratamento envolve procedimentos de dilatação da via biliar estenosada, terapia medicamentosa com ácido ursodesoxicólico, ou outros medicamentos imunossupressores (como corticosteroides e azatioprina), no caso da CE autoimune. O transplante hepático é o tratamento de escolha para os pacientes com cirrose biliar secundária à doença[9,10].

Para ilustrar melhor o manejo das crianças com doenças hepatológicas, apresenta-se a seguir um caso clínico referente à atresia de vias biliares ambulatorial.

Caso clínico

Paciente S.S.G., proveniente de outro estado, nascido de parto normal, sem intercorrências. Liberado da maternidade com 48 horas após o nascimento, iniciou quadro de icterícia, hipocolia fecal e colúria desde o início da vida. Com 1 mês e 7 dias, a genitora procurou pediatra, que diagnosticou icterícia neonatal e realizou fototerapia sem sucesso. Em outro serviço, recebeu diagnóstico de AVB.

Encaminhado para hospital terciário aos 2 meses de vida, com vesícula biliar não visualizada no exame de ultrassonografia abdominal. Alimentação com Enfamil®, mingau e maisena. Vacinação contra BCG (bacilo Calmette-Guérin) apenas. Ao exame físico, apresentou em bom estado geral, corado, hidratado, acianótico, ictérico 4+/4+ (intensa), sem edemas, ativo, reativo, eucárdico, eupneico. Abdome globoso, circulação colateral, hérnia umbilical, fígado a 4 cm do rebordo costal direito (RCD), endurecido, RHA + (ruído hidroaéreo presente), acolia fecal. Dois dias após a primeira consulta, foi internado e realizou cirurgia de Kasai, sem sucesso; foi encaminhado para o ambulatório de transplante hepático.

O paciente em questão teve outras sete internações, das quais duas foram para receber transfusão, em decorrência de: desidratação; anemia importante; colangite; sangramento de cavidade oral importante; infecção das vias aéreas superiores sugestiva de pneumonia e ascite moderada para paracentese de alívio; melena; distensão abdominal; diminuição da aceitação alimentar; hipoatividade; febre; infecção por *Escherichia coli* e *Klebsiella pneumoniae* isolada na urocultura e *Enterobacter cloacae* isolado na hemocultura.

Aos nove meses de vida, encontrava-se com 5 kg de peso e 60 cm de altura. Apresentou discreto prurido, ascite, eritema palmar, cianose e baqueteamento digital, acentuada circulação colateral e icterícia, hidrocele grande, hepatomegalia (fígado 9 cm RCD) e baço a 4 cm RCE. Faz uso contínuo de ácido ursodesoxicólico, espironolactona, sulfametoxazol + trimetoprima, colecalciferol, acetato de retinol e sulfato ferroso – todos fornecidos pelo Sistema Único de Saúde (SUS). A dieta em geral é por via oral. Endoscopia digestiva alta com gastropatia moderada.

A criança realizou acompanhamento com especialistas em Cirurgia Pediátrica, Hepatologia, Nutrologia, Nutrição, Enfermagem e Serviço Social. Sabe-se que se encontra em casa de apoio e não tem familiares na cidade. O genitor trabalha em garimpo e a genitora era comerciante e tem mais outros dois filhos, hígidos, cuidados pela avó, e não tem auxílio financeiro de familiares. Atualizou vacinação: vacina inativada contra poliomielite, vacina contra pneumococos, vacina tríplice bacteriana, vacina contra *Haemophilus influenzae* tipo B, vacina conta o vírus da hepatite B, vacina contra meningite. *Purified protein derivative* (teste de tuberculose) negativo. Ecocardiograma mostrou comunicação interatrial sem repercussão hemodinâmica e eletrocardiograma, ritmo sinusal e aumento das forças septais. Ultrassonografia abdominal com Doppler normal, sinais de hepatopatia, hepatoesplenomegalia e ascite moderada.

Antes da realização do transplante hepático, a criança foi submetida a alguns exames:

- Sorologias negativas, urina 1 normal, protoparasitológicos de fezes negativos.
- Hemoglobina 7,6 g/dL, hematócrito 24,4%.
- Leucócitos 6.520 mil/mm^3, plaquetas 202 K/μL.
- Proteína C-reativa 46 mg/L, sódio 134 mEq/L, potássio 4,1 mEq/L.
- Cálcio iônico 1,18 mmol/L, fósforo 2,6 mg/dL, magnésio 1,7 mg/dL.
- Amônia 58,40 μmol/L, proteína 6,4 g/dL, albumina 2,9 g/dL.
- Tempo de protrombina 14,9 seg, INR 1,26 ativ. 68%.
- Transaminase oxalacética 368 U/L, transaminase pirúvica 212 U/L.
- Gamaglutamil transferase 556 U/L, fosfatase alcalina 1.018 U/L.
- Bilirrubina total 20,11 mg/dL, bilirrubina direta 20,11 mg/dL.
- Gasometria arterial em ar ambiente pO_2 70,20 mmHg; saturação 93,2%.

É de suma importância que seja entregue, à família ou ao responsável pela criança, um documento explicativo referente ao transplante e ao consentimento informado, que deve ser assinado. Além disso, há necessidade da inscrição no Cadastro Técnico Único da Central de Transplantes da Secretaria de Saúde de São Paulo com vistas ao transplante com enxerto de doador falecido, com *Pediatric End-Stage Liver Disease* (PELD) 17 (corrigido 57) 4º do tipo sanguíneo A[11]. Além disso,uma doadora, amiga da família, sem vínculo familiar, também está no preparo para a possibilidade de transplante intervivos, isto é, com parte do fígado dessa doadora. Piora clínica progressiva e sem previsão para a notificação de doador falecido.

Pelo fato de o transplante não ter acontecido em tempo desejado pela genitora, ela questiona a demora do procedimento, o tratamento indicado e compara o tratamento de seu filho com o de outros pacientes. Observa-se alteração de humor e intercalação entre o sentimento de desistir do tratamento e a esperança de o transplante ser realizado.

ASSISTÊNCIA DO ENFERMEIRO

O papel do enfermeiro na assistência integral à criança com hepatopatia e seu responsável é central, essencial e insubstituível, com atuação em vários âmbitos a serem descritos. Neste contexto, o enfermeiro coordena todo o processo do paciente, desde o primeiro agendamento, realizando a pré-triagem de casos urgentes dos eletivos. Segue com atendimentos de preparo e acompanhamento pré e pós-operatórios. A disponibilidade do enfermeiro torna-se presente na maior parte do tempo no hospital e, muitas vezes, para atendimento à distância após o horário regular de trabalho no hospital. É primordial estar alerta aos primeiros sinais de complicações, piora clínica, falta de medicamento e situações que podem ser resolvidas antes que se tornem problemas maiores. O enfermeiro é o profissional que faz a ligação entre o paciente e o sistema de saúde, isto é, faz o gerenciamento para que o paciente tenha o tratamento adequado no menor tempo possível, com recuperação da qualidade de vida. Além disso, verifica a disponibilidade de materiais e medicamentos necessários para o tratamento, evitando gastos desnecessários.

As doenças hepáticas apresentadas anteriormente podem evoluir para deterioração progressiva da função hepática e cirrose. Além disso, o paciente com hepatopatia crônica mantém uma condição clínica alterada, que pode se agravar repentinamente.

Essas crianças devem ser acompanhadas em serviços com infraestrutura de atendimento para urgências e emergências, dispensação de medicamentos de uso contínuo, laboratório para exames e procedimentos para alta complexidade, agendamento flexível em ambulatório e principalmente profissionais especializados.

No Instituto da Criança e do Adolescente do Hospital das Clínicas da Faculdade de Medicina da Universidade de São Paulo (ICr-HCFMUSP), de 2007 a 2017, receberam assistência integral, em regime ambulatorial ou internação, quase mil crianças portadoras das hepatopatias em questão, sendo 513 com AVB, 68 com dilatação congênita das vias biliares, 278 com HAI e 50 com CE. Desta forma, o ICr é considerado o maior centro público de transplante hepático pediátrico do Brasil, com 727 procedimentos realizados até 2017.

No Quadro 1 são apresentados os diagnósticos de enfermagem segundo a NANDA[12] e intervenções com execução de assistência do enfermeiro à criança com doença hepática com linguagem padronizada pela NIC[13], em consonância com protocolos institucionais para o acompanhamento ambulatorial. Lembrando que a assistência deverá ser personalizada e alterada de imediato na vigência de aparecimento de novo problema ou quaisquer intercorrências, com o objetivo de evitar internação por complicação da doença.

Além disso, para complementar a assistência, os seguintes aspectos são necessários:

- Apoio ao médico e à equipe multidisciplinar.
  - Estabelecer uma relação de trabalho profissional e discutir os cuidados diretamente com o profissional envolvido.
  - Auxiliar na expressão de suas preocupações, estabelecer metas e mudanças de conduta do tratamento em concordância mútua.

- Acompanhamento por telefone ou meios digitais.
  - Identificar-se por meio de nome, credenciais e hospital. Assegurar a confidencialidade e registrar em detalhes as trocas de informações (no caso de telefonemas, recomenda-se gravar). Solicitar o nome completo do paciente e consentimento para utilizar esses meios de comunicação.
  - Coletar do paciente as informações gerais (estado geral, alimentação, evacuação); intercorrências desde o último contato: consultas médicas, infecção, medicamento (oral, injetável, pomada, homeopático) e as doses; sinais vitais, peso e altura; programação futura; encaminhar resultado de exames digitalizados (selecionar o que pode informar e o que deverá ser convocado para informar pessoalmente)[17].
  - Interrogar para que não haja dúvidas. Demostrar vontade de ajudar. Acompanhar até a resolução do problema.

QUADRO 1 Diagnósticos de enfermagem e intervenções segundo a NANDA

Diagnóstico de enfermagem[12]	Intervenções
Nutrição desequilibrada Risco de crescimento desproporcional	Aconselhamento nutricional e assistência para ganho de peso, com o nutricionista • Conferir e ensinar a dieta prescrita e relacionar com exames laboratoriais (hemoglobina, sódio, potássio) e quadro clínico (pressão arterial, desnutrição, edema, ascite, risco de fratura óssea espontânea)[14]. • Identificar conhecimento, compreensão (a dificuldade de ganho de peso pode ser pela doença) e dificuldade econômica familiar. • Controlar nutrição e registrar ingesta por amamentação, oral ou complementar, pelo cateter nasoentérico. • Proporcionar períodos de repouso, se necessário. • Pesar e medir a intervalos específicos e elogiar os esforços para atingir metas a cada controle de peso.
Risco de infecção	Controle de infecção • Incentivar vacinação de responsáveis e das equipes de casas de apoio. • Examinar alteração e queixas de hiperemia (corporal, feridas em pele), urina escurecida além do habitual, tosse produtiva, secreção auricular, aumento da circunferência abdominal por ascite, choro persistente e pneumonia aspirativa em período de encefalopatia[14]. • Monitorar exames laboratoriais: hemograma, proteína C-reativa, culturas, radiografia do tórax, urina. • Orientar: higienização das mãos, antibioticoterapia conforme prescrição e cuidado com a profilaxia, que pode tornar multirresistente; repouso; hidratação; reforço nutricional; monitoração da temperatura corporal e encaminhamento odontológico[14]. Controle de imunização/vacinação • Fornecer informativo de recomendação de imunização contra caxumba, coqueluche, difteria, febre amarela, hepatite B, *Haemophilus influenzae*, meningite, pneumococo, poliomielite, rotavírus, rubéola, sarampo, tétano, varicela, exceto em pacientes com desnutrição, *shunt* hepatopulmonar e cardiopatia severa, casos em que a possibilidade da vacinação deve ser discutida com o médico da imunização[15]. Informar também via de administração, benefícios do uso, reações adversas e efeitos colaterais. • Em pacientes em uso de imunossupressor (corticosteroide, azatioprina, ciclosporina), é contraindicado vacinar contra febre amarela, tuberculose, poliomielite, sarampo, caxumba, rubéola, rotavírus, varicela e outras vacinas com vírus vivo.

(continua)

QUADRO 1 Diagnósticos de enfermagem e intervenções segundo a NANDA (*continuação*)

Diagnóstico de enfermagem[12]	Intervenções
Risco de desequilíbrio eletrolítico Risco de intolerância à atividade Padrão respiratório ineficaz Risco de perfusão renal ineficaz Troca de gases prejudicada Risco de volume de líquidos desequilibrado	Controle e monitoração de eletrólitos e ácido-base • Detectar alteração de comportamento neurológico (força muscular alterada, alteração de humor), encefalopatia, vômito, diarreia, respiração e coma. Solicitar relato da atividade cotidiana[16]. • Identificar possíveis causas de desequilíbrio de eletrólitos (uso de anti-hipertensivo, diurético), de ácido-base (medicamento alcalino como bicarbonato de sódio) ou da progressão da doença e encaminhar para orientação de diálise e adequação da alimentação (dieta apropriada, como hipossódica, hipogordurosa, hipoproteica). • Preparar para procedimentos especiais como oxigenoterapia domiciliar: aquisição de oxigênio domiciliar e para locomoção, higienização dos materiais, monitorar fluxo de oxigênio, administrar em sistema umidificado, controle de oximetria de pulso, repouso e restrição de atividades físicas habituais, uso de cápsulas de alho. • Monitorar por meio de exames: gasometria venosa, coleta de sódio, cálcio, fósforo, magnésio, albumina, amônia, hemoglobina, oximetria basal e eletrocardiograma. Controle específico da ascite • Controlar a circunferência abdominal, orientar decúbito elevado, examinar membros, checar albumina sérica, investigar peritonite bacteriana espontânea e hipotensão[16]. • Conferir uso contínuo de espironolactona e furosemida para diminuir a ascite e dieta hipossódica; fazer monitoração rigorosa dos sinais vitais na paracentese[16]. • Assistir em exames e interpretação de dados laboratoriais. • Controlar coleta de sangue e estabelecer quantidade a coletar por peso, necessidade e tempo (realizar primeiro exames cujos resultados demoram mais). • Coletar, etiquetar e transportar, conforme apropriado. Orientações para gasometria arterial em ar ambiente: uso de anestésico tópico, curativo compressivo prolongado após coleta ou agendar coleta com procedimentos que necessitem de anestesia, como endoscopia. • Comparar resultado com valores anteriores, para determinar o valor basal de cada paciente com o comportamento e a situação clínica. Confirmar resultado com alteração aguda ou duvidosa. • Relatar imediatamente ao médico mudança repentina ou crítica no resultado dos exames. • Esclarecer sobre exame solicitado e resultado.

(*continua*)

QUADRO 1 Diagnósticos de enfermagem e intervenções segundo a NANDA (*continuação*)

Diagnóstico de enfermagem[12]	Intervenções
Risco de integridade da pele prejudicada	Controle do prurido • Fazer exame físico para identificar rupturas na pele. • Conferir uso de antipruriginosos, anti-histamínico. • Aplicar: frio (usar toalha umedecida na pele para aumentar a sensação de frio e manter ambiente frio); usar a palma da mão para coçar; usar roupas largas e de algodão; usar talas ou faixas nas mãos ou luva de pano durante o sono; manter unhas cortadas; banho com sabonete neutro e água morna, sem esfregar a pele. Orientar uso de aparelho umidificador em casa.
Risco de sangramento	Precaução contra sangramento • Investigar anemia, palidez cutânea, petéquia, hematoma, melena, sonolência, taquicardia, hipotensão, exames laboratoriais (hemoglobina/hematócrito, tempo de protrombina, tempo de tromboplastina parcial, fibrinogênio e plaquetas), circulação colateral, controle das varizes de esôfago pela endoscopia digestiva alta. • Administrar vitamina K intramuscular regular, antiácido, polivitamínico e propranolol conforme prescrição médica. Evitar ácido acetilsalicílico ou anticoagulante. Aumentar a ingestão de alimentos ricos em vitamina K. • Evitar sangramentos: uso de escova com cerdas macias, evitar punção em excesso, cuidado ao assoar o nariz, controle da evacuação, evitar constipação com laxantes, conforme prescrição médica, porém também com cuidado em relação à desnutrição. Restrição para atividades de impacto e procedimentos odontológicos invasivos. • Orientar o cuidador sobre sinais de sangramento digestivo, procurar atendimento de urgência para possível choque hipovolêmico para colocação de balão esofágico, endoscopia, hemoterapia e oxigenação. Alimentos frios após o tratamento.

(*continua*)

QUADRO 1 Diagnósticos de enfermagem e intervenções segundo a NANDA (*continuação*)

Diagnóstico de enfermagem[12]	Intervenções
Risco de recuperação cirúrgica retardada	Orientações para biópsia hepática e cirurgia (biliodigestiva ou transplante hepático) • Determinar as expectativas quanto à cirurgia. Reforçar orientações do procedimento e as possíveis complicações. • Dar tempo para fazer perguntas e discutir suas preocupações. • Descrever a rotina pré-operatória. Certificar-se de que no prontuário do paciente tenha avaliação pré-operatória das especialidades envolvidas, exame físico, exames laboratoriais e radiológicos atualizados e consentimento informado assinado. • Listar no Cadastro Técnico Único da Central de Transplantes da Secretaria de Saúde para o transplante. Orientar acompanhamento da posição nesta lista de espera disponível no *site* www.saude.sp.gov.br; coleta de exames regulares exigidos; atualização dos telefones de contato e preparo para a ocasião da notificação de doador falecido (jejum, tempo até o hospital, procedimento de internação)[11]. • Alertar as unidades de internação quanto a alergias, perda auditiva ou deficiência motora. • Seguir o protocolo de segurança do paciente, incentivar visitas, oferecer conforto como quarto privativo, acesso a banho de sol, passeios, ida a lanchonetes, saída temporária do hospital. • Verificar e orientar alta hospitalar, transporte adequado para retorno à residência, retorno ambulatorial e conferir material para curativo e medicamento de uso contínuo.
Disposição para esperança melhorada Tensão do papel de cuidador Disposição para religiosidade melhorada Conflito de decisão Sofrimento moral	Aconselhar, apoiar, ensinar e dizer a verdade • Ser autêntico e realista, independentemente do prognóstico, porém não ter perspectiva exagerada ao tratamento. Evitar tranquilização vazia. Inclinar-se favoravelmente na direção do uso da verdade ou da parte dela. Contar com sensibilidade, carinho e clareza. Proporcionar mudanças de sentimento. Verbalizar as atitudes positivas, não criticar e oferecer o tempo necessário para tomada de decisões. Assegurar privacidade, confiabilidade (ouvir as falas verbais e não verbais). Preparar-se para recebimento de desaprovação por parte do paciente. • Proporcionar metas, informações preventivas, lista e auxílio na organização dos agendamentos de consultas e exames. Encorajar participação, aprendizagem, memorização, mostrar responsabilidade pessoal. Utilizar métodos e linguagem conforme cultura e nível educacional. • Encaminhar ao serviço social ou setor de recurso comunitário (para recebimento de medicamentos, programas estaduais de auxílio estadia e transporte), ao atendimento de saúde primária, auxílio doença e auxílio escolar à distância[17]. Auxiliar em economia dos recursos, medicamentos e materiais escassos. • Encorajar a verbalizar sua dificuldade financeira, na alimentação, transporte, roupa ou para abrigo. • Identificar uso de redes sociais e história religiosa na influência no tratamento. Família com apego à opinião popular ou religiosa, que se opõe ou resiste a tratamento médico convencional, podendo agravar a doença crônica[16].

(*continua*)

QUADRO 1 Diagnósticos de enfermagem e intervenções segundo a NANDA (*continuação*)

Diagnóstico de enfermagem[12]	Intervenções
	• Certificar-se de que a equipe de saúde e o paciente tenham o mesmo olhar sobre o problema • Apoiar o cuidador/responsável. • Determinar o nível de conhecimento e a aceitação do papel do cuidador. O sucesso ambulatorial depende do responsável cuidador, que está presente em tempo integral com o paciente[14] • Avaliar compreensão, limitação, esforço, expressões de emoção positiva e negativa, tempo livre, trabalho, lazer e mudança de estilo de vida. • Criar vínculo profissional de continuidade da assistência, encorajar, incentivar e atualizar sobre as condições da fisiopatologia, complicações da doença, proposta de tratamento e prognóstico, para melhorar a autoassistência. Incentivar que se façam perguntas sobre sua preocupação e sentimento[16,17]. Incentivar convívio social (mesmo com xantelasma, prurido, icterícia, distensão abdominal, aranhas vasculares, varizes e hérnia umbilical), promover a normalidade, auxiliar o cuidador que tem uma criança antes da doença crônica[14]. • Apoio à tomada de decisão, não impor tratamento, respeitar decisão de não ser informada e informar as vantagens e desvantagens de tratamentos alternativos. • Informar contatos da equipe em caso de urgência médica. • Promover o desenvolvimento da participação da criança como membro da família, sem permitir que ela se torne o foco familiar central[17]. Ensino sobre o uso de medicamento prescrito • Informar sobre o nome genérico. Notificar sobre tipo de medicação, ação, efeitos adversos, dosagem, via de administração (oral, enteral, inalatória, tópica, intramuscular), duração da ação, interação medicamentosa e validade. Ter a prescrição à mão. • Revisar periodicamente o medicamento e a quantidade tomada. Orientar sobre a linguagem (desenhos, quadro com horários dos medicamentos, ajustes na dosagem) de forma que o paciente entenda, para evitar má adesão e piora das complicações da cirrose hepática[16,17]. • Monitorar o paciente para efeitos terapêuticos do medicamento, toxicidade, efeitos adversos e níveis séricos. • Auxiliar quanto ao local da aquisição do medicamento: em unidades do Sistema Único de Saúde, Unidade Básica de Saúde ou em farmácias.
Risco de desenvolvimento atrasado	Atividade física • Incentivar atividade escolar. Orientar as atividades de acordo com o quadro clínico ou tempo da cirurgia sem esgotamento. Evitar atividades de impacto aos que têm esplenomegalia e alterações graves na coagulação sanguínea. Restrição de atividade aeróbica para paciente com *shunt* hepatopulmonar e cardiopatia. • Orientar a respeito de sono, descanso e lazer.

- Documentação.
  - Documentar, de forma objetiva e precisa, levantamento de dados, diagnóstico, intervenção de enfermagem e resultado do cuidado oferecido. Registrar data e horário, notificação ao médico e definições em reunião multidisciplinar. Validar o registro, usando assinatura e titulação.
  - Registrar os dados o mais rápido possível. Descrever comportamentos, alegações e impressões do paciente e do responsável.
  - Manter confidencialidade de dados do paciente. Não discutir em áreas públicas ou com pessoas que não estejam envolvidas no tratamento do paciente.

RESUMO

Neste capítulo, foram apresentadas as principais hepatopatias raras da infância, de tratamento clínico ou cirúrgico, que podem levar ao progressivo comprometimento da função hepática e, em alguns casos, a cirrose e necessidade de transplante: atresia de vias biliares, dilatações congênitas de vias biliares, hepatite autoimune e colangite esclerosante. O acompanhamento de tais pacientes é complexo e o papel do profissional de enfermagem é de vital importância nos seus vários âmbitos de atuação, participando de forma próxima e ativa na orientação aos cuidadores, na detecção e na abordagem efetiva de possíveis complicações e no acolhimento integral do responsável e do paciente.

REFERÊNCIAS BIBLIOGRÁFICAS

1. Davenport M. Biliary atresia: clinical aspects. Semin Pediatr Surg. 2012;21(3):175-84.
2. Silva MM, Maksoud JG. Atresia das vias biliares. In: Maksoud JG. Cirurgia pediátrica. 2. ed. Rio de Janeiro: Revinter; 2003.
3. Zerbini MC. Diagnóstico diferencial morfológico das colestases neonatais. In: Maksoud JG. Cirurgia pediátrica. 2. ed. Rio de Janeiro: Revinter; 2003.
4. Tannuri AC, Gibelli NE, Ricardi LR, Santos MM, Maksoud-Filho JG, Pinho-Apezzato ML, et al. Living related donor liver transplantation in children. Transplant Proc. 2011;43(1):161-4.
5. Soares KC, Arnaoutakis DJ, Kamel I, Rastegar N, Anders R, Maithel S, et al. Choledochal cysts: presentation, clinical differentiation, and management. J Am Coll Surg. 2014;219(6):1167-80.
6. Tannuri U. Dilatação congênita das vias biliares. In: Maksoud JG. Cirurgia pediátrica. 2. ed. Rio de Janeiro: Revinter; 2003.

7. Liu PMF, Miranda DM, Fagundes EDT, Ferreira AR, Silva ACS. Autoimmune hepatitis in childhood: the role of genetic and immune factors. World J Gastroenterol. 2013;19(28):4455-63.
8. Liberal R, Grant CR, Longhi MS, Mieli-Vergani G, Vergani G. Diagnostic criteria of autoimune hepatites. Autoimmun Rev. 2014;13(4-5):435-40.
9. Girard M, Franchi-Abella S, Lacaille F, Debray D. Specificities of sclerosing cholangitis in childhood. Clin Res Hepatol Gastroenterol. 2012;36(6):530-5.
10. Karlsen TH, Boberg KM. Update on primary sclerosing cholangitis. J Hepatol. 2013;59(3):571-82.
11. Brasil. Decreto n. 2.268 de 30 de junho de 1997. Regulamenta a Lei 9.434 e cria o Sistema Nacional de Transplantes – SNT e as Centrais de Notificação, Captação e Distribuição de Órgãos – CNCDOs. Disponível em: http://legislacao.planalto.gov.br/legisla/legislacao.nsf/Viw_Identificacao/dec%202.268-1997?OpenDocument [acesso em: 04 maio 2018].
12. Herdman TH, Kamitsuru S. Diagnósticos de enfermagem da Nanda: definições e classificações 2015-2017. 10. ed. Porto Alegre: Artmed; 2015. 468p.
13. Bulechek GM, Butcher HK, Dochterman JM, Wagner CM. Classificação das intervenções em enfermagem (NIC). 6. ed. Rio de Janeiro: Elsevier; 2016. 610p.
14. Starr S, Hand H. Nursing care of chronic and acute liver failure. Nurs Stand. 2002;16(40):47-54.
15. Brasil. Ministério da Saúde. Calendário de vacinação para o estado de São Paulo. Disponível em: http://portal.saude.sp.gov.br/resources/cve-centro-de-vigilancia-epidemiologica/areas-de-vigilancia/imunizacao/doc/vacinacao2017_calendario.pdf [acesso em: 05 fev. 2017].
16. McAfee JL. Developing an advanced practice nurse-led liver clinic. Gastroenterol Nurs. 2012;35(3):215-24.
17. Valls-Ibáñez V, Fernández-Obispo M, Torralbas-Ortega J, Bernal-Jiménez M. Assistance continuity from primary care in an inter-level nursing plan for a case of pediatric liver transplant. Enferm Clin. 2017;27(2):118-24.

6

Hiperplasia congênita de suprarrenal

Léia Alves Kaneto
Durval Damiani
Hamilton Cabral de Menezes Filho
Marcos Lopes
Anderson Schirmer

TÓPICOS DO CAPÍTULO

OBJETIVO

A leitura do capítulo permitirá ao leitor conhecer como se desenvolve a hiperplasia congênita de suprarrenal, reconhecer as dificuldades inerentes ao nascimento de um filho com essa condição, além de identificar quais são os principais diagnósticos e intervenções de enfermagem em caso de insuficiência suprarrenal aguda na infância.

INTRODUÇÃO

A hiperplasia congênita das suprarrenais (HCSR) representa um grupo de doenças em que há comprometimento crônico da função das suprarrenais. Pacientes com HCSR devem ser acompanhados em ambulatórios especializados de endocrinologia pediátrica e seu acompanhamento requer cuidados tanto em relação ao tratamento medicamentoso quanto em relação às complicações futuras, especialmente no que diz respeito ao seu crescimento. Neste capítulo, será abordada a forma clássica de HCSR decorrente de deficiência da enzima 21-hidroxilase.

DEFINIÇÃO

O termo hiperplasia congênita de suprarrenal (HCSR) refere-se a um grupo de doenças transmitidas por herança autossômica recessiva e que implicam bloqueio da síntese de cortisol causado pela deficiência de uma das enzimas envolvidas na esteroidogênese[1].

FISIOLOGIA E FISIOPATOLOGIA DA HIPERPLASIA CONGÊNITA DE SUPRARRENAL

A deficiência da enzima 21-hidroxilase é responsável por mais de 90% dos casos de HCSR[2]. A deficiência da 21-hidroxilase pode se manifestar de forma mais grave (forma clássica) ou de forma mais branda (forma não clássica). Dados de rastreamento neonatal em diferentes países indicam que a incidência da forma clássica de HCSR por deficiência da 21-hidroxilase é de 1 caso em cada 14 mil nascimentos[2]. A incidência da forma não clássica é muito maior, acometendo cerca de 1 em cada 1.000 indivíduos[2].

O controle da secreção de cortisol, um importante hormônio produzido pela glândula suprarrenal, é realizado por meio do hipotálamo, com a secreção do hormônio liberador de corticotrofina (CRH) que atua na adeno-hipófise para produzir o hormônio adrenocorticotrófico ou corticotrofina (ACTH). Liberado para a circulação, o ACTH atua no córtex da suprarrenal, induzindo a formação de cortisol (Figura 1). Por outro lado, o cortisol regula sua síntese por meio de *feedback* negativo sobre o hipotálamo (reduzindo a secreção do CRH) e sobre a adeno-hipófise (reduzindo a secreção do ACTH)[3].

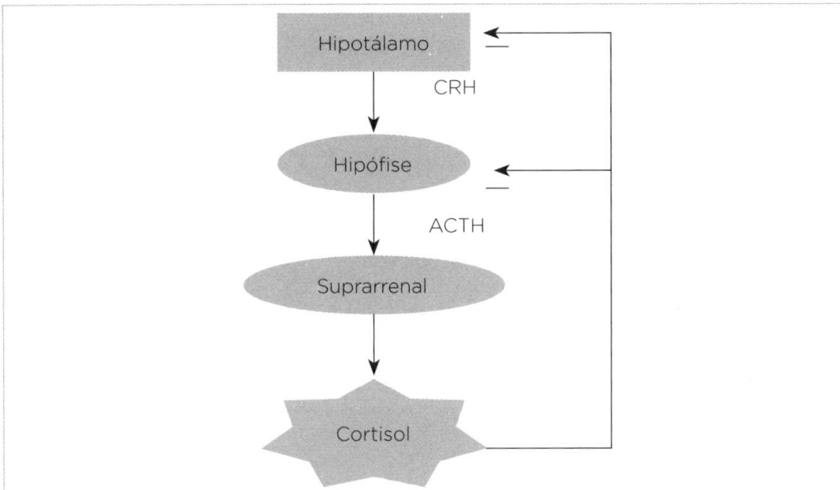

FIGURA 1 Eixo hipotalâmico-hipofisário-suprarrenal.

Na HCSR a deficiência enzimática leva à redução da síntese de cortisol pelo córtex suprarrenal e, consequentemente, à diminuição do *feedback* negativo que o próprio cortisol exerce sobre o hipotálamo e a adeno-hipófise[3]. Com isso, há aumento da secreção do CRH e do ACTH. O aumento do ACTH, por sua ação trófica sobre o córtex suprarrenal, resulta em sua hiperplasia.

Portanto, a deficiência da 21-hidroxilase caracteriza-se por acúmulo de progesterona, especialmente de 17-alfa-hidroxiprogesterona (OHP). Há maior conversão da 17-OHP em Δ4-androstenediona (Δ4-A). A Δ4-A é um esteroide androgênico fraco, mas capaz de induzir processo de virilização por sua conversão em testosterona (T)[4]. Por outro lado, esta mesma enzima atua em uma outra via dentro da própria glândula suprarrenal: é a via mineralocorticoide, que acaba por produzir aldosterona, um importante hormônio que retém sódio, excreta potássio e participa da manutenção da volemia. Sempre que houver perda de sódio, a criança tenderá a desidratar-se por perda abundante de água (Figura 2).

A gravidade da HCSR por deficiência da 21-hidroxilase depende da intensidade da deficiência enzimática. Na forma não clássica, a deficiência é leve, ao passo que, na forma clássica, é intensa. A forma clássica é dividida em dois tipos: forma virilizante simples (FVS) e forma perdedora de sal (FPS). Pacientes com a FPS apresentam maior grau de deficiência enzimática, capaz de comprometer a função da enzima, resultando em redução da secreção de cortisol e aldosterona.

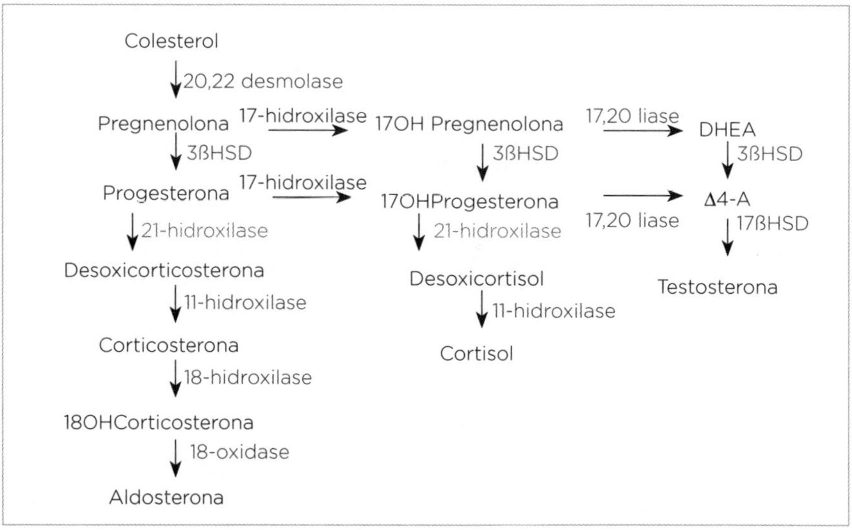

FIGURA 2 Esteroidogênese das suprarrenais.

QUADRO CLÍNICO

A partir das considerações anteriores, é possível entender o que ocorre em pacientes que nasceram com a forma clássica de HCSR por deficiência da 21-hidroxilase. O aumento da virilização decorrente de aumento da Δ4-A e da T está presente desde o período intrauterino, uma vez que a síntese hormonal pelas glândulas suprarrenais tem início por volta da 10ª semana. A virilização do seio urogenital durante a vida intrauterina leva as meninas afetadas a apresentarem, ao nascer, genitália ambígua (atípica), com intensidade variável. Podem ser observadas desde hipertrofia clitoriana isolada (decorrente de virilização leve) até genitália com aspecto completamente masculino (quando a virilização é intensa). Como se trata de paciente do sexo feminino, o cariótipo é 46,XX e os órgãos genitais internos são femininos (com presença de útero e ovários).

Nestes casos, deve chamar a atenção do pediatra o fato de, apesar do aspecto masculino da genitália, não se palparem testículos. Por outro lado, nos meninos afetados, o aumento da virilização intrauterina não afeta o aspecto da genitália, de forma que, ao nascer, não há alterações ao exame físico.

Durante os primeiros anos de vida, a secreção excessiva dos esteroides sexuais pelas suprarrenais leva à virilização progressiva, a menos que a doença tenha sido diagnosticada e tratada precocemente[3,5]. As principais manifestações clínicas do aumento da virilização incluem: aumento da massa muscular; aparecimento precoce de pelos púbicos ("pubarca precoce"), axilares e faciais; acne; e alteração do timbre da voz. Nas meninas, pode haver aumento progressivo do clitóris e amenorreia primária[3,5]. É importante salientar que, nos meninos, há contraste entre o aumento do volume peniano e o aspecto pré-puberal dos testículos, caracterizando puberdade precoce incompleta[3,5].

Nos pacientes com a forma clássica de HCSR por deficiência da 21-hidroxilase, o aumento da secreção dos esteroides pelas suprarrenais resulta também em aumento da velocidade de crescimento, de modo que passam a crescer em canal de crescimento superior ao seu canal genético de crescimento. Estas crianças são grandes quando comparadas a outras de mesma idade. No entanto, o crescimento excessivo é acompanhado por aumento no ritmo de maturação da placa de crescimento, causado pelos esteroides das suprarrenais, especialmente a Δ4-A e da T, que se convertem, por ação da enzima aromatase, em estrona e estradiol, respectivamente. O aumento do estradiol contribui sobremaneira para a aceleração da maturação da placa de crescimento. Há avanço da idade óssea (IO) e redução do tempo de crescimento, resultando em altura final frequentemente inferior ao potencial genético[6].

DIAGNÓSTICO

A forma clássica de HCSR por deficiência da 21-hidroxilase pode ser suspeitada a partir do quadro clínico em recém-nascidos e lactentes do sexo feminino (que apresentam, conforme citado anteriormente, genitália ambígua) ou em crianças maiores com virilização. No entanto, a confirmação do diagnóstico depende das alterações laboratoriais.

A principal característica laboratorial da forma clássica da deficiência da 21-hidroxilase consiste na elevação significativa da concentração plasmática da 17-OHP, cujos valores são muitas vezes superiores aos encontrados em crianças normais de mesmo sexo e idade[3,5]. Somando-se a isto, os valores da concentração plasmática de Δ4-A (hormônio originado a partir da 17-OHP) também são bastante elevados na forma clássica de HCSR por deficiência da 21-hidroxilase[7]. Embora possa haver aumento também da concentração plasmática da T, seus valores não são tão elevados quanto o observado com a 17-OHP e a Δ4-A[8].

Na forma clássica de HCSR por deficiência da 21-hidroxilase, há aumento significativo da concentração plasmática do ACTH, cujos valores frequentemente são superiores a 200 pg/mL[9].

Quando há ambiguidade genital, observada nos pacientes do sexo feminino, é importante a realização do cariótipo que, nestes casos, será compatível com o sexo feminino (46,XX). A ultrassonografia de pelve destas pacientes também auxilia no diagnóstico, permitindo a identificação de órgãos genitais internos femininos e normais (com a presença de tubas uterinas e útero).

Na FPS, representam marcadores laboratoriais, além dos citados anteriormente, hiponatremia, hipercalemia e elevação da renina plasmática. Pacientes com insuficiência suprarrenal aguda podem apresentar, além destas alterações laboratoriais, acidose metabólica, aumento da excreção urinária de sódio e hipoglicemia.

TRIAGEM NEONATAL

Pacientes com a forma clássica de HCSR por deficiência da 21-hidroxilase devem ser diagnosticados e tratados precocemente. O tratamento deve ser iniciado antes dos 15 dias de vida, evitando-se assim a ocorrência de insuficiência suprarrenal aguda, distúrbio com elevada morbimortalidade. Com este intuito, a forma clássica de HCSR por deficiência da 21-hidroxilase foi incluída no programa de triagem neonatal de diversos serviços por meio da avaliação da concentração da 17-OHP em papel de filtro.

TRATAMENTO

Tratamento ambulatorial

O tratamento da forma clássica de HCSR por deficiência da 21-hidroxilase consiste na reposição de glicocorticoide em dose fisiológica. Pacientes com a FPS devem ser tratados também com mineralocorticoide, necessário para a manutenção da volemia e para o controle da natremia e da potassemia.

Na suspeita da forma clássica de HCSR por deficiência da 21-hidroxilase, o tratamento deve ser iniciado imediatamente, sobretudo nos recém-nascidos e lactentes, mas não se esquecendo de antes coletar amostra sanguínea para os exames laboratoriais, que são imprescindíveis para o diagnóstico definitivo.

Recentemente, novas estratégias têm sido propostas para o tratamento da forma clássica de HCSR por deficiência da 21-hidroxilase. Uma delas consiste no uso de droga capaz de mimetizar o ritmo circadiano de secreção do cortisol (uma parte da droga é absorvida rapidamente, ao passo que outra parte tem absorção lenta)[10]. Têm sido avaliadas também drogas capazes de diminuir a secreção suprarrenal excessiva de andrógenos por meio da inibição de enzimas chave da esteroidogênese (inibidores da 17-hidroxilase) ou da secreção do ACTH (antagonistas do receptor tipo 1 de CRH)[11].

Tratamento da insuficiência suprarrenal aguda

Os pacientes com a forma clássica de HCSR por deficiência da 21-hidroxilase, seja a FPS, seja a FVS, podem apresentar insuficiência suprarrenal aguda, principalmente quando expostos a situações de estresse, sobretudo intercorrências infecciosas[3,5]. A insuficiência suprarrenal aguda representa urgência médica, devendo ser reconhecida e tratada rapidamente. Os pacientes podem apresentar desidratação em grau variável, choque hipovolêmico e, laboratorialmente, podem ser detectadas acidose metabólica, hiponatremia, hiperpotassemia e hipoglicemia[5,12].

Os principais aspectos do tratamento da insuficiência suprarrenal aguda incluem:

- Expansão do espaço intravascular.
- Administração de glicocorticoide.
- Reposição de mineralocorticoide, necessário para corrigir a hiponatremia e a hiperpotassemia e para melhorar a volemia.
- Monitoramento de natremia, potassemia, glicemia e acidose metabólica.
- Tratamento da intercorrência ou da infecção que tenha precipitado a insuficiência suprarrenal aguda.

Tratamento cirúrgico

As meninas acometidas pela forma clássica necessitam de correção cirúrgica. O procedimento inicial, que visa principalmente à melhoria do aspecto da genitália externa, deve ser realizado até os 2 anos de idade[3,5]. No entanto, quando a virilização é muito importante, recomenda-se que a primeira abordagem cirúrgica seja feita nos primeiros 4 a 6 meses de vida. Muitas vezes, é necessária uma segunda abordagem na adolescência, com o intuito de promover a abertura da cavidade uterina e a ampliação da cavidade vaginal.

Complicações

A baixa estatura é, sem dúvida, a principal complicação da deficiência da 21-hidroxilase. Representam também complicações frequentes a amenorreia (primária ou secundária) e a irregularidade menstrual, a infertilidade (afetando ambos os sexos, mas principalmente as mulheres) e a obesidade[6,12,13]. O hiperandrogenismo suprarrenal pode levar ou estar associado ao desenvolvimento do hiperandrogenismo ovariano funcional.

Outras complicações descritas na deficiência da 21-hidroxilase são:

- Puberdade precoce central (que contribui para a baixa estatura).
- Adenoma ou adenocarcinoma do córtex suprarrenal.
- Presença de restos suprarrenais em gônadas.
- Infecção da cavidade vaginal e uterina decorrente de estenose da abertura vaginal.
- Déficits de aprendizado em decorrência de crises de insuficiência suprarrenal aguda e de episódios de hipoglicemia, principalmente durante o primeiro ano de vida.
- Alterações psicossexuais (por ação dos esteroides androgênicos suprarrenais sobre a genitália externa, mas possivelmente também sobre o hipotálamo, durante o desenvolvimento fetal e a vida pós-natal)[13].

ABORDAGEM PSÍQUICA SOBRE O NASCIMENTO DE UM FILHO COM HCSR

O processo dc identidade sexual introduz o sujeito no mundo e, inclusive, antecede o neonato. Em alguma medida, a notícia da chegada de um filho dispara nos pais projeções de desejos e expectativas que já estavam fantasiadas na hipótese da maternidade e paternidade.

A expectativa é a de que o filho retrate os ideais e que seja o mais perfeito e belo. Com o nascimento do bebê, o filho real vai, aos poucos, substituindo o filho imaginário.

Uma criança com algum tipo de deficiência pode representar uma ferida narcísica dos pais. Nesse sentido, considera-se que o filho pode não corresponder ao desejo deles. Por outro lado, é essencial afirmar que o filho real sempre, em algum aspecto, irá não satisfazer as fantasias depositadas pelos pais.

Entretanto, essa separação é esperada, sendo este filho portador de qualquer deficiência ou não. Sempre haverá discordância entre a expectativa e a realidade que irá se impor ao longo desta relação. É importante marcar que as expectativas dos pais são, ao mesmo tempo, de ordem consciente, inconsciente, íntima, familiar e social[14].

Ao nascimento de um filho com HCSR, os pais podem ter de lidar com conflitos desafiadores, na medida em que a suspeita sobre a indefinição do sexo, assim como a discordância de gênero do bebê causada pela doença, é percebida como um hiato, que interrompe a história de uma gestação e inaugura incertezas de difíceis resoluções.

As dúvidas que geralmente permeiam estão centradas se o filho/filha será "normal" ou não. Afinal, nasceu sem sexo? Com dois sexos? Hermafrodita? O processo que se dispara com estas questões será fundamental para que a criança não seja reduzida à definição do órgão; ela está para além do seu sexo, pois o corpo do sujeito é mais que sua genitália. Ajudar a família a encontrar e destacar outros traços e outras características físicas que garantam o lugar de herdeiro legítimo do afeto desses pais permite não só minimizar a ansiedade deles, mas também favorece que este filho/filha espelhe, de sua maneira, o desejo dos pais, possibilitando redimensionar o impacto e a gravidade da condição[14].

Pensar a intersexualidade, ou seja, qualquer indefinição de gênero neste contexto, provoca o dimensionamento do impacto em todos os envolvidos: o próprio sujeito, sua família, a equipe que o trata e todas as instituições que os cercam; e é isso que pode promover transformações na dinâmica da transferência do paciente com a instituição que possa refletir em seu tratamento. Buscar fazer do ambulatório um lugar em que o paciente direcione e transforme sua relação transferencial é uma meta e um desafio de toda a equipe.

CASO CLÍNICO, DIAGNÓSTICOS E INTERVENÇÕES DE ENFERMAGEM

Recém-nascido a termo, com 16 dias de vida, sexo feminino. Deu entrada em um pronto-atendimento infantil acompanhada pelos pais, que referem presença de irritação, vômitos, diarreia e dificuldade para receber aleitamento há 3 dias.

Antecedentes: primeiro filho, nascido de parto cesárea, com idade gestacional de 39 3/7 semanas, peso ao nascer 2.840 g, altura de 49 cm, perímetro cefálico 35 cm, Apgar 1º e 5º minutos 7/9.

Exame físico: apresenta-se hipoativo, hipocorado +/4+, acianótico, anictérico, fontanelas deprimidas, olhos sem alterações, pupilas isocóricas. Presença de mucosas secas. Tórax simétrico com expansibilidade bilateral, taquipneico, apresentando murmúrios vesiculares bilateralmente. À ausculta cardíaca, bulhas rítmicas, normofonéticas, dois tempos, sem sopro. Abdome globoso, flácido, com presença de ruídos hidroaéreos e som timpânico; coto umbilical gelatinoso. Presença de genitália ambígua (Prader III), ausência de testículos. Peso: 2.420 g; frequência respiratória: 50 irpm; frequência cardíaca: 176 bpm; temperatura axilar: 36ºC; pressão arterial: 70 × 49 mmHg; tempo de enchimento capilar (TEC) maior que 3 segundos; saturação de oxigênio: 95%; glicemia: 65 mg/dL.

Exames laboratoriais – gasometria arterial: pH 7,25; pCO_2: 28 mmHg; pO_2: 90 mmHg; HCO_3: 18 mmol/L; saturação O_2: 92%; Hb: 12,4 g/dL; Ht: 39,1%; leucócitos: 17,2 mil/mm^3; plaquetas 250 K/μL; creatinina: 0,6 mg/dL; ureia: 15 mg/dL; Na^+: 130 mEq/L; K^+: 5,9 mEq/L.

De acordo com o apresentado, a suspeita diagnóstica se refere a um caso de HCSR, no qual se verifica um quadro agudo de hiperplasia suprarrenal, configurado por uma crise perdedora de sal, normalmente observada nos pacientes não diagnosticados e tratados a tempo. Nos pacientes com a FPS, a redução significativa da secreção de cortisol e aldosterona leva à contínua perda de sal, que em geral se manifesta clinicamente a partir das 2 primeiras semanas de vida[3,5].

Inicialmente, o quadro clínico caracteriza-se pela falta de ganho ponderal adequado, episódios de vômitos e diarreia, recusa alimentar, desidratação e choque hipovolêmico, além da presença de acidose metabólica, hiponatremia, hiperpotassemia e hipoglicemia[3,5].

Sendo assim, os principais diagnósticos e intervenções de enfermagem relacionados ao caso apresentado estão descritos no Quadro 1[15,16].

O cuidado do enfermeiro pediátrico é focado na assistência à criança e sua família diante das crises agudas, mas também no processo educativo de como obter o adequado manejo sobre a HCSR. Por se tratar de uma doença congênita, os pais precisam receber explicações adequadas e serem respeitados em relação ao tempo para elaborarem o sofrimento pela "perda" da perfeição do filho esperado[17].

Somando-se a isto, cabe ao enfermeiro orientar os pais sobre a suscetibilidade dessas crianças a apresentarem desidratação e crises de perda de sal, o que requer atendimento médico de emergência[17]. Os pais precisam ser orientados sobre a necessidade do cumprimento do tratamento clínico, pois isso pode reduzir complicações imediatas e tardias.

Dessa forma, torna-se necessário que o enfermeiro em instituições pediátricas realize o acompanhamento do caso, na medida em que assistência, orientação, supervisão e fornecimento de apoio são essenciais para um melhor prognóstico da HCSR.

QUADRO 1 Principais diagnósticos e intervenções de enfermagem

Domínio	Classe	Diagnóstico	Definição	Fatores de risco	Intervenções
Nutrição	Metabolismo	Risco de glicemia instável	Vulnerabilidade à variação dos níveis de glicose/açúcar no sangue em relação à variação normal, que pode comprometer a saúde	Condição de saúde física comprometida Conhecimento insuficiente do controle da doença Controle ineficaz de medicamentos Falta de aceitação do diagnóstico	Reconhecer sinais e sintomas de hipoglicemia Monitorar os níveis de glicose sanguínea Monitorar o surgimento de sinais e sintomas de hipoglicemia Administrar glicose IV se indicado Manter acesso IV se apropriado
Nutrição	Hidratação	Risco de desequilíbrio eletrolítico	Vulnerabilidade a mudanças nos níveis de eletrólitos séricos, capaz de comprometer a saúde	Disfunção reguladora endócrina	Monitorar a ocorrência de níveis anormais de eletrólitos séricos Monitorar a resposta do paciente à terapia eletrolítica prescrita Administrar os eletrólitos suplementares prescritos, conforme apropriado
Nutrição	Hidratação	Risco de volume de líquidos deficiente	Vulnerabilidade à diminuição do líquido intravascular, intersticial e/ou intracelular, que pode comprometer a saúde	Desvios que afetam a ingestão de líquidos Fatores que influenciam a necessidade de líquidos	Oferecer líquidos conforme apropriado Manter registro preciso de ingestão e eliminação Investigar as mucosas orais do paciente, a esclerótica e a pele em busca de indicações de desequilíbrios hidroeletrolíticos
Eliminação e troca	Função gastrointestinal	Diarreia	Eliminação de fezes soltas e não formadas	Mais que 3 evacuações de fezes líquidas em 24 horas Ruídos intestinais hiperativos Má absorção	Orientar familiares sobre o registro de cor, volume, frequência e consistência das fezes Observar, regularmente, o turgor da pele Monitorar a pele na área perianal quanto a irritação e formação de úlceras Pesar o paciente com regularidade
Enfrentamento/ tolerância ao estresse	Respostas de enfrentamento	Risco de sentimento de impotência	Vulnerabilidade à experiência vivida de falta de controle sobre uma situação, inclusive uma percepção de que as próprias ações não afetam, de forma significativa, um resultado, e que podem comprometer a saúde	Ansiedade Enfermidade Estigmatização Marginalização social	Encorajar a verbalização de sentimentos, percepções e medos Encorajar a família a expressar verbalmente os sentimentos sobre o familiar doente Encorajar o domínio gradativo da situação

RESUMO

A hiperplasia congênita das suprarrenais (HCSR) representa um grupo de doenças em que há comprometimento crônico da função das suprarrenais. Caracteriza-se por ser uma doença de herança autossômica recessiva que implica bloqueio da síntese de cortisol ocasionado pela deficiência da enzima 21-hidroxilase. Sendo assim, ocorre um aumento da secreção do CRH e do ACTH, que causa hiperplasia da suprerrenal.

Verifica-se também um acúmulo de progesterona e especialmente de 17-alfa-hidroxiprogesterona, que contribui para o aumento da Δ4-androstenediona. Embora seja considerado um esteroide androgênico fraco, é capaz de induzir processo de virilização por sua conversão em testosterona. Além disso, a via mineralocorticoide sofre alteração e observa-se a redução de aldosterona, resultando em uma perda importante de sódio.

Além das alterações metabólicas e talvez anatômicas, a criança e sua família precisam se preparar para a elaboração e o enfrentamento de possíveis conflitos psíquicos relacionados ao diagnóstico e ao adequado manejo da doença.

O papel do enfermeiro pediátrico deve ser não somente a assistência voltada para crises agudas, mas também o acompanhamento do desenvolvimento da criança com HCSR e sua família por meio de um processo educativo, que possa inclusive contribuir para a redução de possíveis complicações.

Dessa forma, verifica-se que a criança com HCSR e sua família requerem um cuidado multidisciplinar, na medida em que as necessidades devem ser assistidas por todos os profissionais de saúde que contribuam para o melhor desenvolvimento biopsicossocial possível.

REFERÊNCIAS BIBLIOGRÁFICAS

1. Speiser PW, White PC. Congenital adrenal hyperplasia. N Engl J Med. 2003;349:776-88.
2. Speiser PW, Azziz R, Baskin LS, Ghizzoni L, Hensle TW, Merke DP, et al. Congenital adrenal hyperplasia due to steroid 21-hydroxylase deficiency: an Endocrine Society clinical practice guideline. J Clin Endocrinol Metab. 2010;95:4133-60.
3. Donohue PA, Parker K, Migeon CJ. Congenital adrenal hyperplasia. In: Scriver CR, Beaudet AL, Sly WS, Valle D. The metabolic and molecular bases of inherited disease. 7. ed. New York: McGraw-Hill; 1995. p.2929.
4. Rivarola MA, Saez JM, Migeon CJ. Studies of androgens in patients with congenital adrenal hyperplasia. J Clin Endocrinol. 1967;27:624-30.
5. Speiser PW. Congenital adrenal hyperplasia owing to 21-hydroxylase deficiency. Endocrinol Metab Clin N Am. 2001;30(1):31-59.
6. Menezes-Filho HC, Dichtchekenian V, Kuperman H, Mann TD, Damiani D, Setian N. Fatores que interferem no crescimento e na altura final de pacientes com hiperplasia congênita das supra-renais por deficiência da 21-hidroxilase. Arq Bras Endocrinol Metabol. 2001;45(6):520-32.

7. Cavallo A, Corn C, Bryan GT, Meyer WJ 3rd. The use of plasma androstenedione in monitoring therapy of patients with congenital adrenal hyperplasia. J Pediatr. 1979;95:33-7.
8. Keenan BS, McNeel R, Barrett GN, Meyer WJ 3rd. Plasma androgens in congenital adrenal hyperplasia: androstenedione concentration as an index of adrenal androgen suppression. J Lab Clin Med. 1979;94:799-808.
9. Findling JW, Engeland WC, Raff H. The use of immunoradiometric assay for the measurement of ACTH in human plasma. Trends Endocrinol Metab. 1990;1(6):283-7.
10. Johannsson G, Bergthorsdottir R, Nilsson AG, Lennemas H, Hedner T, Skrtic S. Improving glucocorticoid replacement therapy using a novel modified-release hydrocortisone tablet: a pharmacokinetic study. Eur J Endocrinol. 2009;161:119-30.
11. Turcu AF, Auchus RJ. Novel treatment strategies in congenital adrenal hyperplasia. Curr Opin Endocrinol Diabetes Obes. 2016;23:225-32.
12. Jones HW, Verkauf BS. Congenital adrenal hyperplasia: age at menarche and related events at puberty. Am J Obstet Gynecol. 1971;109:292-8.
13. Rohayem J, Tüttelmann F, Mallidis C, Nieschlag E, Kliesch S, Zitzmann M. Restoration of fertility by gonadotropin replacement in a man with hypogonadotropic azoospermia and testicular adrenal rest tumors due to untreated simple virilizing congenital adrenal hyperplasia. Eur J Endocrinol. 2014;170(4):11-7.
14. Schirmer A. Homofobia, véu do real [Tese de doutorado]. São Paulo: Pontifícia Universidade Católica; 2016.
15. Diagnósticos de Enfermagem da NANDA: definições e classificações. 2015-2017. 10. ed. Porto Alegre: Artmed; 2015.
16. Bulechek GM, Butcher HK, Dochterman JM. NIC – Classificação das intervenções de enfermagem. 5. ed. Rio de Janeiro: Elsevier; 2010.
17. Hockenberry MJ. A criança com disfunção endócrina. In: Wong – Fundamentos de enfermagem pediátrica. 7. ed. Rio de Janeiro: Elsevier; 2006. p.1077-8.

7

Cistinose nefropática

Luciano Alvarenga dos Santos
Maria Emilia Santiago
Juliana Caires de Oliveira Achili Ferreira
Ricardo Gabriel Teodoro
Maria Helena Vaisbich

TÓPICOS DO CAPÍTULO

- Objetivo
- Introdução
- Etiologia
- Epidemiologia
- Diagnóstico
- Descrição clínica
- Tratamento
- Importância da participação da família
- Caso clínico com intervenção médica
- Caso clínico com intervenção de enfermagem
- Resumo
- Referências bibliográficas

OBJETIVO

A leitura deste capítulo visa fornecer ao leitor um panorama sobre a cistinose nefropática, uma doença crônica, rara, com significativo acometimento renal, além de enfatizar a importância do trabalho da equipe multiprofissional e da adesão ao tratamento por parte da família, atitudes fundamentais para a qualidade de vida dos pacientes.

INTRODUÇÃO

A cistinose foi descrita pela primeira vez na literatura em 1903, pelo bioquímico suíço Emil Abderhalden (1877-1950), como doença familiar de acumulação de cistina[1]. Abderhalden empregou esse termo ao se referir a uma criança inicialmente tratada por Eduard Kaufmann, na Basileia, Suíça (1860-1931)[2]. Esse paciente morreu aos 21 meses, com acumulação maciça de cistina em múltiplos órgãos, o que foi descoberto no exame pós-morte[2]. O patologista holandês George Lignac (1891-1954) foi o primeiro a fornecer uma descrição clara e sistemática da doença em 1924, e o primeiro a associar a cistinose com suas principais manifestações clínicas, como raquitismo, doença renal e retardo de crescimento[3]. Guido Fanconi (1892-1979), pediatra suíço, também contribuiu substancialmente para a compreensão da cistinose, explicando a natureza da perda urinária da substância na doença[4]. Assim, a cistinose também foi reconhecida na literatura como síndrome de Lignac-Fanconi[2]. A cistinose nefropática é uma doença rara, sistêmica, genética, com herança autossômica recessiva, causada pelo acúmulo intracelular de cistina em diversas células do organismo[5,6], com comprometimento de diversos órgãos, com o rim sendo acometido mais precocemente, levando à síndrome de Fanconi*.

ETIOLOGIA

A doença é causada por mutações no gene *CTNS* que codifica a cistinosina, uma proteína de transporte lisossomal responsável pelo transporte da cistina do lisossomo para o citosol das células. Sem ação da cistinosina, ocorre acúmulo intralisossomal de cistina, a qual tem baixa solubilidade e leva à formação de cristais dentro dos lisossomos. Geralmente, os primeiros sinais e sintomas manifestam-se em torno de 6 a 18 meses de idade, mais comumente com deficiência de crescimento e de ganho de peso, episódios de febre, desidratação e polidipsia; na primeira década de vida, é frequente o aparecimento de hipotireoidismo e o acometimento ocular com fotofobia. Ainda na primeira

* Síndrome de Fanconi é uma tubulopatia proximal complexa caracterizada por alterações no transporte e na reabsorção de glicose, aminoácidos, fosfato e bicarbonato, mesmo na presença de função renal preservada. Em alguns pacientes, ainda cursa com proteinúria, perda urinária inadequada de sódio e potássio, diminuição na capacidade de concentração e acidose metabólica.

década da vida, pode evoluir para doença renal crônica terminal (DRCT), se não diagnosticada e tratada precocemente, incluindo a terapêutica específica. Outros órgãos e sistemas são acometidos mais tardiamente, em geral a partir da segunda década de vida, como pâncreas, musculatura esquelética, fígado e sistema nervoso central, entre outros[7].

EPIDEMIOLOGIA

Os dados de prevalência da cistinose ao nascimento são relatados apenas em poucas populações[2]. A incidência geral relatada na França[8], na Austrália[9], na Alemanha[10], na Dinamarca[11] e na Suécia[12] foram 1:167.000, 1:192.000, 1:179.000, 1:115.000 e 1:260.000 nascidos vivos, respectivamente. Maiores incidências são observadas em populações selecionadas com mutações detectadas, como na província de Bretanha, França (1:26.000 nascidos vivos)[13] ou em Saguenay-Lac-St Jean, Quebec, Canadá (1:62.500 nascidos vivos)[14]. A maior taxa de frequência de nascimento já relatada foi no grupo étnico paquistanês que vivia no West Midlands, Reino Unido (1:3.600)[15]. Como a cistinose é uma doença autossômica recessiva, espera-se que sua incidência seja afetada pela extensão da consanguinidade na comunidade[2]. Dados estatísticos precisos sobre a incidência de cistinose em regiões de alta consanguinidade, como Oriente Médio e África do Norte, ainda não foram relatados[2]. Contudo, a cistinose foi comumente detectada entre uma coorte grande de diferentes distúrbios de armazenamento lisossômico, diagnosticado durante um período de 6 anos no Egito [29/211 pacientes (13,7%)][16].

Em um estudo promovido pela Unidade de Nefrologia do Instituto da Criança e do Adolescente do Hospital das Clínicas da Faculdade de Medicina da Universidade de São Paulo (ICr-HCFMUSP), iniciado em 1998, foram identificados 102 pacientes com cistinose no Brasil, sendo acompanhada a evolução de 46 dessas crianças do ICr-HCFMUSP, 15 do Hospital Pequeno Príncipe no Paraná, 12 da Unicamp em São Paulo, 10 da Unidade de Transplante do HCFMUSP, 3 da Santa Casa de Misericórdia de São Paulo e os demais, acompanhados nos consultórios de seus respectivos médicos em diferentes serviços de nefrologia no Brasil. Entre os 102 pacientes identificados, 23 (22,5%) apresentavam função renal normal, 19 (18,6%) estavam em tratamento conservador da insuficiência renal crônica, 26 em tratamento dialítico (18 em diálise peritoneal e 8 em hemodiálise) e 34 tinham recebido um transplante de rim.

Como país em desenvolvimento, o Brasil tem dificuldades no atendimento e na divulgação de dados estatísticos dos casos de doenças raras como a cistinose, porque o diagnóstico na maioria dos casos é feito tardiamente, há falta de acesso a recursos laboratoriais, falta de divulgação da doença e falta de registros, principalmente para doenças raras.

DIAGNÓSTICO

O diagnóstico pode ser estabelecido pela observação de cristais de cistina na córnea ou na conjuntiva (Figuras 1 e 2), na medula óssea (mielograma) ou no rim (biópsia renal). Também pode ser feita a medida do conteúdo de cistina em leucócitos ou granulócitos[17,18]. Estes métodos não são apenas diagnósticos, mas também são úteis para a monitoração do tratamento específico.

DESCRIÇÃO CLÍNICA

Três formas clínicas de cistinose podem ser distinguidas, dependendo da idade de apresentação e da gravidade da doença renal.

A forma nefropática infantil é a mais frequente (95%) e o tipo mais grave de cistinose. A forma renal consiste em síndrome de Fanconi renal e, consecu-

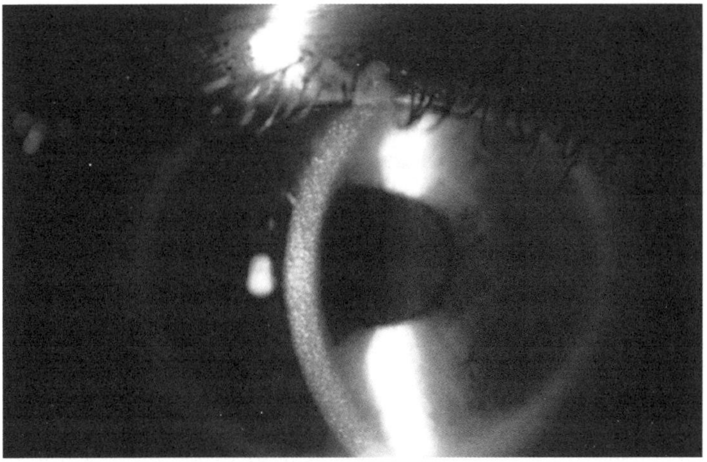

FIGURA 1 Lâmpada de fenda dos cristais de cistina da córnea. Os cristais de cistina aparecem como cristais em forma de agulha e são altamente reflexivos dentro da córnea (fotografia original fornecida pelo Dr. A. Labbé).

Fonte: Tsilou et al., 2007, p.97-105[19]. (Veja imagem colorida no encarte.)

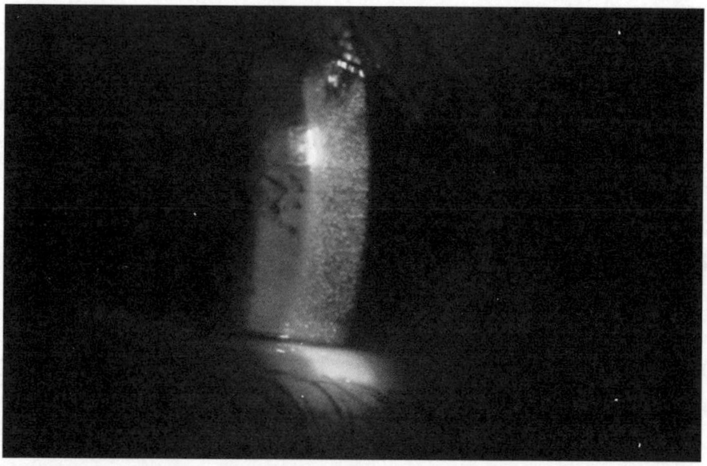

FIGURA 2 Cristais de cistina da córnea. Exame de lâmpada de fenda da córnea. Depósitos de cistina (cortesia de Prof. Dr. Akmal Rizk, Dr. Mohamed Gamal e Prof. Dr. Neveen Soliman).

Fonte: Tsilou et al., 2006, p.1002-9[20]. (Veja imagem colorida no encarte.)

tivamente, perda progressiva de função glomerular evoluindo para insuficiência renal em fase final[21-23]. Em geral, entre 6 e 12 meses de vida, a disfunção seletiva do tubo contorcido proximal desenvolve-se na síndrome de Fanconi renal, caracterizada por perda urinária excessiva de aminoácidos, sódio, potássio, bicarbonato, magnésio, carnitina, cálcio, fosfato, glicose e proteína de baixo e médio peso molecular intermediário[24,25]. Lactentes com dificuldade de desenvolvimento, associada ao quadro de poliúria, polidipsia, episódios de desidratação grave e desequilíbrio eletrolítico, vômitos, constipação e, às vezes, raquitismo (Figura 3) resistente à vitamina D devem chamar a atenção do clínico para o diagnóstico de síndrome de Fanconi[26,27].

A proteinúria glomerular está presente a partir de idades precoces e é caracterizada por perdas urinárias excessivas de albumina[28]. Geralmente, os níveis séricos de creatinina permanecem dentro dos limites normais até os 5 anos de idade e raramente excedem 1 mg/dL abaixo dessa idade e, se o paciente não for tratado ou se o tratamento começar tarde, a DRCT se desenvolve até o final da primeira década de vida[29,30].

Um pequeno grupo de pacientes com cistinose (5%) é diagnosticado no final da infância ou adolescência, casos denominados cistinose juvenil, ou seja, cistinose de início tardio[31]. Estes pacientes possuem um variado espectro de apresentações sintomáticas, que vão desde proteinúria isolada assintomática até síndrome de

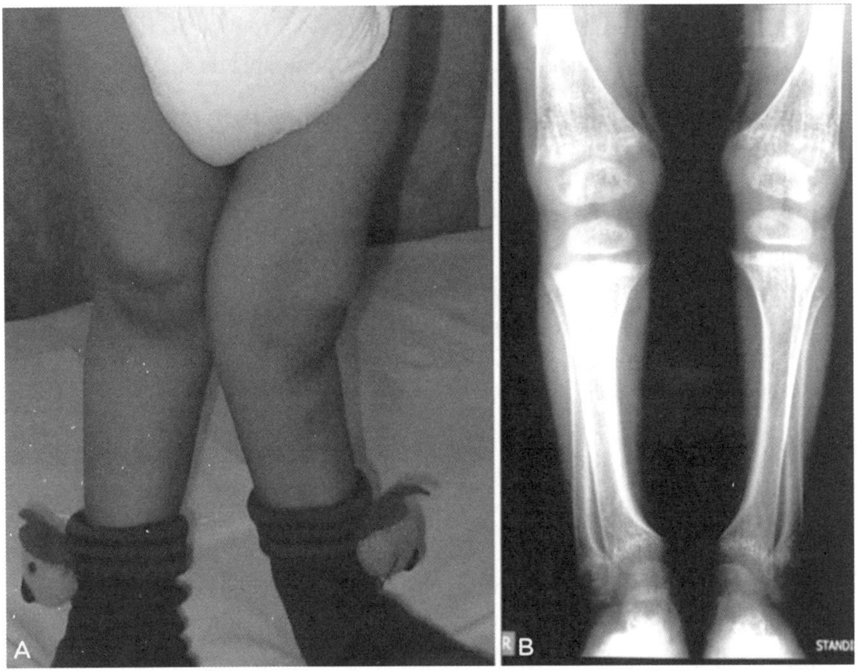

FIGURA 3 A: Criança com cistinose apresentando deformidades ósseas raquíticas evidentes. B: Doença óssea raquítica ativa em radiografia.

Fonte: Elmonem et al., 2016[2].

Fanconi renal leve, e geralmente não desenvolvem retardo de crescimento notável. Em geral, há uma taxa de progressão para doença renal terminal mais lenta[31].

No adulto, a forma ocular não nefropática da cistinose é caracterizada apenas pela fotofobia decorrente do acúmulo de cistina na córnea, mas raramente se apresenta antes dessa idade. O acúmulo de cistina da córnea com formação de cristais é o primeiro achado extrarrenal que afeta todos os pacientes com cistinose, e isso leva a fotofobia e blefaroespasmo entre a infância e o início da adolescência[32].

TRATAMENTO

O tratamento dos pacientes cistinóticos é dividido em paliativo e terapêutico:

- Tratamento paliativo: correção dos distúrbios causados pela síndrome de Fanconi, com reposição das substâncias perdidas na urina, tratamento dos acometimentos extrarrenais (p. ex., reposição de hormônio tireoidiano nos casos de hipotireoidismo) e terapia de substituição renal, quando indicada.

- Tratamento terapêutico: administração oral de bitartarato de cisteamina de liberação rápida (Cystagon®, Millan Pharmaceuticals) ou cisteamina de liberação lenta (Procysbi®, Horizon Pharmaceuticals), que age na depleção de cistina intralisossomal, com dose ajustada de acordo com o peso e a medida da cistina intracelular, em leucócitos ou granulócitos. Para crianças que apresentam cristais de cistina na córnea e fotofobia, é indicado o tratamento com solução oftalmológica de cisteamina a 0,5%, a qual deve ser administrada a cada hora enquanto o paciente estiver acordado[33].

Em ambos, é imprescindível a participação da equipe multiprofissional no tratamento, sendo ideal o atendimento dos pacientes por nutricionista, assistente social, psicólogo, médico, enfermeiro e pela equipe de cuidados paliativos.

O enfermeiro pode atuar na realização de medidas antropométricas, mensuração de sinais vitais, verificação da situação vacinal, orientação quanto aos medicamentos de uso diário, acompanhamento da adesão da família, identificação do grau de compreensão dos pais acerca da doença e seu tratamento, conhecimento do grau de entendimento da própria criança quanto à doença e aplicação de questionários de qualidade de vida aos pacientes e responsáveis.

A transição dos pacientes para a equipe de cuidadores adultos requer atenção especial para enfrentar todos os desafios apresentados por pacientes adultos com cistinose.

Ademais, no Brasil, a evolução do paciente cistinótico não é seguida adequadamente, pela impossibilidade de receberem a droga regularmente e pela inexistência de um protocolo de acompanhamento para monitorar esses problemas em potencial.

Adesão ao tratamento

A adesão ao tratamento é fundamental para os pacientes portadores de cistinose. A gama de medicações a ser administrada diariamente e a idade dos pacientes são fatores dificultadores, que devem ser trabalhados, acompanhados de perto e avaliados em todas as consultas.

O nível de compreensão dos familiares e/ou responsáveis também deve ser considerado nas orientações referentes à prescrição médica, sendo interessante recorrer a recursos que auxiliem no entendimento de cada medicamento a ser administrado, como o esquema de cores de seringas previamente marcadas com dose certa e frascos correspondentes, tabelas para serem fixadas em locais de fácil visualização dos responsáveis, alarmes programados, entre outros.

Outra estratégia que pode ser incorporada é a realização de gastrostomia nos pacientes que apresentam maior grau de dificuldade de aceitação das medicações e alimentação. Nossa experiência tem mostrado resultados extremamente significativos nos pacientes submetidos ao procedimento, como melhora importante do ganho ponderoestatural e exames laboratoriais.

Transplante renal

O transplante renal é o tratamento de escolha da DRCT em cistinose, pois a doença tubular proximal não se repete no rim transplantado, embora os rins nativos ainda possam causar síndrome de Fanconi se ainda tiverem função renal residual.

Biópsias mostraram que os cristais de cistina podem ser depositados dentro do tecido intersticial e dentro dos glomérulos do rim transplantado, sem manifestação clínica ou biológica[34].

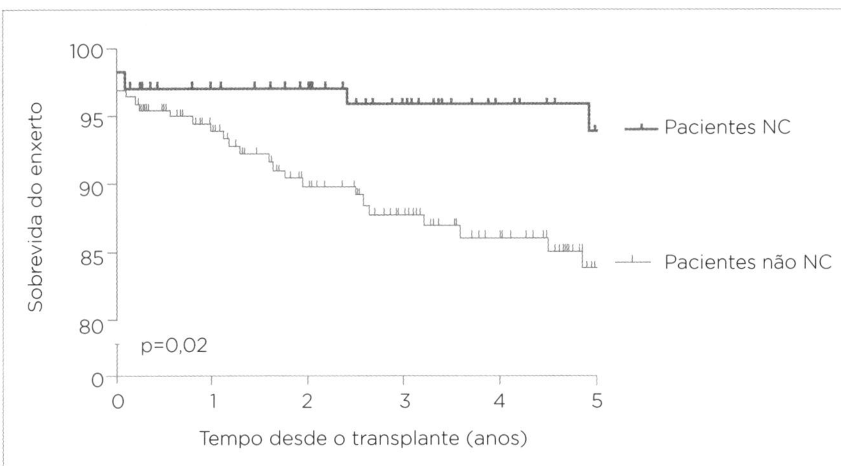

FIGURA 4 Sobrevida superior do enxerto renal de 5 anos em pacientes com cistinose (NC) em comparação com pacientes com doença renal em estágio final por outras causas (não NC). Fonte: adaptada de Van Stralen et al.[35] com permissão.

No geral, os resultados do transplante renal em pacientes com cistinose são melhores que em outros pacientes submetidos a transplante (Figura 4)[35,36]. Todavia, o transplante renal não corrige o defeito do metabolismo em outros tecidos, e a cistina continua a se acumular, causando danos aos órgãos[37].

IMPORTÂNCIA DA PARTICIPAÇÃO DA FAMÍLIA

Entende-se que o sucesso do tratamento e a consequente melhor qualidade de vida das crianças portadoras de cistinose dependem diretamente da adesão da família ao tratamento, cuja participação deve ir além da administração correta das medicações.

A família precisa estar ciente, desde o diagnóstico, do desenvolvimento da doença, das possíveis complicações e de sua importância em todo o processo. Para tanto, deve ser assistida junto com a criança, e o enfermeiro deve trabalhar os diagnósticos de enfermagem aplicáveis que direcionem ações em prol da manutenção do tratamento adequado e da melhor qualidade de vida.

CASO CLÍNICO COM INTERVENÇÃO MÉDICA

Adolescente de 15 anos, caucasiano, sexo masculino, recorreu à urgência hospitalar por epistaxe abundante. Não apresentava história familiar relevante. Dos antecedentes pessoais, destacava-se má evolução estatural desde os 8 anos de idade e emagrecimento nos últimos 2 anos. Há vários anos, apresentava fotofobia, a qual não havia sido valorizada. Nos últimos meses, referia cefaleia, cansaço fácil, vômitos frequentes e cãibras nos membros inferiores. Negava outra sintomatologia.

Ao exame, destacava-se peso no P10-15 e estatura abaixo do P5. Apresentava palidez mucocutânea acentuada, taquicardia, hipertensão arterial (pressão arterial: 170/130 mmHg – superior ao P95 para idade, sexo e estatura) e sopro sistólico audível em todo precórdio, grau III/VI. Laboratorialmente, identificou-se anemia normocítica normocrômica grave (hemoglobina: 4,3 g/dL), retenção azotada (creatinina: 14,1 mg/dL, TFG [fórmula de Schwartz]: 7,6 mL/min/1,73 m^2 e ureia: 277 mg/dL), acidose metabólica (pH: 7,36, HCO_3^-: 17,9 mmol/L), hiperpotassemia (K^+: 6 mmol/L), hipocalcemia, hiperfosfatemia e glicosúria (com normoglicemia). Dos exames laboratoriais restantes, destacou-se hipotireoidismo (TSH: 44,8 uU/mL; T4 livre: 0,85 ng/dL).

A ecografia renal e vesical revelou rins atróficos e hiperecogênicos, sem diferenciação corticomedular e bexiga sem alterações. Diante do quadro de DRCT e fotofobia, admitiu-se o diagnóstico de cistinose nefropática.

O exame oftalmológico com lâmpada de fenda permitiu observar cristais de cistina na córnea (ver Figura 1). O diagnóstico de cistinose foi confirmado por níveis elevados de cistina intraleucocitária (3 nmol de meia cistina/mg proteína, valor de referência < 0,2). O estudo genético evidenciou mutação homozigótica do gene *CTNS* (p.Ile67_Pro73del).

Na admissão hospitalar, foi instituída terapêutica conservadora para a DRCT, tendo iniciado diálise peritoneal automatizada 2 semanas depois. Concomitantemente, foi instituída a terapêutica do hipotireoidismo. Após a confirmação do diagnóstico de cistinose, foi iniciado tratamento com bitartarato de cisteamina e aplicação ocular de colírio de cisteamina. O paciente foi submetido a transplante renal (TR), de doador falecido, 2 meses após a admissão. Após 12 meses do TR, manteve enxerto com boa função, em vigilância clínica e laboratorial para detecção e controle de outras manifestações clínicas que pudessem surgir relacionadas com a doença de base.

Como visto no caso mencionado, é muito importante o conhecimento do enfermeiro na avaliação renal, pois envolve determinar quão bem os rins realizam suas funções.

- História: na queixa principal, atentar para todos os sinais e sintomas, tratamentos e respostas aos tratamentos, além de história clínica, familiar e medicamentosa.
- Exame físico: pele (turgor, temperatura, ressecamento, arranhaduras, lesões); mucosas; presença de edemas e ascite; frequência respiratória, sons respiratórios; pressão arterial; frequência cardíaca, ritmo, sons; alterações comportamentais, estado mental; parestesias, dormência, fraqueza, tremores dos membros[33].

CASO CLÍNICO COM INTERVENÇÃO DE ENFERMAGEM

Histórico de enfermagem

V.M.R.V., 7 anos e 2 meses, sexo masculino, cor branca, brasileiro, natural do município de Guarulhos, ensino fundamental incompleto, reside com os pais, em casa de alvenaria, rua asfaltada, sem animal de estimação. Nega alergia, padrão de sono de 10 horas/dia, sem dificuldade para dormir, aceitação da alimentação ruim, eliminação vesical espontânea, várias vezes durante o dia, eliminação intestinal apresentando fezes pastosas com frequência de 2 vezes/dia. É reservado. Segundo relato da mãe, aos 8 meses iniciou episódios de vômitos recorrentes e desidratação, sendo realizado atendimento em outro serviço, a princípio com diagnóstico de virose com persistência do quadro e agravamento da desidratação, não responsiva à hidratação. Na história familiar, consta óbito de dois irmãos, um com diagnóstico provável e uma irmã com diagnóstico comprovado de cistinose nefropática. Optou-se, então, pela internação para investigação, sendo encaminhado à equipe da Nefrologia do ICr-HCFMUSP. Foi diagnosticado com cistinose nefropática com 1 ano e 2 meses de idade, quando apresentava quadro de poliúria, polidipsia e desidratação. Evoluiu até 6 anos e 7 meses em tratamento conservador, quando foi diagnosticado com doença renal crônica estágio V (Cl Cr = 12,65 mL/min) em decorrência de cistinose nefropática. Tem como outros antecedentes: déficit de crescimento, anemia secundária à DRC resolvida (em uso de eritropoetina), hipotireoidismo primário (em uso de levotiroxina). É acompanhado no ambulatório de endocrinologia e, em razão do baixo ganho ponderal, foi realizada gastrostomia (GTM); investigou-se disfagia e outras doenças em virtude da baixa aceitação alimentar, todas sem alterações. Em virtude da piora da função renal, com considerável aumento da ureia, foi introduzida terapia dialítica e implantação de cateter de Tenckhoff, e atualmente encontra-se em programa de diálise peritoneal intermitente, aguardando as condições domiciliares necessárias para realização de diálise peritoneal automatizada contínua domiciliar e em acompanhamento pré-transplante renal.

Exame físico

Peso: 11,3 kg; altura: 91 cm; temperatura: 35,9°C; FC: 86 bpm; pressão arterial: 87 × 67 mmHg; neurológico: hipoativo; tônus: normal; pele: hipocorada; olhos: fotossensibilidade; pupilas: isocóricas; orelhas: sem alteração; boca: sem alteração; pescoço: sem alteração; tórax: simétrico; expansibilidade bilateral, eupneico, normocárdico, MV positivo bilateral; abdome: globoso, flácido, som timpânico, GTM em flanco esquerdo, cateter de Tenckhoff em flanco direito; dorso: sem alterações; região genitoanal: sem alterações; extremidades: pulso MMII positivo, MMSS positivo, perfusão periférica boa, igual a 2 segundos.

TABELA 1 Planejamento da assistência de enfermagem

Diagnóstico	Fatores relacionados	Intervenção
Ansiedade	- Episódios de vômitos - Ato de ingerir alimentos sólidos	Estimular e monitorar a aceitação da dieta e mastigação, proporcionando o equilíbrio entre a nutrição e as necessidades corporais
Risco de infecção	- Procedimentos invasivos - Doença crônica - Pele rompida - Desnutrição	Trocar curativo em GTM 1 vez/dia após o banho: antissepsia com SF 0,9%, ocluir com gaze e fita microporosa ou hipoalergênica, anotar características do óstio Realizar troca de curativo em óstio de cateter de Tenckhoff após o banho: antissepsia com clorexidina 0,5%, cobrir com gaze e fita microporosa ou hipoalergênica Manter extensão do cateter imobilizado, anotar aspectos do óstio
Risco de aspiração	- Administração de medicamentos e dietas por sonda - Deglutição prejudicada	Checar posicionamento de GTM antes da infusão de dieta e medicações Lavar GTM antes e após cada dieta e medicação
Risco de perfusão ineficaz	- Cistinose - Doença renal - Insuficiência renal	Observar, comunicar e anotar alterações de sinais vitais, de comportamento e de nível de consciência
Eliminação urinária prejudicada	- Volume e frequência das eliminações aumentados	Observar aspecto das eliminações e quantificar volume Mensurar densidade urinária
Nutrição desequilibrada/ inferior às necessidades corporais	- Aversão ao ato de comer - Perda de peso - Capacidade prejudicada de ingerir os alimentos	Observar, comunicar e anotar náuseas, vômitos, dor e distensão abdominal Estimular a ingestão de nutrientes, conforme prescrição médica
Risco de tensão do papel do cuidador	- Curso imprevisível da doença	Oferecer apoio e orientações necessárias quanto aos cuidados Orientar a solicitar ajuda Monitorar surgimento de estresse e problemas de interação familiar
Risco de desequilíbrio eletrolítico	- Desequilíbrio hídrico - Disfunção renal - Vômitos	Atentar para reposição hídrica conforme prescrição médica, estimulando e monitorando sua ingestão
Conforto alterado	- Fotossensibilidade ocular pela presença de cristais de cistina	Proporcionar ambiente de luz moderada Estimular o uso de óculos de proteção à luminosidade

RESUMO

A cistinose é uma doença "pediátrica" com um espectro que se estende à idade adulta. A valorização precoce de sintomas/sinais, como atraso de crescimento, síndrome de Fanconi e fotofobia, devem alertar para esta doença sistêmica e grave, cujo diagnóstico precoce e terapêutica correta podem alterar significativamente o prognóstico.

Após a instituição da terapia de substituição renal, houve um aumento de sobrevida que proporcionou o conhecimento de que outros órgãos podem ser acometidos após a infância, como o pâncreas, com a consequente ocorrência de diabetes melito, além da musculatura lisa e orofaríngea, dificultando o processo de deglutição, o fígado, com insuficiência hepática, o sistema nervoso central, com atrofia cerebral progressiva mais frequente na idade adulta, entre outros.

A família precisa estar ciente, desde o diagnóstico, do desenvolvimento da doença, das possíveis complicações e de sua importância em todo o processo, sendo imprescindível o trabalho da equipe multidisciplinar para que o cuidado centrado na criança e na família aconteça de maneira segura e com qualidade, com adesão adequada.

REFERÊNCIAS BIBLIOGRÁFICAS

1. Abderhalden E. Familiare cystindiathese. Z Physiol Chem. 1903;38:557-61.
2. Elmonem MA, Veys KR, Soliman NA, van Dyck M, van den Heuvel L, Levtchenko E. Cystinosis: a review. Orphanet J Rare Dis. 2016;11:47.
3. Lignac GOE. Uber storung des cystinstoffwechsels bei kindern. Deutsch Arch Klin Med. 1924;145:139-50.
4. Fanconi G. Die nicht diabetischen glykosurien und hyperglykaemien des aelteren kindes. Jb Kinderheilk. 1931;133:257-300.
5. Schneider JA, Rosembloom FM, Bradley KH. Increased free-cystine content of fibroblasts cultured from patients with cystinosis. Biochem Biophys Res Commun. 1967;29:527.
6. Gahl WA, Tietze F, Bashan W. Defective cystine exodus from isolated lysossome-rich fractions of cystinotic leukocytes. J Biol Chem. 1982;257:9570.
7. Theodoropoulos DS, Krasnewich D, Kaiser-Kupfer MI, Gahl WA. Classic nephropathic cystinosis as an adult disease. JAMA. 1993;270:2200-4.
8. Cochat P, Cordier B, Lacote C, Said M-H. Cystinosis: epidemiology in France. In: Broyer M, editor. Cystinosis. Paris: Elsevier; 1999. p. 28-35.
9. Meikle PJ, Hopwood JJ, Clague AE, Carey WF. Prevalence of lysosomal storage disorders. JAMA. 1999;281:249-54.
10. Manz F, Gretz N. Cystinosis in the Federal Republic of Germany. J Inherit Metab Dis. 1985;8:2-4.
11. Ebbesen F, Mygind KI, Holck F. Infantile nephropathic cystinosis in Denmark. Danish Med Bull. 1976;23:216-22.
12. Hult M, Darin N, von Döbeln U, Månsson JE. Epidemiology of lysosomal storage diseases in Sweden. Acta Paediatr. 2014;103:1258-63.

13. Bois E, Feingold J, Frenay P, Briard ML. Infantile cystinosis in France: genetics, incidence, geographic distribution. J Med Genet. 1976;13:434-8.
14. Braekeleer M. Hereditary disorders in Saguenay-Lac-St-Jean (Quebec, Canada). Hum Hered. 1991;41:141-6.
15. Hutchesson AC, Bundey S, Preece MA, Hall SK, Green A. A comparison of disease and gene frequencies of inborn errors of metabolism among different ethnic groups in the West Midlands. UK J Med Genet. 1998;35:366-70.
16. Elmonem MA, Mahmoud IG, Mehaney DA, Sharaf SA, Hassan SA, Orabi A, et al. Lysosomal storage disorders in Egyptian children. Ind J Pediatr. 2016;83(8):805-13.
17. Brunn DD, Vaisbich MH, Sá LC, Koch VH. Cistinose nefropática. Pediatria (São Paulo). 2002;24(1/2):65-8.
18. Gertsman I, Johnson WS, Nishikawa C, Gangoiti JA, Holmes B, Barshop BA. Diagnosis and monitoring of cystinosis using immunomagnetically purified granulocytes. Clin Chem. 2016; 62(5):766-72.
19. Tsilou E, Zhou M, Gahl W, Sieving P, Chan C-C. Ophthalmic manifestations and histopathology of infantile nephropathic cystinosis: report of a case and review of the literature. Surv Ophthalmol. 2007;52:97-105.
20. Tsilou ET, Rubin BI, Reed G, Caruso RS, Iwata F, Balog J, et al. Nephropathic cystinosis: posterior segment manifestations and effects of cysteamine therapy. Ophtalmology. 2006;113:1002-9.
21. Nesterova G, Gahl WA. Cystinosis: the evolution of a treatable disease. Pediatr Nephrol. 2013;28:51-9.
22. Schnaper HW, Cottel J, Merrill S, Marcusson E, Kissane JM, Schackelford GD, et al. Early occurrence of end-stage renal disease in a patient with infantile cystinosis. J Pediatr. 1992;120:575-8.
23. Long WS, Seashore MR, Siegel NJ, Bia MJ. Idiopathic Fanconi syndrome with progressive renal failure: a case report and discussion. Yale J Biol Med. 1990;63:15-28.
24. Brodehl J, Hagge W, Gellisen K. Changes in kidney function in cystinosis. I. Inulin, PAH and electrolyte clearance in various stages of the disease. Ann Paediatr. 1965;205:131-54.
25. Roth KS, Foreman JW, Segal S. The Fanconi syndrome and mechanisms of tubular transport dysfunction. Kidney Int. 1981;20:705-16.
26. O'Regan S, Mongeau JG, Robitaille P. A patient with cystinosis presenting with the features of Bartter syndrome. Acta Paediatr Belg. 1980;33:51-2.
27. Ozkan B, Cayir A, Kosan C, Alp H. Cystinosis presenting with findings of barter syndrome. J Clin Res Pediatr Endocrinol. 2011;3:101-4.
28. Wilmer MJ, Christensen EI, van den Heuvel LP, Monnens LA, Levtchenko EN. Urinary protein excretion pattern and renal expression of megalin and cubilin in nephropathic cystinosis. Am J Kidney Dis. 2008;51:893-903.
29. Brodin Sartorius A, Tete MJ, Niaudet P, Antignac C, Guest G, Ottolenghi C, et al. Cysteamine therapy delays the progression of nephropathic cystinosis in late adolescents and adults. Kidney Int. 2012;81:179-89.
30. Middleton R, Bradbury M, Webb N, O'Donoghue D, van't Hoff W. Cystinosis. A clinicopathological conference. "From toddlers to twenties and beyond" Adult-Paediatric Nephrology Interface Meeting, Manchester 2001. Nephrol Dial Transplant. 2003;18:2492-5.
31. Servais A, Morinière V, Grünfeld JP, Noël LH, Goujon JM, Chadefaux-Vekemans B, et al. Late-onset nephropathic cystinosis: clinical presentation, outcome, and genotyping. Clin J Am Soc Nephrol. 2008;3:27-35.

32. Gahl WA, Thoene JG, Schneider JA. Cystinosis. N Engl J Med. 2002;347:111-21.
33. Vaisbich MH, Sa LCF, Brunn DD, Koch VH. Cistinose nefropática: diferentes apresentações clínicas. Pediatria (São Paulo). 2002;24(1):65-8.
34. Spear GS, Gubler MC, Habib R, Broyer M. Renal allografts in cystinosis and mesangial demography. Clin Nephrol. 1989;32:256-61.
35. Van Stralen KJ, Emma F, Jager KJ, Verrina E, Schaefer F, Laube GF, et al. Improvement in the renal prognosis in nephropathic cystinosis. Clin J Am Soc Nephrol. 2011;6:2485-91.
36. Ehrich JH, Brodehl J, Byrd DI, Hossfeld S, Hoyer PF, Leipert KP, et al. Renal transplantation in 22 children with nephropathic cystinosis. Pediatr Nephrol. 1991;5:708-14.
37. Robert JJ, Tête MJ, Guest G, Gagnadoux MF, Niaudet P, Broyer M. Diabetes mellitus in patients with infantile cystinosis after renal transplantation. Pediatr Nephrol. 1999;13(6): 524-9.
38. Vaisbich MH, Bydlowski SP, Koch VH, Sa LCF, Magnanelli AC. Dados preliminares do estudo multicêntrico brasileiro de cistinose nefropática. Arch Latinoam Nefrol Pediatr. 2002;2(3):130-6.

8

Assistência de enfermagem à criança e ao adolescente no transplante de células-tronco hematopoéticas nas doenças neoplásicas

Vicente Odone Filho
Débora Cristina de Azevedo Rodrigues
Olga Kinuko Matsumoto Sunakozawa

TÓPICOS DO CAPÍTULO

OBJETIVO

Ao final deste capítulo, o leitor poderá identificar os tipos de transplante de células-tronco hematopoéticas (TCTH), bem como principais indicações, quadro clínico, tratamento e prognóstico, assim como entender o processo de enfermagem no cuidado ao paciente transplantado autólogo e alogênico para assistir de forma segura esta clientela.

INTRODUÇÃO

Na infância e na adolescência, as neoplasias malignas (câncer) são doenças raras, cuja ocorrência varia de 1 a 4%, e causam um grande impacto social e econômico. Segundo o Instituto Nacional de Câncer (Inca), as neoplasias infantojuvenis hoje representam 7% das causas de morte na infância e na adolescência, na idade de 1 a 19 anos em todas as regiões brasileiras[1]. É a segunda causa de mortalidade entre pré-escolares e adolescentes, superada apenas pelas mortes que têm a violência como denominador comum. Existe uma estimativa de ocorrência de aproximadamente 12.600 novos casos de câncer em crianças e adolescentes no Brasil por ano em 2016. A região Sudeste responde por cerca de 6.050 casos novos; no Nordeste, por 2.750, seguidas pelas regiões Sul, com 1.320, Centro-Oeste, com 1.270 e Norte, com 1.210 casos[1].

As neoplasias malignas mais comuns na infância e na adolescência, segundo a literatura, são: 25 a 35% de leucemias[2]; 25% de tumores do sistema nervoso central[3]; 10 a 15% de linfomas[4]; 7,8% de neuroblastomas[5]; 5 a 10% de tumores de Wilms[6]; 5% de osteossarcomas[7]; 5% de sarcomas[8]; 2 a 4% de retinoblastomas[9]; 3% de tumores de células germinativas[10]. A distribuição de casos em nosso país, conforme dados extrapolados dos registros de câncer de base populacional Campinas e Goiânia, são similares (Figura 1).

Em muitos casos, pacientes pediátricos e adolescentes que apresentavam câncer com grande risco de recidiva e tratamentos de eficácia limitada, além de tumores refratários a outros tratamentos, tiveram, com a introdução dos TCTH, a esperança de prolongar a sobrevida e ter potencial de cura[11-14]. Conforme

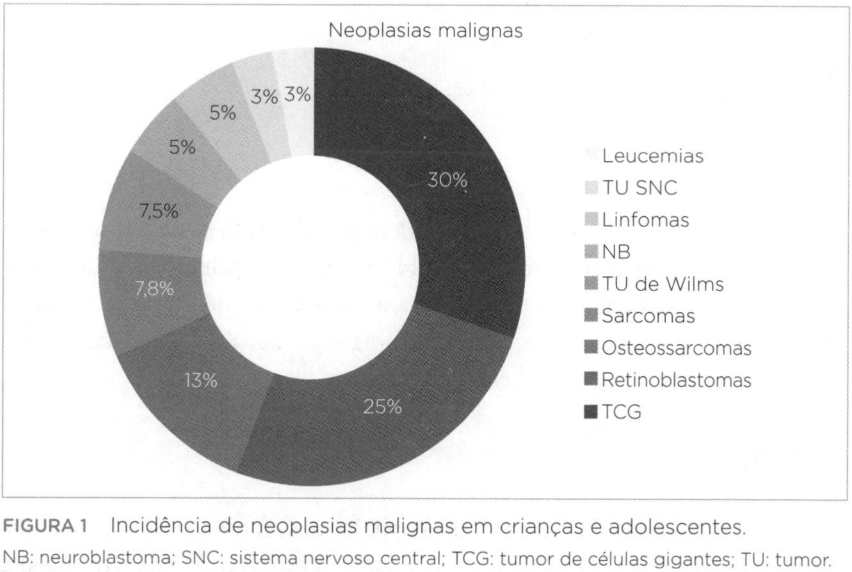

FIGURA 1 Incidência de neoplasias malignas em crianças e adolescentes.
NB: neuroblastoma; SNC: sistema nervoso central; TCG: tumor de células gigantes; TU: tumor.

experiência no Instituto da Criança e do Adolescente, foram realizados, nos anos de 2014, 2015 e 2016, um total de 48 transplantes autólogos e 62 transplantes alogênicos.

Sabe-se que as células-tronco (*stem cells*) são células com grande capacidade de proliferação e diferenciação. São obtidas de várias fontes, como a medula óssea, o sangue periférico, o sangue de cordão umbilical e o placentário[15-17].

O TCTH é um tratamento potencial para doenças onco-hematológicas, hematológicas e congênitas. Consiste na infusão intravenosa de células-tronco hematopoéticas saudáveis do doador, para substituição da medula óssea com células anormais do receptor. Os transplantes autólogos não são úteis para moléstias que mantêm primariamente a medula óssea.

A indicação de TCTH vem aumentando, visto que há novas formas de obtenção de células-tronco hematopoéticas (sangue de cordão umbilical e placenta), além da obtenção do próprio paciente ou do doador histocompatível. É um tratamento complexo e dispendioso[11-13,18].

No Brasil, o Registro Nacional de Doadores Voluntários de Medula Óssea (Redome) é o órgão responsável pelo registro dos doadores. Ele é o terceiro maior banco de doadores de medula do mundo. Existe também a rede de bancos de sangue de cordão umbilical e placenta, chamado de Rede BrasilCord, com 13 bancos públicos de doação de sangue de cordão umbilical e placenta[15,19-21].

TIPOS DE TRANSPLANTE

O TCTH está dividido em três tipos: autólogo ou autogênico, singênico ou singeneico e alogênico ou alogeneico.

Autólogo

Reinfusão de células-tronco obtidas do próprio paciente, coletadas do sangue periférico, da medula óssea, do cordão umbilical e da placenta.

Para o preparo do paciente, é necessária a administração de quimioterápicos mieloablativos, e a finalidade é erradicar a doença residual[15,22-24].

Singênico

Infusão de células-tronco obtidas de um doador irmão gêmeo idêntico do paciente, após a coleta de sangue periférico, da medula óssea ou do cordão umbilical e placenta[15,21-23]. À vantagem potencial de igualdade imunológica contrapõe-se a desvantagem de reações imunológicas que afetam células neoplásicas remanescentes.

Alogênico

Infusão de células-tronco obtidas de um doador com compatibilidade dos antígenos leucocitários humanos, após a coleta de sangue periférico, da medula óssea ou do cordão umbilical e da placenta. O transplante alogênico pode ser aparentado, quando é de um membro da família do paciente (preferencialmente irmãos), ou não aparentado, quando é proveniente do banco de doadores de medula óssea e cordão umbilical e placenta[15,22-24].

O paciente submetido a TCTH passa por algumas fases, descritas a seguir.

FASES DO TRANSPLANTE DE CÉLULAS-TRONCO HEMATOPOÉTICAS[15,22]

Para que o paciente seja submetido ao transplante autólogo ou alogênico, deverá preencher alguns critérios predeterminados: avaliação médica e da equipe multiprofissional; inexistência de doença viral ativa ou doença na medula óssea; disposição para participação; condição clínica e socioeconômica favoráveis; compatibilidade do doador[15,22,25].

Quais pacientes são candidatos ao TCTH? Existem critérios indispensáveis a serem preenchidos antes do transplante e que serão abordados a seguir.

Paciente candidato ao TCTH

O paciente deve preencher os critérios de indicação ao TCTH adotados pela equipe médica da instituição, fundamentados nos consensos nacionais e internacionais de indicação de transplante. A equipe de enfermagem realiza as orientações aos pacientes e familiares em todas as fases do transplante, por meio de registros em linguagem compreensível sobre o objetivo do tratamento. Estas orientações englobam informações relacionadas com as rotinas, as fases pelas quais o paciente passará antes e após o transplante e as complicações esperadas. Após preencher os critérios estabelecidos, procede-se à coleta de células-tronco, do próprio paciente ou de doador compatível, se for o caso[11,15,22,25,26].

Coleta de células

A coleta de células-tronco pode ser feita de várias formas e todas visam ao transplante, que pode ser autólogo, singênico ou alogênico[15,22,24].

- Coleta de medula óssea – coleta realizada pelo médico oncologista por meio de múltiplas punções da crista ilíaca em centro cirúrgico, sob anestesia geral; são células provenientes do doador ou do próprio paciente[11,15,22,24].
- Coleta de células progenitoras de sangue periférico – a mobilização de células progenitoras hematopoéticas é obtida com o uso de fator de estimulação de colônias de granulócitos, combinada ou não a quimioterápicos e outros agentes estimulantes. A coleta de células deve ser feita preferencialmente por meio de cateteres venosos centrais. As células mobilizadas com o fator de estimulação serão encontradas no sangue periférico e coletadas por meio de máquina de aférese[15,22,23,26].
- Coleta de sangue de cordão umbilical e placenta (SCUP) – as células são coletadas ao nascimento para próprio uso ou doação voluntária para receptor compatível, processadas adequadamente e criopreservadas em nitrogênio líquido à temperatura de -196°C, até o descongelamento para a infusão. As células do sangue de cordão umbilical e placenta ficam armazenadas nos bancos públicos ou privados, nacionais ou internacionais[15,21-23,27].

Condicionamento ou regime pré-transplante

O condicionamento consiste em eliminar as células malignas residuais (doença residual), fundamentalmente dirigido à doença neoplásica, e proporcionar enxertia das novas células-tronco hematopoéticas (preencher a medula com as células-tronco)[15,22].

Para minimizar o risco de rejeição e eliminar as células malignas, são administrados quimioterápicos em altas doses, associados ou não à radioterapia. Tais quimioterápicos devem preencher vários requisitos, sendo o principal uma ação de alta eficácia e toxicidade tolerável. Os quimioterápicos mais utilizados para o condicionamento são: bussulfano, melfalano, ciclofosfamida, tiotepa, etoposídeo, fludarabina, vepeside e carboplatina[13,14,23].

Após a conclusão do condicionamento, o paciente deve aguardar 1 a 2 dias para receber a infusão das células-tronco[15,22].

Infusão da medula óssea ou células-tronco hematopoéticas

A infusão é realizada, em média, após 1 a 2 dias do final da quimioterapia (chamados de dias de descanso). É realizada por meio de cateter venoso central de duplo lúmen, de curta permanência ou de longa permanência, sendo o Hickman o mais utilizado quando se trata de transplante alogênico.

As células-tronco hematopoéticas são armazenadas em bolsas. Realiza-se a infusão com equipo de transfusão para remoção de macroagregados. Pode-se infundir com seringa, conforme critério do médico hematologista[15,22,23,26].

Quando as células são criopreservadas, o descongelamento da bolsa é realizado no Centro de Transplante de Células-tronco Hematopoéticas (CTCTH), à beira do leito[23,24,26].

Na coleta de células-tronco hematopoéticas, quando a infusão está programada para ocorrer imediatamente após o procedimento, não há necessidade de criopreservação[15,22,24].

As células-tronco hematopoéticas de sangue de cordão umbilical e placenta podem ser lavadas e descongeladas no setor de criopreservação. Assim, são encaminhadas ao CTCTH para a infusão ou descongeladas à beira do leito, em banho-maria[15,23].

O dia da infusão é considerado dia zero, e os dias que antecedem são identificados como dias negativos (.....-2, -1). Os dias que sucedem são identificados como dias positivos (p. ex., +1, +2...).

É representado da seguinte forma:

(....-2, -1 , **0** , +1, +2...)[15,23,24].
↑ Dia zero

Recuperação e "pega" da medula

A recuperação medular começa aproximadamente após 13 a 19 dias da infusão de células[23]. Considera-se como "pega" da medula quando os granulócitos estão acima de $500/mm^3$ por 3 dias consecutivos, com progressivo aumento[15,18,22-24].

COMPLICAÇÕES RELACIONADAS AO TCTH

As complicações podem ser agudas ou crônicas, estão associadas à infusão das células e ocorrem após o TCTH. As alterações mais comuns estão relacionadas com sinais e sintomas como: dispneia, dor torácica, dor abdominal, náuseas, êmese, diarreia, mucosite, reações alérgicas, hipertensão, sobrecarga hídrica, hemoglobinúria nas primeiras 24 horas, cistite hemorrágica, epistaxe, petéquias, doença veno-oclusiva hepática, alterações osteoarticulares, infecções, tardiamente doença do enxerto contra o hospedeiro (DECH), toxicidade renal e recidivas da doença[12,28-32].

ASSISTÊNCIA DE ENFERMAGEM AO PACIENTE DO TCTH

A assistência da equipe de enfermagem é relevante e de suma importância, uma vez que o paciente recebe muitas horas de assistência específica. O paciente é avaliado diariamente de forma detalhada para contemplar aspectos físicos e emocionais da criança e da família e, assim, realizar a sistematização da assistência de enfermagem (SAE). O enfermeiro aplica o processo de assistência ressaltando as intervenções ou condutas analisadas para serem aplicadas pela equipe de enfermagem[13,15,16,33].

As principais competências do enfermeiro na hemoterapia são[15,22]:

- Planejar, executar, coordenar, supervisionar e avaliar os procedimentos hemoterápicos e de enfermagem, para assegurar a qualidade do sangue, de hemocomponentes e hemoderivados, coletados e infundidos.
- Desenvolver e atualizar os protocolos da assistência de enfermagem ao paciente em hemoterapia.
- Garantir que todas as atividades desenvolvidas pelo serviço de hemoterapia sejam registradas e documentadas para garantir a rastreabilidade dos processos e produtos, desde a obtenção até o destino final.
- Elaborar previsão quantitativa e qualitativa do quadro de profissionais de enfermagem, necessária para a prestação da assistência de enfermagem.

INTERVENÇÕES DE ENFERMAGEM NO TCTH

As intervenções descritas na Tabela 1 vêm ao encontro da vivência dos enfermeiros que atuam diretamente com o TCTH e da extração da escassa literatura encontrada. O enfermeiro e a equipe de enfermagem, na equipe multiprofissional, têm destaque pela relação contínua com o paciente e sua família. A equipe de enfermagem atua em todos os níveis, seja hospitalar, ambulatorial ou domiciliar. O papel de educador, com orientações verbais e escritas, contribui para o entendimento dos pacientes e familiares sobre os cuidados específicos relacionados ao transplante, desde o preparo até a alta[13,15,17,22,24].

TABELA 1 Diagnósticos e intervenções de enfermagem

Diagnóstico	Características definidoras e/ou fatores relacionados	Intervenção
00180 - Risco de contaminação	Efeitos dermatológicos, gastrintestinais, imunológicos, neurológicos, pulmonares e renais da exposição a produtos químicos ou biológicos Práticas inadequadas de higiene pessoal Nutrição inadequada	Assegurar que a admissão do paciente seja em ambiente preferencial, em quarto individual com uso de filtro HEPA (*high efficiency particulate arrestance*) instalado na saída de ar, com a alta eficiência em separação de partículas e pressão atmosférica positiva até recuperação neutrofílica. O paciente deve ser mantido em isolamento protetor[22,24,30,34]
00004 - Risco de infecção	Conhecimento insuficiente para evitar exposição a patógenos Desnutrição Enfermidade crônica Procedimento invasivo Alteração na integridade da pele Alteração no peristaltismo Alteração no pH das secreções Diminuição da ação ciliar Diminuição de hemoglobina Imunossupressão Leucopenia Resposta inflamatória suprimida	Segundo a Anvisa e a OMS, preconiza-se que sejam cumpridos os 5 passos seguros para prevenir infecções. É indispensável higienizar as mãos antes do contato com o paciente, antes da realização de procedimento asséptico, após risco de exposição a fluidos corporais, após contato com o paciente e após o contato com as áreas próximas ao paciente[16,30,34,35] Orientar equipe multiprofissional, acompanhantes e visitantes para realizar a higiene das mãos sempre que estiverem em contato com o paciente. Realizar triagem dos visitantes, visando a diminuir o risco de infecção[16,24,34,36]
00043 - Proteção ineficaz e 00206 - Risco de sangramento	Alteração da coagulação Deficiência na imunidade Dispneia Fadiga Imobilidade Câncer Distúrbios imunológicos Extremos de idade Perfil sanguíneo anormal Regime de tratamento	Realizar exame físico e inspecionar se há alterações na pele (petéquias, equimoses, hematomas, lesões, edema, perfusão); mucosa oral e língua (sangramento, lesão); regiões perineal e perianal (lesões, sangramentos, hiperemia); hemorragia conjuntival; epistaxe Registrar e comunicar à equipe médica: queixas de dor abdominal, dor torácica ou cefaleia[13,15,34,37]

(continua)

TABELA 1 Diagnósticos e intervenções de enfermagem *(continuação)*

Diagnóstico	Características definidoras e/ou fatores relacionados	Intervenção
00005 – Risco de desequilíbrio na temperatura corporal	Agente farmacológico Alteração na taxa metabólica Extremos de idade e de temperatura ambiental Inatividade Roupas inadequadas para a temperatura ambiental Sedação Sepse Suprimento insuficiente de gordura subcutânea	Aferir sinais vitais a cada 6h ou intervalos inferiores conforme prescrição médica, com atenção a temperaturas acima de 37,8°C ou abaixo de 36°C – comunicar ao médico, pelo risco de sepse[22,24,34,37]
00004 – Risco de infecção e 00213 – Risco de trauma vascular	Desnutrição Enfermidade crônica Procedimento invasivo Alteração na integridade da pele Diminuição de hemoglobina Imunossupressão Leucopenia Resposta inflamatória suprimida	O cateter venoso central de inserção periférica (CCIP) deve ser inspecionado diariamente em todos os plantões, assim como deve-se reforçar a atenção ao curativo, usar preferencialmente película transparente, checar permeabilidade e manter cuidados para a prevenção de infecção de corrente sanguínea. A coleta de sangue por meio de cateter venoso central ou CCIP é realizada diariamente; portanto, o cuidado com manipulação, permeabilidade e prevenção de infecção deve ser redobrado[13,16,17,34]

(continua)

TABELA 1 Diagnósticos e intervenções de enfermagem *(continuação)*

Diagnóstico	Características definidoras e/ou fatores relacionados	Intervenção
00046 – Integridade da pele prejudicada	Agente farmacológico Agente químico lesivo (p. ex., queimadura, capsaicina, cloreto de metileno, agente mostarda) Conteúdo hídrico Extremos de idade Fator mecânico (p. ex., forças de cisalhamento, pressão, imobilidade física) Hipertermia Hipotermia Radioterapia Umidade	Os acessos venosos periféricos são utilizados quando há necessidade de manter mais de duas vias venosas. O cuidado é padronizado, e é realizada avaliação diária com atenção ao curativo, usando preferencialmente película transparente Utilizar a escala de avaliação de flebite e, na ocorrência de flebite, infiltração ou extravasamento, comunicar à equipe médica seguindo os protocolos institucionais, mantendo cuidados de prevenção de infecção de corrente sanguínea[15,21,22,34,36]
00035 – Risco de lesão	Alteração na função psicomotora Exposição a patógeno ou substância química tóxica Fonte nutricional comprometida Desnutrição Disfunção autoimune Extremos de idade Perfil sanguíneo anormal	Antes, durante e após a infusão de melfalano, aplicar crioterapia, ou seja, frio. Podem ser oferecidos sorvete, picolé ou gelo (alimentos de origem industrial) como prevenção de mucosite. A vasoconstrição da mucosa oral, como efeito da crioterapia, diminui o efeito citotóxico do quimioterápico e contribui para amenizar a mucosite[13,15,34,38,39]
00025 – Risco de volume de líquidos desequilibrado	Aférese Ascite Obstrução intestinal Regime de tratamento Sepse Trauma	Monitorar frequência cardíaca e respiratória, temperatura e saturação de oxigênio do paciente para realizar a infusão de células até 2 horas após o transplante autólogo e por 24 horas após o transplante alogênico. Ressalta-se que as células criopreservadas têm o conservante dimetil sufóxido (DMSO), que pode levar a complicações na infusão e imediatamente após a infusão, como: náuseas, êmese, dor abdominal, hematúria, sobrecarga volêmica, reação alérgica, entre outras[15,21,22,27,34,40]

(continua)

TABELA 1 Diagnósticos e intervenções de enfermagem *(continuação)*

Diagnóstico	Características definidoras e/ou fatores relacionados	Intervenção
0047 – Risco de mucosa oral prejudicada	Barreira ao autocuidado oral e dos dentes Conhecimento insuficiente de higiene oral Distúrbio comportamental Doença autoimune Estressores Fator mecânico Higiene oral inadequada Imunodeficiência Imunossupressão Infecção Nutrição inadequada Procedimento cirúrgico Quimioterapia Radioterapia Trauma	Orientar e/ou realizar escovação dos dentes e da língua com escova de cerdas macias e creme dental, após as refeições e antes de dormir, para auxiliar na prevenção e no tratamento de mucosite oral. Acompanhar contagem de plaquetas; na vigência de sangramento ou risco de sangramento (plaquetas abaixo de 20.000 mm^3), a higiene oral deve ser realizada com escova de espuma/esponja (Figura 2)[21,34,41]. Auxiliar, orientar ou realizar bochechos com muito cuidado; enxaguar a cavidade oral com água bicarbonatada a 3% ou solução aquosa de clorexidina 2%, aliada à escovação de dentes, contribuindo para a prevenção e o tratamento da mucosite, pois auxiliam a manter o PH alcalino da mucosa oral. No TCTH, utiliza-se a solução de lidocaína gel 10%, complexo B, clorfeniramina e nistatina para bochechos 3 vezes/dia[21,34,41]. Aplicar lubrificante labial (manteiga de cacau), de uso individual; orientar e treinar o acompanhante para este cuidado após a alta hospitalar[21,24,34]

(continua)

TABELA 1 Diagnósticos e intervenções de enfermagem *(continuação)*

Diagnóstico	Características definidoras e/ou fatores relacionados	Intervenção
00045 – Mucosa oral prejudicada	Desconforto oral Dificuldade para comer ou falar Dor oral Edema oral Fissura oral Halitose Hiperemia Hiperplasia gengival Lesão oral Língua saburrosa Palidez da mucosa oral ou gengival Xerostomia Desidratação Doença autoimune Higiene oral inadequada Imunossupressão Infecção Jejum oral por mais de 24 horas Redução nas plaquetas Regime de tratamento	Aplicar escala de avaliação de mucosite oral, diariamente, para acompanhar a evolução. Esta escala é da Organização Mundial da Saúde (OMS) e é de fácil aplicação[34,41] (Quadro 1)
00132 – Dor aguda	Autorrelato da intensidade usando escala padronizada de dor Comportamento expressivo Dilatação pupilar Mudanças no apetite Posição para aliviar a dor	Aplicar escala de dor a cada 6h e 1 a 2h após a administração da medicação analgésica, em razão do pico de ação da analgesia. Usar a escala *Face, Legs, Activity, Cry, Consolability* (FLACC) para crianças abaixo de 4 anos (Quadro 2) ou a escala de faces Wong e Baker para crianças acima 4 anos, conforme o desenvolvimento e a compreensão da criança ou adolescente (Figura 3)[17,34,36,41,42]

(continua)

TABELA 1 Diagnósticos e intervenções de enfermagem *(continuação)*

Diagnóstico	Características definidoras e/ou fatores relacionados	Intervenção
00002 – Nutrição desequilibrada: menor que as necessidades corporais	Alteração no paladar Cavidade bucal ferida Diarreia Dor abdominal Mucosas pálidas Perda excessiva de pelos Peso do corpo 20% ou maior Fatores biológicos Incapacidade de absorver ou ingerir os alimentos	Aferir o peso 1 vez/dia, preferencialmente em jejum, pela manhã ou mais vezes se necessário, quando houver distúrbio hidreletrolítico[15,22,24,34] Registrar a ingestão alimentar para subsidiar a avaliação do nutricionista. É importante registrar o número de colheradas de alimentos como feijão, sopa, carnes, legumes, entre outros. A aceitação de frutas deve ser descrita: um quarto, metade ou fruta inteira. Os líquidos ingeridos, como sucos, leite e mingau, devem ser registrados em mililitros (mL)[13,24]
00178 – Risco de função hepática prejudicada	Tratamento vigente Agente farmacológico	Aferir circunferência abdominal 1 vez, antes do transplante e diariamente após o TCTH até a "pega" da medula. O aumento do volume abdominal pode estar relacionado a alterações hepáticas (doença veno-oclusiva)[13,15,24,34]

(continua)

TABELA 1 Diagnósticos e intervenções de enfermagem *(continuação)*

Diagnóstico	Características definidoras e/ou fatores relacionados	Intervenção
00103 - Deglutição prejudicada e 00039 - Risco de aspiração	Infecção pulmonar recorrente Dificuldade para deglutir História de alimentação por sonda Lesão encefálica Paralisia cerebral Alimentação enteral Capacidade de deglutição prejudicada Esvaziamento gástrico retardado Motilidade gastrintestinal diminuída Nível de consciência reduzido Presença de sonda oral/nasal Reflexo de engasgo diminuído Regime de tratamento Resíduo gástrico aumentado Trauma oral	O cateter nasogástrico ou nasoenteral (CNG ou CNE) é inserido antes do início do condicionamento ou regime pré-transplante, visto que, após este período, a imunossupressão celular aumenta o risco de sangramentos e de lesões nas mucosas do sistema gastrintestinal, contraindicando a passagem de cateteres nasogástrico e nasoenteral. A dieta por cateter nasogástrico ou enteral será administrada conforme prescrição médica e nutricional. É necessário realizar a dupla checagem da programação da bomba de infusão para que não ocorram erros de volume antes da infusão de medicamentos e soluções. Manter decúbito de 30°, verificar a fixação do CNG ou CNE, fazer o cálculo de gotejamento e estase gástrica antes da infusão da nutrição enteral são boas práticas[23,36]
00134 - Náusea	Gosto amargo na boca Náusea Sensação de vontade de vomitar Irritação gastrintestinal Regime de tratamento Tumores intra-abdominais Ansiedade	Administrar e verificar os antieméticos conforme prescrição médica. Estes medicamentos são prescritos conforme potencial emetogênico da droga quimioterápica utilizada[21,23]
00197 - Risco de motilidade gastrintestinal disfuncional	Agente farmacológico Ansiedade Circulação gastrintestinal diminuída	Registrar a frequência e as características das êmeses. Quando há necessidade de balanço hídrico mais rigoroso, medir volume das êmeses. Fornecer saco plástico descartável para a criança vomitar[22,24]

(continua)

TABELA 1 Diagnósticos e intervenções de enfermagem *(continuação)*

Diagnóstico	Características definidoras e/ou fatores relacionados	Intervenção
00195 – Risco de desequilíbrio eletrolítico	Diarreia Disfunção renal Regime de tratamento Volume de líquido excessivo Volume de líquido insuficiente Vômito	Registrar a frequência e as características das evacuações e diurese (cor, aspecto, volume), com atenção à presença de hematúria. Pesar as fraldas com fezes e urina para balanço hídrico preciso, quando há diarreia[15,22]
00206 – Risco de sangramento e 00004 – Risco de infecção	Aneurisma Coagulopatia intravascular disseminada Conhecimento insuficiente sobre precauções de sangramento Distúrbios gastrintestinais Função hepática prejudicada História de quedas Regime de tratamento Trauma	Na utilização do quimioterápico ciclofosfamida ou ifosfamida, às micções, será utilizada fita-teste para verificar a presença de hematúria pelo risco de cistite hemorrágica[15,22,23] Transfusão de hemocomponentes e hemoderivados pode ser realizada pelo enfermeiro ou técnico de enfermagem segundo a resolução Cofen n. 0511/2016. Recomenda-se seguir procedimento operacional padrão (POP) de cada instituição e realizar duplas verificações para evitar erros de troca de bolsa. Os hemocomponentes devem ser filtrados e irradiados para remover leucócitos e linfócitos T, com o intuito de diminuir o risco de reação transfusional febril não hemolítica e auxiliar na prevenção da doença do enxerto contra o hospedeiro (DECH) e da transmissão do citomegalovírus (podem ser encontrados nos leucócitos)[12,15] Caso não aconteça filtragem ou irradiação, usar obrigatoriamente o filtro para a redução de leucócitos microagregados, conhecido como *bedside*, para concentrado de plaquetas ou concentrado de hemácias e sangue total[15,22,43] Evitar procedimentos via retal, como aplicação de supositórios ou enemas, pelo risco de translocação bacteriana e sangramento em consequência de plaquetopenia (plaquetas abaixo de 20.000 mm^3)[15,17,37,44]

(continua)

TABELA 1 Diagnósticos e intervenções de enfermagem *(continuação)*

Diagnóstico	Características definidoras e/ou fatores relacionados	Intervenção
00052 – Interação social prejudicada e 00097 – Atividade de recreação deficiente	Tédio Atividades de recreação insuficientes Extremos de idade Hospitalização prolongada	As ações de humanização desenvolvidas pela equipe de enfermagem e pela equipe multiprofissional são: reunião com os pais ou acompanhantes e a equipe multiprofissional, autorização de troca de acompanhante em horários diversos; visita através do vidro da antessala no período anterior à "pega" da medula, aplicação do Projeto Dodói, festa da "pega" da medula, faixa de boas-vindas e festa de alta hospitalar com os Doutores da Alegria[36,44,45]
00155 – Risco de quedas	Quando < 1 ano Idade ≤ 2 anos Supervisão inadequada Alteração na função cognitiva Uso de imobilizadores Agentes farmacológicos Alteração no nível de glicose do sangue Anemia Ausência de sono Deficiência auditiva ou visual Diarreia Dificuldades na marcha Doença aguda ou vascular Equilíbrio prejudicado Hipotensão ortostática Incontinência Mobilidade prejudicada Neoplasia Neuropatia	Avaliar o risco de queda conforme o protocolo institucional. Identifica-se o paciente com a pulseira de risco de queda e placa de identificação na porta do quarto e no berço ou cama. Fornecer orientações de prevenção de queda de forma oral e escrita[45,46]

(continua)

TABELA 1 Diagnósticos e intervenções de enfermagem *(continuação)*

Diagnóstico	Características definidoras e/ou fatores relacionados	Intervenção
00047 – Risco de integridade da pele prejudicada	Extremos de idade Hidratação Hipertermia Hipotermia Radioterapia Secreções Umidade Agente farmacológico Alteração na sensibilidade Alteração no metabolismo Alteração no turgor da pele Circulação prejudicada	A pele do paciente transplantado requer cuidados específicos, pelas alterações da umidade e elasticidade da pele. A realização frequente de curativos, as quimioterapias administradas pré-transplante e todas as alterações clínicas decorrentes do transplante aumentam o risco de lesão de pele, contribuindo para a proliferação da microbiota local e das possíveis infecções. Realizar hidratação da pele com cremes ou loções oleosas sem álcool na formulação, padronizados pela instituição, como ureia, *cold cream* e ácidos graxos essenciais. Todos estes cuidados auxiliam na diminuição dos efeitos citados[17,22,47]
00046 – Integridade da pele prejudicada	Agente farmacológico Agente químico lesivo (p. ex., queimadura, capsaicina, cloreto de metileno, agente mostarda) Conteúdo hídrico Extremos de idade Fator mecânico (p. ex., forças de cisalhamento, pressão, imobilidade física) Hipertermia Hipotermia Radioterapia Umidade	Aplicar loção fotoprotetora na pele e evitar exposição solar, pelo aumento da fotossensibilidade da pele após o uso de quimioterápicos e radioterapia. Na vigência da doença do enxerto contra o hospedeiro, aplicar cremes com corticosteroides, conforme prescrição médica[15,22]

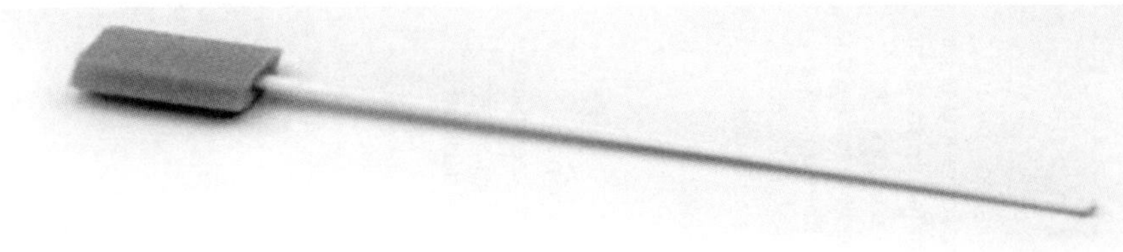

FIGURA 2 Escova de espuma/esponja.

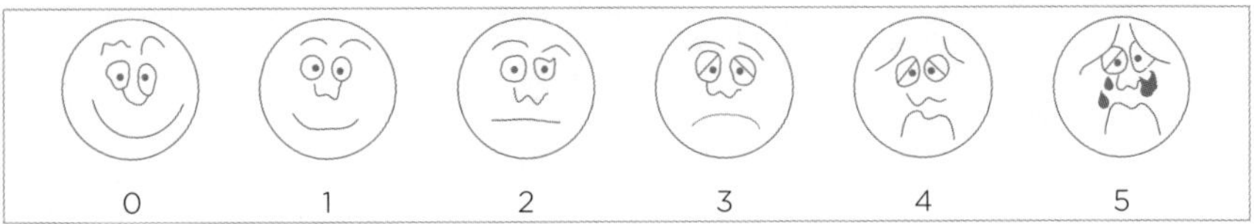

FIGURA 3 Escala de faces para avaliação de dor de Wong e Baker.
Fonte: Hockenberry, 2006[17].

QUADRO 1 Escala de avaliação de mucosite (OMS)

Grau	0	1	2	3	4
Sinais e sintomas	Ausência de sintomas	Eritema sem úlceras	Eritema com ulcerações, mas é capaz de alimentar-se normalmente	Aceita apenas dieta líquida	Incapaz de alimentar-se

Fonte: Teixeira, 2010[41].

QUADRO 2 Escala de avaliação de dor FLACC

Faces	Pernas	Atividade	Choro	Consolabilidade
0 Nenhuma expressão particular ou sorriso	0 Posição normal ou relaxadas	0 Deitado calmamente, posição normal, mexe-se facilmente	0 Ausência de choro	0 Satisfeito, relaxado
1 Caretas ou sobrancelhas franzidas, introversão e desinteresse	1 Inquietas, agitadas, tensas	1 Contorcendo-se, virando-se para trás ou para frente, tenso	1 Gemidos ou choramingos Queixas ocasionais	1 Tranquilizado por toques, abraços ou conversas ocasionais; pode ser distraído
2 Tremor frequente do queixo e mandíbula cerrada	2 Aos pontapés ou esticadas	2 Curvado, rígido ou com movimentos bruscos	2 Choro persistente, gritos ou soluços, queixas frequentes	2 Difícil de consolar ou confortar

Fonte: Batalha et al., 2009[42].

RESUMO

A cada ano, a modalidade terapêutica transplante de células-tronco hematopoéticas (TCTH) cresce, especializa-se e amplia suas aplicações às diversas doenças oncológicas pediátricas. Diante disso, a assistência de enfermagem exige do enfermeiro o conhecimento de todo o processo do TCTH e suas complicações específicas.

A escassez sobre o assunto dificulta a aplicação da assistência de enfermagem baseada em evidências.

O futuro aponta a necessidade de estudos específicos sobre a assistência da equipe de enfermagem no TCTH.

REFERÊNCIAS BIBLIOGRÁFICAS

1. Instituto Nacional de Câncer (Inca). Rio de Janeiro; 1996-2016. Disponível em: www.inca.gov.br/INCA%20-%20CÂNCER%20-% 20Tipo%20-%20Infantil.html. Acesso em: 13/7/2016.
2. Sociedade Brasileira de Oncologia Pediátrica. São Paulo, 2016. Disponível em: http://sobope.org.br/apex/f?p=106:13:21966488322425::NO::DFL_PAGE_ID:322. Acesso em: 13/7/2016.
3. Sociedade Brasileira de Oncologia Pediátrica. São Paulo, 2016. Disponível em: http://sobope.org.br/apex/f?p=106:13:21966488322425::NO::DFL_PAGE_ID:336. Acesso em: 13/7/2016.
4. Oliveira MCLA, Campos MK. Linfomas em pediatria. Pediatr Mod. 2015;51(5):173-80.
5. Sociedade Brasileira de Oncologia Pediátrica. São Paulo, 2016. Disponível em: http://sobope.org.br/apex/f?p=106:13:21966488322425::NO::DFL_PAGE_ID:307. Acesso em: 13/7/2016.
6. AC Camargo Câncer Center. São Paulo. 2016. Disponível em: http://accamargo.org.br/tudo-sobre-o-cancer/infantil/16/. Acesso em: 13/7/2016.
7. Rech A, Castro Junior CG, Mattei J, Gregianin L, Leone LD, David A, et al. Características clínicas do osteossarcoma na infância e sua influência no diagnóstico. J Pediatr (Rio J). 2004;80(1):65-70.
8. Sociedade Brasileira de Oncologia Pediátrica. São Paulo, 2016. Disponível em: http://sobope.org.br/apex/f?p=106:13:21966488322425::NO::DFL_PAGE_ID:333. Acesso em: 13/7/2016.
9. Sociedade Brasileira de Oncologia Pediátrica. São Paulo, 2016. Disponível em: http://sobope.org.br/apex/f?p=106:13:21966488322425::NO::DFL_PAGE_ID:309. Acesso em: 13/7/2016.
10. Barros KVT. Tumores de células germinativas. Pediatr Mod. 1999;35(8):585-92.
11. Castro Junior CG. Análise clínica e epidemiológica do transplante de medula óssea no serviço de oncologia pediátrica do hospital de clínicas de Porto Alegre [Dissertação]. Porto Alegre: Faculdade de Medicina da Universidade Federal do Rio Grande do Sul; 2002. 161p.
12. Paton EJA, Coutinho MA, Voltarelli JC. Diagnóstico e tratamento das complicações agudas do transplante de células progenitoras hematopoéticas. Medicina Ribeirão Preto. 2000;33(3):264-77.
13. Anders JC, Soler VM, Brandão EM, Vendramini EC, Bertagnolli CLS, Giovani PG, et al. Aspectos de enfermagem, nutrição, fisioterapia e serviço social no transplante de medula óssea. Medicina Ribeirão Preto. 2000;33:463-85.

14. Tabak DG. Transplante de medula óssea na leucemia mielóide crônica. Medicina Ribeirão Preto. 2000;33:232-40.
15. Bonassa EMA, Gato MIR. Enfermagem em terapêutica oncológica. 4. ed. São Paulo: Atheneu; 2012.
16. Lima K, Bernardino E. O cuidado de enfermagem em unidade de transplante de células tronco hematopoéticas. Texto e Contexto Enferm. 2014;23(4):845-53.
17. Hockenberry MJ. Wong Fundamentos de enfermagem pediátrica. 7. ed. Rio de Janeiro: Elsevier; 2006.
18. Nicolau JE. O transplante de medula óssea alogênico de curto período de internação [Tese]. São Paulo: Faculdade de Medicina da Universidade de São Paulo; 2004. 130p.
19. Registro Nacional de Doadores Voluntários de Medula Óssea [Redome]. Rio de Janeiro, 2016. Disponível em: http://redome.inca.gov.br/. Acesso em: 11/11/2016.
20. Registro Nacional de Doadores Voluntários de Medula Óssea [Redome]. Rede BrasilCord. Rio de Janeiro, 2016. Disponível em: http://redome.inca.gov.br/cordao-umbilical/rede-brasilcord/. Acesso em: 11/11/2016.
21. Bouzas LFS. Transplante de medula óssea em pediatria e transplante de cordão umbilical. Medicina Ribeirão Preto. 2000;33:241-63.
22. Machado LN. Transplante de medula óssea – Abordagem multidisciplinar. São Paulo: Lemar; 2009.
23. Castro J, Claudio G, Gregiani LJ, Brunetto AL. Transplante de medula óssea e transplante de sangue de cordão umbilical em pediatria. J Pediatr (Rio J). 2001;77(5):345-60.
24. Mohallem AGC, Rodrigues AB. Enfermagem oncológica. Barueri: Manole; 2007.
25. Odone Filho V. Transplantes autólogos de medula óssea em oncologia pediátrica – experiência preliminar do Instituto da Criança Prof. Pedro de Alcântara, do Hospital das Clínicas da Faculdade de Medicina da Universidade de São Paulo (ICr). J Pediatr (Rio J). 1996;72(4):209-14.
26. Borba CC. Fatores que influenciaram nos resultados das coletas de células progenitoras hematopoéticas em crianças portadoras de neuroblastoma avançado [Dissertação]. São Paulo: Faculdade de Medicina da Universidade de São Paulo; 2016. 98p.
27. De Santis GC, Prata KL. Criopreservação de células progenitoras hematopoéticas. Medicina (Ribeirão Preto). 2009;42(1):36-47.
28. Mancuzo EV, Neves MA, Bitencourt H, Rezende NA. Complicações pulmonares não infecciosas após o transplante de células tronco-hematopoiéticas. Rev Port Pneumol. 2010; XVI(5):815-28.
29. Flowers MED, Kansu E. Late complications of hematopoietic stem cell transplantation. Medicina Ribeirão Preto. 2000;33:415-32.
30. Garnica M, Machado C, Capellano P, Nicolato A, Cunha CA, Nucci M. Recomendações no manejo das complicações infecciosas no transplante de células tronco hematopoéticas. Rev Bras Hematol Hemoter. 2010;32(Supl. 1):140-62.
31. Pasquini P. Transplante de medula óssea em anemias aplásticas. Online Medicina Ribeirão Preto. 2000;33:219-31.
32. Nucci M, Maiolino A. Infecções em transplante de medula óssea. Medicina Ribeirão Preto. 2000;33:278-93.
34. Diagnósticos de enfermagem da NANDA. Definições e classificação. 2015-1017. Tradução de Regina Machado Garcez. Porto Alegre: Artmed; 2015.
35. Agência Nacional de Vigilância Sanitária (Anvisa). 5 de maio de 2016 – Dia Mundial de Higiene das Mãos! Brasília, 2016. Disponível em: www20.anvisa.gov.br/segurancadopaciente/

index.php/noticias/89-5-de-maio-de-2016-dia-mundial-de-higiene-das-maos. Acesso em: 13/7/2016.
36. Infusion Nurses Society – INS Brasil. Diretrizes práticas para terapia infusional. 2. ed. São Paulo: INS Brasil; 2013.
37. Almeida FA, Sabatés AL. Enfermagem pediátrica: criança, o adolescente e sua família no hospital. Barueri: Manole; 2008.
38. Ferreira P, Gamba MA, Saconato H, Gutiérrez MGR. Tratamento da mucosite em pacientes submetidos a transplante de medula óssea: uma revisão sistemática. Acta Paul Enferm. 2011;24(4):563-70.
38. Madonia L. Osteogenesis imperfecta and bone marrow transplant. J Pediatr Oncol Nurs. 2012;29(1):37-44.
39. Sasada INV, Munerato MC, Gregianin LJ. Mucosite oral em crianças com câncer-revisão de literatura. RFO, Passo Fundo. 2013;18(3):345-50.
40. Curcioli ACJV, Carvalho EC. Infusão de células-tronco hematopoéticas: tipos, características, reações adversas e transfusionais e implicações para a enfermagem. Rev Latino-Am Enfermagem. 2010;18(4):9. Disponível em: www.scielo.br/pdf/rlae/v18n4/pt_09.pdf.
41. Teixeira SCC. Mucosite oral em cuidados paliativos [Dissertação]. Porto: Faculdade de Medicina da Universidade do Porto e Instituto Português de Oncologia Porto; 2010. 33p.
42. Batalha LMC, Reis GMR, Costa LPS, Carvalho MDCR, Miguens APM. Adaptação cultural e validação da reprodutibilidade da versão portuguesa da escala de dor Face, Legs, Activity, Cry, Consolability (FLACC) em crianças. Revista Referência. 2009;II(10):7-14.
43. Bordin JO, Fabron Jr. A. Aplicação clínica de filtros leucocitários. Rev Ass Med Bras. 1997;43(3):205-8.
44. Feitosa L. Humanização nos hospitais. Fortaleza: Premius; 2001.
45. Fonseca AS. Enfermagem pediátrica. São Paulo: Martinari; 2013.
46. Brasil. Ministério da Saúde. Agência Nacional de Vigilância Sanitária (Anvisa). Protocolo de prevenção de quedas. Brasília: Anvisa; 2016. Disponível em: www20.anvisa.gov.br/segurancadopaciente/index.php/publicacoes/item/prevencao-de-quedas. Acesso em: 13/7/2016.
47. Hemorio. Protocolos de enfermagem – assistência de enfermagem no transplante autólogo de células tronco hematopoéticas de sangue periférico. [Internet]. 2016. Disponível em: http://www.hemorio.rj.gov.br/Html/pdf/Protocolo_tmo.pdf. Acesso em: 13/7/2016.
48. Soares RM, Matté VM. Transplante de células-tronco hematopoéticas autólogo e quimioterapia em unidade de ambiente protegido: orientação aos profissionais. LUME [Internet]. Universidade Federal do Rio Grande do Sul: Repositório Digital; 2011. Disponível em: www.lume.ufrgs.br/handle/10183/28673. Acesso em: 17/10/2016.

9

Atresia de vias biliares: assistência de enfermagem pré e pós-operatória

Deolice Dias de Moura
Ana Paula Almeida
Amparito del Rocío Vintimilla Castro
Luiz Roberto Schlaich Ricardi
Maria Aparecida Carlos Bonfim

TÓPICOS DO CAPÍTULO

- Objetivo
- Introdução
- Complicações
- Tipos de atresia de vias biliares
- Manifestações clínicas
- Diagnóstico
- Prognóstico
- Caso clínico
- Assistência da equipe de enfermagem
- Pós-operatório
- Abordagem da família para o cuidado da criança
- Abordagem nutricional
- Resumo
- Referências bibliográficas

OBJETIVO

Com a leitura deste capítulo, o leitor conhecerá a atresia de vias biliares extra-hepática. Poderá compreender as características desses pacientes e os recursos diagnósticos e terapêuticos utilizados pelos profissionais, além de uma assistência multiprofissional com foco na segurança da criança e da família.

INTRODUÇÃO

A atresia biliar (AB) ou atresia das vias biliares extra-hepática (AVBEH) é uma doença específica da criança, causada por um processo fibroinflamatório progressivo que interrompe o fluxo de bile do fígado para o duodeno. Acomete principalmente as vias extra-hepáticas, com obstrução completa, parcial ou de todo o ducto biliar extra-hepático e desencadeia a síndrome colestática no período neonatal, com sua consequente destruição em pouco tempo. Acarreta cirrose e falência hepática, como se observa na Figura 1. Apesar de não haver fator desencadeante conhecido, sua evolução clínica já é bem determinada[1-4]. Sua incidência é de aproximadamente 1:15.000 nascidos vivos[5].

Normalmente os pacientes nascem de termo, com bom peso para a idade gestacional, sem nenhum sinal ou sintoma característico neste período. Com o passar do tempo, começam a desenvolver icterícia colestática que, mantida por mais de 14 dias após o nascimento, representa sinal de alerta na presença da acolia fecal persistente, colúria e hepatomegalia[1-4]. A atresia de vias biliares é a causa mais importante de indicação de transplante de fígado na faixa etária pediátrica[4].

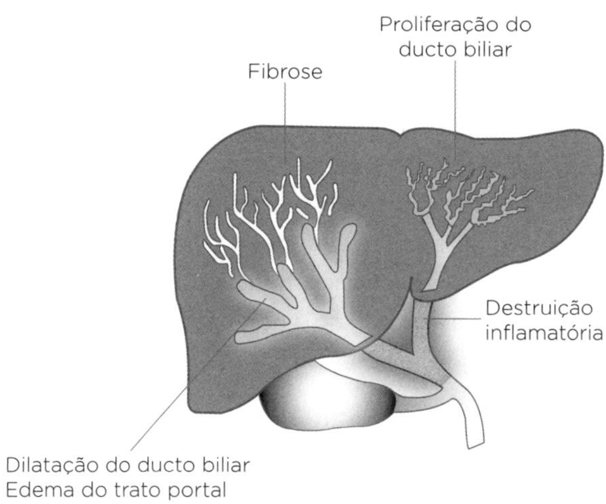

FIGURA 1 Falência do fígado por processo inflamatório das vias extra-hepáticas.

COMPLICAÇÕES

As complicações de saúde das crianças com AB referem-se às consequências da colestase crônica, como: esteatorreia, desnutrição, deficiência das vitaminas lipossolúveis, atraso no desenvolvimento neuropsicomotor, icterícia, prurido, hipertensão portal e cirrose biliar secundária. A colangite bacteriana ascendente é frequente e o tratamento é fundamental para a manutenção do fluxo biliar, proporcionando um bom prognóstico da criança. Desta forma, quanto maior o número de episódios de colangite, maior a chance de ocorrer esclerose e perda dos ductos biliares intra-hepáticos remanescentes, com consequente progressão da doença para a cirrose hepática[1].

TIPOS DE ATRESIA DE VIAS BILIARES

- Tipo 1: atresia no colédoco, com permeabilidade das estruturas biliares proximais.
- Tipo 2: caracterizado por atresia do ducto hepático, com ou sem cisto na região do *porta hepatis*.
- Tipo 3: ocorre em 90% dos casos, nos quais toda a parte mais proximal do trato biliar extra-hepático, denominada *porta hepatis*, é sólida e forma um cordão fibroso.

MANIFESTAÇÕES CLÍNICAS

A AB apresenta como sinais mais frequentes a icterícia, a acolia, a colúria e a hepatomegalia nas primeiras semanas de vida. A alteração no metabolismo das gorduras implica ganho de peso insatisfatório e limitação no crescimento e desenvolvimento. Além disso, apresenta prurido, irritação e é difícil promover o conforto desta criança[6]. Caso não seja tratada precocemente, evolui para colestase hepática crônica, cirrose biliar e o óbito pode ocorrer em até 2 anos[5].

DIAGNÓSTICO

Entre outros exames, a biópsia hepática tem papel fundamental no diagnóstico da AVBEH. Após confirmação do diagnóstico, os pacientes devem ser submetidos à exploração cirúrgica e à realização de uma portoenterostomia (cirurgia de Kasai), para restabelecer a drenagem biliar a fim de evitar (ou pelo menos retardar) a evolução da cirrose (Figura 2). Este procedimento não promove a cura da doença, porém pode melhorar seu prognóstico[6]. A portoenterostomia modificou a mortalidade dos pacientes com atresia de vias biliares, entretanto, está além de ser o melhor tratamento, por consequência da grande incidência de complicações e da necessidade de transplante hepático pós-portoenterostomia, um procedimento que resulta em maior êxito no tratamento da AVB[7].

Há possibilidade de realizar outros exames radiológicos, com a ultrassonografia de abdome que poderá afastar outras malformações da via biliar, além de sugerir sua presença com a visualização de um "trígono fibroso" na região portal e a ausência de vesícula biliar[5].

PROGNÓSTICO

O prognóstico do paciente com atresia de vias biliares depende do tempo decorrido do diagnóstico da doença e de seu encaminhamento para um serviço de atenção terciária para a realização de portoenterostomia precoce[8]. Além disso, a condição social familiar pode ser um aspecto determinante para o desfecho favorável do tratamento, como as condições de higiene tanto da paciente quanto do ambiente, além da administração correta de medicamentos prescritos e alimentação correta de acordo com a idade[4].

A seguir, apresentar-se-á um caso clínico para ilustrar a atresia de vias biliares.

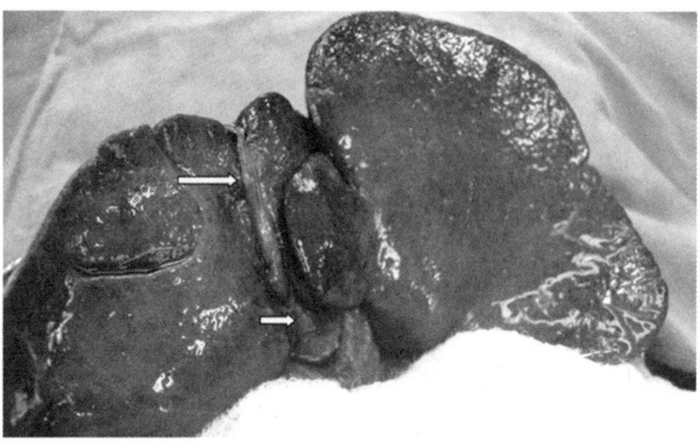

FIGURA 2 Fígado de paciente com atresia de vias biliares durante a cirurgia de Kasai. Ressalta-se o aspecto macroscópico das características desta doença: fígado com superfície rugosa e irregular, coloração esverdeada, vesícula biliar atrésica (seta longa), resquícios biliares extra-hepáticos fibrosados (seta curta).
Fonte: Santos, 2015[24]. (Veja imagem colorida no encarte.)

CASO CLÍNICO

Paciente de 2 meses e 1 dia, logo após nascimento, apresentou icterícia patológica. Realizada investigação inicial em uma Unidade Básica de Saúde (UBS) e posteriormente no Hospital do Grajaú (local do nascimento). Após exames de imagem, foi constatado o diagnóstico de atresia das vias biliares e o paciente foi encaminhado para o serviço da cirurgia do hospital mais próximo da residência para a realização da portoenterostomia.

Exame físico

- Descorado 4+, hidratado, em ar ambiente, afebril.
- Apresenta murmúrio vesicular bilateral.
- Abdome: flácido, ruídos hidroaéreos presentes, indolor à palpação superficial e profunda.

Diagnóstico

- Atresia de vias biliares

Exames laboratoriais na internação

- Hemograma:
  - Hemoglobina/hematócrito: 8,8/26,4
  - Leucócitos: 14.700
  - Bastonetes/segmentados: 0/17
  - Eosinófilos: 6
  - Linfócitos/min: 67/10
  - Plaquetas (×10): 377

- Abdome:
  - Aspartato aminotransferase (TGO)/alanina aminotransferase (TGP): 3.561/304
  - Fosfatase alcalina: 606
  - Bilirrubina total/bilirrubina direta: 8,2/7,5
  - Proteína total/albumina: 6,1/3,8

- Bioquímica:
  - Creatinina/ureia: 0,22/22
  - Sódio (Na)/potássio (K): 135/5,5

- Coagulograma:
  - Tempo de protrombina (TP-INR): 0,90
  - Tempo de tromboplastina parcial ativada (TTPA-R): 0,98

ASSISTÊNCIA DA EQUIPE DE ENFERMAGEM

Um dos cuidados primordiais é o reconhecimento precoce das fezes claras para o diagnóstico médico de colestase hepática neonatal[9]. Dessa forma, o enfermeiro deve ser treinado para reconhecer, comunicar e anotar o aspecto dessas fezes.

Desde 2009, foi inserida na Caderneta de Saúde da Criança, em parceria com a Sociedade Brasileira de Pediatria e o Ministério da Saúde do Brasil, a campanha de Alerta Amarelo (Figura 3) e a Escala Cromática das Fezes (Fi-

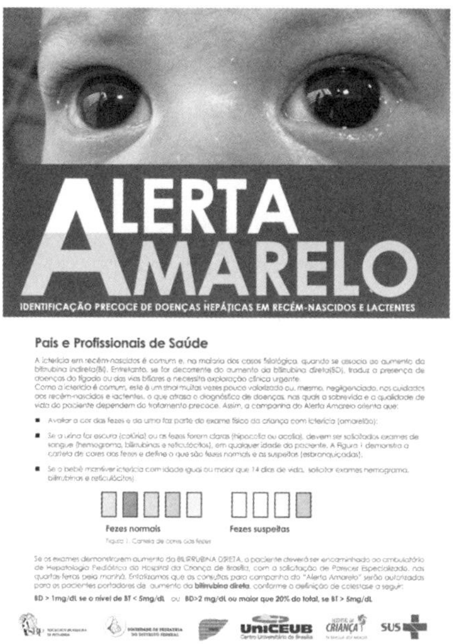

FIGURA 3 Cartaz da campanha de Alerta Amarelo.

Fonte: Sociedade Brasileira de Pediatria[25]. (Veja imagem colorida no encarte.)

gura 4), para auxiliar na detecção precoce da colestase hepática neonatal[10]. Esse material contém informações diretas e de fácil entendimento sobre o assunto, tanto para profissionais quanto para a população.

Além dos aspectos sociais abordados, o sucesso do tratamento do paciente com atresia de vias biliares está diretamente relacionado com uma assistência de enfermagem especializada, considerando a necessidade de elaboração de cuidados de enfermagem específicos para o cuidado desse paciente, visto que é uma doença grave que pode levar a criança ao óbito. A equipe de enfermagem da Enfermaria de Cirurgia Infantil do ICr faz o atendimento aos pacientes com atresia de vias biliares no momento do diagnóstico, no pré e pós-operatório de enterostomia e de transplante do fígado. Para tal, são necessárias atualização e treinamento constantes para a assistência segura e de excelência.

Entretanto, deve-se ressaltar que esse paciente tem uma doença crônica, apresenta comorbidades, e a equipe de enfermagem deve ser sensibilizada para incluir os cuidados necessários a esses pacientes, visto que demandará um preparo biopsicossocial dos profissionais de saúde para lidar com as condições e particularidades advindas do paciente com doença crônica[11].

A seguir, são descritos os cuidados gerais para os pacientes no período pré-operatório:

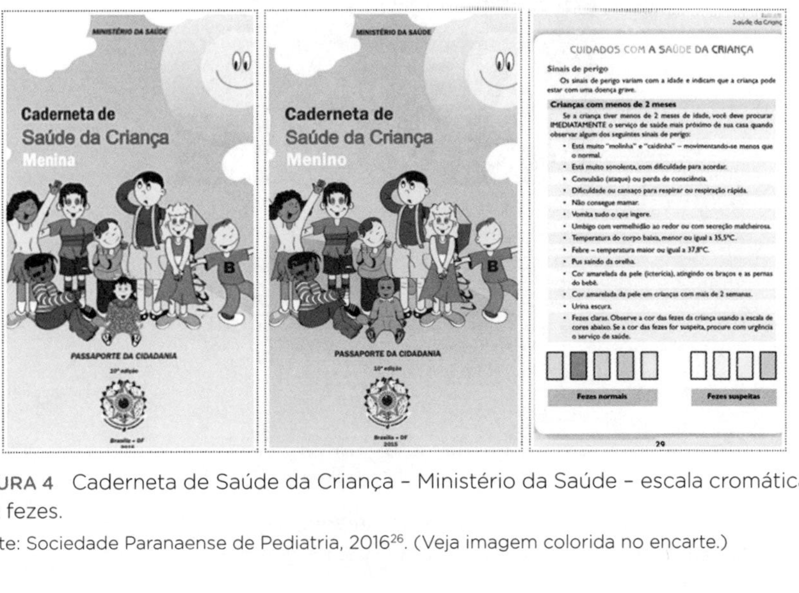

FIGURA 4 Caderneta de Saúde da Criança – Ministério da Saúde – escala cromática das fezes.

Fonte: Sociedade Paranaense de Pediatria, 2016[26]. (Veja imagem colorida no encarte.)

- Realizar a admissão do paciente na enfermaria visando à sua segurança.
- Conferir dados do paciente: pulseira de identificação e prontuário.
- Aferir os sinais vitais.
- Realizar pesagem diária do paciente.
- Realizar ou auxiliar na coleta de sangue para o exame laboratorial conforme solicitação médica.
- Manter o paciente em jejum conforme rotina e prescrição médica.
- Orientar a higiene corporal antes de encaminhar o paciente para o centro cirúrgico.
- Realizar tricotomia, se houver necessidade.
- Realizar o pré-anestésico, se constar na prescrição médica.
- Encaminhar o paciente para o centro cirúrgico com seu prontuário.

Os pacientes submetidos à enterostomia são atendidos pela equipe de enfermagem de acordo com a prescrição de enfermagem, com linguagem padronizada NIC[13], em consonância com os protocolos institucionais, apresentados no Quadro 1.

PÓS-OPERATÓRIO

É função exclusiva do enfermeiro: realizar o exame físico, avaliar função neurológica, tônus, pele, fontanela bregmática, olhos, pupilas, orelhas, nariz, boca, pescoço, tórax, abdome, coto umbilical, dorso, região genitoanal, extremidades, reflexos e dispositivos[15].

As complicações pós-operatórias estão relacionadas às condições dos pacientes. Graças ao avanço da tecnologia, é possível realizar melhor monitoração dos pacientes, disponibilizando drogas mais eficientes e menos tóxicas[15].

Cuidados de rotina prestados aos pacientes no pós-cirúrgico

- Conversar com os familiares e esclarecer dúvidas.
- Esclarecer o plano de cuidados à família.
- Controlar os sinais vitais.
- Monitorar: acesso venoso periférico e central, cateteres, drenos e tubos.
- Realizar higiene na cavidade oral.
- Realizar ou auxiliar nos banhos e trocas de fraldas.
- Realizar pesagem diária.

QUADRO 1 Diagnósticos e prescrição de enfermagem para o cuidado da criança com AVBEH, São Paulo, 2018

Diagnóstico de enfermagem[12]	Características definidoras[12]	Fatores relacionados[12]	Prescrição de enfermagem
Nutrição desequilibrada: inferior às necessidades corporais	Relato de ingestão inadequada de alimentos, inferior à porção diária recomendada (PDR) Dor abdominal	Capacidade prejudicada de absorver alimentos Capacidade prejudicada de digerir alimentos Fatores biológicos	Realizar controle de peso corpóreo Incentivar ingesta alimentar e hídrica Observar, comunicar e anotar náuseas, vômitos Verificar, anotar e comunicar os sinais vitais
Dor aguda	Expressão facial de dor Comportamento protetor Posição para aliviar a dor Fadiga Inquietação Irritabilidade Mudanças no padrão de sono Autorrelato de características da dor usando instrumento de dor padronizado	Incapacidade física crônica	Observar, anotar e comunicar sinais de dor segundo protocolo institucional Monitorar os sinais vitais Administrar medicamento para dor conforme prescrição médica Promover sono, repouso e ambiente adequado para facilitar alívio de dor Aplicar calor/frio Facilitar posicionamento confortável no leito Aplicar avaliação da dor
Integridade tecidual prejudicada	Tecido lesado	Circulação alterada Volume excessivo de líquidos Estado nutricional desequilibrado Mobilidade prejudicada Circulação prejudicada Alteração no metabolismo	Inspecionar a pele Realizar troca do curativo cirúrgico ou ferida operatória uma vez ao dia, observar e anotar características do local Realizar mudança de decúbito Aplicar hidratante na pele Aplicar escala de Braden Q

(continua)

QUADRO 1 Diagnósticos e prescrição de enfermagem para o cuidado da criança com AVBEH, São Paulo, 2018 *(continuação)*

Diagnóstico de enfermagem[12]	Características definidoras[12]	Fatores relacionados[12]	Prescrição de enfermagem
Padrão respiratório ineficaz	Taquipneia Uso da musculatura acessória para respirar	Dor Fadiga	Avaliar, anotar e comunicar alterações do padrão respiratório
Intolerância à atividade	Desconforto aos esforços Dispneia aos esforços	Fraqueza generalizada Imobilidade Repouso no leito	Auxiliar na mudança de decúbito
Tensão do papel do cuidador	Estressores Labilidade emocional aumentada Sensação de depressão Afastamento da vida social Mudanças nas atividades de lazer Relato de dificuldade em assistir ao receptor de cuidados passar pela doença Conflito familiar	Atividades de cuidado: Complexidade das atividades Imprevisibilidade da situação de cuidado Responsabilidades de cuidado 24 horas por dia Estado de saúde do receptor de cuidados: Cronicidade da doença Gravidade da doença Dependência Imprevisibilidade do curso da doença Instabilidade da saúde do receptor de cuidados	Apoiar os pais Orientar e acompanhar os pais nos cuidados à criança Comunicar a equipe multiprofissional

(continua)

QUADRO 1 Diagnósticos e prescrição de enfermagem para o cuidado da criança com AVBEH, São Paulo, 2018 *(continuação)*

Diagnóstico (de risco) de enfermagem[12]	Fatores de risco[12]	Prescrição de enfermagem
Risco de infecção	Defesas primárias inadequadas Desnutrição Doença crônica Procedimentos invasivos	Utilizar medidas de precaução Realizar higienização diária Estimular aceitação alimentar Realizar troca de curativo de cateteres e drenos
Risco de integridade da pele prejudicada	Pele úmida Fatores mecânicos Medicamentos Estado nutricional desequilibrado Proeminências ósseas Estado metabólico desequilibrado	Observar, comunicar e anotar sinais de flebite, edema, exsudato local Rodiziar sensor de oxímetro de pulso Manter suporte de colchão caixa de ovo Estimular a mobilidade articular Inspecionar a pele diariamente
Risco de perfusão gastrointestinal ineficaz	Disfunção hepática	Verificar, anotar e comunicar sinais vitais Monitorar, anotar e comunicar perda de líquidos: sangramentos e vômitos Monitorar aceitação alimentar Controlar as perdas apresentadas nas fezes
Risco de glicemia instável	Perda de peso excessiva Ingestão alimentar insuficiente Estado de saúde física comprometida	Verificar, anotar e comunicar glicemia capilar
Risco de queda	Menor de 5 anos[14] Alteração no nível de glicose no sangue Mobilidade prejudicada	Manter as grades do berço elevadas Manter placa de identificação com o alerta de risco de queda Manter pulseira amarela padronizada pela instituição de "risco de queda" Orientar os familiares sobre as medidas de prevenção de riscos de queda Realizar a notificação de não conformidade em caso de queda

- Observar, comunicar e anotar aceitação alimentar.
- Controlar, comunicar e anotar eliminações vesicointestinais.
- Realizar, comunicar e anotar a avaliação da dor.

ABORDAGEM DA FAMÍLIA PARA O CUIDADO DA CRIANÇA

As experiências vividas e o enfrentamento das famílias de pacientes com doença crônica são muito singulares. As ações de cuidado com a família têm como objetivo minimizar a sensação de impotência, frustração e tristeza diante da descoberta de um diagnóstico sombrio de uma doença crônica já instalada e com repercussões visíveis, além do estresse pela espera de um transplante de fígado. Dessa forma, a equipe de enfermagem direciona sua atenção à família para esclarecer dúvidas, detectar necessidades e auxiliar no atendimento/encaminhamento de suas dificuldades[16].

ABORDAGEM NUTRICIONAL

O fígado é um órgão fundamental no metabolismo da maioria dos nutrientes, sendo responsável por vários processos fisiológicos e bioquímicos relacionados ao metabolismo proteico e energético[17].

As crianças portadoras de hepatopatias são frequentemente afetadas por deficiências nutricionais. A desnutrição é um dos fatores importantes no prognóstico da doença, interferindo na morbidade e na mortalidade. A desnutrição grave (peso ou estatura menor que 2 desvios-padrão abaixo da média) com perda das reservas de gordura e massa muscular afeta, aproximadamente, 60% das crianças com doença hepática[18].

A desnutrição nos pacientes portadores de hepatopatias é de causa multifatorial: ingestão alimentar insuficiente, anorexia associada à própria doença, compressão gástrica causada pelo aumento do volume abdominal (ascite ou hepatomegalia), utilização de dietas impalatáveis (hidrolisado proteico), má absorção de nutrientes (gorduras, vitaminas lipossolúveis e minerais), disfunção da síntese e utilização das proteínas e de múltiplas disfunções no metabolismo energético, com aumento do gasto basal[17,18].

A atresia das vias biliares extra-hepáticas é uma colangiopatia obliterante, com início no período perinatal ou neonatal, que se manifesta sob a forma de colestase e acolia fecal, e evolui para cirrose biliar progressiva. A etiologia permanece desconhecida. É a principal causa de morte relacionada com o fígado em crianças, e é a indicação mais frequente para transplante hepático pediátrico[18,19].

O tratamento é cirúrgico, sequencial, inicia-se pela realização de uma derivação biliodigestiva (a portoenterostomia de Kasai) e mais tarde, se necessário, transplante hepático[18,19].

Após a realização da portoenterostomia, as medidas terapêuticas visam minimizar as complicações, promovendo o bom estado nutricional, prevenindo as infecções (colangite) e a inflamação persistente. Os melhores resultados são obtidos quando a cirurgia é realizada em até 60 dias de vida[19,20].

O primeiro passo é proceder à avaliação nutricional, levando-se em conta a prega tricipital e a circunferência braquial. É importante salientar que, nos pacientes com doenças hepáticas crônicas, o peso não é o melhor parâmetro, pois as visceromegalias e a ascite podem mascarar a desnutrição[18].

A manutenção do estado nutricional é fundamental para a boa evolução da criança, constituindo-se em um desafio, principalmente nas crianças colestáticas que evoluem com progressão da doença hepática. Nestas é importante evitar a deficiência dos macronutrientes, dos micronutrientes e das vitaminas lipossolúveis[17,18].

O aleitamento materno pode e deve ser mantido após a portoenterostomia, e assegurado até os seis meses de idade, sempre com acompanhamento clínico mensal. Considerar a suplementação em caso de baixo ganho ponderal[17,21,22].

Quando não for possível manter a oferta de leite materno, a fórmula ideal é o hidrolisado proteico. Por ser uma proteína hidrolisada, diminui o gasto energético, contém triglicerídeos de cadeia média na formulação e fornece melhor oferta calórica. Na impossibilidade de dispor do hidrolisado, alguns serviços usam leite desnatado com acréscimo de triglicerídeos de cadeia média (TCM) e ácidos graxos essenciais (AGE), na forma de preparados comerciais ou gordura de coco e óleo de milho, além de hidratos de carbono (açúcar refinado, maltodextrina e amido), para aumentar o valor calórico. Já a adição de azeite de oliva nas papas que constituem a alimentação complementar fornece parte dos ácidos graxos essenciais. As crianças maiores podem receber suplementos alimentares para complementar a oferta de macro e micronutrientes[17,18,23].

A indicação de sonda nasogástrica (SNG), nasoenteral (SNE) ou gastrostomia (GTM) deve ser feita[17,18,23]:

- Para neonatos já em acompanhamento, que se apresentam com baixo peso para a idade e com ganho ponderal insuficiente.

- Para crianças maiores, que não apresentem melhora no estado nutricional, após um mês de medidas instituídas para recuperação nutricional por via oral.

RESUMO

A atuação da equipe multiprofissional é primordial para a assistência da criança com atresia de vias biliares, tanto no diagnóstico precoce quanto no acompanhamento pós-cirúrgico juntamente com o envolvimento da família, pois se trata de uma doença complexa e grave, com fatores cruciais para a sobrevida da criança de forma segura e com qualidade. A observação constante e a avaliação das condições clínicas, nutricionais e de cuidados, além de uma comunicação efetiva entre os membros da equipe multiprofissional e orientação da família, colaboram para o prognóstico da criança. A participação da família durante o processo de internação, tratamento e assistência de enfermagem é essencial para o sucesso do plano terapêutico, de tal forma a proporcionar o desenvolvimento de habilidades e conhecimento acerca da doença para o cuidado domiciliar.

REFERÊNCIAS BIBLIOGRÁFICAS

1. Maksoud JG. Cirurgia pediátrica. 2. ed. Rio de Janeiro: Revinter; 2003.
2. Tannuri U. Doenças cirúrgicas da criança e do adolescente. Barueri: Manole; 2010.
3. Carvalho E, Ivantes CAP, Bezerra JÁ. Atresia de vias biliares extra-hepáticas: conhecimentos atuais e perspectivas futuras. J Pediatr. 2007;83(2):105-20.
4. Begnini K, Sakurada RY. Fator social como agravante clinico ao atendimento de paciente com atresia de vias biliares: um relato de caso. Revista Thêma et Scientia. 2015;5(2):90-3.
5. Cauduro SM. Atresia biliar extra-hepática: métodos diagnósticos. J Pediatr. 2003;79(2):107-14.
6. Hockenberry MJ, Wong WD. Fundamentos de enfermagem pediátrica. 9. ed. Rio de Janeiro: Elsevier; 2014.
7. Pereira LDS. Resultado da hepatoportoenterostomia na correção da atresia de vias biliares extra hepáticas: revisão sistemática [monografia]. Salvador: Faculdade de Medicina da Bahia, Universidade Federal da Bahia; 2015.
8. Jesus LE, Monteiro PCC. Tratamento cirúrgico da atresia biliar: a experiência do Hospital Municipal Jesus 1997-2000. Rev Col Bras Cir [internet]. Abril de 2001;28(2):97-103. Disponível em: http://www.scielo.br/scielo.php?script=sci_arttext&pid=S0100-69912001000200004&lng=en [acesso em: 22 mar. 2018].
9. Silva ESS, Silva HM, Lijnzaat LA, Melo C, Costa E, Martins E, et al. Clinical practices among healthcare professionals concerning neonatal jaundice and pale stools. Eur J Pediatr. 2017;176:361-9.

10. Sociedade Brasileira de Pediatria. Cuidando do futuro do Brasil. Alerta Amarelo: Ações da SBP ajudam na prevenção, diagnóstico precoce e tratamento da colestase em lactentes. Internet. 2017 [citado em 2018 mar. 21]. Disponível em: http://www.sbp.com.br/imprensa/detalhe/nid/alerta-amarelo-acoes-da-sbp-ajudam-na-prevencao-diagnostico-precoce-e-tratamento-da-colestase-em-lactentes/
11. Bezerra EA. Internações por agravos crônicos na infância em um hospital do norte do Brasil [monografia]. Florianópolis: Universidade Federal de Santa Catarina; 2014.
12. NANDA. Diagnósticos de enfermagem da NANDA: definições e classificações. 2015-2017. 10. ed. Porto Alegre: Artmed; 2015.
13. Bulechek GM, Dochterman JM, Butcher HK, Wagner CM. Classificação das intervenções de enfermagem (NIC). 6. ed. Porto Alegre: Artmed; 2016.
14. Ministério da Saúde. Agência Nacional de Vigilância Sanitária. Protocolo prevenção de quedas. Anexo 01; 2013. Disponível em: https://www20.anvisa.gov.br/segurancadopaciente/index.php/publicacoes/item/prevencao-de-quedas [acesso em: 28 mar. 2018].
15. Pedroso MRL. Compreensões de famílias de crianças hospitalizadas vivendo com doenças crônicas: trajetórias de cuidado [tese]. Porto Alegre: Escola de Enfermagem da Universidade Federal do Rio Grande do Sul; 2014.
16. Azevêdo AVS, Lançoni Júnior AC, Crepaldi MA. Interação equipe de enfermagem, família, e criança hospitalizada: revisão integrativa. Cienc Saúde Coletiva. 2017; 22(11):3653-66.
17. Dornelles CTL, Wilasco MIA, Hammes TO, Vieira SMG, Goldani HAS, Silveira TR. Terapia nutricional em crianças e adolescentes com cirrose: uma visão atual. Rev HCPA. 2010;30(2):140-52.
18. Barbosa PSH, Pereira LJM, Silva FV, Queiroz TCN, Fagundes EDT, Ferreira AR. Avaliação e suporte nutricional na criança com colestase. Rev Med Minas Gerais. 2013;23(Supl 2):S34-S40.
19. Cauduro SM. Atresia biliar extra-hepática: métodos diagnósticos. J Pediatr. 2003;79(2).
20. Santos JL, Cerski CT, Silva VD, Mello ES, Wagner MB, Silveira TR. Fatores relacionados ao prognóstico da atresia biliar pós-portoenterostomia. J Pediatr. 2002;78(4):341-6.
21. Silva ES, Medina M, Rocha P, Bonet B, Sousa JAF, Enes C. Atresia das vias biliares extra-hepáticas: estudo clínico retrospectivo. Nascer e Crescer – Revista do Hospital de Crianças Maria Pia. 2011;20(1):9-15.
22. Carvalho E, Ivantes CAP, Bezerra JA. Atresia das vias biliares extra-hepáticas: conhecimentos atuais e perspectivas futuras. J Pediatr. 2007;83(2):105-20.
23. Delgado AF, Lima PA. Utilização de dietas especiais na disfunção hepática. Nutrologia básica e avançada. Barueri: Manole, 2010. p.113-23.
24. Santos LRL. Padrões histopatológicos e deposição de colágenos durante a progressão da fibrose hepática como fatores prognósticos da atresia de vias biliares [tese]. São Paulo: Faculdade de Medicina, Universidade de São Paulo; 2015. p.17.
25. Sociedade Brasileira de Pediatria. Alerta amarelo: identificação precoce de doenças hepáticas em recém-nascidos e lactentes. Disponível em: http://www.sbp.com.br/fileadmin/user_upload/Cartaz_Alerta_Amarelo_30-08_Atualizado.jpg.
26. Sociedade Paranaense de Pediatria. Palavra do especialista [internet]; 2016. Disponível em: http://www.spp.org.br/?p=904.

10

Atuação da equipe de enfermagem no centro cirúrgico pediátrico de alta complexidade

Camila Prestes Martins Félix
Iranilda de Jesus
Manoel Carlos Prieto Velhote
Suzana Guernieri Rossi
Uenis Tannuri

TÓPICOS DO CAPÍTULO

OBJETIVO

Neste capítulo, o leitor conhecerá as características de um centro cirúrgico pediátrico de alta complexidade e os cuidados especiais prestados pelos profissionais da equipe de enfermagem no período perioperatório.

INTRODUÇÃO

O centro cirúrgico (CC) é um setor com características específicas e isso se estende aos cuidados com os pacientes cirúrgicos que necessitam de uma assistência de enfermagem diferenciada[1].

Os cuidados de enfermagem ao paciente cirúrgico, aliados aos procedimentos de segurança do paciente, são fundamentais para minimizar os riscos e proporcionar uma boa recuperação. Esses cuidados iniciam-se desde a admissão do paciente no CC, até a alta da recuperação pós-anestésica (RPA). Cada fase do período perioperatório requer avaliação e intervenção de enfermagem específica, que envolva promoção, manutenção e recuperação da saúde[2].

FASES DO PROCEDIMENTO CIRÚRGICO

- Transoperatório: desde a chegada do paciente ao CC até a alta da sala de RPA.
- Intraoperatório: desde o início do procedimento cirúrgico até a transferência do paciente para a recuperação anestésica.
- Pós-operatório imediato: abrange as primeiras 24 horas após a cirurgia e inclui o tempo em que o cliente permanece na RPA[2].

Para que seja alcançada a qualidade esperada em todas as fases do procedimento, utiliza-se o processo de enfermagem aplicado ao paciente cirúrgico, denominado Sistematização de Assistência de Enfermagem Perioperatória (SAEP), cuja finalidade principal é o planejamento e a implementação dos cuidados ao paciente[3].

O SAEP permite ao enfermeiro aplicar na prática assistencial seus conhecimentos técnico-científicos e humanísticos. Ressalta-se que o conhecimento e a habilidade devem caminhar juntos com os preceitos éticos da profissão para que se constitua uma enfermagem com qualidade e, por essa razão, compete ao enfermeiro o planejamento da assistência de enfermagem prestada, considerando suas necessidades físicas e emocionais para promover a segurança do paciente cirúrgico[3].

SEGURANÇA DO PACIENTE CIRÚRGICO

A preocupação com a segurança e a qualidade dos serviços prestados à criança e ao adolescente pelas instituições de saúde tem caráter mundial[4]. Segundo o Ministério da Saúde, a segurança do paciente é um atributo fundamental para a qualidade do cuidado e tem grande importância para pacientes, famílias, gestores e profissionais de saúde[5].

Em consonância com esta preocupação, no Instituto da Criança e do Adolescente foi implantado o Protocolo para Cirurgia Segura, abordado detalhadamente no Capítulo 20 - "Impacto dos protocolos de segurança na assistência ao paciente pediátrico" deste livro.

ASSISTÊNCIA DE ENFERMAGEM NO CENTRO CIRÚRGICO PEDIÁTRICO

A montagem das salas operatórias para as cirurgias eletivas é realizada na noite anterior pelos colaboradores de enfermagem do serviço noturno. Na manhã seguinte, no início do plantão a sala é conferida novamente pelo circulante (técnico ou auxiliar de enfermagem), que verifica todos os materiais e equipamentos necessários, consultando os médicos cirurgiões e anestesistas quanto à necessidade de algum material específico.

Antes de solicitar o paciente ao setor de origem, se houver necessidade, o enfermeiro verifica se há reserva de hemocomponentes no banco de sangue e vaga na unidade de terapia intensiva (UTI).

Na admissão do paciente no CC, o enfermeiro conduz a aplicação do *checklist* de segurança em conjunto com o circulante de sala, e as equipes cirúrgica e anestésica que atuarão no procedimento cirúrgico.

A equipe multiprofissional se apresenta ao paciente e/ou responsável, chamando-o pelo seu nome completo e conferindo data de nascimento e registro hospitalar, em posse do aviso de cirurgia e prontuário.

Por se tratar de público pediátrico, as perguntas são direcionadas ao responsável legal, de maneira que não induza a respostas monossilábicas (como sim e não), da seguinte maneira: Qual é o nome completo do paciente? Qual é a data de nascimento? Qual é o procedimento que seu(sua) filho(a) vai fazer? Tem alergia a algum medicamento ou alimento?

Além disso, verificam-se todos os dispositivos, curativos e lesões de pele que o paciente apresenta previamente[6]. É importante questionar ao responsável a presença de dentes amolecidos, pois, dependendo da faixa etária da criança, existe a possibilidade de desprendimentos durante a intubação orotraqueal, para os pacientes submetidos à anestesia geral[7].

Atenção especial ao uso de adornos: com frequência os adolescentes e pré-adolescentes utilizam esses acessórios (p. ex., *piercings*, brincos e anéis) e há necessidade de orientação para sua retirada, para a prevenção da ocorrência de queimaduras, garroteamento de dedo e perda[7].

O paciente é encaminhado à sala operatória, posicionado em mesa cirúrgica, monitorado e inicia-se a indução anestésica com o auxílio do enfermeiro durante a intubação, que em pediatria é um momento crítico pelas peculiaridades pertinentes a cada faixa etária.

A seguir, são citadas algumas situações especiais que requerem maior atenção na assistência cirúrgica pediátrica de alta complexidade.

PROTOCOLO DE ABREVIAÇÃO DE JEJUM PRÉ-OPERATÓRIO

No cancelamento de uma cirurgia, o paciente e seus familiares têm exacerbadas suas preocupações e expectativas, já que terão de passar por todo o período pré-operatório novamente, pois há o medo de uma próxima suspensão, da ocorrência de problemas na cirurgia, da possibilidade de retardar a volta ao trabalho e ao convívio familiar, dentre outros temores. Assim, a ansiedade reaparece ainda mais intensa. Dessa forma, sentimentos de medo do desconhecido e ansiedade causam maior tensão, aumentam o nível de estresse do paciente e também de sua família[8].

Um dos motivos de cancelamento de cirurgias em pediatria é a quebra do jejum, pois o responsável, na tentativa de minimizar o choro e acalmar o paciente, acaba ofertando dieta. Outra situação é o atraso na chamada do paciente ao CC, por diversos motivos, causando um aumento no tempo de jejum do paciente.

Para evitar os efeitos negativos do jejum prolongado (como: sede, fome, ansiedade, vômito, hipoglicemia, irritabilidade), o Instituto da Criança e do Adolescente elaborou e implantou um protocolo de abreviação de jejum pré-operatório, que reduz o tempo de jejum desses pacientes[9]. O enfermeiro do setor de internação entra em contato com o enfermeiro do CC solicitando previsão de encaminhamento do paciente[9]. Se não houver previsão ou a previsão de espera for superior a 2 horas, o enfermeiro comunica o médico responsável pelo setor de internação, que prescreve líquidos claros com maltodextrina ou dieta, conforme o tempo de jejum descrito no protocolo (Quadro 1).

Somente após 2 horas da ingestão desses líquidos o paciente poderá ser chamado ao CC[9].

QUADRO 1 Protocolo de jejum

Alimento ingerido	Tempo mínimo de jejum
Chá com 12,5% de maltodextrina, gelatina dietética ou água (até 200 mL)	2 horas
Leite materno	4 horas
Fórmula infantil, leite não humano, líquidos com resíduos	6 horas
Alimentos sólidos/refeições	8 horas
Manitol ou contraste	4 horas

Observações:

- Pacientes recebendo dieta por cateter nasoenteral deverão ser considerados em dieta sólida, sendo necessárias 8 horas de jejum.
- Pacientes com gastrostomia devem seguir o tempo mínimo de jejum descrito acima, conforme o tipo de alimento.
- Em casos de emergência a indução da anestesia deverá ser realizada com sequência rápida ou com o paciente acordado e anestesia tópica de orofaringe, de acordo com a avalição clínica do paciente.

Critérios de exclusão ao protocolo de abreviação de jejum

- Pacientes em tratamento farmacológico para doença do refluxo gastroesofágico (ou tratamento pregresso nos últimos 12 meses).
- Pacientes em uso de medicamentos que retardam o esvaziamento gástrico (ciclosporina, opioides, amitriptilina, bloqueadores dos canais de cálcio, octreotida, clorpromazina, prometazina).
- Pacientes neuropatas.
- Pacientes com diagnóstico de peritonite, obstrução intestinal, diabetes, obesidade grave, hemorragia digestiva significativa, gestação.
- Pacientes em uso de soro de manutenção ou nutrição parenteral prolongada.
- Pacientes em diálise peritoneal e hemodiálise crônica[9].

TRANSPLANTE HEPÁTICO

No Brasil, o primeiro transplante de fígado bem-sucedido foi realizado em 1985, no Hospital das Clínicas da Universidade de São Paulo (HCFMUSP)[10]. No Instituto da Criança e do Adolescente (ICr-HCFMUSP), o primeiro transplante pediátrico foi realizado em setembro de 1989[11].

O transplante hepático é um procedimento cirúrgico em que se substitui o fígado doente por um órgão saudável. Existem dois tipos de transplantes: o intervivos e o de doador cadáver[10,12].

O transplante intervivos é uma modalidade técnica de doação de parte do fígado, habitualmente realizada entre parentes[10]. Normalmente é eletivo, podendo ser planejado com maior antecedência. Em situações nas quais o doador não apresenta nenhum grau de parentesco a cirurgia somente poderá ser autorizada mediante autorização judicial[13].

O transplante com doador cadáver é uma cirurgia de urgência, iniciando-se a montagem do CC e os preparativos para o procedimento assim que se recebe a comunicação sobre a disponibilidade do órgão.

As principais indicações para transplante hepático em crianças são: atresia biliar (AB), hipoplasia sindromática das vias biliares intra-hepáticas, colangite esclerosante primária, histiocitose X, erros inatos do metabolismo (como deficiência de alfa-1 antitripsina – A1AT, tirosinemia e síndrome de Budd-Chiari), hepatite crônica ativa, hepatites B, C, autoimune e fulminante, insuficiência hepática aguda, entre outras[11].

Os hospitais em que se realiza este tipo de cirurgia complexa necessitam dispor de um CC com infraestrutura adequada e de uma equipe multiprofissional capacitada, pois, em sua maioria, são pacientes debilitados e imunodeprimidos[8].

Por se tratar de um procedimento cirúrgico de grande porte e de alta complexidade, o enfermeiro do CC necessita ter uma visão ampla da dinâmica, dos equipamentos e de todo o material necessário para que este seja realizado.

No caso de transplante intervivos, é realizada a montagem de três salas cirúrgicas: para o doador, para o receptor e para a *back table* (onde acontecem a perfusão e o preparo do órgão já retirado para o implante no receptor).

No caso de transplante com doador cadáver são montadas apenas duas salas: para o receptor e para a *back table.*

Para facilitar o trabalho da equipe de enfermagem, elaborou-se um procedimento operacional padrão (POP) de montagem de salas para transplante que inclui fotos das salas com o posicionamento dos diversos equipamentos utilizados e a disposição dos materiais.

SEPARAÇÃO DE GÊMEOS CONJUGADOS

A gemelaridade monozigótica não depende de nenhuma condição, ocorrendo de forma independente e aleatória.

Sempre que a segmentação do embrião ocorrer após o 13º dia de fertilização, não haverá a completa separação entre os indivíduos e a gestação ocorrerá com a formação de um par de gêmeos unidos, ao que se chama gemelaridade conjugada, a qual, por conceito, ocorrerá em uma mesma placenta e em uma única cavidade amniótica[14].

Gêmeos conjugados são unidos por alguma parte do corpo e geralmente compartilham alguns órgãos. O primeiro caso de gêmeos conjugados da história é o dos irmãos Chang e Eng, que nasceram em 1811 no Sião, atual Tailândia. Por isso, os gêmeos conjugados são popularmente conhecidos como gêmeos siameses. No Brasil, a primeira cirurgia de separação registrada foi realizada pelo médico Paulo Niemeyer em 1948, com óbito dos indivíduos[15].

A classificação dos gêmeos (Figura 1) se baseia no maior local de fusão, avaliada por meio de exames ultrassonográficos, exame clínico, achados cirúrgicos e anatomopatológicos. Foram empregados os termos: craniópagos para fusão de qualquer parte do crânio, exceto a face; toracópagos para a união pela face anterior do tórax superior até o umbigo; onfalópagos para a união pelo abdome superior, entre o processo xifoide e a cicatriz umbilical; parápagos para a união lateral e pelves com uma sínfise púbica; isquiópagos para a união ventral caudal que se estende do umbigo até a pelve, apresentando dois sacros e duas sínfises púbicas; piópagos para a união dorsal pelo sacro e cócicx; cefalópagos para a união ventral rostral, do ápice da cabeça até o umbigo. A estas classificações foram acrescidos termos que numeram os membros: di (dois), tri (três) e

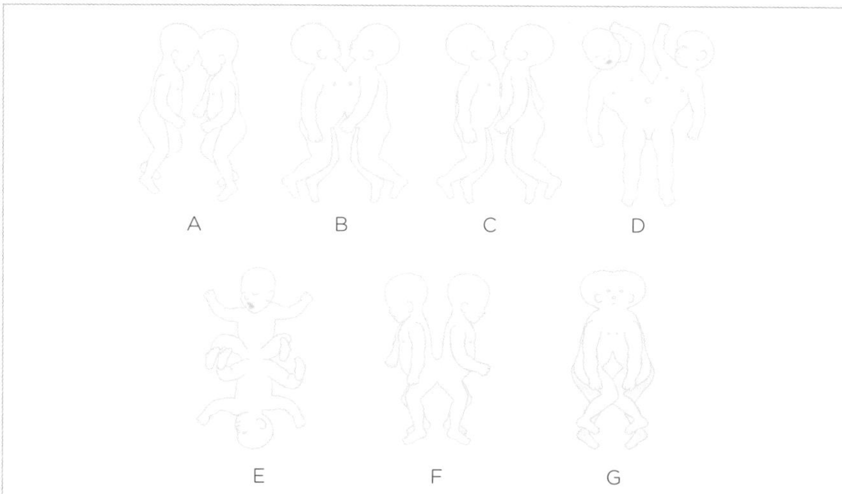

FIGURA 1 Classificação para gêmeos conjugados. A: Craniópagos; B: toracópagos; C: onfalópagos; D: parápagos; E: isquiópagos; F: piópagos; G: cefalópagos.
Adaptada de Spencer, 1992[28].

tetra (quatro), com os termos bráquio para braços, pus para pernas e prosopus para a face[16].

A cirurgia de separação de gêmeos conjugados exige a atuação de uma grande equipe multiprofissional especializada em razão de sua complexidade. Vale lembrar que esses bebês conjugados são alvo de grande curiosidade e que se deve limitar o número de pessoas na sala para evitar infecções, o que aumentaria ainda mais a morbidade e mortalidade. Mesmo buscando essa redução na quantidade de pessoas, como a equipe precisa ser duplicada, há um grande número de profissionais envolvidos no procedimento (Figura 2).

Essa cirurgia pode ocorrer em dois momentos distintos: logo após o nascimento ou abordagem cirúrgica posterior, com vistas ao melhor momento para o paciente e para obter um resultado mais satisfatório.

São montadas duas salas cirúrgicas. A primeira (Figura 3), onde se inicia a cirurgia, deve conter os materiais e equipamentos em dobro (dois monitores multiparamétricos e dois aparelhos de anestesia), pois, mesmo antes da separação, os bebês são tratados como dois pacientes, inclusive para intubação, monitoração e placa de bisturi.

Desde o início, todos os impressos são feitos em duplicidade, incluindo ficha de anestesia, descrição cirúrgica e os impressos de enfermagem (inclusive SAEP).

Uma segunda sala cirúrgica deve ser montada para, após a separação, dar continuidade à cirurgia do segundo bebê. Além disso, uma maca para transporte desse paciente entre as salas deve ser montada com suporte de oxigênio e ser forrada com campo estéril.

Mesmo após tanto zelo e preparo para o procedimento, solicitações imprevistas acontecem.

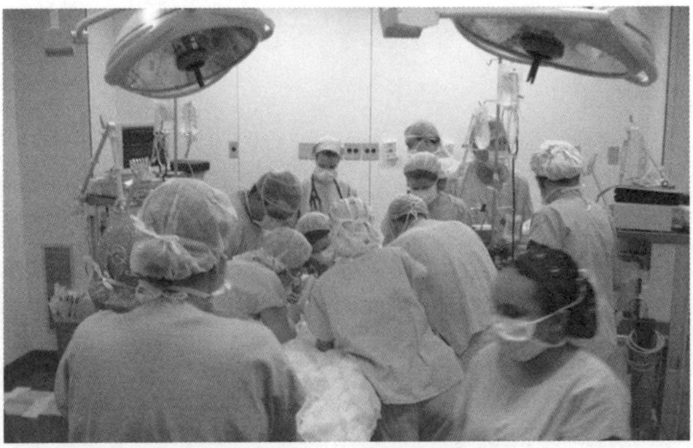

FIGURA 2 Equipe multiprofissional envolvida na cirurgia de separação de gêmeos conjugados, São Paulo, 2018. Fonte: arquivo pessoal.

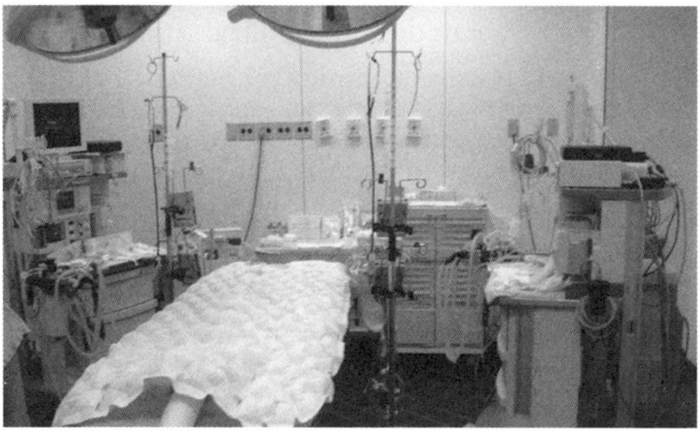

FIGURA 3 Montagem da sala cirúrgica com materiais e equipamentos duplicados, São Paulo, 2018. Fonte: arquivo pessoal.

POSICIONAMENTO CIRÚRGICO

O posicionamento cirúrgico é a forma como o paciente é colocado em mesa cirúrgica, à disposição da equipe, após ato anestésico e durante todo o processo anestésico-cirúrgico[17]. O enfermeiro deve estar em sala operatória, para que possa observar e avaliar qualquer situação que venha a acarretar complicações ao paciente durante o posicionamento. Devem-se aplicar intervenções eficazes de conforto e segurança ao paciente para alívio da pressão e prevenção de lesões de pele durante a permanência em mesa cirúrgica. Para isso, deverão ser utilizados alguns recursos como posicionadores cirúrgicos ("coxins" de silicone ou gel polímero) com superfície macia[17-19]. Outra opção para proteção de proeminências ósseas em CC é o colchão piramidal. O cuidado de enfermagem nesta fase do procedimento cirúrgico é fundamental para a cirurgia e para uma boa recuperação no pós-operatório, sendo responsabilidade de toda a equipe multiprofissional.

As principais recomendações para as posições cirúrgicas são:

- Supina: utilizar travesseiros ou apoios de cabeça e abaixo dos joelhos, os braços em ângulo máximo de 90º com o corpo, manter as pernas descruzadas, atenção para a hiperextensão dos pés e proteger calcâneos com coxins.
- Lateral (SIMS): manter o alinhamento espinhal, observar orelhas, colocar um apoio sob a cabeça e entre as pernas, manter a perna em contato com a mesa flexionada na região do quadril e a superior esticada.
- Litotomia: manter os braços em braçadeiras, dependendo da faixa etária (criança ou adolescente), em um ângulo máximo de 90º, acolchoar

quadril, nádegas e laterais do corpo, utilizar a menor elevação das pernas pelo menor tempo possível e minimizar o grau de abdução do quadril[19].

A seguir, citamos as posições mais utilizadas em centro cirúrgico pediátrico e mencionamos os cuidados específicos.

Decúbito dorsal ou supino

Esta posição é utilizada para a maioria das cirurgias pediátricas (Figura 4). As seguintes regiões devem ser protegidas: o pescoço, com o uso de coxim na região occipital para promover o relaxamento do músculo e prevenir distensões; o membro superior direito (MSD), que deve ser posicionado na lateral, ao lado do corpo, em adução, com a palma voltada para baixo em pronação, para não provocar estiramento dos músculos e nervos nessa região; o membro superior esquerdo (MSE), que deve ser estendido sob uma braçadeira em abdução. O lençol da mesa cirúrgica pode ser utilizado para fixar os braços em toda a sua extensão, passando-o por baixo do corpo do paciente, envolvendo o braço e retornando para baixo do corpo novamente.

É necessário verificar também o alinhamento do paciente em mesa operatória, com a cabeça alinhada à coluna vertebral e ao quadril; os membros inferiores (MMII) devem permanecer estendidos e os pés, ligeiramente separados, além de proteger os calcâneos com posicionadores[17-19].

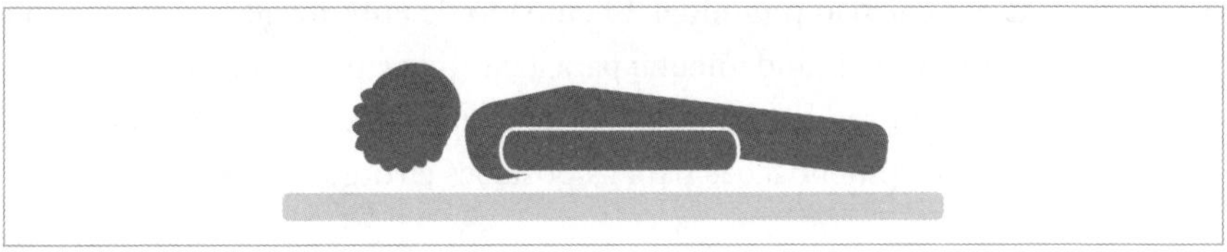

FIGURA 4 Decúbito dorsal ou supino.

Posição de Sims

A posição de Sims ou lateral (Figura 5) é utilizada na cirurgia urológica e em transplantes renais, por exemplo. O paciente deve ficar posicionado sobre o lado contrário ao lado a ser operado, com um posicionador cirúrgico firme sob a região lombar ou em uma mesa com elevador para as costas ou região lombar.

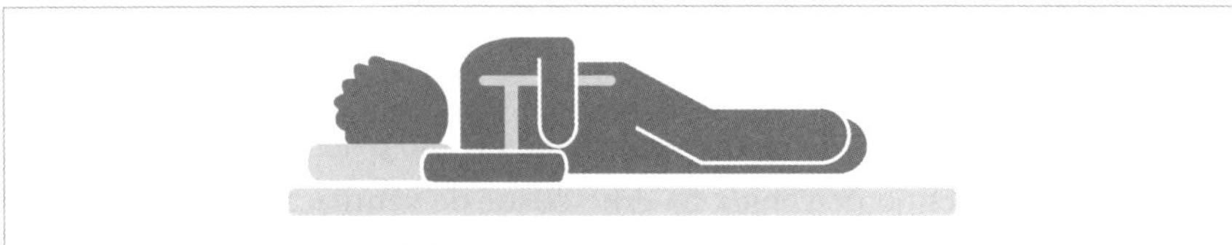

FIGURA 5 Posição de Sims.

No período intraoperatório a equipe de enfermagem deve estar atenta e avaliar o paciente integralmente, identificar alterações anatômicas e intervir com medidas que previnam complicações decorrentes do procedimento anestésico-cirúrgico[17-19].

Posição litotômica

Nesta posição, o paciente permanece em decúbito dorsal com membros inferiores abertos elevados, formando um ângulo próximo de 90º com o abdome e apoiados sobre um suporte de pernas (Figura 6). Esta posição é utilizada em procedimentos combinados abdominais e perineais, pélvicos e geniturinários[17-19].

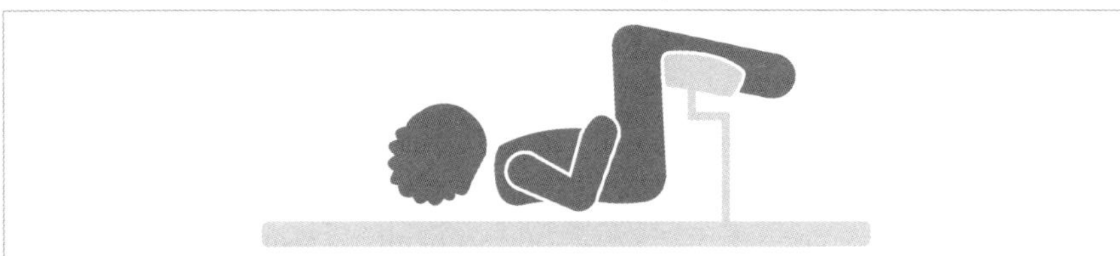

FIGURA 6 Posição litotômica.

VIA AÉREA DIFÍCIL EM PEDIATRIA

Segundo a Sociedade Americana de Anestesiologia (ASA), via aérea difícil (VAD) é a situação em que um anestesiologista encontra dificuldades para realizar ventilação no paciente com máscara facial (saturação periférica abaixo de 90% mesmo com suporte de O_2), dificuldade para intubação traqueal convencional após três ou mais tentativas e/ou tempo maior que 10 minutos. Essa situação envolve fatores do paciente, quadro clínico, experiência e habilidades do médico[20,21].

- Via aérea difícil reconhecida: é diagnosticada após avaliação médica prévia da via aérea[21].
- Via aérea difícil não reconhecida: quando não é detectada previamente, somente sendo percebida na dificuldade de ventilação/intubação[21].

Para o manejo da via aérea de pacientes pediátricos, é necessário conhecimento das diferenças anatômicas e fisiológicas em relação ao paciente adulto, domínio dos dispositivos disponíveis e conhecimento do algoritmo para controle da via aérea[20].

Médico e equipe de enfermagem devem ser treinados para prestar atendimento nessa situação, pois está associada a sequela neurológica permanente e risco imediato de morte[21].

Avaliação da via aérea

A avaliação da via aérea é realizada na visita pré-operatória. O anestesiologista realiza a anamnese do paciente, em que são colhidas informações importantes, como realização de procedimento anestésico anterior, se houve dificuldade de ventilação, laringoscopia ou intubação traqueal e se há doenças associadas[20].

É realizado o exame físico, em que se observa a aparência geral; também é realizada inspeção da face e região cervical, alterações anatômicas, como pescoço curto e grosso, baixa mobilidade cervical, abertura bucal limitada, incisivos proeminentes, língua grande, falha na dentição, malformações craniofaciais, presença de tumores externos, cicatrizes de cirurgias e/ou traumas nas regiões da face ou cervical, radioterapias (possíveis alterações anatômicas), posição da mandíbula observando oclusão dentária, pois pode dificultar a visualização da glote[20].

A anamnese e o exame físico podem não indicar VAD, mas isso não quer dizer que a intubação será de fácil acesso. O aumento da idade e novas doenças podem levar a dificuldades que não aconteceram anteriormente[20].

Doenças com maior prevalência de VAD em pediatria

- Doenças congênitas: algumas doenças estão associadas à VAD em decorrência de hipoplasia de mandíbula, língua grande, palato arqueado ou com fissura e anormalidades na coluna cervical. Alguns exemplos: anomalias craniofaciais, anomalias da coluna cervical, traqueomalácia, fissura palatina, lábio leporino[22,23].

- Obesidade: o obeso tem menor capacidade residual funcional em razão de distorções na anatomia das vias aéreas superiores; tem uma tendência maior à hipoxemia. Exemplo: adolescentes submetidos à gastroplastia[22,23].
- Diabete melito: estes pacientes podem apresentar contraturas nas articulações, levando à dificuldade de posicionamento, que, por sua vez, dificulta a laringoscopia[22,23].
- Acromegalia: em decorrência do aumento da mandíbula, o paciente fica mais propenso à obstrução da via aérea[22,23].
- Tumores: principalmente os de pescoço e das vias aéreas, pois deformam a anatomia, diminuem o espaço para intubação e podem apresentar sangramento durante manipulação[22].
- Infecções: processos infecciosos agudos no trato respiratório superior podem levar a uma VAD, quando evoluem com edema da mucosa, levando à obstrução do fluxo de ar. As mais comuns são: crupe, laringite, epiglotite, abcesso retrofaríngeo, bronquite e pneumonia. Podem evoluir para via aérea difícil quando apresentam edema de mucosa, levando à obstrução do fluxo de ar, dificultando o manuseio da via aérea[22,23].
- Corpo estranho: a aspiração de corpo estranho em pediatria é um episódio relativamente comum em menores de 2 anos; a traqueia e os brônquios principais são os locais de obstrução mais comuns[22].

Caixa de via aérea difícil

A caixa de via aérea difícil tem como finalidade simplificar e otimizar o atendimento no caso de via aérea difícil. Fica acondicionada em local de fácil acesso e é de responsabilidade da equipe de enfermagem manter sua organização, verificação das datas de validade e reposição.

Nela estão acondicionados os seguintes materiais, de diversos tamanhos: Airtraq®, sonda trocadora, cânula aramada, fio Bougie, fio-guia, cânula orofaríngea (Guedel), cânula nasofaríngea, máscara laríngea e cânulas de intubação seletiva (geralmente utilizadas em cirurgias torácicas em que há necessidade de uma ventilação monopulmonar) (Quadro 2):

- Fio-guia para intubação traqueal (fio Bougie, *gum-elastic Bougie*): fio-guia introdutor maleável e atraumático, inserido através das cordas vocais por laringoscopia direta. Por ele é inserida uma cânula de intubação endotraqueal[21].

QUADRO 2 Materiais de via aérea difícil

Laringoscópio óptico descartável (Airtraq®)	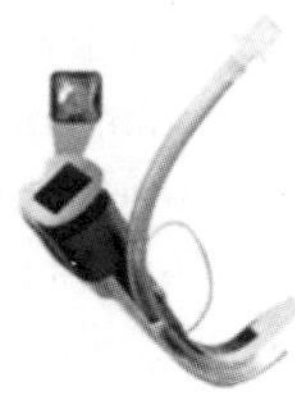 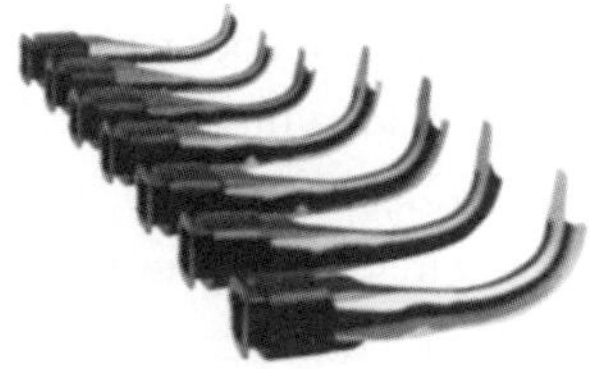
Sonda trocadora	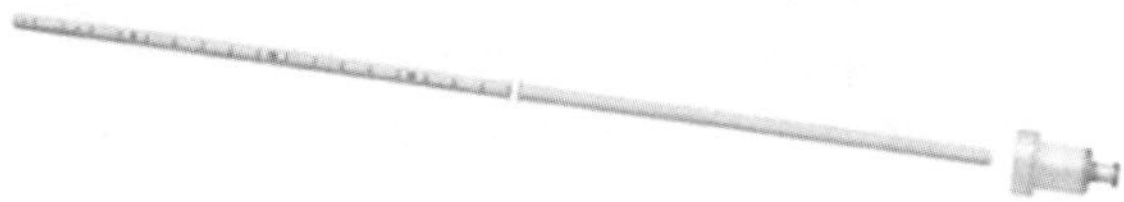
Cânula de intubação aramada	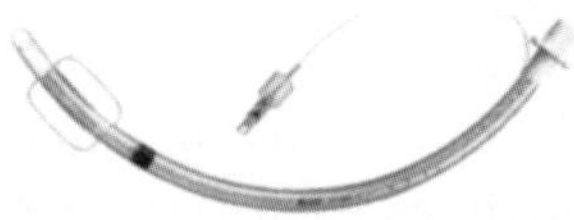 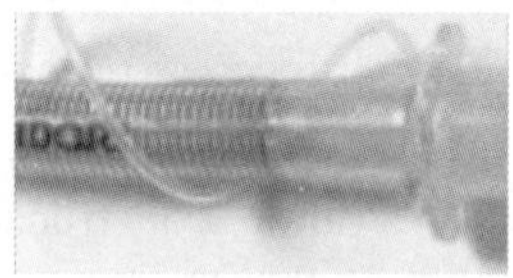
Fio-guia tipo Bougie	
Fio-guia	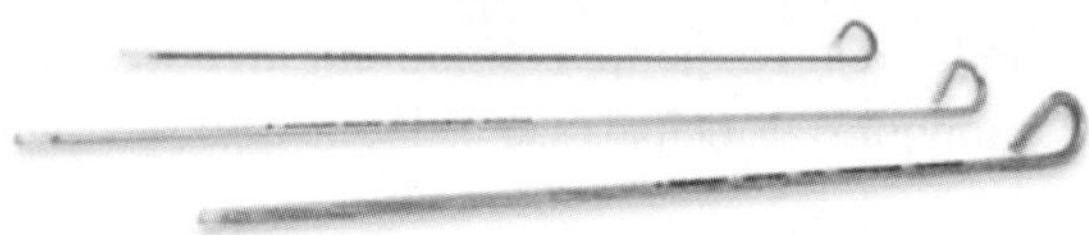
Cânula orofaríngea (Guedel)	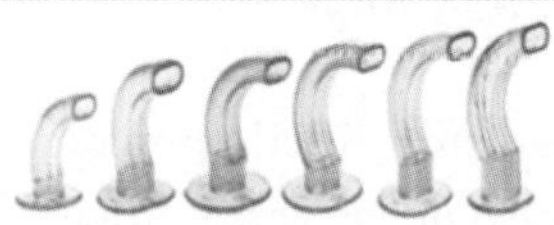
Cânula nasofaríngea	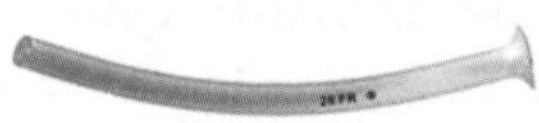
Máscara laríngea	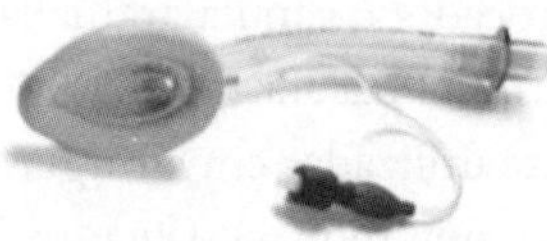

(continua)

QUADRO 2 Materiais de via aérea difícil *(continuação)*

Cânulas de intubação seletiva (esquerda ou direita)	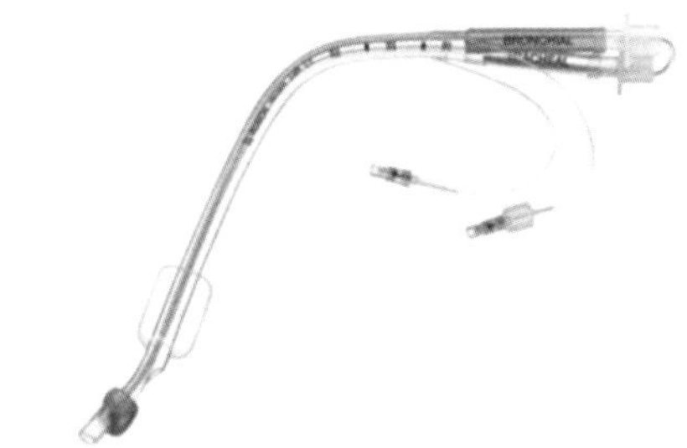
Cânula de intubação endotraqueal nasal polar norte e oral polar sul	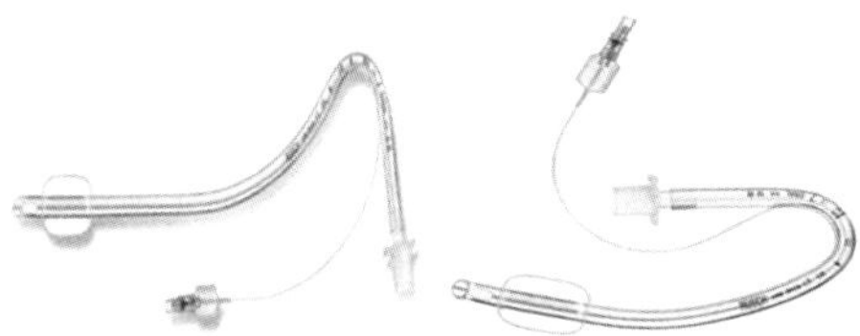

- Sonda trocadora: possui um lúmen interno onde é possível realizar uma ventilação a jato e servir de guia para uma nova intubação. São utilizadas na troca do tubo traqueal e na extubação em casos de VAD, caso o paciente apresente algum desconforto respiratório, uma nova intubação pode ser difícil ou até impossível. Por possuir lúmen interno, é possível manter a ventilação do paciente e/ou troca da cânula de intubação[21].
- Laringoscópio óptico descartável (Airtraq®): conta com visualizador na parte superior da haste do aparelho, onde é possível a visualização das cordas vocais, por meio de luzes de *light emitting diode* (LED) na ponta da lâmina; tem dois canais, um óptico e um guia para tubo endotraqueal[24].
- Laringoscópio: cabo onde se acondicionam as pilhas e nele é acoplada a lâmina (reta ou curva) para visualização da laringe[25].
- Lâmina reta (Miller): mais utilizada em crianças menores e lactentes, eleva a epiglote para expor a glote[25].
- Lâmina curva (Macintosh): geralmente utilizada em crianças maiores e adultos; toca a valécula elevando a glote[25].
- Tubos endotraqueais: tubo plástico flexível ou aramado, com ou sem balão inserido direto no interior da traqueia, tornando as vias aéreas e ventilação pulmonar pérvias[25].
- Cânula orofaríngea (Guedel): utilizada para manter a via aérea superior prévia em pacientes inconscientes ou com nível de consciência rebai-

xado. Tem como objetivo manter a base da língua para frente, possibilitando a passagem de ar[25].

- Cânula nasofaríngea: utilizada para tratamento de obstrução da via aérea superior por obstrução de partes moles; causa menos estímulos que as cânulas orofaríngeas e são mais bem aceitas quando o paciente está acordado ou sob sedação. Contraindicada em casos de trauma da base do crânio e em casos de coagulopatia (risco de epistaxe). Mais indicada em casos de trauma orofaríngeo[26].
- Máscara laríngea: dispositivo supraglótico; a partir de 1995 foi incluída no algoritmo de VAD pela ASA. Pode substituir o tubo endotraqueal como via aérea definitiva ou temporária, promovendo a ventilação[27].

Atuação da equipe de enfermagem em casos de via aérea difícil

A equipe de enfermagem é quem auxilia o anestesiologista. O enfermeiro e o circulante da sala (auxiliar/técnico de enfermagem) devem estar sempre atentos, principalmente nos casos de via aérea difícil não reconhecida, pois se torna uma situação de emergência.

Nos casos de via aérea difícil reconhecidos, a equipe de enfermagem deve deixar a caixa na sala em local de fácil acesso e verificar com o anestesiologista antes do início do procedimento se os materiais à disposição atendem aquele paciente. Além disso, precisa estar atento às solicitações do anestesiologista, disponibilizar e auxiliar com os materiais e equipamentos o mais rápido possível, conhecer os materiais usados com maior frequência e auxiliar no posicionamento do paciente com o uso de "coxins".

Por se tratar de público pediátrico, é muito difícil ter um posicionador cirúrgico de polímero para a intubação de cada paciente, pois variam muito de tamanho e podem apresentar malformações anatômicas. Sendo assim, os "coxins" podem ser feitos com lençóis ou compressas e colocados na região escapular, pois o coxim usado na intubação não é o mesmo utilizado para o posicionamento cirúrgico/proteção de proeminências ósseas. Por exemplo, para realizar a intubação orotraqueal de um recém-nascido com peso inferior a 2 kg, a altura necessária para o coxim pode ser alcançada com uma compressa cirúrgica dobrada e acondicionada sobre a região escapular. Caso seja solicitado, realizar a pressão na cricoide (manobra de Sellick), que serve para ocluir temporariamente a entrada superior do esôfago[21].

RESUMO

O centro cirúrgico é um setor com características específicas e suas peculiaridades no cuidado com o paciente cirúrgico se acentuam quando o hospital atende pacientes pediátricos e realiza cirurgias de alta complexidade. Essas características exigem que a equipe de enfermagem seja treinada e capacitada para receber pacientes de diferentes faixas etárias, assim como lidar com diferentes procedimentos e técnicas anestésicas. Para o sucesso desse atendimento, a equipe multiprofissional precisa estar bem entrosada, além de ter conhecimento e habilidades para conduzir diversas situações, pois, quanto mais ágil a atuação, menor é o risco de danos ao paciente.

REFERÊNCIAS BIBLIOGRÁFICAS

1. Christóforo BEB, Carvalho DS. Cuidados de enfermagem com o paciente médico no período pré-operatório. Rev Esc Enferm USP. 2009;43(1):14-22.
2. Timby BK, Smith NE. Assitência prestada a pacientes período pós operatório. In: Timby BK, Smith NE. Enfermagem médico-cirúrgica. 8. ed. Barueri: Manole; 2005. p.284-306.
3. SOBECC. Sistematização de assistência perioperatória (SAEP). In: Fujiyoshi SM, editor. Diretrizes de práticas em enfermagem cirúrgica e processamento de produtos para a saúde. 7. ed. Barueri: Manole; 2017. p.187-200.
4. Grigoleto ARL, Escobar Gimenes FRE, Avelar MCQ. Segurança do cliente e as ações frente ao procedimento cirúrgico. Rev Eletr Enferm. 2011;13(2):347-54.
5. Brasil. Ministério da Saúde. Fundação Osvaldo Cruz. Agência Nacional de Vigilância Sanitária. Documento de referência para o Programa Nacional de Segurança do Paciente. 2014. p.1-40. Disponível em: http://bvsms.saude.gov.br/bvs/publicacoes/documento_referencia_programa_nacional_seguranca.pdf
6. Fonseca RMP, Peniche ACG. Enfermagem em centro cirúrgico: trinta anos após criação do Sistema de Assistência de Enfermagem Perioperatória. Acta Paul Enferm. 2009;22(4):428-33.
7. Pires MPO, Pedreira MLG, Maria Peterlini MAS. Cirurgia segura em pediatria: aplicação na prática do checklist. Rev Latino-Am Enfermagem. 2015;23(6):1105-12.
8. Risso ACMCR, Braga EM. A comunicação da suspensão de cirurgias pediátricas: sentimentos dos familiares envolvidos no processo. Rev Esc Enferm USP. 2010;44(2):360-7.
9. Gandolfo AS, Helito AC. Protocolo de abreviação de jejum pré-operatório. Instituto da Criança do Hospital das Clínicas (HCFMUSP). São Paulo, 2016.
10. Ramos IC, Oliveira MAL, Braga VAB. Assistência de enfermagem no pós-operatório de transplante hepático: identificando diagnósticos de enfermagem. Ciência, Cuidado e Saúde. 2011;10(1):116-26.
11. Maksoud JG, Tannuri U, Santos MM, Maksoud Filho JG, Velhote MCP, Gibelli NEM, et al. Transplante de fígado na criança. In: Clínica cirúrgica. Barueri: Manole; 2008.
12. Brasil. Ministério da Saúde. Doação e Transplante de órgãos. Fígado [internet]. 2013-2018. Disponível em: http://portalms.saude.gov.br/acoes-e-programas/doacao-transplantes-de-orgaos/figado [acesso em: 24 jan. 2017].

13. Brasil. Ministério da Saúde. Legislação Federal da Saúde [online]. Disponível em: http://bvsms.saude.gov.br/bvs/legislacao/faq_transplantes.php [Acesso em: 24 fev. 2018].
14. Berezowski AT, Duarte G, Rodrigues R, Cavalli RC, Santos ROIC, Vicente YAMVA et al. Gêmeos conjugados: experiência de um hospital terciário do sudeste do Brasil. Rev Bras Ginecol Obstet. 2010;32(2):61-5.
15. Barte Sl, Marques Moraes MV. Gêmeo siamês craniópago: um estudo de caso. Revista Inspirar – Movimento & Saúde. 2011;03(04).
16. Brizot ML, Liao AW, Lopes LM, Silva MM, Krebs V, Schultz R, et al. Gêmeos unidos: diagnóstico pré-natal, parto e desfecho após o nascimento. Rev Bras Ginecol Obstet. 2011; 33(5):211-8.
17. Sérgio FR, Cameron LE, Vital ICO. Síndrome compartimental relacionada ao posicionamento cirúrgico: um inimigo silencioso. Revista SOBECC. 2012;17(3):71-80.
18. Miranda AB, Fogaça AR, Rizzetto M, Cuvello LCL. Posicionamento cirúrgico: cuidados de enfermagem no transoperatório. Revista SOBECC. 2016;21(1):52-8.
19. Lopes CMM, Galvão CM. Posicionamento cirúrgico:evidências para o cuidado de enfermagem. Rev Latino-Am Enfermagem. 2010;2(18):155-62.
20. Cunha ACCHC, Chang MM. Avaliação das vias aéreas. In: Auler JOC Jr, Wen CL, Posso IP, Vieira JE, Torres MLA, Carmona MJC, et al. Manejo de vias aéreas. Barueri: Manole; 2013. p.43-6.
21. Aguiar W Jr, Meira CFC, Coelho FUA, Freria ZF. O papel da enfermagem no manejo de vias aéreas. In: Auler JOC Jr, Wen CL, Posso IP, Vieira JE, Torres MLA, Carmona MJC, et al. Manejo de vias aéreas. Barueri: Manole; 2013. p.426-37.
22. Carlos RV, Marques FEM. Via aérea em pediatria. In: Auler JOC Jr, Wen CL, Posso IP, Vieira JE, Torres MLA, Carmona MJC, et al. Manejo de vias aéreas. Barueri: Manole; 2013. p.256-92.
23. Melhado VB. Avaliação da via aérea difícil. In: Cavalcanti IL, Cantinho FAF, Assad A. Medicina perioperatória. Rio de Janeiro: SAERJ; 2005. p. 27-33.
24. Skaf HD, Oliveira TG. Novos dispositivos para o manejo da via aérea. In: Auler JOC Jr, Wen CL, Posso IP, Vieira JE, Torres MLA, Carmona MJC, et al. Manejo de vias aéreas. Barueri: Manole; 2013. p.118.
25. Marchetti KR, Hortêncio LOS, Rocha JA Filho, Ferraz JL. Manejo básico das vias aéreas e intubação traqueal. In: Auler JOC Jr, Wen CL, Posso IP, Vieira JE, Torres MLA, Carmona MJC, et al. Manejo de vias aéreas. Barueri: Manole; 2013. p.91.
26. Miecznikowski R, Carmona BM, Cerqueira MP. Ventilação sob máscara facial. In: Martins MP, Moraes JMS, Pires OC. Controle da via aérea. Rio de Janeiro: Sociedade Brasileira de Anestesiologia; 2012. p.98-9.
27. Brandão ACA, Annichino F, Brandão TA. Máscaras laríngeas de primeira geração. In: Martins MP, Moraes JMS, Pires OC. Controle da via aérea. Rio de Janeiro: Sociedade Brasileira de Anestesiologia; 2012. p.126.
28. Spencer R. Conjoined twins: theoretical embryologic basis. Teratology. 1992;45:591-602.

11

Atuação da enfermagem no atendimento de endoscopia digestiva e respiratória

Juliana Dragoni Kalytczak
Manoel Ernesto Peçanha Gonçalves
Sílvia Regina Cardoso
Diamari Caramelo Ricci

TÓPICOS DO CAPÍTULO

OBJETIVO

Com a leitura deste capítulo, o leitor conhecerá a assistência de enfermagem dos procedimentos de um setor de endoscopia de um hospital infantil de grande porte.

ENDOSCOPIA DIGESTIVA ALTA

A endoscopia digestiva alta é um exame que possibilita a visualização do esôfago, estômago e duodeno proximal através da cavidade oral, mediante a introdução de um instrumento flexível em forma cilíndrica terminado em uma câmera, que transfere imagens para um monitor para serem analisadas pelo médico endoscopista[1].

A endoscopia pediátrica pode ser realizada em pacientes de todas as faixas etárias, mesmo em recém-nascidos prematuros e de baixo peso, e pode ser realizada eletivamente ou em situações de emergência, com objetivo diagnóstico ou terapêutico[2].

Em toda endoscopia pediátrica o paciente é submetido à anestesia geral, sendo necessária sua completa monitoração com oximetria de pulso, cardioscópio, monitoração de pressão arterial e capnografia, de acordo com a Resolução n. 1802/2006 do Conselho Federal de Medicina[3].

Endoscopia digestiva alta diagnóstica

A endoscopia digestiva alta diagnóstica tem por finalidade a investigação de diversas disfunções do aparelho digestivo. O diagnóstico normalmente se dá pela inspeção do endoscopista e pelos resultados de biópsias realizadas durante o exame.

Biópsias endoscópicas (Figura 1) caracterizam-se por uma fração do tecido retirada por meio de pinça específica e submergida em uma solução fixadora (formaldeído)[4].

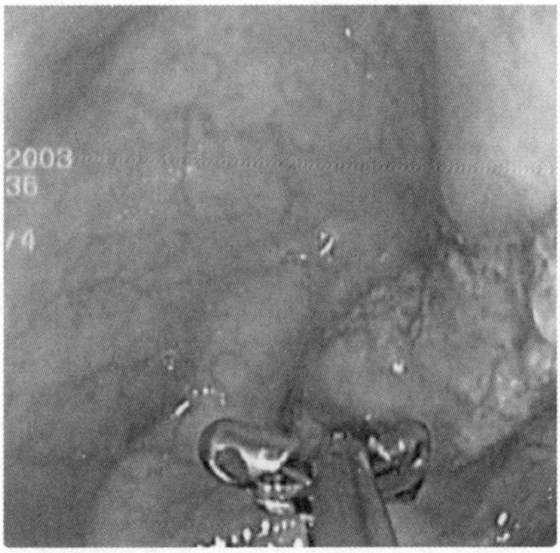

FIGURA 1 Biópsia endoscópica.

Atuação da enfermagem durante a biópsia endoscópica

A equipe de enfermagem deve preparar a sala de exames e dispor a pinça específica para biópsia endoscópica e os frascos contendo a solução fixadora para o acondicionamento da peça que será removida para médico endoscopista.

Após o exame, é essencial que cada frasco esteja devidamente identificado com nome do paciente, data de nascimento e registro hospitalar, além da identificação específica do local de onde a biópsia foi colhida (antro e corpo de estômago, duodeno, esôfago), que devem ser compatíveis com o pedido médico a ser enviado para o laboratório de anatomia patológica. Em caso de diversas biópsias do mesmo paciente, é de extrema importância que os frascos sejam numerados, além de conter a numeração no pedido médico para que não haja divergência de informações.

Endoscopia digestiva alta terapêutica

Os principais objetivos dos exames endoscópicos digestivos terapêuticos no paciente pediátrico são: remoção de corpos estranhos; tratamento de estenose esofágica; tratamento da hipertensão portal (varizes esofágicas) e gastrostomia endoscópica percutânea.

Remoção de corpo estranho gástrico

A ingestão de corpos estranhos (CE) é frequente na faixa etária pediátrica e, quando sua localização se dá no esôfago, o ideal é que a remoção seja feita nas primeiras 24 horas. Quando presentes em estômago, duodeno ou cólon, a remoção endoscópica depende de sua natureza[5,6].

Em caso de baterias e objetos perfurocortantes, a remoção deve ser feita o mais rápido possível, pelo alto risco de perfuração da mucosa, caso ocorra um extravasamento de seu conteúdo[4].

Para a remoção do CE utiliza-se o laringoscópio ou o endoscópio flexível, dependendo de sua localização, e pinças específicas (Figura 2) para cada objeto, de acordo com o que foi ingerido.

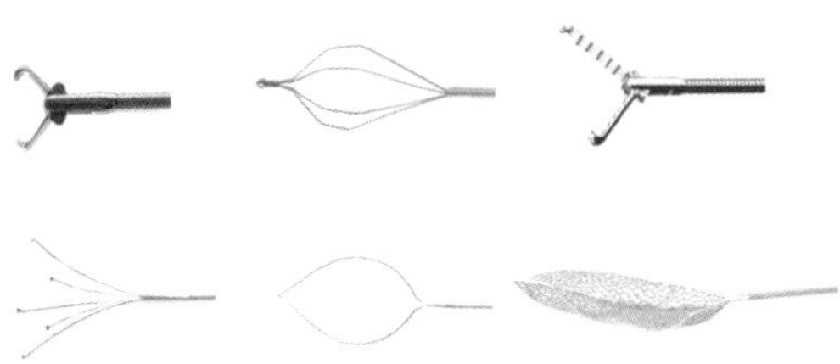

FIGURA 2 Pinça de retirada de corpo estranho dente de rato, pinça basket, pinça jacaré com dente, pinça de apreensão com cinco pontas, alça de polipectomia, pinça de apreensão com rede.

Atuação da enfermagem para a remoção de corpo estranho gástrico

Na admissão do paciente no setor de endoscopia, o enfermeiro deve atentar-se para a descrição do objeto deglutido e registros de exames de imagem no prontuário, para colaborar com o trabalho do endoscopista e do anestesiologista. Essas informações devem ser registradas em impresso específico.

Em um serviço de referência em atendimento a urgências endoscópicas é indispensável uma equipe de enfermagem treinada e qualificada no preparo da sala para receber o paciente com os materiais que poderão ser utilizados de acordo com cada tipo de CE a ser removido.

Durante o procedimento, o paciente pediátrico deve estar com monitor cardíaco multiparâmetros e posicionado em decúbito lateral esquerdo para facilitar a remoção do objeto e introdução do endoscópio.

Estenose esofágica

Estenose ou estreitamento do esôfago impede a progressão normal de saliva/alimentos, podendo ser congênita ou adquirida, sendo as congênitas mais raras[7].

Nos casos de estenose esofágica adquirida as principais causas são: ingestão de soda cáustica, pós-operatório de cirurgia de atresia de esôfago e cirurgias de substituição esofágica, doença do refluxo gastresofágico complicada e uso prolongado de sonda nasogástrica[8].

O tratamento para estenoses esofágicas mais utilizados em pacientes pediátricos são as dilatações com Savary-Gilliard (Figura 3) e com balões dilatadores[8].

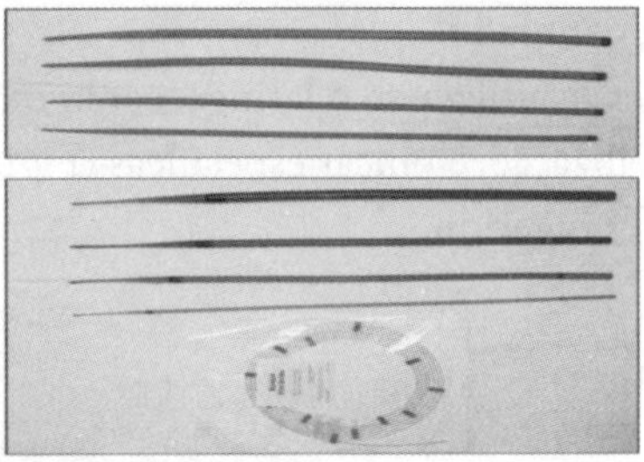

FIGURA 3 Dilatadores Savary-Gilliard.

Atuação da enfermagem para o exame de dilatação esofágica

Durante o procedimento o paciente pediátrico deve estar com monitor cardíaco multiparâmetros e posicionado em decúbito lateral esquerdo, para facilitar a introdução do endoscópio e do dilatador.

Além disso, o profissional da enfermagem presente durante o exame pode auxiliar o endoscopista nas trocas dos dilatadores que forem solicitados.

Após o exame, deve-se manter o paciente monitorado e atentar-se para possíveis queixas de dor e alterações de sinais vitais que possam indicar sangramentos.

Obstrução de veia porta

A trombose de veia porta é caracterizada por uma obstrução do fluxo venoso portal, parcial ou total, causada por um coágulo sanguíneo[9]. Já a atresia de vias biliares é a obstrução dos ductos biliares extra-hepáticos[10].

Uma das complicações da trombose de veia porta e também da atresia de vias biliares é a hipertensão portal, que consequentemente causa as varizes de esôfago (Figura 4).

As varizes de esôfago trazem como complicação mais grave a hemorragia digestiva alta, que ocorre quando uma variz se rompe. Para seu tratamento endoscópico opta-se principalmente por duas abordagens: a escleroterapia e a ligadura elástica.

Escleroterapia é a introdução de uma substância irritante no interior de uma variz de esôfago através de uma agulha de esclerose (Figura 5).

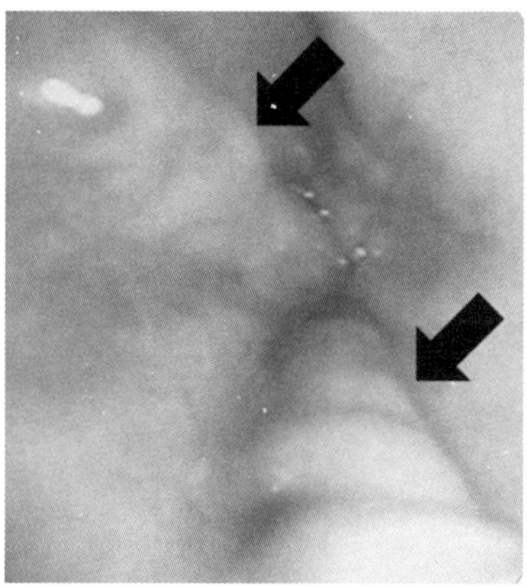

FIGURA 4 Varizes de esôfago.

FIGURA 5 Agulha de esclerose.

Ligadura elástica é o procedimento em que se aspira a variz e coloca-se um elástico em volta dela, como um anel, bloqueando o fluxo sanguíneo naquele lugar, e progressivamente fazendo com que a variz diminua.

Atuação da enfermagem para o tratamento de varizes esofágicas

Para o tratamento de varizes de esôfago por meio de escleroterapia, o profissional de enfermagem presente durante o procedimento disponibiliza a solução 2,5% esclerosante (Ethamolin®) e o cateter de esclerose para o endoscopista. Nos casos em que o método escolhido for a ligadura elástica, deve-se disponibilizar o *kit* de ligadura.

Após o procedimento, é importante orientar o acompanhante do paciente quanto à alimentação a ser seguida nos dias após o exame, que consiste em dieta líquida e fria por 3 dias.

Gastrostomia endoscópica percutânea

A gastrostomia endoscópica percutânea foi introduzida como uma alternativa para a alimentação enteral, sem a necessidade de submeter o paciente a um procedimento cirúrgico[11]. Existem dois tipos de dispositivos que podem ser selecionados para o procedimento: o cateter de gastrostomia (Figura 6) e o tubo de gastrostomia no nível da pele (Figura 7).

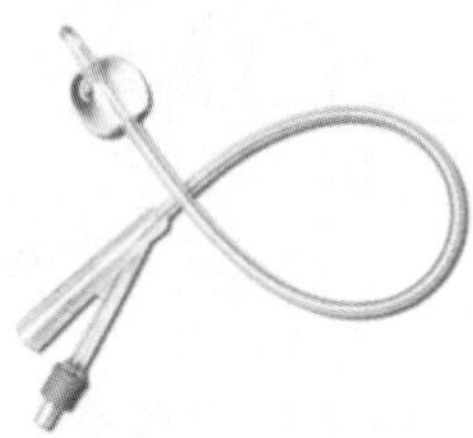

FIGURA 6 Cateter de gastrostomia.

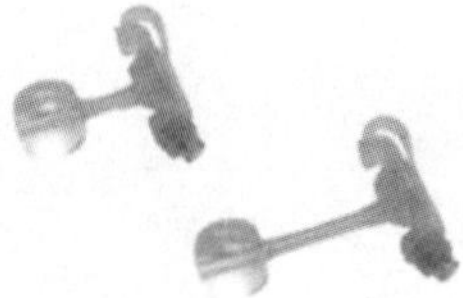

FIGURA 7 Tubo de gastrostomia no nível de pele.

O tubo de gastrostomia no nível da pele geralmente traz maior conforto ao paciente (Figura 8).

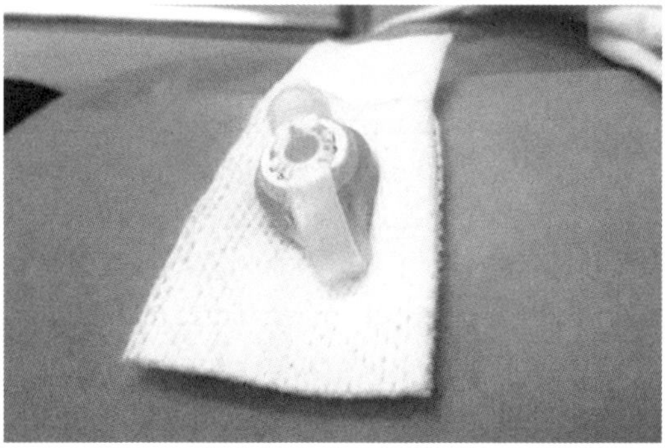

FIGURA 8 Tubo de gastrostomia no nível da pele implantado.

Atuação da enfermagem para a gastrostomia endoscópica percutânea

No momento que antecede a gastrostomia é fundamental que seja verificado se o paciente está em uso de anticoagulantes, seus exames laboratoriais e doenças associadas, assim como os exames radiológicos[4]. Já durante o procedimento deve-se oferecer o *kit* para a realização da gastrostomia de acordo com o tamanho do paciente pediátrico, de forma estéril, e auxiliar durante todo o procedimento.

Após o procedimento, a equipe de enfermagem deve estar treinada para orientar acompanhante e paciente, quando há entendimento, sobre o uso e os cuidados com o cateter de gastrostomia, sendo eles:

- Manter o paciente em jejum com o cateter de gastrostomia aberto por pelo menos 6 horas, iniciando a alimentação posteriormente com o aumento gradual do volume.
- Informar ao acompanhante que se deve manter o curativo nas primeiras 48 horas e, após esse período, sem nenhum tipo de curativo[4].
- Orientar quanto à importância de administrar água filtrada após o uso do cateter para prevenir obstruções[4].
- O cateter de gastrostomia tem um tempo indeterminado de uso, porém é recomendado que sua troca seja realizada pelo médico sempre que ocorrer obstrução e/ou vazamento, ruptura ou deterioração, respeitando a indicação do fabricante[4].

BRONCOSCOPIA

O procedimento endoscópico de via respiratória avalia as vias aéreas superiores e inferiores e, assim como a endoscopia digestiva, pode ter caráter terapêutico e diagnóstico[4].

Entre as broncoscopias de caráter terapêutico destacam-se exames de dilatação de estenose subglótica e retirada de papilomatose de laringe ao passo que, entre as broncoscopias de caráter diagnóstico, ressaltam-se os lavados broncoalveolares para coleta de material.

Para a realização de broncoscopia em pacientes pediátricos se faz necessária a anestesia geral, com completa monitoração e uma atuação conjunta do broncoscopista com o anestesiologista.

Broncoscopia diagnóstica

Lavados broncoalveolares

Durante o lavado broncoalveolar, o broncoscopista instila SF 0,9% no pulmão do paciente e em seguida aspira o conteúdo para obtenção de amostra para análise do agente causador de infecção.

Atuação da enfermagem para o lavado broncoalveolar

Aspiram-se duas seringas de 20 mL cada de SF 0,9% para a realização do exame. Também se separa o coletor de secreções (Figura 9) para a coleta do material.

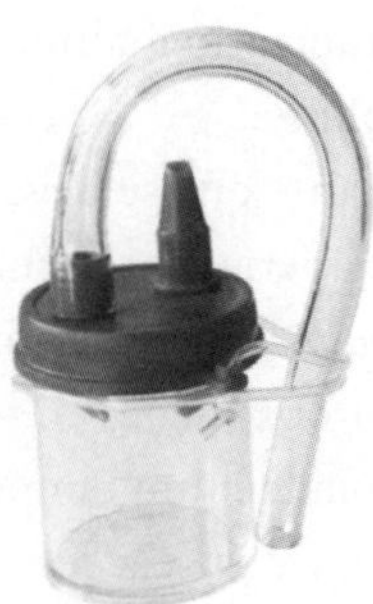

FIGURA 9 Coletor de secreções.

Após o exame, deve-se identificar a amostra e encaminhar o material imediatamente ao laboratório para análise. Deve-se observar atentamente o padrão respiratório do paciente após o exame e ofertar oxigênio se houver prescrição médica.

Broncoscopia terapêutica

Dilatação de estenose subglótica

A estenose subglótica é o estreitamento da via aérea abaixo das cordas vocais, geralmente causada por longo período de intubação e ingestão de substâncias cáusticas. O tratamento endoscópico se dá através de dilatadores (Figura 10) de diversos calibres que têm como finalidade aumentar o lúmen da via aérea.

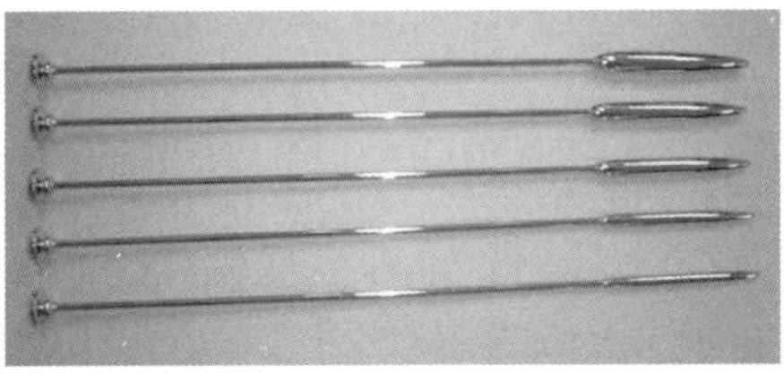

FIGURA 10 Dilatadores de traqueia.

Atuação da enfermagem para a dilatação de estenose subglótica

Para este procedimento, a equipe de enfermagem prepara a sala com gaze, xilocaína geleia, aspirador, conjunto de dilatador e um conjunto de lâminas de laringoscópio que auxiliará o broncoscopista durante o exame. Normalmente, os pacientes com esta condição fazem uso de cânulas de traqueostomia; por isso, ao término do exame deve-se realizar a aspiração de vias aéreas superiores para que seja removido qualquer excesso de sangue e secreção que se acumula após o procedimento.

COLONOSCOPIA

O exame de colonoscopia tem por finalidade examinar o intestino grosso através de um aparelho flexível de forma cilíndrica com uma câmera na ponta que possibilita sua visualização para finalidades diagnósticas e terapêuticas[4].

Para que seja possível uma visualização ideal de todo o intestino grosso durante o exame, um bom preparo é imprescindível para que o cólon esteja limpo.

Em nossa instituição, no momento do agendamento do exame o preparo é orientado pela equipe da nutrição.

Colonoscopia diagnóstica

A colonoscopia diagnóstica tem por objetivo a investigação de diversas infecções e/ou disfunções do intestino grosso, como doença de Crohn e a retocolite ulcerativa[12]. Esse diagnóstico se dá pela inspeção do endoscopista e por biópsias seriadas.

Assim como a biópsia gástrica, na colonoscopia também é retirada uma fração do tecido a ser estudado por meio de uma pinça de biópsia e colocada em uma solução fixadora (formaldeído) para ser enviada ao laboratório de anatomia patológica e então ser analisado.

Atuação de enfermagem em biópsia de cólon

Antes do exame de colonoscopia é importante que a equipe de enfermagem confirme com os familiares e com a equipe de enfermagem do setor onde o paciente está internado se o preparo está adequado para a realização do exame, ou seja, se o paciente apresentou evacuações e qual era o aspecto, a fim de saber se o cólon está limpo e se será possível a visualização de toda a área do intestino grosso.

Também é importante saber se o paciente aceitou a solução de manitol com suco de limão e se terminou de tomá-la a pelo menos 4 horas do horário do exame para que este possa ter o efeito de limpeza do intestino e para garantir a segurança do paciente com a anestesia geral.

Após a realização das biópsias, é importante verificar as identificações dos frascos, que devem conter nome do paciente, data de nascimento, registro hospitalar, nome do local de onde a biópsia foi retirada (cólon ascendente, cólon descendente, cólon transverso, reto etc.) e numerá-los de acordo com o pedido médico.

Ao término do exame, o paciente pediátrico deve ficar em observação na sala de recuperação anestésica, monitorado com oxímetro de pulso. É necessário mantê-lo aquecido, pois durante o exame o cólon é constantemente lavado e esse procedimento pode causar queda da temperatura corporal.

Colonoscopia terapêutica

Na colonoscopia terapêutica, pode-se destacar a retirada de pólipos colorretais, caracterizados por uma elevação da camada mucosa do intestino grosso e reto, podendo variar de 1 mm a mais de 10 cm de tamanho. Os pólipos (Figura 11) normalmente são retirados com eletrocoagulação e uma pinça de polipectomia[4].

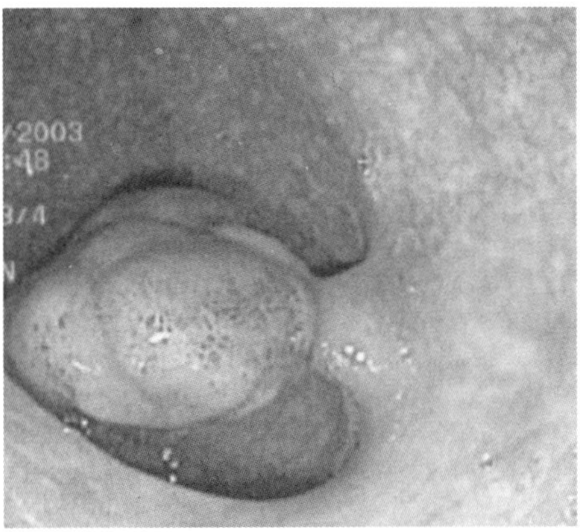

FIGURA 11 Pólipo intestinal.

Atuação de enfermagem em retirada de pólipos colorretais

Durante a retirada do pólipo o endoscopista utiliza um bisturi elétrico (mono ou bipolar); por isso, antes de o procedimento iniciar, é necessário que o paciente retire toda a roupa e que seja colada uma placa REM (monitoração de retorno de eletrodo) em uma área de um músculo grande, como na coxa do paciente, para evitar queimaduras de pele. Após o procedimento, atentar-se para queixas de dor e possíveis sangramentos anais. O pólipo recolhido deverá ser encaminhado para o laboratório para análise.

RESUMO

A atuação de uma equipe de enfermagem bem treinada, com conhecimento específico dos procedimentos endoscópicos, traz maior qualidade de atendimento ao paciente, principalmente no caso de pacientes pediátricos de alto risco. Dessa forma, com alinhamento entre as equipes de enfermagem e médica, é possível desenvolver uma assistência segura e eficiente. Essa excelência no atendimento é alcançada por meio de treinamento específico e busca constante do conhecimento.

REFERÊNCIAS BIBLIOGRÁFICAS

1. Silvério AO, Vieira MT, Faria SFC, Mekdessi JE, Ximenes YR. Análise das indicações, achados e complicações da endoscopia digestiva alta em uma população pediátrica. Gastroenterol Endosc Dig. 2015;34(3):107-14.
2. Ferreira CT, Berti MR, Pires ALG, Wieczorek C, Alves J. Endoscopia digestiva alta em pediatria: indicações e resultados. J Pediatr. 1998;(74):1. Disponível em: http://www.jped.com.br/conteudo/98-74-01-39/port.pdf [acesso em: 07 set. 2018].
3. Brasil. Conselho Federal de Medicina. Dispõe sobre a prática do ato anestésico. Revoga a Resolução CFM n. 1363/1993. Resolução n. 1.802/2006, de 01 novembro de 2006. Disponível em: http://www.portalmedico.org.br/resolucoes/cfm/2006/1802_2006.htm [acesso em: 07 set. 2018].
4. Silva MG. Enfermagem em endoscopia digestiva e respiratória. Rio de Janeiro: Atheneu; 2011.
5. Fraga AMA, Reis MC, Zambon MP, Toro IC, Ribeiro JD, Baracat ECE. Aspiração de corpo estranho em crianças: aspectos clínicos, radiológicos e tratamento broncoscópico. J Bras Pneumol [internet]. 2008;34(2):74-82. Disponível em: http://www.scielo.br/scielo.php?script=sci_arttext&pid=S1806-37132008000200003&lng=en [acesso em: 25 abr. 2018].
6. Bittencourt BFS, Camargos PAM. Aspiração de corpo estranho. J Pediatr. 2002;78(1):9-18. Disponível em: http://www.scielo.br/pdf/jped/v78n1/v78n1a05.pdf [acesso em: 07 set. 2018].
7. Gonçalves MEP, Bittencourt PF, Cardoso SR. Estenose do esôfago e estômago. In: Carvalho E, Silva LR, Ferreira CT. Gastroenterologia e nutrição em pediatria. Barueri: Manole; 2012. p.888-980.
8. Bittencourt PFS, Carvalho SD, Ferreira AR, Melo SFO, Andrade DO, Figueiredo FPP, et al. Tratamento das estenoses esofágicas por dilatação endoscópica em crianças e adolescentes. J Pediatr [internet]. 2006;82(2):127-31. Disponível em: http://www.scielo.br/scielo.php?script=sci_arttext&pid=S0021-75572006000200009&lng=en [acesso em: 25 abr. 2018].
9. Alves RLJ, Macedo FA, Latorre MV, Paula BHR, Barradas F, Tavares M. Trombose de veia porta: revisão de literatura e relato de caso. Cadernos UniFOA. Volta Redonda. 2012;VII(18).
10. Carvalho E, Santos JL, Silveira TR, Kieling CO, Silva LR, Porta G, et al. Biliary atresia: the Brazilian experience. Pediatr. 2010;86(6):473-9. Disponível em: http://scielo.br/pdf/jped/v86n6/v86n6a05.pdf [acesso em: 07 set. 2018].
11. Minicucci MF, Silva GF, Matsui M, Inque RMT, Zornoff L AM, Matsubara LS, et al. O uso da gastrostomia percutânea endoscópica. Rev Nutr [internet]. 2005;18(4):553-9. Disponível

em: http://www.scielo.br/scielo.php?script=sci_arttext&pid=S1415-52732005000400010&lng=en [acesso em: 25 abr. 2018].

12. Braga A, Antunes S, Marcolino L, Moraes V, Duarte LB, Accetta A, Leal RAT. Doença inflamatória intestinal – doença de Crohn e gravidez: relato de caso. Rev Bras Ginecol Obstet. 2011;33(4):196-204. Disponível em: www.researchgate.net/publication/51575012_Inflammatory_bowel_disease-Crohn%27s_disease_and_pregnancy_Case_report [acesso em: 07 set. 2018].

12
Fibrose cística

Juliana Caires de Oliveira Achili Ferreira
Fabíola Villac Adde
Carla Regina Tragante
Maria Lúcia Barbosa Maia dos Santos

TÓPICOS DO CAPÍTULO

OBJETIVO

Fornecer ao leitor um panorama sobre a fibrose cística (FC), uma doença crônica com importante acometimento pulmonar, digestivo, nutricional e endócrino, cuja evolução pode comprometer de maneira significativa a qualidade de vida de crianças e adolescentes acometidos e de seus familiares, e que está ligada diretamente ao diagnóstico precoce. Visa também ressaltar a importância da equipe multiprofissional junto ao paciente e à família para ajudar na adesão ao tratamento, que deve ser especializado e contínuo.

INTRODUÇÃO

As doenças que acometem o sistema respiratório têm relação direta com outros sistemas do corpo e a recuperação dos pacientes depende do tipo de doença, se aguda ou crônica, se ocasiona ou não sequelas e se compromete ou não a qualidade de vida da criança e sua família. Várias doenças poderiam ser abordadas: pneumonia, bronquiolite, asma, pneumopatias aspirativas, bronquiectasias, displasia broncopulmonar, entre outras. Optou-se por discorrer sobre a fibrose cística por ser uma doença multissistêmica e que demanda tratamento multiprofissional contínuo desde o diagnóstico.

EPIDEMIOLOGIA

Cerca de 2 mil mutações já foram descritas, sendo mais frequente a chamada F508del. A incidência é de aproximadamente 1 caso para 3 mil nascimentos na etnia branca, sendo menos frequente na negra e rara na oriental. No Brasil, estima-se que a incidência de fibrose cística seja de 1 para 9.500 nascimentos[1-4].

Atualmente, quase 50% dos pacientes com FC nos Estados Unidos são adultos; a melhor abordagem no tratamento da doença pulmonar e a melhora no estado nutricional desses pacientes foram os grandes responsáveis por essas mudanças. No Brasil, é uma doença subnotificada[5].

FISIOPATOLOGIA

A FC é uma doença de herança autossômica recessiva, que atinge as glândulas exócrinas, envolvendo múltiplos órgãos e evoluindo de forma crônica e progressiva. A mutação ocorre no gene *CFTR* (*cystic fibrosis transmembrane condutance regulator*), que codifica a proteína de membrana também denominada CFTR, um canal de cloro que participa da regulação do transporte de eletrólitos e água na superfície celular[6-9].

DIAGNÓSTICO

O diagnóstico da FC é feito a partir dos critérios propostos do consenso da Cystic Fibrosis Foundation, publicado por Rosenstein e Cutting em 1998[10] (Tabela 1).

TABELA 1 Diagnóstico da fibrose cística - Consenso da Cystic Fibrosis Foundation

A	B
Características fenotípicas (1 ou mais) • Doença sinusal ou pulmonar crônica • Alterações gastrointestinais e nutricionais • Síndrome de perda salina •Anormalidades urogenitais resultando em azospermia obstrutiva OU	Cloro no suor ≥ 60 mmol/L em 2 dosagens OU
História de irmão com fibrose cística OU	Identificação de 2 mutações para fibrose cística OU
Teste de triagem neonatal positivo	Demonstração de alteração no transporte iônico no epitélio nasal

Para o diagnóstico, é necessário, no mínimo, um dos itens da coluna A e um da B.

TRATAMENTO

Os objetivos da terapia da FC visam tratar infecções pulmonares recorrentes e espaçar o intervalo entre as exacerbações respiratórias tentando-se prevenir novas infecções. O muco espesso deve ser removido dos pulmões, e o tratamento da insuficiência pancreática exócrina deve ser precoce, para evitar desnutrição e complicações intestinais[11]. Desta forma, o tratamento é focado na doença pulmonar, doença hepática, pancreática e no aspecto nutricional.

Doença pulmonar

Drogas mucoativas - fluidificação das secreções[12]

- DNase humana recombinante (rhDNase, alfadornase – Pulmozyme®): enzima que digere o DNA extracelular; a dose é de 2,5 mg (= 2,5 mL), via inalatória, 1 vez/dia, nebulizada por meio de inalador a jato de ar, sendo a inalação feita através de peça bocal sempre que a idade do paciente permitir.
- Solução salina hipertônica 7% (NaCl 7%): 4 a 5 mL por via inalatória, 1 a 2 vezes/dia, sempre precedida pelo uso de um broncodilatador. O aumento dos níveis de cloreto de sódio no muco aumenta sua hidratação, melhora o transporte mucociliar e estimula a tosse.
- Manitol inalatório: tem efeito osmótico que atrai água para o líquido de superfície das vias aéreas, hidratando o muco; não disponível no Brasil.

Fisioterapia respiratória[13]

O trabalho do fisioterapeuta auxilia na eliminação das secreções respiratórias por meio da utilização de diversas técnicas, de acordo com a idade do paciente. Deve ser realizada após as inalações com drogas mucoativas.

Antibioticoterapia[14]

É preconizado o uso de antibióticos nas seguintes situações:

- Exacerbação da doença pulmonar: caracteriza-se pelo aumento de tosse, escarro, dispneia, mal-estar, anorexia, perda de peso e febre, geralmente por 14 dias. Devem-se utilizar antibióticos por via sistêmica, oral ou intravenosa, dirigidos para a flora bacteriana do paciente.
- Colonização inicial pela *Pseudomonas aeruginosa* (tratamento de erradicação): visa a erradicar essa bactéria na fase inicial da infecção, postergando a infecção crônica. A maioria dos esquemas terapêuticos associa a antibioticoterapia sistêmica (oral ou intravenosa) à inalatória por períodos que variam de 3 semanas a 1 ano.
- Infecção crônica por *Pseudomonas aeruginosa:* compreende a terapia supressiva inalatória, com as vantagens de alta deposição local, baixa absorção e toxicidade sistêmica.

Oxigenoterapia domiciliar[13]

Deve-se utilizar oxigênio na presença de hipoxemia nas menores concentrações, para aliviar os sintomas e corrigir a hipoxemia, monitorando seu uso com oximetria e eventualmente gasometria.

Vacinação[13]

A atualização da caderneta vacinal é de extrema importância. Além do calendário habitual, recomenda-se a vacinação antipneumocócica, anti-hepatite A, antivaricela e anti-influenza anual. Nos adolescentes, não se deve esquecer o reforço da vacina antitetânica, em conjunto com a antidiftérica, além da vacina anticoqueluche (dTpa).

Doença hepática[15]

O ácido ursodesoxicólico parece exercer efeito hepatoprotetor em altas doses (20 mg/kg/dia), por ser um ácido biliar hidrofílico. Ele repõe e aumenta o transporte dos ácidos biliares hidrofóbicos e tóxicos endógenos que se acumulam no fígado colestático, estimulando o fluxo biliar e inibindo a absorção intestinal dos ácidos biliares tóxicos. Também apresenta efeitos citoprotetor e imunomodulador no fígado.

Está indicado nos pacientes com doença hepática relacionada à FC.

Doença pancreática e nutrição[16]

Recomenda-se dieta hipercalórica, hiperproteica, normo ou hipergordurosa, para uma ingestão energética que atinja 120 a 150% das necessidades diárias recomendadas (RDA), que possa suprir as necessidades energéticas aumentadas, sendo importante a suplementação diária das vitaminas lipossolúveis A, D, E e K.

Para os lactentes de até 1 a 2 anos de idade, deve ser feita reposição oral de cloreto de sódio, na dose de 2 a 4 mEq/kg/dia, fracionado junto à dieta, para evitar desidratação hiponatrêmica.

Já a reposição de enzima pancreática deve ser feita a cada refeição, na dose de 500 a 2.000 unidades de lipase/kg/refeição, não devendo exceder 10.000 U/kg/dia.

Outro aspecto de extrema importância do tratamento dos pacientes fibrocísticos diz respeito ao seguimento ambulatorial, que tem impacto direto na qualidade de vida do paciente e da família, e no consequente controle da doença.

Os intervalos das consultas de rotina não devem exceder 3 meses quando se avaliam evolução pulmonar no período, estado nutricional e adesão ao tratamento. Em todas elas, deve ser verificada a oximetria de pulso, que mede a saturação de oxigênio (SpO_2) no sangue e indica necessidade de oxigênio em vigência de hipoxemia, utilizando-se nas crianças de maior idade os mesmos critérios de indicação dos doentes com doença pulmonar obstrutiva crônica (DPOC), $PaO_2 < 55$ mmHg ou $SpO_2 < 88\%$, e nos lactentes e pré-escolares quando a SpO_2 estiver abaixo de 93%. O oxigênio deve ser usado em menores concentrações para aliviar os sintomas e corrigir a hipoxemia, monitorando seu uso com oximetria e eventualmente gasometria[13].

Adicionalmente devem ser realizados:

- Anualmente: radiografia de tórax, ultrassonografia de abdome, dosagem de enzimas hepáticas, glicemia, cálcio, coagulograma, hemograma, proteína total e frações, dosagem de vitamina D e nível de imunoglobulina E, avaliação da gordura fecal pelos métodos de Sudan ou esteatócrito.

- Semestralmente: prova de função pulmonar. Exames de ureia e creatinina, urina tipo I e audiometria devem ser feitos nos pacientes que usam antibióticos inalatórios rotineiramente.
- Bimestralmente: cultura de escarro, ou orofaringe nas crianças menores, para monitorar a bacteriologia do trato respiratório inferior.
- Para os lactentes, deve ser feita checagem dos eletrólitos (sódio, potássio e cloro) e recomenda-se também dosagem no sangue das vitaminas lipossolúveis (A, D, E, K).
- Em pacientes acima de 10 anos (ou antes, a critério clínico), deve ser realizado anualmente o teste oral de tolerância à glicose para investigação ativa de diabetes, uma complicação que pode ocorrer em até 30% dos adultos. Na adolescência, deve-se fazer densitometria óssea, com repetições anuais se alterada.

Ademais, o transplante pulmonar é outro tratamento que deve ser considerado em casos específicos para os pacientes com FC.

Transplante pulmonar[17]

Os pacientes devem ser encaminhados para a avaliação de transplante quando apresentam doença pulmonar avançada, ou seja, quando o volume expiratório forçado no primeiro segundo (VEF_1), que avalia basicamente os distúrbios obstrutivos, está abaixo de 30% do previsto, associado a outros parâmetros clínicos e radiológicos que sinalizem doença avançada a despeito de terapêutica máxima. Apesar de a FC não reincidir no pulmão transplantado, a sobrevida dos pacientes em 5 anos pós-transplante encontra-se ao redor de 50%.

Desta forma, por acometer vários sistemas e comprometer a qualidade de vida dos pacientes, são necessárias pesquisas e disseminação dos resultados pela comunidade científica, visando ao melhor tratamento.

Em 2009, em evento promovido pela Sociedade Europeia de Fibrose Cística, que envolveu 32 *expertises*, temas como adesão, atividade física/exercícios, intervenções nutricionais, intervenções aos recém-nascidos com FC e papel da enfermagem no manejo da doença/tratamento foram os principais temas discutidos na condução de pesquisas clínicas e visando a estratégias para transpor tais desafios[2].

EQUIPE MULTIPROFISSIONAL NO TRATAMENTO DA FIBROSE CÍSTICA

A FC é uma doença complexa e multissistêmica que inevitavelmente deve ser tratada por um time de especialistas, em um centro de referência em FC. A maioria dos centros adapta as recomendações existentes para as necessidades locais de acordo com a idade e o número de pacientes em acompanhamento, assim como o número de profissionais disponíveis no centro. Infelizmente, muitas vezes em nosso meio os recursos são limitados, tanto em relação a pessoal quanto a materiais e, muitas vezes, quanto a medicações[18]. Outro fator que pode impactar na pior evolução da doença é o nível socioeconômico-cultural mais baixo da família/paciente, que dificulta a compreensão da gravidade da doença e o adequado tratamento[19,20].

Os objetivos dos cuidados realizados nos pacientes com FC consistem na prevenção de exacerbações infeciosas da doença pulmonar, minimização de sequelas, manutenção da independência, otimização da qualidade de vida e maximização da expectativa de vida[21].

Para disponibilizar o melhor tratamento, é fundamental a presença de uma equipe multiprofissional constituída de médico, enfermeiro, fisioterapeuta, nutricionista, psicólogo, farmacêutico, assistente social e terapeuta ocupacional[18]. Pessoal de apoio, como secretário e técnico em tecnologia da informação, também é fundamental[18].

A ENFERMAGEM NO TRATAMENTO DOS PACIENTES COM FIBROSE CÍSTICA

O papel do enfermeiro no tratamento de crianças e adolescentes com FC difere bastante entre países e entre hospitais de um mesmo país.

É clara a importância do enfermeiro na orientação da terapia medicamentosa e sua administração quando o paciente está hospitalizado. Nos casos de exacerbação do paciente em tratamento domiciliar, a gravidade da infecção determina as vias de administração da antibioticoterapia, que pode ser intravenosa, oral ou inalatória, acrescida de anti-inflamatórios, corticosteroides, broncodilatadores e medicamentos mucoativos. Todavia, se não obtiver êxito, o tratamento deve ser feito em nível hospitalar, com necessidade de internação.

Em relação à terapia inalatória, o cuidado diário na higiene e na desinfecção adequada dos nebulizadores é fundamental, para que ele não seja um foco de infecção[22].

A vigilância microbiológica dos pacientes, relacionada ao tipo de colonização brônquica existente, é fundamental para ajudar a organizar a separação dos ambulatórios, assim como convocar os pacientes com colonização inicial por *P. aeruginosa* para serem submetidos aos protocolos de erradicação[23].

O reforço da hidratação é outro ponto importante, pois tem relação direta com a fluidificação do muco. As irrigações nasais com solução salina fisiológica ou na forma de *sprays* nasais, para limpeza das vias aéreas superiores, é um coadjuvante importante e benéfico para o paciente[11,24].

Em relação ao suporte nutricional, deve-se frisar uma boa alimentação e a adequada suplementação enzimática e vitamínica.

Desta forma, a sistematização da assistência de enfermagem durante a hospitalização deve contemplar as necessidades biopsicossociais do paciente, incluindo avaliação diária da dor, padrão de sono, conforto, aporte de oxigênio, participação nos cuidados, estímulo para realização de exercícios e adesão ao tratamento fisioterápico.

Para a melhor assistência, o ideal é a atuação do enfermeiro especialista em enfermagem clínica com conhecimento especializado em FC, como acontece na maioria dos centros de referência e tratamento. No Reino Unido, todo centro de referência tem um enfermeiro especialista cujas atividades variam, mas em geral compreendem oferecer atendimento e suporte aos pacientes atendidos no hospital e no domicílio. Para tanto, são requeridos conhecimentos e habilidades acerca da FC, conforme o Quadro 1[25].

QUADRO 1 Conhecimentos e habilidades sobre a fibrose cística

Questões psicossociais	Diagnóstico
	Viver com uma doença limitante
	Adesão ao tratamento
Sintomas respiratórios	Fisioterapia respiratória
	Terapias inalatórias
	Oxigenoterapia
	Espirometria
	Coleta de amostras para microbiologia de escarro
	Saturação de oxigênio
	Políticas para infecção cruzada

(continua)

QUADRO 1 Conhecimentos e habilidades sobre a fibrose cística (*continuação*)

Exigências nutricionais	Medidas antropométricas precisas
	Conhecimento dos suplementos nutricionais disponíveis
	Alimentação enteral (sonda nasogástrica, gastrostomia)
	Administração de enzimas pancreáticas
	Cuidados aos pacientes diabéticos com FC
Terapia intravenosa	Cuidados com acesso venoso
	Cuidados com os dispositivos dos acessos venosos permanentes
	Administração de antibióticos
	Ensino de autoadministração de antibióticos intravenosos
	Monitoramento dos níveis séricos dos antibióticos
Adolescência	Transição do cuidado pediátrico para fase adulta
Maioridade	Fertilidade e contracepção
	Gravidez e cuidado pré e pós-natal
	Incentivo à busca de conhecimento da doença
	Prevenção de tabagismo/abuso de drogas
Doença avançada	Suporte na tomada de decisão
	Assistência no pré e pós-transplante
	Cuidados com drenos torácicos
	Manejo da dor e controle dos sintomas
	Manejo de complicações
	Fornecimento de opções para o manejo do suporte respiratório
	Suporte na perda

Fonte: adaptado de Madge e Hockings, 2007[25].

No planejamento da melhor prática de cuidado aos pacientes fibrocísticos, enfermeiros especialistas do Reino Unido também recomendam 10 ações compreendidas em cuidados de enfermagem, divididas em cuidado ao paciente internado, ao paciente ambulatorial, ao paciente da comunidade e ao paciente com necessidade de tratamento cirúrgico, a saber[25]:

- Paciente internado, paciente ambulatorial e paciente da comunidade:
  - Enfermeiros que cuidam de pacientes com FC devem ter acesso a um enfermeiro clínico especialista em FC.

- Garantir o acesso do paciente ao grupo de FC, imediatamente após o diagnóstico.
- Avaliar, planejar, implementar e monitorar o cuidado de acordo com as necessidades de cada paciente assegurando a equidade dos cuidados entre o hospital e o domicílio.
- Assegurar uma parceria de cuidados entre o paciente, a família e os cuidadores.
- Garantir a continuidade do aconselhamento psicossocial e manter apoio, aconselhamento e educação ao paciente e à família.
- Assegurar o planejamento de alta, com especial encaminhamento ao pediatra ou clínico geral, equipe de cuidados de saúde primários, centro de atendimento compartilhado (se houver) e escola/trabalho, conforme a necessidade.

- Paciente com necessidade de tratamento cirúrgico, como drenagem de tórax, gastrostomia, passagem de cateter venoso central:
  - Garantir monitoramento adequado do período pós-operatório, com atenção especial para a parte respiratória.
  - Garantir manejo adequado da dor (descrito em capítulo específico) para permitir continuação da fisioterapia respiratória e mobilização precoce.
  - Monitorar a cicatrização de feridas operatórias (potencialmente influenciadas por diabetes, comprometimento do estado respiratório, entre outros).
  - Assegurar a remoção de suturas no tempo adequado.

A realidade nacional ainda não contempla um protocolo ou consenso de enfermagem para os pacientes com FC. As instituições hospitalares trabalham a sistematização de enfermagem de maneira específica para cada paciente, direcionando os cuidados a partir do levantamento dos problemas apresentados e diagnósticos de enfermagem estabelecidos.

A seguir, é apresentado um caso clínico e as ações de enfermagem a serem realizadas para garantir uma assistência segura e de qualidade.

CASO CLÍNICO

G.R.C., 12 anos, sexo feminino, com diagnóstico de fibrose cística e diabete melito secundário à doença de base, procurou pronto atendimento com queixa de desconforto respiratório e espessamento de secreção, sem relato de febre. À admissão, foram coletados exames laboratoriais, cultura de escarro e realizada radiografia de tórax, que evidenciou pneumotórax à direita, sendo drenado. Faz uso contínuo de oxigênio 2 L/min, dornase alfa, azitromicina em dias alternados, enzimas pancreáticas, domperidona e salbutamol. Com base nas culturas de escarro anteriores (*Pseudomonas* cepa mucoide multirresistente, *Staphylococcus aureus* Oxa-S e *Stenotrophomonas*), iniciou antibioticoterapia com meropenem e amicacina.

Durante observação no pronto atendimento, evoluiu com melhora de desconforto, em máscara de Venturi 50%, manteve o dreno de tórax à direita e acesso venoso periférico, sendo encaminhada para enfermaria.

Ao exame físico: regular estado geral, corada, hidratada, anictérica, afebril, cianótica, ativa e reativa. Ausculta cardíaca com bulhas rítmicas normofonéticas (BRNF) em dois tempos sem sopro, pulsos cheios e simétricos. Ausculta respiratória com murmúrio vesicular positivo (MV+), sibilos inspiratórios e expiratórios, tiragem subdiafragmática, tiragem intercostal e tiragem de fúrcula, taquidispneica. Abdome flácido, indolor, ruídos hidroaéreos presentes, sem visceromegalias, gastrostomia em bom aspecto. Extremidades com baqueteamento digital. Sinais vitais: FC 120 bpm; FR 64; $SatO_2$ 96%; e tempo de enchimento capilar < 3 segundos.

Exames laboratoriais: PCR: 135,58 mg/dL; gasometria arterial: pH 7,49; pCO_2 58; pO_2 98; BE 18; $SatO_2$ 97%; hemoglobina 11,2 g; hematócrito 36,1%; plaquetas 823 K/μL; leucócitos 21 mil/mm^3; segmentado neutrófilos 63%; bastonetes neutrófilos 10%; metamielócito neutrófilos 1%; linfócitos 20%; monócitos 6%.

QUADRO 2 Planejamento da assistência de enfermagem

Diagnóstico	Fatores relacionados	Intervenção
Desnutrição desequilibrada: menos que as necessidades corporais	Capacidade prejudicada de absorver alimentos Fatores biológicos	Garantir a administração das enzimas no horário das refeições Enfatizar a importância da suplementação com enzimas para evitar má absorção Monitorar as tendências de perda de peso Monitorar preferências e escolhas alimentares, nível de energia, mal-estar, fadiga e fraqueza Monitorar a ingestão nutricional e fazer avaliação periódica para detectar distúrbios nutricionais Realizar balanço hídrico

(continua)

QUADRO 2 Planejamento da assistência de enfermagem (*continuação*)

Diagnóstico	Fatores relacionados	Intervenção
Risco de glicemia instável	Falta de controle do diabetes Monitoração inadequada da glicemia Estresse Estado de saúde física Perda de peso	Realizar controle de peso Realizar exame de glicemia capilar
Padrão respiratório ineficaz	Taquipneia Dor Fadiga Fadiga da musculatura respiratória	Administrar oxigênio conforme necessidade e prescrição médica Verificar níveis de saturação arterial de oxigênio Estimular a prática de exercícios respiratórios para melhorar a ventilação Utilizar umidificador Manter a cabeceira elevada Incentivar o paciente a tossir
Fadiga	Estado de doença Esforço físico aumentado Condições físicas debilitadas	Manter o ambiente calmo e tranquilo Explicar à criança as causas da fadiga Identificar fatores que desencadeiam a fadiga Orientar o acompanhante para deixar a criança em repouso
Risco de intolerância à atividade	Presença de problemas respiratórios	Promover exercícios Oxigenoterapia
Risco de infecção	Aumento da exposição ambiental a patógenos Defesas primárias inadequadas Doença crônica Diabetes Procedimentos invasivos	Avaliar a permeabilidade de acesso venoso Atentar para presença de sinais flogísticos Atentar para hipertermia Implementar cuidados com sondas, drenos, cateteres Monitorar fluidos e eletrólitos Monitorar débito de dreno
Dor aguda	Mudança na frequência cardíaca Mudança na frequência respiratória Relato verbal de dor	Manejo e avaliação da dor Avaliar a dor quanto a localização, frequência e duração Avaliar a eficácia das medidas de controle da dor
Síndrome de estresse por mudança	Estado de saúde diminuído Mudança de um ambiente para outro (internação)	Confirmar a compreensão da decisão da família em relação aos cuidados pós-alta Oferecer à família informações necessárias quanto às opções que auxiliarão na tomada de decisões sobre os cuidados do adolescente Oferecer *feedback* à família quanto a seu enfrentamento Avaliar a reação emocional da família à condição do adolescente

Outro ponto a ser discutido sobre a participação do enfermeiro diz respeito ao diagnóstico do paciente fibrocístico. Ela pode começar na própria coleta do exame do pezinho, ainda não realizada em todos os recém-nascidos no Brasil, ou no recebimento do exame diagnóstico, entregue pelos pais ainda em uma internação, revelada pelo médico ou em consulta ambulatorial. A partir de tal informação, é de extrema importância a realização de uma anamnese minuciosa com os pais ou responsável legal para elaborar uma sistematização adequada das prioridades nesse momento inicial, não se esquecendo do apoio, que é essencial nesse momento de impacto do diagnóstico.

O período de transição do paciente que está no final da adolescência e início da vida adulta é um processo em que a participação do enfermeiro também é de extrema importância. A mudança para outro ambulatório, com nova equipe de especialistas que acompanhará o paciente, costuma gerar ansiedade aos pacientes e familiares. Para contornar essa situação, é fundamental a comunicação entre as equipes pediátrica e adulta, para que a adesão e a qualidade de assistência sejam preservadas.

A FAMÍLIA E O TRATAMENTO DO PACIENTE COM FIBROSE CÍSTICA

O momento do diagnóstico é crucial, repercutindo na dinâmica e na estrutura familiar. Quando recebido de maneira tardia, é oriundo de episódios anteriores de complicações e hospitalizações, em decorrência de tratamentos anteriores ineficazes e repetitivos. Quando recebido de maneira precoce, obtido por triagem neonatal, apesar de direcionar mais cedo o tratamento, culmina em uma explosão de sentimentos pela complexidade da doença.

Os centros especializados e as associações de apoio ao portador de FC e à família constituem um apoio fundamental a mães e familiares nos cuidados dos pacientes. No Brasil, são 33 centros especializados e cerca de 30 associações vinculadas à Associação Brasileira de Assistência à Mucoviscidose (ABRAM)[26].

Neste contexto, enfatiza-se novamente a participação do enfermeiro, que deve visar a promoção de suporte clínico, educacional e emocional aos pacientes e famílias, para minimizar a má adesão, manter a independência e melhorar a qualidade de vida.

RESUMO

A fibrose cística é uma doença multissistêmica, de herança autossômica recessiva, que evolui de forma crônica e progressiva, cuja terapia visa a prevenir infecções respiratórias, tratar as exacerbações pulmonares precocemente e manter um bom estado nutricional.

O tratamento é complexo e exige comprometimento da família e atuação de uma equipe de especialistas, sendo fundamental a participação do enfermeiro, principalmente na questão da adesão ao tratamento medicamentoso, seguimento ambulatorial, realização de exames e transição para ambulatório adulto. Quando o paciente está internado, a sistematização adequada da assistência tem relação direta com o tratamento e o tempo de hospitalização.

O desenvolvimento de pesquisas baseadas em evidências e publicações nacionais é imprescindível para que se possam desenvolver protocolos assistenciais específicos para as necessidades dos pacientes portadores de fibrose cística brasileiros e garantir uma assistência segura e de qualidade.

REFERÊNCIAS BIBLIOGRÁFICAS

1. National Heart Lung and Blood Institute. How is cystic fibrosis treated? [Internet]. 2010 [acesso em 10 set. 2016]. Disponível em: http://www.nhlbi.nih.gov/health/health-topics/topics/cf/treatment.html.
2. Bradley JM, Madge S, Morton AM, Quittner AL, Elborn JS. For the Allied Health and Nursing Professionals Working Group, European Cystic Fibrosis Society. Cystic fibrosis research in allied health and nursing professions. J Cyst Fibros. 2012;11:387-92.
3. Murray N. Sinonasal manifestations of cystic fibrosis. Medscape Reference: Drugs, Diseases, & Procedures [acesso em 21 out. 2016]. Disponível em: http://emedicine.medscape.com/article/862538-overview#showall.
4. Neufeld K, Keith L. Special needs populations: care of the patient with cystic fibrosis. AORN J. 2012;96(5):528-36.
5. 5. Rodrigues JC, Adde FV, Silva Filho LVRF. Doenças respiratórias. 2. ed. Barueri: Manole; 2011.
6. O'Sullivan BP, Freedman SD. Cystic fibrosis. Lancet. 2009;373(9678):1891-904.
7. Cystic Fibrosis Mutation Database [acesso em 03 nov. 2016]. Disponível em: www.genet.sickkids.on.ca.
8. Coles EC, Dodge JA, Morison S. Cystic fibrosis identified by neonatal screening: incidence, genotype, and early natural history. Arch Dis Child. 1993;69(4):470.
9. Raskin S, Phillips JA III, Krishnamani MR, Vnencak-Jones C, Parker RA, Rozov T, et al. DNA analysis of cystic fibrosis in Brazil by direct PCR amplification from Guthrie cards. Am J Med Genet. 1993;46(6):665-9.
10. Farrell PM, Rosenstein BJ, White TB, Accurso FJ, Castellani C, Cutting GR, et al.; Cystic Fibrosis Foundation. Guidelines for diagnosis of cystic fibrosis in newborns through older adults: Cystic Fibrosis Foundation consensus report. J Pediatr. 2008;153:S4-S14.

11. National Heart Lung and Blood Institute. How is cystic fibrosis treated? [acesso em 10 out. 2016]. Disponível em: http://www.nhlbi.nih.gov/health/health-topics/topics/cf/treatment.html.
12. Pettit RS, Johnson CE. Airway-rehydrating agents for the treatment of cystic fibrosis: past, present, and future. Ann Pharmacother. 2011;45:49-59.
13. Adde FV. Fibrose cística na clínica pediátrica. Pediatria Moderna. 2014:50(1):1-11.
14. Döring G, Flume P, Heijerman H, Elborn JS; Consensus Study Group. Treatment of lung infection in patients with cystic fibrosis: current and future strategies. J Cyst Fibros. 2012;11(6):461-79.
15. Sokol RJ, Durie PR. Recommendations for management of liver and biliary tract disease in cystic fibrosis. Cystic Fibrosis Foundation Hepatobiliary Disease Consensus Group. J Pediatr Gastroenterol Nutr. 1999;28(Suppl 1):S1-13.
16. Borowitz D, Robinson KA, Rosenfeld M, Davis SD, Sabadosa KA, Spear SL, et al. Cystic Fibrosis Foundation evidence-based guidelines for management of infants with cystic fibrosis. J Pediatr. 2009;155(6 Suppl):S73-93.
17. Adler FR, Aurora P, Barker DH, Barr ML, Blackwell LS, Bosma OH, et al. Lung transplantation for cystic fibrosis. Proc Am Thorac Soc. 2009;6:619-33.
18. Agent P, Madge S. Cystic fibrosis center care. In: Bush A, Bilton D, Hodson M, eds. Hodson and Geddes' cystic fibrosis. 3. ed. Boca Raton: CRC Press; 2007.
19. Taylor-Robinson DC, Thielen K, Pressler T, Olesen HV, Diderichsen F, Diggle PJ, et al. Low socioeconomic status is associated with worse lung function in the Danish cystic fibrosis population. Eur Respir J. 2014;44(5):1363-6.
20. Barr HL, Britton J, Smyth AR, Fogarty AW. Association between socioeconomic status, sex, and age at death from cystic fibrosis in England and Wales (1959 to 2008): cross sectional study. BMJ. 2011;343:d4662.
21. Madge S, Khair K. Multi-disciplinary teams in the United Kingdom: problems and solutions. J Pediat Nurs. 2000;15:131-4.
22. Della-Zuana A, Garcia DO, Juliani RCTP, da Silva Filho LV. Efeito de um programa de educação para cuidadores e pacientes com fibrose cística na contaminação de nebulizadores de uso domiciliar. J Bras Pneumol [Internet]. 2014 [acesso em 21 nov. 2017];40(2):119-27. Disponível em: http://www.scielo.br/scielo.php?script=sci_arttext&pid=S1806-37132014000200119&lng=en&nrm=iso&tlng=en.
23. Saiman L, Siegel JD, LiPuma JJ, Brown RF, Bryson EA, Chambers MJ, et al.; Cystic Fibrous Foundation; Society for Healthcare Epidemiology of America. Infection prevention and control guideline for cystic fibrosis: 2013 update. Infect Control Hosp Epidemiol. 2014;35 Suppl 1:S1-S67.
24. Murray N. Sinonasal manifestations of cystic fibrosis. Medscape Reference: Drugs, Diseases & Procedures. [Internet]. 2015 [acesso em 18 out. 2016]. Disponível em: http://emedicine.medscape.com/article/862538-overview#showall.
25. Madge S, Hockings C. Nursing care. In: Bush A, Bilton D, Hodson M, eds. Hodson and Geddes' cystic fibrosis. 3. ed. Boca Raton: CRC Press; 2007.
26. Associação Brasileira de Assistência à Mucoviscidose [Internet]. Centros de tratamento. [acesso em 18 out. 2016]. Disponível em: www.abram.org.br.

13

Parada cardiorrespiratória pediátrica

Gileyd Aparecida Coutinho
Edith Ferreira de Souza Oliveira
Tânia Shimoda Sakano
Maria Aparecida Barbosa Viana
Amélia Satiko Sugano

TÓPICOS DO CAPÍTULO

OBJETIVO

Com a leitura deste capítulo, o leitor conhecerá as mudanças fisiológicas emergenciais e desenvolverá habilidades para atuar no atendimento da parada cardiorrespiratória em pediatria.

INTRODUÇÃO

A parada cardiorrespiratória (PCR) pediátrica raramente é um evento súbito. Em sua grande maioria, a PCR é resultado da progressão da insuficiência respiratória e choque, e a hipoxemia está presente nessas duas situações. A ressuscitação cardiorrespiratória precoce permite manter ventilação e perfusão teciduais até que a causa da PCR possa ser revertida. As taxas de sobrevida relacionam-se diretamente ao local do evento e ao ritmo cardíaco. A PCR intra-hospitalar apresenta maior sobrevida com menor sequela neurológica quando comparada ao ambiente extra-hospitalar. A causa cardíaca de PCR é menos frequente em pediatria, sendo responsável pelos ritmos chocáveis (fibrilação ventricular e taquicardia ventricular sem pulso) relacionados a um prognóstico mais favorável. Entretanto, os pacientes apresentam sobrevida de 17%, com prognóstico neurológico reservado[1-3].

As diretrizes de ressuscitação cardiopulmonar são revisadas a cada cinco anos, sendo a última publicada em 2015. Discutiremos neste capítulo as diretrizes da American Heart Association (AHA).

SUPORTE BÁSICO DE VIDA EM PEDIATRIA (SBVP)

O suporte básico de vida inclui um conjunto de habilidades e avaliações sequenciais que tem como objetivo manter a circulação e ventilação dos órgãos nobres para permitir o retorno da circulação espontânea (RCE), ou seja, retorno do pulso central. O suporte básico de vida de alta qualidade constitui a intervenção mais importante, pois determina maior sobrevida, com prognóstico neurológico favorável, e é considerado a base do suporte avançado de vida. O reconhecimento da PCR pode ser rapidamente identificado quando o paciente apresentar inconsciência, apneia ou *gasping* e ausência de pulso central.

As diretrizes da American Heart Association (AHA) de 2015 recomendam como sequência de ressuscitação cardiopulmonar pediátrica: CAB (compressões; via aérea, do inglês *airway*; respiração, do inglês *breathing*), pois facilita o início das compressões torácicas e retarda a ventilação em somente 18 segundos, além de facilitar o ensino de ressuscitação cardiopulmonar (RCP), uniformizando sua sequência para crianças e adultos[4].

Os profissionais de saúde estão habituados ao trabalho em equipe e algumas funções são desempenhadas de modo simultâneo. É desejável que o profissional de saúde tente buscar as possíveis causas reversíveis da PCR durante o atendimento para aumentar a sobrevida.

Nessas diretrizes, o SBVP define algumas faixas etárias:

- Lactentes: menores de 1 ano.
- Crianças: maiores de 1 ano até sinais de puberdade (meninas, aparecimento do broto mamário e meninos, presença de pelos axilares).
- Adultos: acima da puberdade.

Sequência da RCP:

- Checar a segurança do local. No pré-hospitalar e intra-hospitalar, a segurança do socorrista é muito enfatizada.
- Avaliar a necessidade de RCP: caso a vítima apresente-se inconsciente, em apneia ou *gasping*, solicite que alguém chame imediatamente por ajuda ou pela equipe de resposta rápida (equipe destinada ao atendimento de emergências dentro de hospitais), se disponível.
- Checagem de pulso e respiração simultaneamente: em lactentes e crianças inconscientes, o profissional de saúde deve checar a respiração (apneia ou *gasping*) e pulso concomitantemente. A checagem de pulso não deve levar mais que 10 segundos (em lactentes é recomendado medir o pulso braquial e em crianças, o pulso carotídeo ou femoral). Caso em 10 segundos não seja possível palpar, iniciar imediatamente as compressões torácicas.
  - Respiração inadequada com pulso: se a vítima apresentar pulso > 60 bpm e respiração inadequada, iniciar 20 ventilações/minuto (1 ventilação a cada 3 segundos) até que a respiração espontânea seja restabelecida. Reavaliar o pulso central a cada 2 minutos por no máximo 10 segundos.
  - Bradicardia com sinais de hipoperfusão: em situações com pulso < 60 bpm e sinais de hipoperfusão (cianose, palidez, pulsos finos, tempo de enchimento capilar > 2 segundos ou hipotensão), apesar de oxigenação e ventilação adequadas, iniciar a RCP. O débito cardíaco em crianças é dependente da frequência cardíaca. Assim, como a bradicardia com hipoperfusão representa um ritmo que indica iminência de PCR, a RCP deve ser iniciada com prioridade, iniciando pela abertura de vias aéreas, ventilação e compressão torácica, pois a hipoxemia é a principal causa, seguida pelas compressões torácicas.
- Compressões torácicas: caso a criança ou lactente esteja inconsciente, em apneia ou *gasping* e sem pulso central, inicie compressões torácicas em superfície rígida. Caso inicie o atendimento de um lactente sozinho, a técnica de compressão recomendada é com dois dedos no terço inferior do esterno, evitando o apêndice xifoide. Quando dois ressuscitadores estiverem presentes, a técnica de dois polegares e mãos envolvendo o tórax é preferível. As mãos envolvem o tórax e os dois polegares

ficam apoiados no terço inferior do esterno, evitando a região do apêndice xifoide (Figura 1).

Em crianças, as compressões podem ser realizadas com uma ou duas mãos (Figura 2). Realizar com as duas mãos parece diminuir a fadiga.

- Abertura da via aérea e ventilação: com um socorrista, após 30 compressões torácicas, realizar abertura da via aérea pela inclinação da cabeça e elevação do queixo (pacientes sem história de trauma) e realizar duas ventilações (Figura 3). Com dois socorristas, após 15 compressões torácicas, abrir a via aérea pela inclinação da cabeça e elevação do queixo e realizar duas ventilações.
- Coordenação ventilação e compressão: a relação compressão/ventilação com um socorrista é de 30 compressões/2 ventilações, independente-

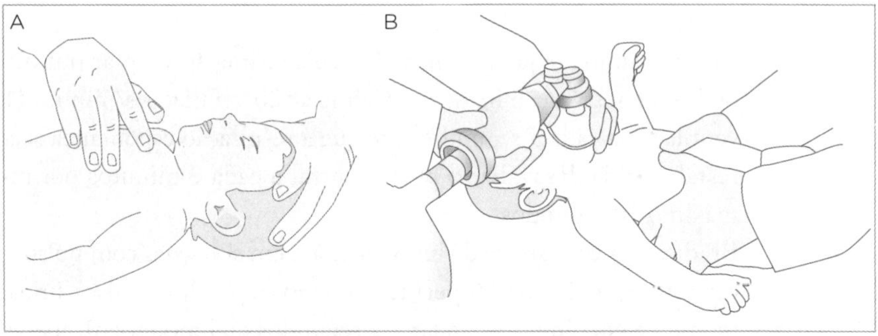

FIGURA 1 Compressão torácica em lactentes com um ressuscitador e dois socorristas.

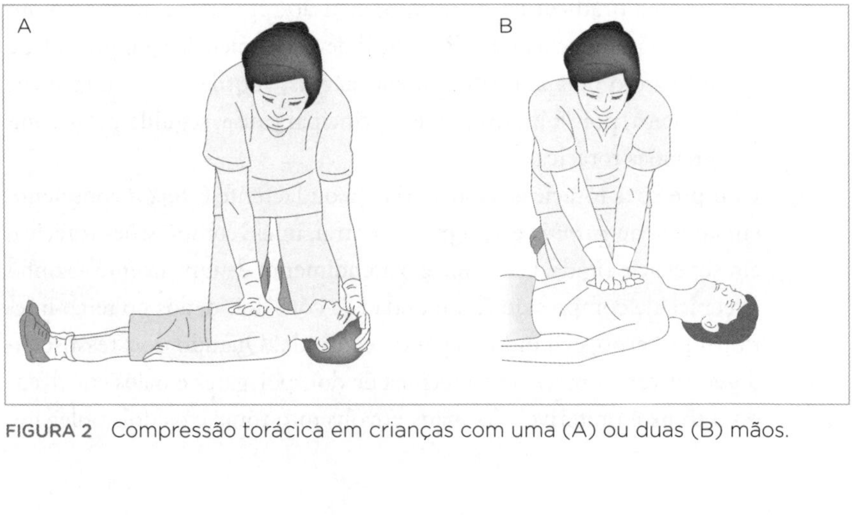

FIGURA 2 Compressão torácica em crianças com uma (A) ou duas (B) mãos.

mente da faixa etária. Com dois socorristas, a relação modifica-se para 15 compressões/2 ventilações, sendo realizado rodízio de funções a cada 2 minutos para minimizar a fadiga do compressor. Importante evitar as interrupções das compressões, pois diminuem a efetividade do SBV. A ventilação deve permitir uma discreta elevação do tórax, evitando a hiperventilação (Tabela 1).

- Desfibrilação: crianças que apresentem colapso súbito podem apresentar fibrilação ventricular (FV) ou taquicardia ventricular (TV) sem pulso; assim, é fundamental a importância de RCP imediata e choque precoce. A FV e a TV sem pulso são considerados ritmos chocáveis, pois necessitam da desfibrilação precoce para sua reversão.

Os desfibriladores externos automáticos (DEA) são seguros e permitem a identificação de ritmos chocáveis. Podem ser utilizados em crianças, excluindo-se o período neonatal. O posicionamento convencional das pás é anterolateral, ou seja, abaixo da clavícula direita e próximo da axila esquerda (Figura 4). Os DEA fornecem uma desfibrilação com a carga fixa aproximada de 250 J. O uso de pás pediátricas com atenuadores de carga (reduzem 50 a 75 J) são recomen-

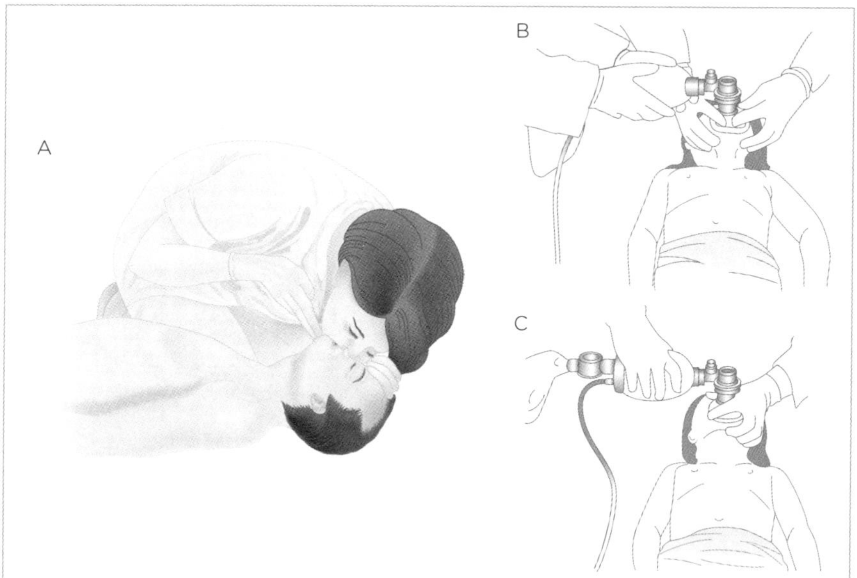

FIGURA 3 Ventilação boca a boca e ventilação bolsa-valva-máscara.

dados em crianças menores de 8 anos, quando disponíveis. Caso as pás estejam muito próximas, o posicionamento anteroposterior é recomendado[5].

Sempre que disponível, o uso do desfibrilador manual é preferível, pois permite uma desfibrilação mais precisa. Para desfibrilação, a carga inicial é de 2 J/kg. A dose subsequente de desfibrilação deve ser 4 J/kg e a terceira ou posteriores, de 4 a 10 J/kg. Quando o desfibrilador manual não é disponível, o uso do DEA com pá pediátrica para crianças menores de 8 anos está indicado. Na indisponibilidade da pá pediátrica, o DEA com pá de adulto pode ser utilizado em menores de 8 anos, exceto no período neonatal. Após o choque, reiniciar imediatamente a RCP pelas compressões torácicas. A cada 2 minutos de RCP, o DEA reavalia o ritmo para certificar-se de que há necessidade de choque (Figura 5).

Características do suporte básico de vida de alta qualidade[4] (Tabela 1):

- Compressões fortes (lactentes, 4 cm ou um terço do diâmetro anteroposterior; crianças 5 cm ou um terço do diâmetro anteroposterior).
- Compressões torácicas rápidas: 100 a 120 por minuto.
- Permitir o retorno do tórax (não apoiar o peso do corpo no tórax).
- Não hiperventilar.
- Evitar interrupções das compressões.

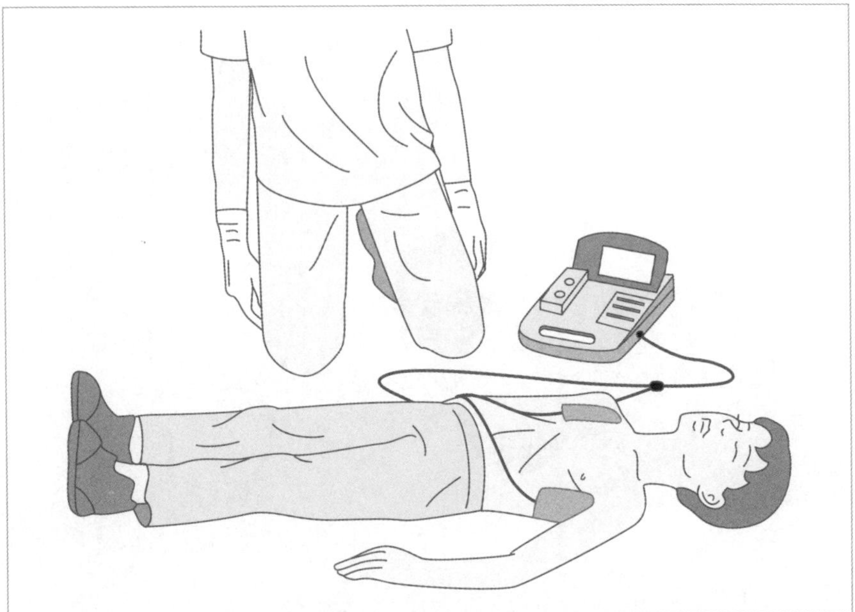

FIGURA 4 Desfibriladores externos automáticos (DEA) - posicionamento das pás.

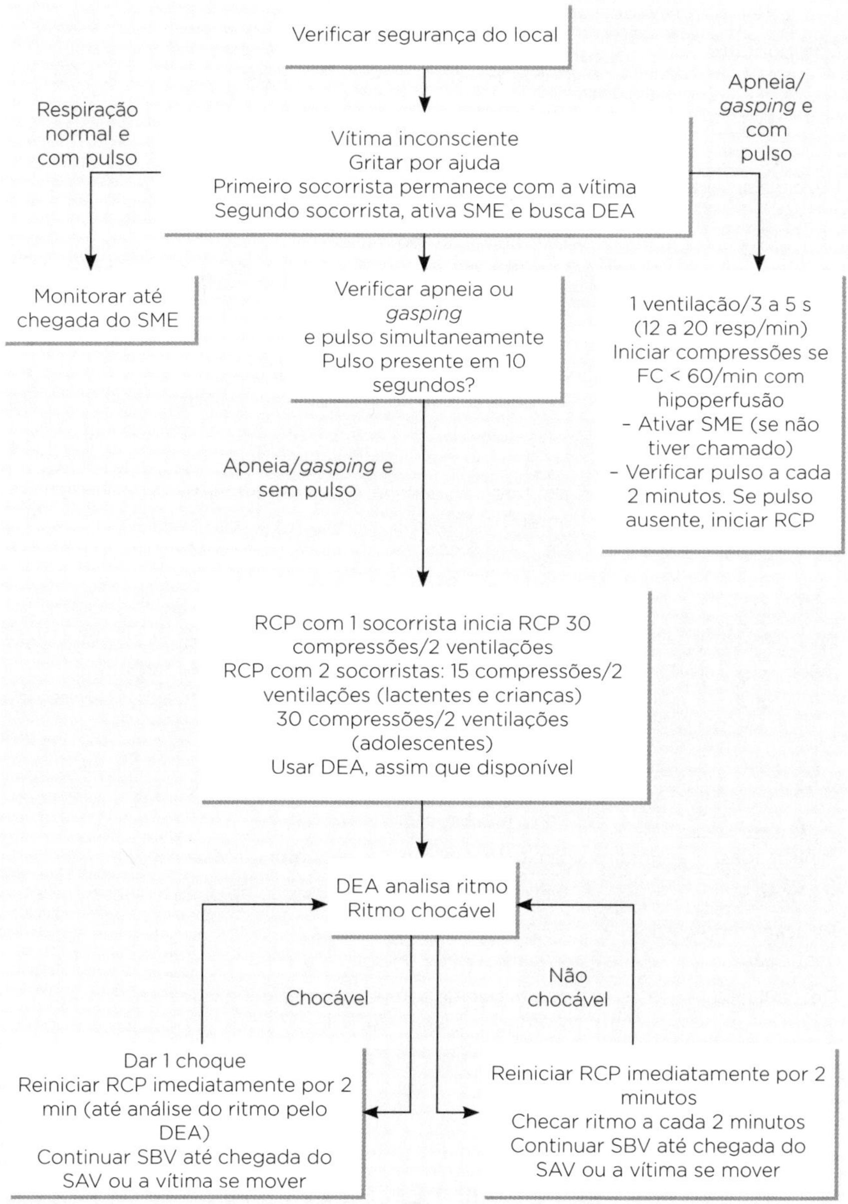

FIGURA 5 Algoritmo de Suporte Básico de Vida em Pediatria (SBVP). DEA: desfibrilador externo automático; RCP: ressuscitação cardiopulmonar; SAV: suporte avançado de vida; SME: serviço médico de emergência.

Fonte: American Heart Association; 2015.

TABELA 1 Resumo dos componentes de ressuscitação cardiopulmonar (RCP) de alta qualidade para provedores de suporte básico de vida[6]

Componente	Criança (1 ano até puberdade)	Bebês (< 1 ano exclui RN)
Segurança do local	Checar segurança do ressuscitador e da vítima	
Reconhecimento	Não responsivo Sem respiração ou *gasping* Sem pulso, tempo máximo 10 s (checagem respiração e pulso pode ser simultânea < 10 s)	
Ativação do serviço de emergência	Colapso presenciado Colapso não presenciado	
Frequência de compressão Ventilação via aérea avançada	Mínimo 100/min e máximo 120/min 1 ventilação cada 6 s (10 ventilações/min)	
Profundidade de compressão	Um terço do diâmetro anteroposterior Cerca de 5 cm	Um terço do diâmetro anteroposterior Cerca de 4 cm
Sequência	C-A-B	
Posicionamento das mãos	Duas mãos ou uma mão no terço inferior do esterno	1 ressuscitador: dois dedos centro do tórax logo abaixo da linha mamilar Dois ou mais ressuscitadores
Retorno do tórax	Permitir retorno completo do tórax após cada compressão	
Minimizar as interrupções	Limitar a interrupção de compressões em < 10 s	
Via aérea	Inclinação da cabeça e elevação do queixo (sem trauma)	
Relação compressão/ ventilação	30:2 - 1 socorrista 15:2 - 2 socorristas	
Desfibrilação	Assim que disponível, minimizar interrupções. Reiniciar RCP pelas compressões logo após o choque. DEA pode ser usado em pacientes < 1 ano na ausência de desfibrilador manual	

SUPORTE AVANÇADO DE VIDA EM PEDIATRIA

A base do suporte avançado de vida é o suporte básico de vida de alta qualidade. Seus componentes incluem: aperfeiçoamento do suporte básico de vida, uso de equipamentos e técnicas para alcançar e manter adequada ventilação, oxigenação e perfusão tecidual, detecção de arritmias por meio de monitoração clínica e eletrocardiográfica, obtenção de um acesso vascular, tratamento imediato dos pacientes em parada respiratória, PCR e tratamento de situações de risco para PCR. Neste tópico, daremos ênfase aos cuidados no período durante a ressuscitação[1,4,5].

Suporte ventilatório

O suporte ventilatório deve incluir a abertura e permeabilização da via aérea, com oferta de oxigênio a 100% e ventilação adequada. A máscara laríngea pode ser uma alternativa para garantir a via aérea avançada na PCR quando a intubação orotraqueal não pode ser obtida. Os tubos traqueais podem ser com ou sem *cuff*, e os tubos com *cuff* estão associados a menor incidência de extubações e maior proteção contra aspirações (Tabela 2). Após a intubação, a confirmação do posicionamento adequado do tubo traqueal, por ausculta e monitoração do $EtCO_2$ exalado (CO_2 expirado), se disponível, é recomendada durante a PCR.

TABELA 2 Tamanho de tubo traqueal e fórmula para cálculo

	Sem *cuff*	Com *cuff*
Neonato prematuro	Idade gesta/10	-
Neonato a termo	3,0	Infrequente
1 mês-1 ano	3,5	3,0
1-2 anos	4,0	3,5
> 2 anos	Idade/4 + 4	Idade/4 + 3,5

O $EtCO_2$ pode ser aferido por módulo de capnografia acoplado ao monitor, onde um sensor é adaptado na extremidade do tubo traqueal. Durante a PCR, seu uso é cada vez mais enfatizado, pois permite:

- Confirmar o posicionamento adequado do tubo traqueal (valores acima de zero indicam posição adequada do tubo).
- Avaliar a qualidade de compressão torácica durante a RCP (quanto maior, melhor a qualidade da compressão).
- Permite reconhecer o retorno da circulação espontânea (retorno do pulso gera elevações abruptas e sustentadas de $EtCO_2$ com valores próximos ao normal, cerca de 40 mmHg) (Figura 6).

Principais drogas usadas na ressuscitação

Epinefrina

É a principal droga indicada durante a RCP. Na PCR, o efeito alfa-adrenérgico é a ação mais importante, pois aumenta a pressão diastólica da aorta e melhora a perfusão coronariana. Quando associada às compressões torácicas, aumenta a oferta de oxigênio para o coração e estimula a contração espontânea.

Os ritmos mais comuns que necessitam de RCP em crianças são a assistolia e a bradicardia. Na criança com bradicardia sintomática (ritmo lento, com pulso e sinais de hipoperfusão), que não responde com ventilação efetiva, a epinefrina pode ser usada na dose 0,01 mg/kg a cada 3 a 5 minutos (0,1 mL/kg solução 1:10.000) por via intravenosa e intraóssea. Epinefrina contínua (0,1 a 0,2 μg/kg/min) pode ser considerada para bradicardia refratária. Doses altas de epinefrina não são recomendadas, pois têm associação com pior prognóstico[7].

A epinefrina é absorvida por via endotraqueal, embora sua concentração no plasma seja imprevisível. A dose traqueal recomendada é de 0,1 mg/kg (0,1 mL/kg solução 1:1000). Desse modo, assim que o acesso vascular é obtido, podemos administrar epinefrina na dose de 0,01 mg/kg, se a criança permanece em PCR.

Glicose

Em virtude da reserva reduzida e das elevadas necessidades de glicose, as crianças podem desenvolver hipoglicemia. Assim, a glicose deve ser monitorada durante e após a PCR. A hipoglicemia deve ser tratada com glicose a 25% na dose de 2 a 4 mL/kg (0,5 a 1,0 g/kg de glicose). A recomendação atual é pela manutenção da glicemia normal durante a ressuscitação.

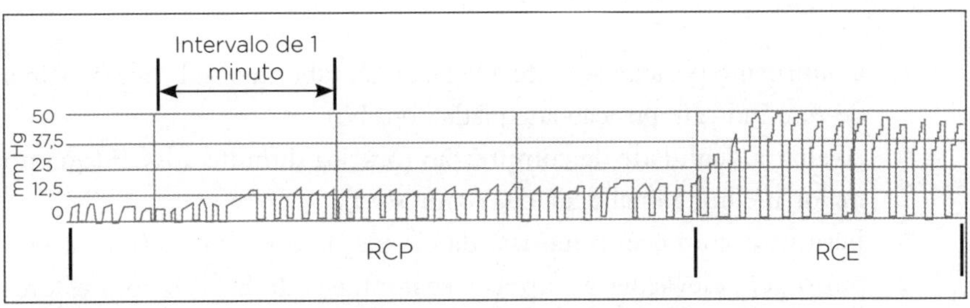

FIGURA 6 Capnografia durante a parada cardiorrespiratória (PCR).

Bicarbonato de sódio

Considerar na PCR prolongada e no choque associado à acidose metabólica grave documentada. É também recomendado para tratamento de pacientes com hipercalemia, hipermagnesemia, intoxicação por antidepressivos tricíclicos ou bloqueadores dos canais de cálcio. Dose inicial é de 1 mEq/kg (1 mL/kg da solução 8,4%) por via intravenosa ou intraóssea. Na PCR, pode ser repetida a cada 10 minutos. O bicarbonato leva à precipitação do cálcio e inativação de catecolaminas; assim, deve-se evitar a mistura dessas soluções.

Atropina

Recomendada no tratamento de bradicardia sintomática causada por bloqueio atrioventricular ou aumento da atividade vagal. Dose recomendada de 0,02 mg/kg (máxima de 0,5 mg para crianças e 1,0 mg para adolescentes). Quando a via intravenosa não for disponível, a via traqueal pode ser utilizada. Após a administração de atropina, pode ocorrer taquicardia.

Magnésio

Indicado no tratamento de hipomagnesemia documentada e na TV *torsades de pointes* (TV polimórfica com QT longo). Dose recomendada de 25 a 50 mg/kg (até 2 g), em infusão intravenosa, em 10 a 20 minutos (Tabela 3).

Ressuscitação cardiopulmonar de acordo com o ritmo cardíaco

Os princípios básicos da ressuscitação, que incluem RCP de alta qualidade, ventilação, oxigenação (CAB) e administração de epinefrina, são os mesmos para todos os pacientes em PCR, entretanto a monitoração cardíaca precoce é essencial para direcionar condutas distintas que determinam um prognóstico mais favorável. É essencial que durante a RCP as prováveis causas reversíveis de PCR sejam consideradas. Recomenda-se o uso da regra mnemônica dos Hs e Ts[1,4,5]:

Causas reversíveis	
Hipovolemia	Tensão de tórax
Hipóxia	Tamponamento cardíaco
Hidrogênio	Tóxicos
Hipoglicemia	TEP
Hipo/hiper K	Trombo de coronária
Hipotermia	

Ritmos não chocáveis: assistolia e atividade elétrica sem pulso

A assistolia corresponde a um ritmo com ausência de atividade elétrica (Figura 7) e a atividade elétrica sem pulso (AESP) corresponde a uma atividade elétrica organizada, caracterizada em geral por um ritmo lento, QRS alargado e sem pulso (Figura 8). Deve-se iniciar RCP, evitando interrupções das compressões, e providenciar um acesso vascular para administração de epinefrina. A mesma dose de epinefrina pode ser repetida a cada 3 a 5 minutos. A dose alta de epinefrina tem associação com pior prognóstico da PCR.

Após a obtenção da via aérea avançada, não há necessidade de coordenar as compressões com as ventilações. Desse modo, um ressuscitador realiza as compressões de alta qualidade sem interrupções e o outro realiza 10 ventilações por minuto através do tubo traqueal. A cada 2 minutos de RCP, os ressuscitadores devem rodiziar as funções e checar o ritmo. Caso o ritmo seja organizado, verificar se há presença de pulso para identificar o retorno da circulação espontânea (RCE).

Ritmos chocáveis: fibrilação ventricular (FV) e taquicardia ventricular (TV) sem pulso

Em adultos, a cada minuto sem SBV e desfibrilação, ocorre um declínio de 7 a 10% na chance de sobrevida. Ou seja, são fundamentais o SBV e a desfibrilação precoce para aumento na sobrevida.

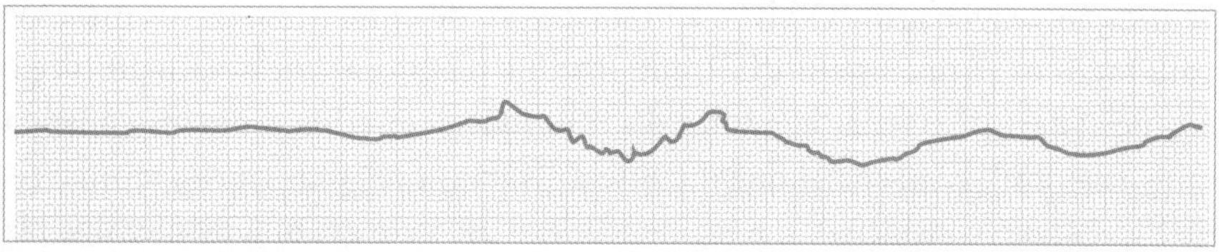

FIGURA 7 Assistolia.

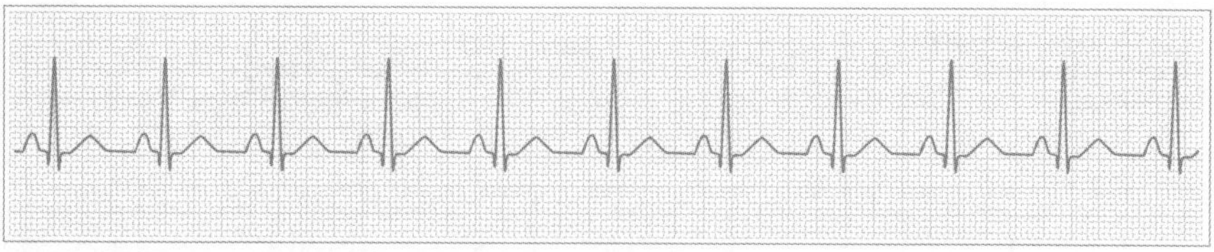

FIGURA 8 Atividade elétrica sem pulso.

A FV é caracterizada por uma atividade elétrica caótica, em que não há bombeamento de sangue e que, portanto, não gera pulso (Figura 9)[1]. Por fim, a TV sem pulso pode ser monomórfica, com complexos QRS uniformes (Figura 10) ou polimórfica, com a mais conhecida sendo a *torsades de pointes* (torção de pontos, Figura 11). A FV e a TV sem pulso podem ser causadas por doenças cardíacas, intoxicações, choques elétricos, trauma e, geralmente, associadas a um evento súbito[1,4,5].

Os desfibriladores podem ser manuais ou automáticos (DEA), com ondas monofásicas ou bifásicas. As pás dos desfibriladores manuais podem ter dois tamanhos: adulto (indicado para pacientes > 1 ano ou > 10 kg) e infantil (indicado para pacientes < 1 ano). A interface com uso do gel condutor permite a condução da energia elétrica. O posicionamento convencional das pás corresponde à posição anterolateral, ou seja, uma pá na região infraclavicular direita e a outra lateral ao mamilo esquerdo, não permitindo que as pás se toquem.

A dose mínima efetiva para a desfibrilação, assim como a dose máxima, não são conhecidas para crianças e lactentes. A dose inicial recomendada é de 2 J/kg; em casos refratários, está indicada a dose de 4 J/kg e as doses subsequentes de 4 a 10 J/kg (Figura 11).

O equipamento ideal para realizar a desfibrilação é o desfibrilador manual. Em sua ausência, o DEA com atenuador de carga (pás pediátricas) é indicado em menores de 8 anos e, como última opção, o uso de DEA sem o atenuador de carga pode ser considerado em qualquer faixa etária, excluindo o período neonatal, quando as demais opções não estiverem disponíveis.

Administrar o primeiro choque (2 J/kg), assim que possível, e iniciar imediatamente as compressões de alta qualidade, com atenção para minimizar as interrupções. Prosseguir a RCP por 2 minutos e em ambiente hospitalar, com presença de mais ressuscitadores, obter um acesso vascular (EV ou IO).

Após 2 minutos do primeiro choque, caso o ritmo chocável persista, indicar desfibrilação com carga > 4 J/kg. A administração de epinefrina 1:10.000 pode ser indicada durante compressões, podendo ser repetida a cada 3 a 5 minutos (Figura 12).

Checar o ritmo após 2 minutos do segundo choque (4 J/kg). Caso o ritmo seja chocável, podemos selecionar carga de 4 a 10 J/kg ou a dose máxima indicada para adultos, de 120 a 200 J para o desfibrilador bifásico e 360 J monofásico. Durante a RCP, administrar um antiarrítmico como amiodarona ou lidocaína (Tabela 3). Ao longo do atendimento, caso seja observado um ritmo não chocável, prosseguir com o algoritmo de assistolia e AESP.

Após o estabelecimento de uma via aérea avançada, as compressões e ventilações seguem de modo paralelo e ininterrupto, ou seja, 100 a 120 compressões de alta qualidade por minuto e 10 ventilações por minuto (1 ventilação a cada 6 segundos). Para evitar a fadiga, os ressuscitadores devem rodiziar as funções a cada 2 minutos.

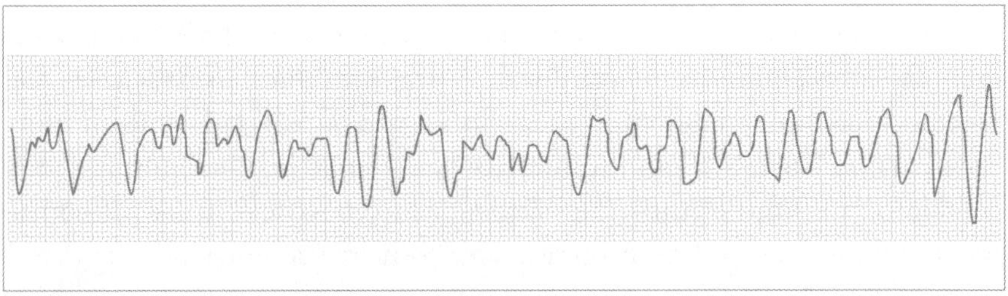

FIGURA 9 Fibrilação ventricular.

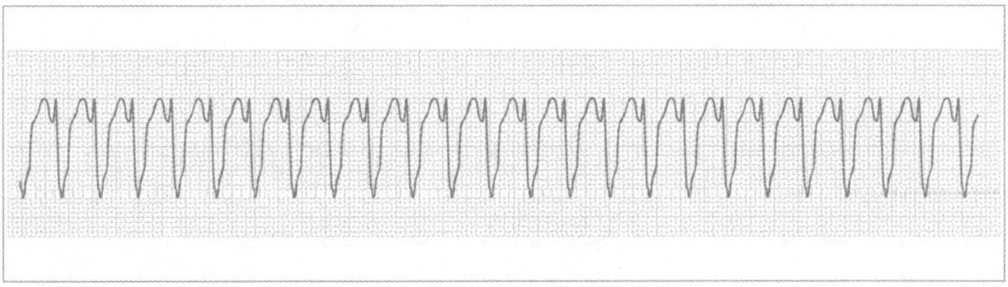

FIGURA 10 Taquicardia ventricular monomórfica.

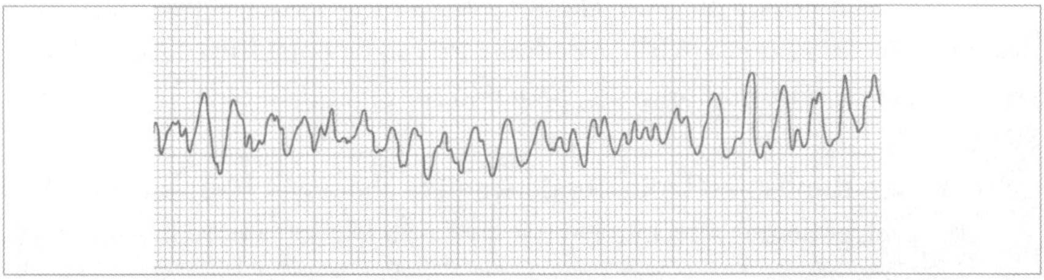

FIGURA 11 Taquicardia ventricular polimórfica (*torsades de pointes*).

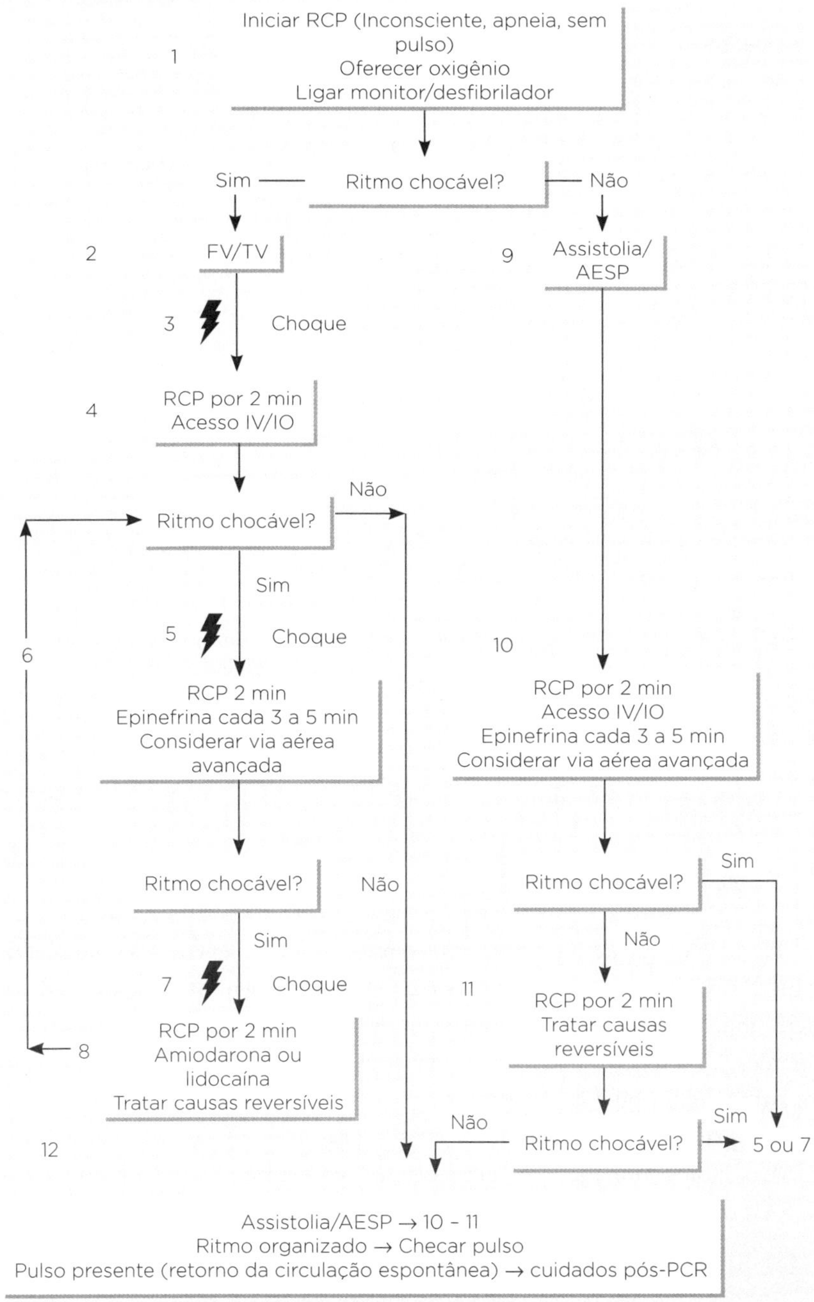

FIGURA 12 Algoritmo de parada cardiorrespiratória (PCR) em pediatria.

Fonte: AHA, 2015.

TABELA 3 Principais medicações no suporte avançado de vida pediátrico

Medicação	Indicação	Dose preconizada
Epinefrina (EV em *bolus*)	Bradicardia sintomática Assistolia/AESP FV/TV sem pulso	EV/IO: 0,01 mg/kg cada 3-5 min (máx. 1 mg) ou 0,1 mL/kg (1:10.000) seguido *bolus* 5 mL Preparo 1:10.000 - diluir 1 mL em 9 mL AD ou SF ET: 0,1 mL/kg (1:1000) seguido *bolus* 3 a 5 mL
Bic. sódio	Acidose metabólica grave	EV/IO 1 mEq/kg/dose (cça) (Bic. de sódio 8,4% 1 mEq/mL)
Cálcio	Hipocalcemia, hipercalemia, considerar hipermagnesemia Intoxicação bloq. canais de cálcio	EV 5 a 7 mg/kg Ca (0,2 mL/kg CaCl ou 0,6 mL/kg gluconato Ca 10%)
Magnésio (sulfato)	Hipomagnesemia ou *torsades de pointes*	EV 25-50 mg/kg ($MgSO_4$ 50% = 500 mg/mL)
Glicose	Hipoglicemia documentada	EV/IO 0,5-1,0 g/kg (2-4 mL/kg G25%)
Atropina	Bradicardia sintomática	EV/IO 0,02 mg/kg (máx 0,5 mg); dose total máx. cça 1 mg/adol. 3 mg)
Amiodarona	FV e TV sem pulso não responsiva a choque	EV ataque de 5 mg/kg pode repetir até dose total de 15 mg/kg (2,2 g adolescente)
Lidocaína	FV e TV sem pulso não responsiva a choque	EV/IO: 1 mg/kg ET: 2 a 3 mg/kg

Cuidados pós-ressuscitação

Nesta etapa do atendimento após o retorno do pulso, temos como objetivo manter a perfusão de órgãos vitais e evitar lesões secundárias. A terapêutica inclui manter normoxemia (saturação de O_2 94%), normoglicemia, evitar a hipotensão e a hipertermia. Não há evidência de benefício do uso de hipotermia em ambiente hospitalar.

Em crianças que permanecem comatosas após PCR extra-hospitalar, é razoável indicar o manejo da temperatura alvo mantendo normotermia (36° a 37,5°C) ou hipotermia (32°-34°C)[4,5].

Presença da família durante RCP

A presença da família pode ser permitida se houver algum membro da equipe para acompanhar, explicar, dar apoio e ter empatia para comunicar os eventos durante a PCR. Caso o membro da família cause algum impedimento para o trabalho da equipe, deve-se solicitar que o familiar deixe a sala de emergência. Acompanhar o processo de RCP e os esforços da equipe durante a PCR pode auxiliar no período do luto, se for o caso.

RESUMO

O treinamento da equipe de enfermagem pode permitir a identificação do paciente com risco de evoluir para PCR, o diagnóstico precoce da PCR, o início imediato do SBV de alta qualidade e monitoração, providenciando o acesso vascular para administração de drogas durante a RCP.

REFERÊNCIAS BIBLIOGRÁFICAS

1. American Heart Association. Suporte avançado de vida em pediatria: manual do Profissional. Sesil. Parte 10: Identificação e Tratamento de PCRs. 2012. p.141-67.
2. Reis AG, Nadkarni V, Perondi MB, Grisi S, Berg RA. A prospective investigation into the epidemiology of in-hospital pediatric cardiopulmonary resuscitation using the International Utstein Reporting Style. Pediatrics. 2002;109:200-9.
3. Atkins DL, Everson-Stewart S, Sears GK, Daya M, Osmond MH, Warden CR, Berg RA. Epidemiology and outcomes from out-of-hospital cardiac arrest in children: the Resuscitation Outcomes Consortium Epistry-Cardiac Arrest. Circulation. 2009;119:1484-91.
4. de Caen AR, Maconochie IK, Aickin R, Atkins DL, Biarent D, Guerguerian AM, et al. Part 6: Pediatric basic life support and pediatric advanced life support. International Consensus on Cardiopulmonary Resuscitation and Cardiovascular Care Science with Treatment Recommendations. Circulation. 2015;132(suppl 1):S177-S203.
5. Maconochie IK, Binghamb R, Christoph E, López-Herce J, Rodríguez-Núnez A, Rajkaet T, et al. European Resuscitation Council Guidelines for Resuscitation. Section 6. Resuscitation. 2015;95:223-48.
6. American Heart Association. Atualização das Diretrizes 2015 RCP e ACE. Disponível em: https://eccguidelines.heart.org/wp-content/uploads/2015/10/2015-AHA-Guidelines-Highlights-Portuguese.pdf [acesso em: 04 maio 2018].
7. Perondi MB, Reis AG, Paiva EF, Nadkami VM, Berg RA. A comparison of high- dose and standard dose epinephrine in children with cardiac arrest. N Engl J Med. 2004;350:1722-30.

14

Infecção de corrente sanguínea relacionada a cateter venoso

Andrea Aoki Costa
Alfio Rossi Junior
Karina Rodrigues Peron
Monica Taminato
Vivian Cristina Vidal Tresmondi

TÓPICOS DO CAPÍTULO

OBJETIVO

Após este capítulo, o leitor estará apto a realizar estratégias e medidas de prevenção de infecção de corrente sanguínea, conhecer as recomendações específicas para cateteres centrais e os microrganismos mais comuns relacionados a infecção de corrente sanguínea e sepse relacionada a esta infecção.

INTRODUÇÃO

A Agência Nacional de Vigilância Sanitária (Anvisa) vem produzindo, desde 2008, manuais que abordam diferentes questões relacionadas às principais síndromes infecciosas relacionadas à assistência à saúde, incluindo suas definições, indicadores, medidas e estratégias de prevenção[1,2].

Desde 2010, o indicador de infecção primária de corrente sanguínea (IPCS) em pacientes em uso de cateter venoso central (CVC) em unidades de terapia intensiva (UTI) é de notificação obrigatória no âmbito nacional para alguns estabelecimentos de saúde de todo o Brasil, públicos e/ou privados. Esse indicador é publicado periodicamente para acesso e controle de ações locais e nacionais. Em longo prazo, o intuito é estabelecer o fluxo de informações de indicadores de saúde para as outras infecções relacionadas à assistência à saúde[2].

Uma meta estabelecida com esta ação é diminuir em 30% as IPCS em um período de 3 anos, conforme as possibilidades locais[2].

Em 2010, a Anvisa divulgou indicadores nacionais de IPCS. Foram notificadas 18.370 infecções que ocorreram em UTI adulta e pediátrica, e a densidade de incidência observada foi de 3,3 infecções/1.000 CVC (laboratorialmente confirmadas). Nesta pesquisa, participaram 690 hospitais de todo o país e, destes, 36,2% (250) eram do estado de São Paulo[2].

Dados norte-americanos (National Healthcare Safety Network – NHSN) referentes ao ano de 2012 evidenciaram uma densidade de incidência de IPCS de 0,59 infecções/1.000 CVC/dia em UTI de hospitais universitários, e de 0,41 infecções/1.000 CVC/dia em UTI dos demais tipos hospitais. Esses dados foram obtidos de uma pesquisa da qual participaram 4.444 hospitais norte-americanos[3].

Os microrganismos mais comumente isolados nas hemoculturas de pacientes que apresentam IPCS são os Gram-positivos, destacando-se o *Staphylococcus* coagulase-negativa e o *S. aureus*[4-6].

O uso de CVC vem se tornando prática indispensável nos cuidados aos pacientes hospitalizados. A utilização de CVC representa um significativo avanço no diagnóstico e na terapêutica em saúde. Em recém-nascidos e crianças, é indicado para terapia medicamentosa, monitoração hemodinâmica e administração de nutrição parenteral total. Procedimentos cirúrgicos e clínicos são otimizados com o desenvolvimento dessa tecnologia[7,8].

Entretanto, mesmo diante dos benefícios verificados, por se tratar de um dispositivo de acesso direto invasivo, é o principal fator de risco para infecção de corrente sanguínea nas UTI pediátrica e neonatal. O uso do CVC está associado a complicações mecânicas e infecciosas, locais ou sistêmicas, como: celulite do sítio de inserção, tromboflebite séptica, endocardite, bacteremia e infecções metastáticas (osteomielite, artrite) que resultam da disseminação hematogênica a partir do cateter colonizado[7,8].

As infecções são as principais complicações relacionadas à terapia intravenosa, uma vez que acarretam, entre outros agravos, prolongamento da internação, custos, aumento de morbidade e mortalidade, sendo, portanto, a principal infecção relacionada à assistência à saúde[7,9].

Uma revisão sistemática da literatura[9] sobre as principais causas de mortalidade por infecções relacionadas ao uso de CVC identificou a sepse primária como a complicação mais prevalente. A incidência de infecção foi maior entre crianças com menor peso ao nascer, sexo masculino e maior tempo de permanência do cateter. Os microrganismos mais comuns nos casos de sepse relacionada ao uso de CVC foram *Staphylococcus* coagulase-negativa, *Candida* sp e *Enterococcus* sp, bem como sua relação com a mortalidade[9].

A incidência de sepse neonatal é altamente variável em diferentes hospitais. No Brasil, um estudo multicêntrico revelou que a densidade de incidência foi de 25 infecções por 1.000 pacientes/dia[10]. A taxa de mortalidade neonatal por sepse é elevada, atingindo 68% no Brasil de 2000 a 2008[11], indicando a necessidade de priorizar ações preventivas de infecções relacionadas à assistência à saúde (IRAS) nessa faixa etária. As IRAS em recém-nascidos devem ser consideradas um evento sério, pois a sepse é uma das principais causas de morte neonatal e é um dos focos da vigilância epidemiológica[12].

A sepse neonatal é definida como precoce ou tardia, o que auxilia muito a escolha do esquema empírico de tratamento das IRAS em neonatologia. A melhor escolha terapêutica depende do tempo de aparecimento da clínica (precoce ou tardia), da realização prévia de procedimentos invasivos, do conhecimento da microbiota prevalente e do padrão de resistência microbiana de cada hospital.

Os patógenos causadores de infecções de corrente sanguínea em neonatologia e pediatria mais comumente relatados são *Staphylococcus* coagulase-negativa, *S. aureus*, *Enterococcus* spp e *Candida* spp[14].

A identificação e o manejo adequado de infecções neonatais precoces como citomegalovirose, toxoplasmose, sífilis e sepse por *Streptococcus agalactiae* estão diretamente relacionados à assistência pré-natal e perinatal. O controle dessas infecções depende da ação conjunta de obstetras e da qualidade do cuidado no nível de assistência primária[12].

As infecções tardias, como a sepse, em geral são causadas por microrganismos adquiridos após o nascimento por meio de transmissão direta (p. ex., material contaminado) ou cruzada (p. ex., mãos de profissionais). Vários fatores de risco estão associados à sepse tardia, incluindo: baixo peso ao nascer; uso de dispositivos invasivos, como CVC e ventilação mecânica (VM); atraso na nutrição enteral; nutrição parenteral ou complicações relacionadas à prematuridade, como canal arterial patente, displasia broncopulmonar e enterocolite necrosante[12].

A Figura 1 representa todas as estratégias e medidas de prevenção de infecção de corrente sanguínea.

As estratégias e as medidas de prevenção de IPCS seguem as recomendações do Manual da Anvisa de 2010 e da Guideline for Prevention of Intravascular Catheter-Related Infections – HICPAC – Centers for Disease Control and Prevention relacionadas a pediatria e neonatologia[7-12].

A seguir, são listadas as estratégias de prevenção de IPCS recomendadas pelos órgãos citados:

- Designar somente profissionais treinados e que demonstram competência para inserção e manutenção dos cateteres periféricos e centrais (IA).
- Assegurar adequada relação enfermagem/recém-nascido. Estudos observacionais revelaram aumento do risco de infecção relacionada a cateteres vasculares quando a relação enfermeiros/RN está insuficiente (IB).
- O uso de luvas não dispensa a adequada higiene das mãos, antes e após a manipulação do acesso vascular (IA).
- Usar luvas estéreis para inserção de CVC (IA).
- Usar luvas estéreis ou de procedimento não estéreis (usando técnica asséptica) nas trocas de curativos (IC).

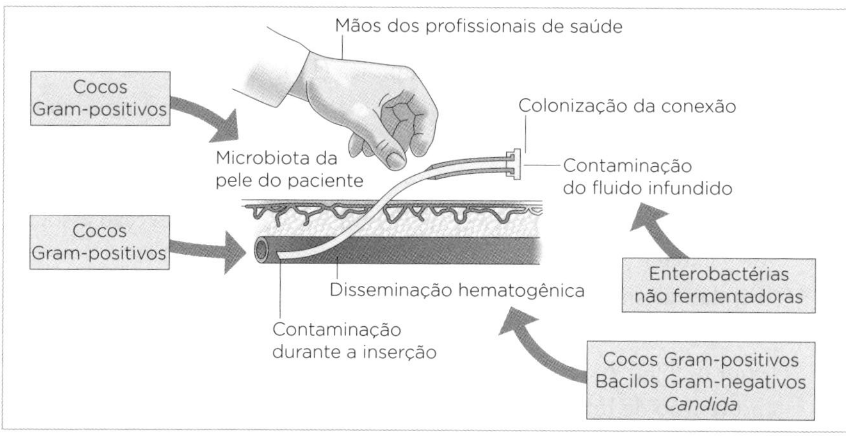

FIGURA 1 Estratégias e medidas de prevenção de infecção de corrente sanguínea em neonatologia e pediatria.
Fonte: http://www.anvisa.gov.br/servicosaude/controle/rede_rm/cursos/rm_controle/opas_web/modulo5/pre_corrente.htm

- Usar solução antisséptica para inserção do CVC (dar preferência às soluções de clorexidina) (IA).
- Antes da inserção do cateter, aguardar a ação e a permanência mínima do antisséptico, ou até que tenha secado por completo (IB).
- Usar curativo estéril de gaze ou transparente para cobrir o local de inserção (IA).
- Se o paciente apresentar sangramento, dar preferência ao curativo com gaze até resolução do problema (II).
- Trocar o curativo sempre que o local estiver sujo, úmido ou solto (IB).
- Não usar pomadas ou cremes de antimicrobiano no local de inserção do cateter, pois aumenta o risco de colonização, infecção fúngica e resistência microbiana (IB).
- Não trocar o CVC de rotina com o objetivo de reduzir infecção associada a cateter (IB).
- Manter o cateter periférico pelo tempo que for possível, sem troca programada, exceto se ocorrer alguma complicação (IB).
- Cateter periférico: pode-se utilizar acesso nas extremidades superiores ou inferiores para inserção do cateter (II).
- Em pacientes que não estejam recebendo soluções com lipídios ou sangue e derivados, recomenda-se não trocar o sistema de infusão, incluindo os outros dispositivos acoplados ao sistema, com intervalo menor que 96 horas, e não maior que 7 dias, exceto em caso de suspeita ou comprovação de bacteremia relacionada ao CVC (IA).
- Trocar o sistema de infusão em, no máximo, 24 horas, se infusão de sangue ou derivados ou solução lipídica (IB).
- Trocar o dispositivo tipo *needleless* (sem agulha), no mínimo com a mesma frequência do resto do sistema de infusão (II).
- Utilizar antisséptico apropriado (clorexidina, álcool 70% ou iodóforos) nas conexões com o objetivo de minimizar o risco de infecção associada a cateter (IA).
- Implantar sistema de *bundles* (pacotes de medidas que promovem o cuidado seguro do paciente submetido a alguns tratamentos específicos) com o objetivo de checar a adesão às recomendações locais relativas à prevenção de infecção associada a cateter (IB).
- Constituir grupo específico de cateter para inserção e manutenção dos CVC (IB).

- Evitar o uso de agulhas de metal (aço) para inserção periférica, pelo maior risco de extravasamento de fluidos e medicamentos, seguido de necrose (IA).
- Usar cateter central de inserção periférica (CCIP) sempre que estiver programada infusão intravenosa por mais de 6 dias (IB).
- Usar curativo impregnado com clorexidina nas crianças > 2 meses de idade, desde que todas as outras medidas de prevenção já tenham sido implantadas (treinamento, uso apropriado de clorexidina e outros), e mesmo assim os índices de infecção associada a cateter não estejam declinando (IB).
- Usar precaução de barreira máxima, com luva, máscara, avental e campos grandes estéreis, tanto na inserção do cateter quanto nas trocas com fio-guia (IB).
- Não remover os CCIP apenas por causa de febre. Usar julgamento clínico para descartar a possibilidade de infecção em outro sítio (II).
- Trocar o curativo a cada 2 dias para gaze (II) e para curativo transparente – não há limite de tempo para troca, visto que o risco de deslocamento do CVC, no momento da troca, é maior que o benefício de sua troca com tempo preestabelecido (IB).
- Adicionar baixas doses de heparina – 0,25-1 U/m ao fluido infundido através do cateter umbilical arterial (IB).
- Remover o cateter umbilical arterial assim que não seja mais necessário ou a qualquer sinal ou sintoma de insuficiência vascular de membros inferiores ou sinais de infecção associada ao cateter. Idealmente, deve-se manter o cateter umbilical arterial por, no máximo, 5 dias (II).
- Remover o cateter umbilical venoso assim que possível, podendo ser mantido no local até 7 dias, desde que mantido de forma asséptica.

RECOMENDAÇÕES ESPECÍFICAS PARA PREVENÇÃO DE INFECÇÃO DE CORRENTE SANGUÍNEA EM NEONATOLOGIA E PEDIATRIA CONFORME OS TIPOS DE CATETERES

Cateteres centrais de inserção periférica (CCIP)

O procedimento de inserção deve ser rotineiramente iniciado na região da fossa antecubital. As veias que podem ser consideradas para a canulação são a basílica, a cubital média, a cefálica e a braquial. É considerado o cateter de escolha para terapia intravenosa em pacientes neonatais e pediátricos. Nessa população, outros sítios adicionais podem ser incluídos, como veias da cabeça, do pescoço e dos membros inferiores.

Algumas observações e critérios devem ser respeitados para a realização da inserção do cateter:

- A veia jugular externa também pode ser utilizada para a canulação do CCIP, porém esse sítio não é o ideal.
- A remoção dos pelos, quando necessária, deve ser realizada com tricotomizador elétrico ou tesouras (AI).
- Usar precauções de barreira máxima que incluam o uso de máscara, gorro, luvas estéreis, avental estéril e campo ampliado estéril durante a inserção do CCIP (AI).
- Utilizar luvas estéreis sem pó para prevenir irritações no sítio de inserção e/ou flebite química.
- Para preparação da pele, o antisséptico de escolha é o gluconato de clorexidina alcoólica 0,5 a 2% (AI).
- A degermação previamente à antissepsia da pele é recomendada quando houver necessidade de redução da sujidade (CIII).
- Utilizar curativo com gaze estéril nas primeiras 24 horas. Após esse período, substituir por membrana transparente.
- A cobertura com gaze estéril é preferível à cobertura de membrana transparente semipermeável (MTS) em pacientes com discrasias sanguíneas, sangramento local ou para aqueles com sudorese excessiva.
- Os produtos/materiais utilizados para a estabilização dos cateteres devem ser estéreis.
- Na troca da cobertura, atentar para que não haja deslocamento do cateter.
- O tempo de permanência máxima do CCIP não é conhecido, podendo ser utilizado por períodos prolongados.
- Devem ser realizados o acompanhamento e a monitoração do sítio de inserção.
- O CCIP não deve ser substituído de forma pré-programada.

Cateter umbilical

- O cateter umbilical deve ser reservado para situações de emergência ou quando não houver outra opção de acesso, devendo ser substituído assim que possível.
- Realizar antissepsia do coto e da região periumbilical com produto à base de clorexidina ou iodopovidona. Não utilizar tintura de iodo, pelo impacto sobre a glândula tireoide do neonato.
- Barreira máxima no momento da inserção, incluindo uso de gorro, máscara, avental estéril de manga longa, luvas estéreis e campo ampliado estéril.
- Após sutura do cateter no coto umbilical, realizar fixação do dispositivo, utilizando a técnica da "ponte".
- Manter o sítio de inserção limpo e seco.
- Não utilizar antimicrobianos tópicos, pelo risco de seleção de resistência microbiana e de colonização fúngica.
- Remover cateteres umbilicais assim que possível (quando não forem mais necessários) ou quando surgir qualquer sinal de insuficiência vascular.
- Cateteres umbilicais arteriais, preferencialmente, não devem ser mantidos por mais de 5 dias.
- Remover o cateter umbilical venoso assim que possível, podendo ser mantido no local até no máximo de 7 dias, desde que mantido de forma asséptica.

Lembre-se: as IRAS em neonatologia e pediatria devem ser consideradas um evento sério nessa população, pois a sepse é uma das principais causas de morte neonatal e um dos focos da vigilância epidemiológica.

Cateter venoso periférico (CVP)

Os cateteres venosos periféricos são recomendados para terapia intravenosa de curta duração (até 96 horas). Em caso de tratamento intravenoso superior a esse tempo, deve-se avaliar outra opção de cateter.

- Para a inserção de CVP, selecionar as veias dos membros superiores. Evitar a canulação de veias dos membros inferiores, pelo risco de flebite e tromboflebite.

- Realizar a antissepsia da pele com solução alcoólica (álcool 70% ou gluconato de clorexidina 0,5 a 2%).
- A degermação previamente à antissepsia da pele é recomendada quando houver necessidade de reduzir sujidade.
- Utilizar luvas de procedimento não estéreis para a inserção do CVP e a técnica. Não tocar após a antissepsia.
- A remoção dos pelos, quando necessária, deve ser realizada com tricotomizador elétrico ou tesoura.
- Utilizar cobertura tipo MTS para estabilizar, fixar e cobrir a inserção do CVP.
- A cobertura deve ser trocada imediatamente, se houver suspeita de contaminação, e sempre que estiver úmida, solta, suja ou com a integridade comprometida.
- Retirar o CVP se o paciente apresentar sinais de flebite, infiltração, extravasamento, infecção ou cateter com defeito.
- Os CVP não devem ser removidos rotineiramente. Mantê-los até completar a terapia intravenosa.
- Deve-se examinar o sítio de inserção do cateter no mínimo diariamente, realizando inspeção e palpação através da cobertura transparente, a fim de verificar complicação local.

RESUMO

As IRAS causam grande impacto na mortalidade dos pacientes, aumentam o tempo de internação e, consequentemente, os custos hospitalares. Identificar, prevenir e controlar essas infecções para promover a segurança do paciente é um grande desafio para a gestão dos serviços de saúde. As instituições de saúde estabelecem uma série de medidas para prevenção e controle dessas infecções, sendo as principais a triagem de pacientes de risco, realização de culturas de vigilância, implementação de medidas de precauções de contato, higiene das mãos e medidas de precaução padrão. A prevenção é a principal ferramenta a ser utilizada para minimizar os índices de infecção; para tanto, devem ser seguidas as diretrizes nacionais e internacionais, discutidas no decorrer deste capítulo, para assistir os pacientes de maneira segura e com qualidade.

REFERÊNCIAS BIBLIOGRÁFICAS

1. Brasil. Agência Nacional de Vigilância Sanitária (Anvisa). Critérios Diagnósticos de Infecções Relacionadas à Assistência à Saúde. Brasília: Anvisa; 2019.
2. Brasil. Agência Nacional de Vigilância Sanitária (Anvisa). Indicador nacional das infecções relacionadas à assistência à saúde. Boletim informativo. Segurança do paciente e qualidade em serviços de saúde. Brasília: Anvisa; 2015.
3. Dudeck MA, Weiner LM, Allen-Bridson K, Malpiedi PJ, Peterson KD, Pollock DA, et al. National Healthcare Safety Network (NHSN) report, data summary for 2012, device-associated module. Am J Infect Control. 2013;41(12):1148-66.
4. Sievert DM, Ricks P, Edwards JR, Schneider A, Patel J, Srinivasan A, et al. Antimicrobial-resistant pathogens associated with healthcare-associated infections: summary of data reported to the National Healthcare Safety Network at the Centers for Disease Control and Prevention 2009-2010. Infect Control Hosp Epidemiol. 2013;34(1):1-14.
5. Porto JP, Santos RO, Gontijo Filho PP, Ribas RM. Active surveillance to determine the impact of methicillin resistance on mortality in patients with bacteremia and influences of the use of antibiotics on the development of MRSA infection. Rev Soc Bras Med Trop. 2013;46(6):713-8.
6. Shah H, Bosch W, Thompson KM, Hellinger WC. Intravascular catheter-related bloodstream infection. Neurohospitalist. 2013;3(3):144-51.
7. Centers for Diseases Control and Prevention (CDC). Vital signs: central line-associated blood stream infections – United States, 2001, 2008, and 2009. MMWR. 2011;60:243-8.
8. Perdikaris P, Pestsios K, Vasilatou-Kosmidis H, Matziou V. Complications of Hickman-Broviac catheters in children with malignancies. Pediatr Hematol Oncol. 2008;25(5):375-84.
9. Stocco JGD, Crozeta K, Taminato M, Danski M, Meier MJ. Avaliação da mortalidade de neonatos e crianças relacionada ao uso do cateter venoso central: revisão sistemática. Acta Paul Enferm. 2012;25(1):90-5.
10. Pessoa-Silva CL, Richtmann R, Calil R, Santos RM, Costa ML, Frota AC, et al. Healthcare-associated infections among neonates in Brazil. Infect Control Hosp Epidemiol. 2004;25:772-7.
11. Victora CG, Aquino EM, do Carmo Leal M, Monteiro CA, Barros FC, Szwarcwald CL. Maternal and child health in Brazil: progress and challenges. Lancet. 2011;377:1863-76.
12. Brasil. Ministério da Saúde. Agência Nacional de Vigilância Sanitária (Anvisa). Neonatologia. Critérios nacionais de infecções relacionadas à assistência à saúde. Brasília: Ministério da Saúde; 2017.
13. Brasil. Ministério da Saúde. Portaria n. 2.616, de 12 de maio de 1998. Brasília: Ministério da Saúde; 1998.
14. Centers for Disease Control and Prevention (CDC). Atlanta: The National Healthcare Safety Network (NHSN) [Acesso em jul. 2015]. Disponível em: http://www.cdc.gov/ncidod/dhqp/pdf/nhsn/NHSN_Manual_PatientSafetyProtocol_CURRENT.pdf.
15. OMS. WHO Guidelines on Hand Hygiene in Health Care [acesso em 13 jul. 2017]. Disponível em: http://whqlibdoc.who.int/publications/2009/9789241597906_eng.pdf.
16. Brasil. Agência Nacional de Vigilância Sanitária (Anvisa). Higienização das mãos em serviços de saúde. Disponível em: http://www.anvisa.gov.br/hotsite/higienizacao_maos/manual_integra.pdf. 2008.
17. Brasil. Agência Nacional de Vigilância Sanitária (Anvisa). Segurança do paciente em serviços de saúde. Higienização das mãos. Brasília: Anvisa; 2009.

18. Brasil. Agência Nacional de Vigilância Sanitária (Anvisa). Assistência segura: uma reflexão teórica aplicada à prática. Brasília: Anvisa; 2017.
19. Brasil. Agência Nacional de Vigilância Sanitária (Anvisa). RDC n. 42, de 25 de outubro de 2010. Dispõe sobre a obrigatoriedade de disponibilização de preparação alcoólica para fricção antisséptica das mãos, pelos serviços de saúde do país e dá outras providências [Internet]. Diário Oficial da União de 26 out. 2010.
20. Cheung E, Baerlocher MO, Asch M, Myers A. Venous access: a practical review for 2009. Can Fam Physician. 2009;55(5):494-6.
21. Gorski L, Hadaway L, Hagle ME, McGoldrick M, Orr M, Doellman D. Infusion therapy standards of practice. J Infus Nurs. 2016;39(1S).

15

Cuidados paliativos e controle de sintomas

Rita Tiziana Verardo Polastrini
Silvia Maria de Macedo Barbosa
Ivete Zoboli

TÓPICOS DO CAPÍTULO

OBJETIVO

Após a leitura deste capítulo, o leitor saberá o que são os cuidados paliativos pediátricos (CPP), quais crianças necessitam desse tipo de cuidado, quais são os principais sintomas e quais competências do enfermeiro são necessárias para trabalhar nesta área.

INTRODUÇÃO

O avanço da medicina e da tecnologia nas últimas décadas possibilitou o aumento da sobrevida de crianças e adolescentes portadores de doenças que anteriormente eram consideradas fatais. No entanto, identifica-se um aumento significativo de doenças incuráveis, incapacitantes e que necessitam de cuidados especializados[1,2].

Até pouco tempo, os cuidados paliativos pediátricos (CPP) não estavam disponíveis para crianças e adolescentes e, mesmo atualmente, em diversos países da Europa e das Américas, somente uma pequena parte dessa população se beneficia dessa modalidade de cuidado, apesar de já existirem programas para atendimento a esses pacientes[1].

As crianças e os adolescentes portadores de doenças potencialmente fatais ou que limitam a vida necessitam de uma abordagem diferenciada no que diz respeito ao foco da prestação de cuidados, que não deve ser exclusivamente na cura ou recuperação da doença, mas sim no acompanhamento de sua evolução, controlando os sintomas e melhorando a qualidade de vida dos pacientes e suas famílias[1,3].

O atendimento a esse tipo de paciente e sua família deve ser realizado por uma equipe capacitada e treinada, composta por diversos profissionais da área de saúde e na qual o enfermeiro terá um papel importante, já que sua formação é voltada para o cuidar[4].

INDICAÇÃO DE CUIDADOS PALIATIVOS EM PEDIATRIA

A Organização Mundial da Saúde (OMS) considera os CPP uma abordagem especial se comparados aos cuidados paliativos para adultos. A definição abrange o cuidado da criança e sua família, e tais princípios também podem ser aplicados a crianças e adolescentes portadores de doenças crônicas e complexas, envolvendo os seguintes aspectos[1,5]:

- O cuidado ativo e total do corpo, da mente e do espírito da criança, envolvendo também o apoio da família.
- Deve ser iniciado quando é diagnosticada uma doença grave e continua independentemente de uma criança receber ou não tratamento curativo.
- Os provedores de saúde devem avaliar e aliviar o sofrimento físico, psicológico e social de uma criança.

- A eficiência do cuidado paliativo requer uma ampla abordagem multidisciplinar, que inclua a família e a utilização dos recursos comunitários disponíveis. Pode ser implementado com sucesso mesmo em locais onde os recursos sejam limitados.
- A prestação do CPP pode ser realizada em hospitais terciários, em centros de saúde comunitários e até mesmo na casa das crianças e adolescentes.

É necessário esclarecer a diferença entre cuidados paliativos e cuidados paliativos em crianças e adolescentes terminais. O cuidado na fase terminal é dirigido ao paciente e sua família quando o tratamento curativo não é mais possível e a morte está próxima, podendo ser prevista em horas, dias ou semanas. A interpretação correta dessa definição permite à equipe de saúde identificar e incluir os pacientes que necessitam de cuidados específicos durante o curso de uma doença grave para o programa de cuidados paliativos.

Em pediatria, a indicação dos cuidados paliativos é diferente do adulto, pois são múltiplas e abrangentes, e as doenças são frequentemente hereditárias e raras, podendo ser limitantes ou ameaçadoras à vida e, portanto, com previsibilidade de cuidados muito variável. Em muitos casos, esses pacientes atingem a fase adulta[1].

Uma doença limitante de vida pode ser definida como uma condição na qual a morte prematura pode ocorrer, embora não seja necessariamente iminente. Doença que ameaça a vida ou potencialmente fatal é uma condição na qual existe grande probabilidade de morrer, no entanto, também há possibilidade de sobrevida a longo prazo[1].

Os CPP são indicados para os seguintes grupos de doenças[6]:

- Condições nas quais a doença pode ser curada, mas cujo tratamento pode falhar: doença cardíaca congênita ou adquirida complexa ou grave; doenças oncológicas ou com mau prognóstico.
- Condições que necessitam de tratamento intensivo a longo prazo com a finalidade de manter a qualidade de vida: infecção por HIV, imunodeficiências graves, fibrose cística, epidermólise bolhosa, distrofia muscular.
- Condições progressivas nas quais o tratamento é exclusivamente paliativo: transtornos metabólicos progressivos, determinadas anormalidades cromossômicas, formas graves de osteogênese imperfeita, doenças neurodegenerativas.

- Condição não progressiva irreversível com incapacidade severa, levando à vulnerabilidade: paralisia cerebral grave, prematuridade extrema, sequelas neurológicas graves, lesão cerebral hipóxica ou anóxia, malformações graves.

Idealmente o cuidado paliativo deve ser indicado assim que houver o diagnóstico de uma doença grave ou que coloque a vida em risco. O objetivo é controlar sintomas indesejáveis causados pela doença e melhorar a qualidade de vida. Os CPP se ocupam de prevenir, identificar e tratar o sofrimento de crianças e adolescentes com enfermidades crônicas, progressivas e avançadas, e suas famílias[1].

PRINCÍPIOS NORTEADORES E ELEMENTOS ESSENCIAIS DA ABORDAGEM DO CPP

O trabalho realizado por uma equipe de cuidados paliativos baseia-se em conhecimento científico e princípios claros utilizados nas atividades desenvolvidas. Tais princípios foram publicados pela OMS em 1986 e reafirmados em 2002, como citado a seguir[1,7]:

- Promover o alívio da dor e outros sintomas indesejáveis.
- Afirmar a vida e encarar a morte como um processo natural.
- Não abreviar ou postergar a morte.
- Integrar aspectos psicológicos e espirituais na abordagem da criança e do adolescente.
- Promover um sistema de suporte que permita à criança e ao adolescente viver da melhor forma possível até sua morte.
- Promover um sistema de suporte que possa acolher o paciente e sua família durante todo o processo de doença.
- Promover um trabalho em equipe para responder às necessidades do paciente e sua família, incluindo o apoio ao luto.
- Promover a qualidade de vida do paciente.
- Iniciar os CPP desde o início da doença em conjunto com terapias que prolonguem a vida.
- Realizar investigações, se necessário, para melhor entendimento e manejo dos sintomas.

Por se tratar de um ramo recente da medicina, os CPP ainda são pouco difundidos e poucos são os profissionais treinados e capacitados para identificar e reconhecer a necessidade desse tipo de cuidado a uma criança ou adolescente. O primeiro passo é avaliar as necessidades físicas, psicológicas e espirituais do paciente e de sua família; a ideia é construir um plano de cuidado avançado que possa suprir as lacunas identificadas. O gerenciamento de sintomas deve ser cuidadosamente realizado, lembrando que, com o avanço da doença e a proximidade da morte, alguns sintomas podem surgir ou piorar. A equipe deve estar atenta para uma intervenção precoce com o objetivo de controlar e minimizar o sofrimento. Algumas questões de cunho prático devem ser abordadas para melhor gerenciamento do cuidado, como identificação do cuidador principal, local dos cuidados, *status* funcional da criança ou adolescente, recursos da comunidade e financeiros da família. O trabalho deve ser contínuo, com foco no paciente e na família, podendo ser realizado por uma equipe de prestadores de cuidados primários, encaminhando casos mais complexos para especialistas[6].

A comunicação é considerada um elemento fundamental em cuidados paliativos. Recomenda-se conversar precocemente com a família sobre o diagnóstico e a progressão da doença; o objetivo é esclarecer e levantar as necessidades da criança ou adolescente e da família. As conversas devem enfatizar e incentivar a qualidade de vida, não a quantidade de dias vividos. A depender do tipo de doença, o cuidado pode se estender por meses ou anos; portanto, a equipe deve estar próxima e estreitar seu relacionamento com o paciente e sua família realizando entrevistas periódicas nas quais um plano de metas será discutido para minimizar os sintomas e o sofrimento causados pela evolução da doença[8].

Inserir a criança e a família em um programa de cuidados paliativos pode favorecer o gerenciamento adequado de sintomas durante o curso da doença que ameaça a vida, o cuidado compassivo, decisões de fim de vida e apoio à família enlutada[8].

PRINCIPAIS SINTOMAS EM CPP

Os pacientes portadores de doenças graves e/ou limitantes de vida podem apresentar sintomas indesejáveis, comprometendo a qualidade de vida, e devem ser tratados assim que identificados. Estes sintomas se devem, na maioria dos casos, à evolução da doença e não é incomum que os pacientes relatem múltiplos sintomas[9].

Em cuidados paliativos, avaliação, prevenção e controle de sintomas são imperiosos para a manutenção do conforto e a diminuição de sofrimento do paciente e da família[1]. Os princípios do controle de sintomas baseiam-se em: avaliar antes de tratar, explicar para o paciente e a família a causa do sintoma, não esperar que ele se queixe, adotar estratégias terapêuticas mistas, monitorar os sintomas, reavaliar periodicamente as medidas terapêuticas adotadas, cuidar dos detalhes e estar disponível[10].

Sugere-se uma avaliação multidimensional dos sintomas de natureza física, psicológica, social e espiritual, para a elaboração de um plano de assistência mais eficaz[9].

Os sintomas mais comuns são: dor, falta de energia, fadiga, dispneia, náusea, vômito, constipação, anorexia, sonolência, tosse e outros sintomas de natureza psíquica como tristeza, preocupação, nervosismo e irritabilidade[1]. As informações devem ser registradas de forma acessível para toda a equipe. Com o intuito de facilitar a avaliação, alguns instrumentos foram criados e podem ser utilizados quando necessário, como as escalas de avaliação de dor, como: FLACC (*Face, Legs, Activity, Cry, Consolability*), Wong-Baker (escala facial de dor), EVA (escala visual analógica), PIPP (*Premature Infant Pain Profile*), N-PASS (*Neonatal Pain, Agitation & Sedation Scale*), entre outras, que permitem melhor interpretação do sintoma apresentado e intervenção adequada[11]. A equipe precisa estar atenta aos detalhes, e cada sintoma deve ser valorizado e estudado no sentido de oferecer a melhor intervenção. Medidas não farmacológicas podem e devem ser associadas a medidas farmacológicas, desde que sejam confortáveis e aceitas pela criança/adolescente ou familiar. Pode-se contar com recursos como fisioterapia, terapia ocupacional, psicoterapia, musicoterapia, massagens, técnicas de relaxamento etc. para o alívio dos sintomas[7].

Pacientes com déficit cognitivo, críticos/inconscientes ou em fim de vida podem ter a avaliação de um sintoma prejudicado e, portanto, estão mais suscetíveis a apresentar sintomas difíceis de ser identificados pela equipe e que, consequentemente, são subtratados ou tratados em excesso. Nesses casos, o cuidador poderá auxiliar fornecendo informações importantes, como impressões ou alteração do comportamento[12].

O tratamento dos sintomas deve ser individualizado e proativo em relação ao controle e aos efeitos colaterais dos medicamentos. A equipe deve ser treinada para observar e informar mudanças que possam ocorrer com o paciente, principalmente no fim da vida, quando os sintomas podem sofrer alterações em vários momentos do dia. O apoio à criança ou ao adolescente e família deve ser constante, garantindo conforto e bem-estar do paciente[7,11].

COMPETÊNCIA DO ENFERMEIRO EM CUIDADOS PALIATIVOS

A formação do enfermeiro é dirigida para o cuidado, e a filosofia da prática profissional é de natureza interpessoal e holística. Por esse motivo, estabelece-se um vínculo enfermeiro-paciente como base na elaboração da assistência a ser prestada à criança ou ao adolescente e sua família, aliada ao conhecimento técnico-científico[4].

Em cuidados paliativos, o enfermeiro atua de maneira decisiva, identificando as necessidades e criando oportunidades para a resolução de problemas pendentes junto à família, além de exercer o papel de interlocutor entre paciente e equipe[13].

A atuação do enfermeiro em cuidados paliativos envolve dimensões interligadas e inclui[14]:

- Valorizar: o enfermeiro tem uma crença básica no valor inerente a todos os seres humanos, independentemente de quaisquer características particulares de qualquer indivíduo. Valorizar permite ao enfermeiro ser capaz de continuar a respeitar e prestar cuidados ao paciente, mesmo em situações adversas.
- Encontrar significado: ser capaz de ajudar o paciente e seus familiares a encontrar significado em situações adversas, oferecendo esperança, estimulando-os a refletir sobre a vida, atendendo às necessidades espirituais e auxiliando no enfrentamento da finitude.
- Capacitar: facilitar, incentivar e oferecer informações; facilitar a construção de pontos fortes individuais e familiares; facilitar o envolvimento do paciente e da família em estratégias de planejamento oferecendo sugestões, opções para explicar e esclarecer dúvidas. Neste contexto, o enfermeiro reconhece limitações e ajuda o paciente e a família a trabalhar na busca de resultados positivos.
- Estabelecer vínculo: do enfermeiro com o paciente e familiares, formando uma relação terapêutica. Isso envolve realizar conversas iniciais, estabelecer critérios, explicar papéis, recolher informação e orientar contato com a equipe.

- Cuidar do paciente: auxiliar a equipe no controle da dor e outros sintomas; fazer ajustes e planejamento no cuidado; auxiliar no acesso a insumos e equipamentos; auxiliar no acesso a programas e a outras instituições.
- Preservar a integridade de si: preservar a própria integridade no que se refere a manter sua autoestima e os níveis de energia de acordo com a exposição de rotina ao sofrimento, à dor e à perda.

O papel do enfermeiro inclui a participação ativa no atendimento clínico, educação, colaboração interprofissional, competência em cuidados paliativos, pesquisa e desenvolvimento de políticas.

A capacitação do enfermeiro em cuidados paliativos envolve preparo técnico, científico e o desenvolvimento de competências específicas que contribuirão para abordar necessidades específicas que envolvem o sofrimento e o impacto na qualidade de vida de pacientes portadores de doenças graves e que limitam a vida, que se encontram ou não em sua finitude, e seus familiares[15].

A seguir, serão descritas as competências que todos os enfermeiros devem ter para o trabalho junto ao paciente e sua família[14,15]:

- Ter autoconsciência das atitudes pessoais, crenças e valores sobre a morte e o processo de morrer. Incluir o cuidado de si mesmo, compreender suas próprias necessidades, desenvolver suas próprias redes de apoio e conhecimento, ser aberto à aprendizagem e saber enfrentar o sofrimento com habilidade.
- Realizar avaliações individuais e de familiares de forma holística, incluindo (mas não se limitando a) dor, dispneia, náusea, vômito e outros sintomas. Isso também inclui a avaliação de questões psicossociais, emocionais e espirituais relevantes para cuidados paliativos e situações de fim de vida.
- Ter conhecimento e habilidade em controlar a dor e outros sintomas.
- Ter as habilidades de comunicação necessárias e a capacidade de se envolver em situações de fim de vida, tomada de decisão e planejamento, além de intermediar modos de cuidados em uma base contínua.
- Conhecer as questões culturais e espirituais que têm impacto sobre os cuidados de fim de vida e ser capaz de reconhecer e estar presente com pessoas em suas experiências de sofrimento.

- Demonstrar capacidade de avaliar e atender o paciente e sua família no que diz respeito a questões práticas, como planejamento de alta para a morte em casa, funeral e planejamento para a vida sem seu ente querido.
- Ter e aplicar conhecimento ético adequado e habilidade em agir no melhor interesse do paciente e da família, apesar de reconhecer a angústia e os dilemas quanto à tomada de decisão e fim de vida.
- Reconhecer e responder às necessidades exclusivas de fim de vida de populações especiais, ajudando-os a compreender melhor a qualidade de vida em pacientes com comprometimento cognitivo, pacientes com doenças crônicas e outras populações únicas ou estigmatizadas.
- Demonstrar conhecimento de tristeza, luto e capacidade de apoiar o outro.
- Demonstrar cuidar de si mesmo. Reconhecer suas limitações e os problemas que possam contribuir para a exaustão emocional. A verdadeira compaixão é edificante e contribui para o crescimento pessoal; já o luto não resolvido provoca dor, o que pode contribuir para a fadiga.
- Definir a gama completa, contínua e disponível de serviços de cuidados paliativos e de fim de vida (p. ex., *home care*). Facilitar o acesso a informação oportuna e abrangente e a um cuidado paliativo de alta qualidade e cuidado de fim de vida em qualquer configuração de escolha do paciente.
- Ser capaz de: educar e orientar os pacientes em fim de vida e seus familiares a cuidar de suas necessidades; identificar a necessidade de descanso para os membros da família; e, de forma segura, delegar cuidados de forma adequada a outros prestadores de cuidados (cuidadores formais).

Do ponto de vista prático, o enfermeiro desenvolve um plano de assistência com base na abordagem do paciente e sua família, que inclui: avaliação inicial da criança/adolescente e sua família (elegendo ou identificando o cuidador principal); identificação dos problemas e necessidades; elaboração de um plano de cuidados; execução do plano (que pode ser realizado pelo profissional da saúde, quando internado, ou pelo cuidador principal, quando o paciente estiver em domicílio); controle e reavaliação do paciente e replanificação dos cuidados quando necessário, uma vez que, com a evolução da doença, alguns sintomas podem piorar e exigir intervenção.

O enfermeiro, dentro de seu campo de atuação, tem papel e capacidade de trabalho significativa, pois pode aperfeiçoar o cuidado e permanece por mais tempo ao lado do paciente.

RESUMO

A necessidade de cuidados paliativos tem se tornado crescente nos serviços de saúde. Os CPP, aliados à terapia curativa, podem proporcionar melhora da qualidade de vida de crianças/adolescentes portadores de doenças graves, que ameaçam ou limitam a vida, e suas famílias. Identificar, avaliar e tratar a dor e outros sintomas auxilia o paciente e a família no enfrentamento da doença e sua progressão.

Trabalhar em cuidados paliativos significa trabalhar em equipe em um modelo multiprofissional e interdisciplinar. O desejável é que a equipe seja composta por médico, enfermeiro, fisioterapeuta, psicólogo, assistente social, nutricionista, terapeuta ocupacional, fonoaudiólogo, farmacêutico e capelão.

É importante lembrar que é possível oferecer cuidados paliativos desde a atenção primária até em instituições de alta complexidade. Os profissionais de saúde devem desenvolver competências e adquirir conhecimentos específicos na prestação de cuidados paliativos pediátricos.

REFERÊNCIAS BIBLIOGRÁFICAS

1. Fondazione Maruzza Lefebvre D'Ovidio Onlus. Disponível em: www.maruzza.org/maruzza_en/Palliativecareinchildren.html [acesso em: 05 maio 2018].
2. Barbosa SMMB. Cuidado paliativo em pediatria. In: Manual de cuidados paliativos ANCP; 2013. p.461-3.
3. American Academy of Pediatrics. Committee on Bioethics and Committee on Hospital Care: Palliative care for children. Pediatrics. 2000;106(2):351-7.
4. Firmino F. O papel do enfermeiro na equipe. In: Manual de cuidados paliativos ANCP; 2013. p.335-6.
5. World Health Organization (WHO). Definition of palliative care. Disponível em: www.who.int/cancer/palliative/definition/en/ [acesso em: 05 maio 2018].
6. Himelstein BP, Hilden JH, Boldt AM, Weissman D. Pediatric palliative care. Engl J Med. 2004;350:1752-62.
7. Maciel MGS. Definições e princípios. In: Cuidado paliativo. São Paulo: CREMESP; 2008. p.15-33.
8. Crozier F, Hancock LE. Pediatric palliative care: beyond the end of life. Pediatric Nursing. 2012;38(4).
9. Costa MACM, Antunes MTC. Avaliação de sintomas em doentes sem perspectiva de cura. Rev Enf Ref. 2012;III(7).

10. Neto IG. Modelos de controlo de sintomas. Manual de cuidados paliativos. Lisboa: Núcleo de Cuidados Paliativos, Centro de Bioética, Faculdade de Medicina de Lisboa; 2006.
11. Iglesias SBO, Zollner ACR, Constantino CF. Cuidados paliativos pediátricos. Res Pediatr. 2016;6(supl 1):46-54.
12. American Society for Pain Management Nursing. Pain management nursing. 2011;12(3):118-45.
13. Silva MJP, Araújo MT, Firmino F. Enfermagem. In: Cuidado paliativo. São Paulo: CREMESP; 2008. p.61-3.
14. Jacono B, Cable-Williams B, Foster C, Mitchell MG, Lavoie M, Richardson H, et al. The principles and practice of palliative care nursing and palliative care competencies for Canadian nurses (september 2009). Disponível em: http://casn.ca/wp-content/uploads/2014/12/CompetenciesDocumentFinalupdated.pdf [acesso em: 05 maio 2018].
15. Canadian Hospice Palliative Care Association (CHPCA). The Pan-Canadian Gold Standard for Palliative Home Care Ottawa (December 2006). Disponível em: www.chpca.net/media/7652/Gold_Standards_Palliative_Home_Care.pdf [acesso em: 05 maio 2018].

16

A equipe multiprofissional diante da terminalidade da criança hospitalizada

Juliana Regina Campana
Raquel Leal Lima Andrade da Silva
Erica Aparecida da Silva
Marilene Ferreira de Lima
Vanessa Grasso

TÓPICOS DO CAPÍTULO

OBJETIVO

O objetivo deste capítulo é trazer questões que possam fazer o leitor refletir acerca do posicionamento da equipe multiprofissional em relação a crianças e familiares em situações que envolvam a terminalidade no contexto hospitalar pediátrico. Além disso, serão abordadas as especificidades do trabalho da enfermagem neste contexto, articulando os impasses e as possibilidades da profissão.

INTRODUÇÃO

O universo da hospitalização infantil engloba a criança, o profissional de saúde que presta assistência e a família, em uma convivência que pode se estender de dias a meses. De todos os membros da equipe multiprofissional, a enfermagem é a que permanece 24 horas presente no período de hospitalização no processo da doença da criança e da família. É quem primeiro atende às suas necessidades com a finalidade de cuidar, interagindo com sua natureza física, psicológica e social. O envolvimento desses profissionais com a família proporciona um sentimento de segurança e confiança aos familiares e à própria criança[1,2].

No contexto das instituições hospitalares, a morte faz-se presente de maneira constante. Diante dessa dolorosa realidade, os profissionais da área da saúde tornam-se mais suscetíveis aos sentimentos que se relacionam à terminalidade da vida. Desenvolver habilidades e entendimento, quanto ao enfrentamento da vulnerabilidade desses profissionais da saúde, em especial da equipe de enfermagem, e ao mesmo tempo encontrar formas mais adequadas no manejo de crianças em situações de exposição à morte, é extremamente relevante e necessário. Este tema é de difícil abordagem no cotidiano da prática de cuidado da equipe multiprofissional, pois "enquanto há vida, há esperança". Neste contexto, vivencia-se um dilema existencial em razão do valor negativo dado à finitude da vida humana[3].

Assistir pacientes pediátricos diante do cenário da morte não é uma tarefa fácil e, para proporcionar a assistência que atenda a suas demandas, o profissional deve ter consciência e compreensão do que precisa oferecer e a forma correta para isso. Em geral, ele teve pouco contato em sua experiência de vida e na formação acadêmica para lidar com situações de perda, principalmente quando se trata de crianças; assim, acaba trabalhando de forma solitária, como se fosse um mecanismo de defesa ou estivesse sem uma equipe multiprofissional[4].

No Brasil, o câncer representa a primeira causa de morte por doença entre crianças e adolescentes, com maior incidência de tumores malignos no sexo masculino. O país possui aproximadamente 33% da população abaixo dos 19 anos, e o câncer nessa faixa etária representa entre 1 e 3% dos tumores malignos em toda a população[5].

A convivência com as situações de terminalidade faz parte do cotidiano da equipe multiprofissional, com maior intensidade nas unidades de terapia intensiva pediátricas (UTIP), envolvendo principalmente a atuação da equipe de enfermagem que presta assistência direta à criança por um período de forma mais intensa comparada às demais unidades, como de uma enfermaria. Entre os óbitos infantis, 66% ocorrem em estabelecimentos públicos, 21% em hospitais universitários e apenas 5% em hospitais privados. Neste cenário, cercados de um grande aporte tecnológico e científico, os profissionais que ali trabalham aliam-se e apoiam-se a esse aporte para tentar o restabelecimento da saúde e a manutenção da vida das crianças que estão sob seus cuidados. Embora se utilizem de todas as tecnologias terapêuticas, muitas vezes o desfecho não é favorável e a morte se faz presente[6,7].

Os momentos vividos pela equipe multiprofissional em seu ambiente intenso e inquietante de trabalho e no relacionamento com a criança na fase terminal exigem extrema preparação e treinamento para evitar, desta forma, o sentimento de impotência do trabalho profissional diante do processo da morte da criança[8].

É um desafio constante para a equipe multiprofissional lidar com o conflito de lutar pela vida e vencer a morte, absorvendo para si a responsabilidade de salvar, curar e aliviar. A morte muitas vezes é vista como um fracasso, e é comum ouvir a expressão "perdemos para a doença". As diferentes formas de lidar com os impasses do encontro com o paciente e seus familiares hospitalizados são amplamente discutidas na área da saúde. No entanto, existem vários fatores determinantes para certas dificuldades, que envolvem aspectos psíquicos que não são controlados nem previstos por quem está no envolvimento com o outro. A relação interpessoal e o envolvimento dos profissionais da saúde podem ser tão intensos que, no evento da morte, esta é encarada muitas vezes como a de um ente querido.

CONCEITO DE MORTE E ASPECTOS RELACIONADOS ÀS CRENÇAS RELIGIOSAS

A morte é um evento biológico natural e inevitável da vida humana, que passou a ser entendida como um processo de morrer, e não apenas como um momento isolado. Embora faça parte do ciclo natural da vida, o homem tende a ignorá-la e a repeli-la, talvez por não conseguir desvendá-la ou ainda para tentar postergar e até mesmo para afastar a ideia da possibilidade de separação e perda de seus entes queridos[9].

A morte é uma certeza pessoal, indeterminada e intransferível, com dimensões biopsicossocial, filosófica, econômica e espiritual, fazendo parte do ciclo da vida. O profissional da saúde deve estar preparado para minimizar o sofrimento do paciente em vida e de sua família, ajudando-o no processo de morrer, assim como amparar a família após o evento da morte[10].

O processo de morte de uma criança é uma situação que não pode sequer ser pensada pela família, pois a ordem natural seria que os pais morressem antes dos filhos na perspectiva do ciclo vital. Tal situação altera este ciclo, sendo provável que o profissional tenha uma sensação de fracasso. A proximidade da morte da criança/adolescente gera dor e sofrimento tanto para a família quanto para a equipe multiprofissional, cujos membros muitas vezes demonstram sentimento de negação, visto que o princípio é de que as crianças são seres repletos de vitalidade e que devem seguir uma ordem cronológica da vida: nascer, crescer, desenvolver-se, envelhecer e morrer. Quando há uma interrupção desse ciclo cronológico, automaticamente a aceitação é bloqueada. Trata-se de um processo doloroso e de difícil aceitação, que desencadeia reações conflituosas e imerge o profissional em alguns sentimentos como frustração, sensação de fracasso, fragilidade, incapacidade e impotência. Tais sentimentos muitas vezes impedem o profissional de manejar de modo adequado tal situação, o que frequentemente transparece a falta de preparo[3,11,12].

No mundo contemporâneo, a morte em ambiente hospitalar, em meio à tecnologia avançada, é um fato incorporado à concepção de finitude da vida, principalmente porque representa a tentativa de prolongamento e investimento. Muitas vezes, as tecnologias postergam o processo de morte e não agregam qualidade de vida[3].

Nos últimos anos, segundo estudo norte-americano, foi possível notar um aumento nas questões religiosas envolvendo a terminalidade da vida, principalmente no que se refere aos cuidados paliativos[13].

A religião faz parte da vida de 92% da população brasileira segundo censo do IBGE de 2010 (publicado em 2012), sendo distribuída em 64,6% de católicos, 22,2% de evangélicos, 2% de espíritas e 0,3% de religiões afrodescendentes. As demais religiões existentes, os ateus e os agnósticos representam o restante da população[14].

A questão religiosa permite que as pessoas compreendam alguns significados dos eventos, uma vez que a crença as leva a pensar que nada acontece por acaso, associando esta situação a uma possível interferência de uma força maior ou um ser superior[15].

Albert Einstein dizia que "a ciência sem religião é paralítica; a religião sem a ciência é cega". A religião traz uma explicação aceitável aos fenômenos que a ciência não explica e ambas trabalham juntas para proporcionar conhecimento e tranquilidade ao ser humano[16].

IMPASSES E POSSIBILIDADES DA EQUIPE MULTIPROFISSIONAL DIANTE DA CRIANÇA EM FASE TERMINAL E SUA FAMÍLIA

A ênfase na cura, vislumbrada durante a formação acadêmica dos profissionais de saúde, considerada como finalidade única e associada à crença na onipotência da tecnologia de última geração, dificulta o enfrentamento das situações vividas no cotidiano pela equipe multiprofissional nas instituições assistenciais. Essas dificuldades profissionais vão além da não aceitação, pois se manifestam na pouca ou nenhuma habilidade em manejar de forma adequada a ocorrência, sobretudo quando envolve a vida de uma criança[17].

Existem lacunas relacionadas com o tema morte e o morrer na formação acadêmica dos profissionais de saúde que não os preparam para atuar com essa realidade. Desta forma, é necessário que haja um encorajamento profissional para abordagem dos medos e do luto, a fim de atender a suas demandas para que consigam melhorar a prestação do cuidado a ser oferecido tanto para a criança como para seus familiares quando a morte se apresenta iminente. É necessário encontrar formas de superação para os profissionais mais expostos a essa realidade, como a enfermagem. A exposição ao sofrimento, o estresse e toda ordem de enfrentamento no cotidiano das ações da equipe multiprofissional devem ser cuidadosamente amenizados para que esses profissionais possam ter uma vida mais saudável. Em suma, a morte é vista como uma etapa da vida que deve receber maior atenção durante o período acadêmico dos profissionais de saúde e, em especial, os da enfermagem, pois são os que se encontram mais diretamente ligados a esse tipo de ocorrência no cotidiano de sua atividade profissional[3,18,19].

O profissional destinado a cuidar da criança em fase terminal deve ser preparado para enfrentar situações de extremo sofrimento e da morte propriamente dita, o que reflete um limite de sua capacidade profissional. É evidente relacionar a dificuldade de aceitar o processo de morte da criança com os dias de internação, tornando-se mais intenso nos casos em que o paciente permanece internado mais tempo, gerando um vínculo forte entre as partes.

A morte de um paciente não deve ser vista como uma falha da equipe que cuida, mas sim como mais uma possibilidade de refletir sobre sua atuação, cujas atribuições são exercidas da melhor maneira possível, como: dialogar, relacionar-se com o outro, estar disponível para ouvir, chorar e tocar, o que significa cuidar e não somente curar[20].

Lidar com o adoecimento e a terminalidade da criança significa estar à disposição para poder perceber o que muitas vezes não é óbvio. É perceptível que, nos casos em que são evidenciados os limites da medicina, quando não é possível prosseguir com o tratamento por já terem sido esgotadas todas as possibilidades terapêuticas, ocorre o afastamento de alguns profissionais simplesmente pelo fato da não aceitação e do acompanhamento diário e rotineiro de um sofrimento que parece não ter fim. É importante lembrar que cada criança é única com suas particularidades, seus medos e suas vontades. Enfim, não se pode generalizar o tipo de acolhimento a ser oferecido a cada uma delas, assim como de seus familiares, que muitas vezes consideram a equipe como parte da família, afinal, os pacientes e suas famílias podem viver mais tempo neste cenário hospitalar que em seu próprio convívio familiar.

Com o passar do tempo, os cuidados prestados pela equipe multiprofissional sofreram modificações e, aos poucos, foram se especializando. Antes da edição da Lei n 8.069/90 – Estatuto da Criança e do Adolescente (ECA), durante a assistência à criança hospitalizada, não se incluía a permanência dos pais durante sua internação. Em cumprimento ao art. 12 do ECA ("Os estabelecimentos de atendimento à saúde, inclusive as unidades neonatais, de terapia intensiva e de cuidados intermediários, deverão proporcionar condições para a permanência em tempo integral de um dos pais ou responsável, nos casos de internação de criança ou adolescente"), a família se faz presente e tem como papel primordial ajudar a criança a enfrentar a experiência de doença e hospitalização, tornando esse ambiente o menos estressante possível[21].

A hospitalização envolve uma série de experiências estressantes, pois geralmente vem acompanhada de um tratamento que demanda cuidados e necessidade de mudanças. A criança é obrigada a deixar sua rotina atual, escola, brinquedos, hábitos alimentares, entre outros, e passa a conviver com procedimentos dolorosos e com pessoas com as quais não está familiarizada. Esse cenário torna-se ainda pior quando a criança é portadora de uma doença grave e sem chances de cura. O tempo de hospitalização torna-se cada vez mais prolongado, há uma quebra na rotina habitual da família, e o medo e o sofrimento tornam-se sentimentos comuns para a criança e sua família.

Um ponto importante do profissional na pediatria é possibilitar à criança um espaço para que ela possa expressar seus sentimentos a respeito de suas experiências traumáticas, assim como suas ansiedades, raiva e/ou hostilidade. Além disso, a doença pode trazer à criança sentimentos de culpa ou abandono, como se fosse um castigo por algo errado que ela cometeu. Por meio de um relacionamento seguro e construtivo, é possível ter uma atuação da equipe multiprofissional, podendo ajudar a criança a lidar melhor com suas dificuldades[22].

Os profissionais que prestam assistência a crianças com doenças terminais tendem a proporcionar o bem-estar como forma de melhorar a qualidade de vida, a fim de propiciar uma morte digna, com o máximo de conforto e humanidade. Sendo assim, pode-se destacar que o cuidado à criança em estágio terminal consiste em oferecer-lhe um atendimento ativo e integral. Isso é possível por meio da prevenção e do alívio do sofrimento, da identificação prévia, da avaliação correta, do tratamento da dor e de outros problemas de ordem física, psicossocial e espiritual[23,24].

A sensação de impotência surge em consequência da própria formação direcionada a manter e recuperar a vida. A perda do controle da situação e a iminência da morte, apesar dos recursos tecnológicos, leva os profissionais a encararem suas limitações. A morte perturba a paz hospitalar e, sem maturidade para lidar com as questões referentes a esse evento, os profissionais acabam por evidenciar os êxitos, as curas e os cuidados com bons resultados. Evita-se falar dos erros, das falhas e, principalmente, da morte. Para eles, em consequência de uma formação que ressalta a onipotência e a eficiência, encarar a morte e perder para a doença é algo difícil de ser vivenciado[12].

Estudo sobre a morte, realizado com 29 profissionais de saúde, constatou que 90% dos entrevistados tiveram grande aceitação sobre a morte como sendo algo natural inerente à vida. Entretanto, os profissionais revelaram estar despreparados e sentiram carência de um preparo prévio, o que causa desconforto e impacto diante do processo de morrer. Isto os leva a pensar em sua própria vida e na de seus familiares[25].

A religião ou outra forma de ajuda espiritual é um dos mecanismos de defesa individual utilizados pela equipe multiprofissional, a qual contribui com explicações para a busca de sentido que marca a existência humana diante do fenômeno da morte, representada por uma forma de passagem pela vida. Desta forma, o aspecto religioso e espiritual revela-se como uma estratégia de lidar com a morte e proporciona conforto no sentido de intervir nessa situação. Assim, parecem influenciar a forma que os profissionais da saúde aceitam a morte, uma vez que a religião traz conforto e os ajuda a suportar melhor o difícil momento que é o final da vida[9,26,27].

Para lidar com crianças no extremo da luta pela vida, é necessário um profissional sensível ao sofrimento e capaz de, positivamente, se envolver para suprir suas necessidades. Sem temer a aproximação, devem saber ouvir e estar presentes de uma forma que transmita segurança e tranquilidade, buscando alegria e dignidade para a criança e sua família.

O CUIDADO E AS DIFICULDADES DA ENFERMAGEM DIANTE DA CRIANÇA EM FASE TERMINAL E SUA FAMÍLIA

A enfermagem tem como alicerce prestar cuidado ao ser humano em todas as fases do ciclo vital, do nascimento à morte. No entanto, com a presença e o avanço da tecnologia, novas perspectivas surgiram nessa área, dentre elas um novo conceito de paciente, que, após o anúncio negativo de seu prognóstico com a morte anunciada, é encaminhado para o cuidado de enfermagem e os cuidados paliativos, que proporcionarão uma melhor qualidade de vida diante da terminalidade. Os cuidados paliativos visam a prevenção, alívio, redução ou amenização dos sintomas da doença, inclusive cuidados na fase terminal, e acompanhamento do luto para a família. Trata-se de uma atividade completamente comprometida com promoção de saúde, proteção, prevenção e alívio do sofrimento por meio dos cuidados diretos prestados ao paciente sem possibilidades de cura[1,28].

Segundo a Organização Mundial da Saúde, são deveres primários da equipe de saúde de cuidado paliativo: afirmar a vida e ver a morte como um processo natural, sem lhe adiar nem lhe apressar para proporcionar alívio da dor e outros sintomas aflitivos, integrando aspectos psicológicos e espirituais; oferecer apoio para que o paciente tenha uma vida o mais ativa possível até a morte e para que os familiares possam enfrentar o processo de morte do paciente e seu próprio luto; e por fim, aumentar a qualidade de vida[28].

A enfermagem é composta por indivíduos com sentimentos, necessidades, dificuldades e limitações para enfrentar situações de morte na infância, sendo necessárias mudanças na estrutura organizacional, apoio e segurança ao profissional, capacitação de conhecimento sobre doença e evolução do tratamento das crianças para minimizar sentimentos negativos e frustrados, reduzindo, assim, incertezas sobre a efetividade da assistência em busca do cuidado otimizado e humanizado[29].

Apesar do sofrimento perante a criança hospitalizada, alguns enfermeiros consideram sua atuação fundamental no cuidado direto e no controle da dor, almejando seu bem-estar na medida do possível. O foco deste cuidado são os familiares dessas crianças, visto que a enfermagem é voltada às necessidades da criança e da família para reflexão e discussão das questões que envolvem o processo de morte; assim, essas famílias são encorajadas a permanecer com a criança durante sua internação e, dessa forma, participam das decisões tomadas em relação à terapêutica da criança.

Durante o exercício da profissão, a enfermagem segue normas e condutas éticas, profissionais e institucionais, tendo como objetivo salvar vidas e evitar a morte. Ao colocar em prática seus conhecimentos, habilidades e competências, buscam dar suporte para a promoção, a prevenção e a recuperação da saúde. Quando os objetivos propostos não são alcançados, isso pode causar ao profissional um estado de tristeza, frustração e estresse pela perda que a morte representa[18].

Em âmbito hospitalar, o enfermeiro é o profissional responsável por resgatar a autoestima, o conforto e a individualidade do paciente e de sua família. A presença dos pais e familiares é essencial para a equipe, já que eles são os porta-vozes da criança, representando as atitudes, os sentimentos e os comportamentos internalizados no mundo da vida da criança[11].

O vínculo entre a equipe de enfermagem e a criança é inevitável, porém gera desgaste emocional, com sentimentos de sofrimento como angústia, fracasso e sensação de impotência[23].

No dia a dia do cuidado da enfermagem, é comum a adoção de medidas para amenizar a dor e o sofrimento da criança e principalmente de seus familiares. São medidas simples que fazem toda a diferença. Dentre elas, podem-se citar: liberar algum alimento ou bebida que a criança está com vontade de comer ou beber; presentear com um brinquedo que sempre teve vontade de ter ou ganhar; permitir a visita de um ídolo ou de um animal de estimação; se possível, viabilizar a saída da criança para algum lugar que sonha conhecer, como parque de diversões, praia, zoológico, entre outras possibilidades que podem oferecer felicidade à criança que se encontra em sofrimento pela doença. Proporcionar um banho de leito, mesmo quando parece não ser possível, realizar um curativo ou evitar o surgimento de uma lesão, colocar a criança no colo da mãe e/ou pai, ouvir a criança e seus familiares, respeitar e atender a seus pedidos, sempre que possível, são ações simples, porém essenciais para um atendimento humanizado.

A assistência de enfermagem a crianças em fase terminal se define por ações simples, como: manter contato físico por meio do toque, o qual gera segurança e conforto; utilizar linguagem adequada segundo a compreensão da criança e de tom de voz ameno e tranquilo; possibilitar que a mãe e os familiares segurem a criança no colo, diminuindo o sofrimento e a dor; deixar a criança em posição confortável, com atenção a regiões potenciais para formação de úlceras; aquecer e deixar a temperatura ambiente favorável; evitar manuseio desnecessário, mantendo sempre alguma analgesia; permitir à criança expressar sentimentos de perda e separação por meio de brinquedos[23].

Criar um ambiente confortável e calmo promove sensação agradável e de bem-estar, assim como a presença de fotografias, objetos de estimação e cartões de familiares e amigos, que trazem um ambiente familiar[30].

O medo de morrer sozinho é bastante frequente para os pacientes que não estão com a família. Pacientes terminais e isolados também podem ter familiares com dificuldade na aceitação da iminência da morte e, como consequência, reduzem a permanência e/ou a visita. É importante observar que a família do paciente que se encontra em fase terminal também está afetada, necessitando de apoio e, quando estimulada e apoiada, pode participar ativamente nos cuidados simples como pentear os cabelos ou auxiliar na alimentação e até mesmo dar suporte psicológico ao paciente[30].

O conforto espiritual e a esperança ao término da vida possuem significado especial para o paciente e sua família. Assim, as estratégias que a equipe de enfermagem pode utilizar abrangem: ser amigável e paciente, estabelecer vínculos com humor e estimular o resgate das lembranças significativas.

CONTRIBUIÇÕES DA PSICOLOGIA E DA PSICANÁLISE

A instituição hospitalar - lugar da vida e da morte

O profissional da saúde, sobretudo da enfermagem, enfrenta diversos desafios em sua rotina de trabalho. A relação afetiva com pacientes e familiares pode ser um dos impasses, mas também um dos favorecedores em seus percursos. Quando se trata desta relação, são comuns falas como: “cuidado para não se envolver com o paciente e a família”, “mantenha uma relação profissional”, “procure não chorar perto do paciente”. No entanto, na prática, percebe-se que lidar com as situações descritas é muito mais complicado e não existem manuais explicativos sobre o que fazer diante desses dilemas que envolvem sofrimento e morte em um ambiente hospitalar.

Por que a morte em uma instituição hospitalar é vista de uma forma tão difícil? Um aspecto importante é como os profissionais da área da saúde compreendem uma instituição hospitalar no que diz respeito à cura. Em geral, esse ambiente é visto como o lugar do cuidado com o corpo, sendo oferecidos inúmeros instrumentos de intervenção sobre a doença, com a finalidade de manter a vida. Antes do século XVIII, o hospital era considerado um local de acolhimento dos pobres que se encontravam próximos da morte. A cura estava focada na espiritualidade, e não no aspecto físico. O cuidado era realizado por pessoas religiosas como forma de caridade e salvação da alma do paciente. A instituição hospitalar era concebida como uma espécie de "morredouro", lugar onde o sujeito era internado para morrer[31].

Do "morredouro" para a excelência da vida existe uma série de avanços. Uma supremacia da tecnologia, com exames, medicamentos e tratamentos eficazes para combater diversas enfermidades. Além da tecnologia, várias especialidades foram criadas para cuidar do paciente de forma integral: medicina, enfermagem, fisioterapia, nutrição, psicologia, assistência social, terapia ocupacional, dentre outras. A morte atualmente é medicalizada e institucionalizada, e muitos profissionais são treinados para utilizar toda a tecnologia disponível, quando muitas vezes a real necessidade do sujeito em sofrimento na iminência da morte não é escutada[31].

Ao levar em conta toda a premissa atual do hospital como lugar de cura, o que acontece quando toda essa equipe preparada para tratar o paciente se depara com a impossibilidade de manter a vida? Como enfrentar a impossibilidade da cura no ambiente hospitalar, sabendo que o conceito desse local é de cura?

A enfermagem na relação com os familiares de pacientes em fase terminal

A terminalidade é definida quando se esgotam as possibilidades de resgate das condições de saúde do paciente e a possibilidade de morte próxima parece inevitável e previsível[32].

O enfermeiro depara-se com a morte escancarada quando o corpo do paciente que está sob seus cuidados começa a parar de responder ao tratamento. Esse momento de encontro com o paciente debilitado e próximo da morte pode suscitar diversas emoções no profissional que o acompanha, uma vez que essas experiências denotam uma limitação e uma impossibilidade diante de algo que é maior e mais forte do que todo conhecimento e tecnologia disponíveis: a morte.

É curioso pensar como a morte se torna um desafio a ser enfrentado, quando ela faz parte da vida e se mostra tão presente no ambiente hospitalar. Quando um paciente está próximo da morte, essa palavra é evitada; então, como nomear esse momento? Como ajudar o paciente e seus familiares a representar o irrepresentável? Na teoria psicanalítica, o processo da morte e do luto força uma retirada brusca da libido do objeto amado, tão investido anteriormente. O luto é um processo sadio e importante nesse momento de perda[33].

E quando o paciente ainda não morreu? Como lidar com o momento em que cessa qualquer possibilidade de investimento naquele corpo que não responde mais ao tratamento e, no entanto, é um corpo que ainda está vivo? Segundo experiência profissional, pode-se fazer uma analogia da verbalização por parte de uma mãe em unidade de terapia intensiva com a teoria supracitada. Essa mãe acompanhou sua filha por um longo período em um tratamento oncológico, até que se limitam as possibilidades de cura e a equipe comunica que a criança seria "terminalizada". Ao se dar conta de que a filha estava próxima da morte, essa mãe se desespera e diz: "Qual vai ser o sentido da minha vida, se minha vida sempre foi cuidar dela?".

Na representação dessa mãe, a filha ainda se mantém presente na economia de seu desejo, filha essa nomeada como função de dar sentido a sua vida. É importante escutar o lugar que essa criança ocupa no desejo dessa mãe para conseguir ajudá-la a compreender que dor é essa que ela traz, sem deduzir algo *a priori*. Ao falar sobre isso, a mãe já começa seu processo de luto.

O trabalho do psicólogo, entre outros manejos, consiste em se propor a escutar o que essa criança representa para cada integrante da família, o lugar que essa criança ocupa, pois é disso que a família sofre e sente falta, e a possibilidade de significação da morte no psiquismo dessa mãe. Ao falar sobre isso, abre-se possibilidade de novas representações e novos arranjos familiares. Esse processo de luto demanda tempo e precisa ser sustentado pela equipe. Interrompê-lo pode ser mais doloroso para a família. Podem-se especificar melhor os processos psíquicos envolvidos no luto na citação de Campos[34]:

> O trabalho de simbolizar e elaborar a perda, reencontrando novos caminhos para o desejo, leva certo tempo e envolve algum pesar. É por meio desse percurso que esses objetos de amor podem ser desinvestidos e o sujeito passa a encontrar novos substitutos. Evidentemente, esse processo não é tão simples, pois envolve não apenas encontrar um objeto substituto, mas elaborar as fantasias conscientes e inconscientes que são ativadas com a perda de objeto. O processo de luto é, portanto, um redimensionamento das fantasias e defesas do psiquismo, em busca de um novo equilíbrio de forças.

Além do psicólogo, que trata questões específicas ao seu trabalho, ajudando as famílias a se verem psiquicamente com a perda de seus entes queridos, a equipe multiprofissional tem condições de também ajudar os familiares. Mais do que tentar entender o que se passa com eles, é importante ajudá-los no que é possível para aquele momento, como incluí-los nos cuidados com a criança e mantê-los presentes e investidos. O cuidado torna-se importante para a criança e os familiares, na medida em que ambos podem aproveitar aqueles momentos juntos e construírem sentidos possíveis para essa experiência.

A enfermagem na relação com a criança em fase terminal

Quando a terminalidade é anunciada, cada paciente e familiar terá sua forma singular de vivenciar esse momento. Os membros da equipe, ao se disponibilizarem a escutar o paciente e seus familiares, percebem o quanto a terminalidade é interpretada de uma forma muito específica a cada sujeito. Por que é tão difícil a equipe escutar os pacientes nesse momento? Por que isso se torna muito mais difícil quando se trata de crianças falando sobre a morte?

O anúncio da morte produz um efeito de corte, um antes e um depois, um ponto de mudança no olhar e no cuidado daquela criança. O olhar e o cuidado que se transformam, ora porque a criança passa a ser vista como alguém que precisa de mais atenção, ora como alguém que não precisa mais de tantos investimentos, sendo variável a cada caso. Assim, por que isso acontece? Freud descreve que, quando algo está fadado à transitoriedade, ou seja, ao fim, esse objeto parece que perde então seu valor tão amado. Trazendo para o contexto hospitalar, é como se, no momento em que é anunciada a fase terminal, o investimento nela perdesse seu valor, já que é um ser que está com o fim muito próximo. No entanto, na prática, constata-se o quanto o sujeito de um corpo vivo tem muito a dizer sobre sua condição[33].

Segundo vivência profissional em uma unidade de terapia intensiva, um paciente de 8 anos, em seus últimos dias de vida, diz a uma profissional de saúde que está com medo de morrer, e ela pergunta: "Mas o que é a morte para você?". E a criança responde: "O meu medo não é morrer e ir para o céu, mas sim deixar de realizar meus sonhos aqui na terra". E então a criança começa a falar de seus sonhos para a profissional e o que ainda gostaria de fazer. Este episódio ilustra o quanto a pergunta dessa profissional abre um espaço para que a criança, ao falar sobre o medo da morte, fale também da vida que ela tem, dos sonhos dela e de como ela representa sua condição. A profissional não precisa escutar essa fala como um pedido de cura, um pedido desesperado que precisa ser silenciado, mas sim como o pedido do conforto de ser escutado enquanto sujeito.

A equipe multiprofissional muitas vezes acredita não ter preparo para ajudar as crianças que estão em situações de grande fragilidade emocional. Entretanto, é percebido que a criança apenas quer ser convidada a falar, em meio a tantas falas sobre ela. É comum ver crianças que ficam caladas ou agressivas, silenciando-se em sua própria dor, o que leva a pensar que não são escutadas em suas demandas. O profissional que sustenta o silêncio da criança sem tentar animá-la ou ouvi-la abre um espaço para o que não pode ser dito. O tema da morte, ao ser nomeado pela criança, assume múltiplos significados e construções, que não necessariamente causam angústia, mas sim apaziguamento pelo ato da palavra.

A equipe que compartilha o cuidado precisa ter transparência, compartilhar as informações e ter maturidade, uma vez que lidar com situações de sofrimento afeta a todos os envolvidos. Enfim, por uma questão histórica e cultural somada aos avanços tecnológicos, questões relacionadas à doença, à velhice e à morte não são abordadas e se tornam uma dificuldade para a maior parte dos profissionais da saúde. A formação neste sentido é falha, e esses profissionais não são treinados para falar de fracasso, muito menos sobre o processo de fase terminal da vida.

Olhar e perceber o imperceptível pelos profissionais da saúde se torna necessário para encarar a morte desconsiderando-a como uma derrota. Aprender a lidar com a dor da perda é uma experiência profissional e pessoal que leva à solidariedade e a entender a dor dos outros[34].

RESUMO

Neste capítulo, muitos elementos associados à atuação da equipe multiprofissional, com foco na enfermagem, na terminalidade da criança e na relação com a família, puderam ser abordados e discutidos. A ideia de trazer os impasses e possibilidades no contexto foi sustentada para que a equipe multiprofissional, especialmente a enfermagem, possa reconhecer suas dificuldades diante de um paciente pediátrico em fase terminal e, sobretudo, prestar assistência adequada com foco no conforto físico e emocional da criança. Cuidar do paciente pediátrico em processo de morte e de sua família representa uma das mais difíceis tarefas da prática profissional da enfermagem, pois gera sensação de impotência e fragilidade emocional.

É importante ressaltar que a criança é um sujeito que tem condições de expressar seus sentimentos e de falar sobre si, fato que pode direcionar a equipe multiprofissional para muitas demandas de necessidades da criança, por esta ser escutada. A escuta e o cuidado da criança, respeitando sua subjetividade, traz efeitos significativos para a direção do tratamento, assim como de seus familiares, os quais sentem e sofrem juntos os processos de progressão da doença, tendo cada um sua maneira particular de enfrentamento.

A enfermagem é a profissão que mais está presente na rotina hospitalar da criança, fato que pode ser considerado um facilitador para a equipe multiprofissional se direcionar, por sua posição privilegiada, para um canal de comunicação efetivo. Diante disso, esses profissionais são fundamentais para que a equipe multiprofissional se aproxime e consiga detectar as reais necessidades e vontades da criança hospitalizada. Em meio aos cuidados e assistência prestados, a enfermagem deve atentar-se ao que a criança tem a dizer sobre si e sobre o que se passa com ela. Escutar a subjetividade do corpo de uma criança adoecida é um cuidado muito importante, que requer prática e habilidade do profissional envolvido.

Diante do exposto neste capítulo, fica evidente que os profissionais devem aprimorar sua sensibilidade para tratar e se aproximar da criança hospitalizada e de sua família, passando segurança e confiança para que esse contexto, tenso e doloroso, também seja enfrentado pelo profissional de uma forma menos traumática, deixando evidente uma assistência humanizada e individualizada.

REFERÊNCIAS BIBLIOGRÁFICAS

1. Spring AS. American Nurses Association. What is nursing? 2013 [Acesso em: 10 dez. 2016]. Disponível em: http://www.nursingworld.org/EspeciallyForYou/StudentNurses.
2. Ferreira JCOA, Sakita NK, Ceccon MEJR. Experiência de grupo de pais em uma unidade de terapia intensiva neonatal. Pediatria. 2009;31(1):20-5.
3. Palu LA, Labronici L, Albini L. A morte no cotidiano dos profissionais de enfermagem de uma unidade de terapia intensiva. Cogitare Enferm. 2004;9(1):33-41.
4. Costa JC, Lima RAG. Luto da equipe: revelações dos profissionais de enfermagem sobre o cuidado à criança/adolescente no processo de morte e morrer. Rev Latino-Am Enferm. 2005;13(2):151-7.
5. Brasil. Ministério da Saúde. Instituto Nacional do Câncer (Inca). Estimativa 2012: incidência de câncer no Brasil [acesso em 11 dez. 2016]. Disponível em: http://www.inca.gov.br/estimativa/2012/index.asp?ID=5.
6. Matos LN, Harbache LMA, Alves EB, Griep RH, Teixeira EMM. Mortalidade infantil no município do Rio de Janeiro. Esc Anna Nery Rev Enferm. 2007;11(2):283-8.
7. Oliveira MMC, Cardoso MVLML. Cuidado de enfermagem na unidade neonatal: refletindo sobre o ensino-aprendizagem. Rev Rene. 2007;8(3):52-60.
8. Mesquita AAB, Marangao VP. A equipe multiprofissional diante do processo de morrer da criança hospitalizada [monografia]. Campos Gerais: Faculdade de Saúde de Campos Gerais; 2008.
9. Walsh F, Goldrick MC. Morte na família: sobrevivendo as perdas. Porto Alegre: Artmed; 1998.
10. Oguisso T, Schimhdt MJ. Exercício da enfermagem e o paciente terminal. Dimensões ético-legais na enfermagem: uma abordagem ético-legal. 2. ed. Rio de Janeiro: Guanabara Koogan; 2007. p.149-53.
11. Bousso RS. Buscando preservar a integridade a unidade familiar: a família vivendo a experiência de ter um filho na UTI pediátrica [tese]. São Paulo: Escola de Enfermagem da Universidade de São Paulo; 1999.
12. Kovacs MJ. Morte e desenvolvimento humano. São Paulo: Casa do Psicólogo; 1992.

13. Maciel KDSA, Rocha ZJB. Freud e a religião: possibilidades de novas leituras e construções teóricas. Psicol Cienc Prof. 2008;28(4):742-53.
14. Instituto Brasileiro de Geografia Estatística (IBGE). Censo demográfico 2010. Características gerais da população, religião e pessoas com deficiência. Rio de Janeiro: IBGE; 2012.
15. Rutty JE. Religious attitudes to death. In: Payne-Janes J, Byard R, Corey T, Henderson C (editors). Encyclopedia of forensic and legal medicine. Waltham: Elsevier Academic Press; 2005. p.525-34.
16. Conselho Federal de Medicina (CFM). Entrevista ao CFM: CNBB apoia ortotanásia [Internet]. Brasília, DF; 2012. [2012, set 24; acesso em: 07 mar. 2017). Disponível em: http://portal.cfm.org.br/index.php?option=com_content&view=article&id=23257:entrevista-ao-cfm-cnbb-apoia-ortotanásia&catid=3).
17. Françoso LPC. Reflexões sobre o preparo do enfermeiro na área de oncologia pediátrica. Rev Latino-Am Enferm. 1996;3(4):41-8.
18. Rockembach JV, Casarin ST, Siqueira HCH. Morte pediátrica no cotidiano de trabalho do enfermeiro: sentimentos e estratégias de enfrentamento. Rev Rene. 2010;2(11):1-212.
19. Aguiar IR, Veloso TMC, Pinheiro AKB, Ximenes LB. O envolvimento do enfermeiro no processo de morrer de bebês internados em unidade neonatal. Acta Paul Enferm. 2006;19(2):131-7.
20. Silveira RS, Lunardi VL. A enfermagem cuidando de quem vivencia o processo de morrer. Texto Contexto Enferm. 2001;10(3):170-85.
21. Brasil. Lei n. 8.069/90 de 13 de junho de 1990. Estabelece o Estatuto da Criança e do Adolescente [legislação na Internet]. Brasília; 1990 [citado 17 fev. 2017]. Disponível em: http://www.planalto.gov.br/ccivil 03/Leis/L8069.html.
22. Seibel G, Sanchez F. A criança, seu desenvolvimento, do nascimento à adolescência – evolução e implicações na hospitalização. In: Biehl JI et al. Manual de enfermagem pediátrica. Rio de Janeiro: Medsi; 1992.
23. Avanci BS, Goes FGB, Carolindo FM, Netto NPC. Cuidados paliativos à criança oncológica na situação do viver/morrer: a ótica do cuidar em enfermagem. Esc Anna Nery Rev Enferm. 2009;13(4):708-16.
24. Silva AF, Issi HB, Motta MGC. A família da criança oncológica em cuidados paliativos: o olhar da equipe de enfermagem. Cienc Cuid Saúde. 2011;10(4):820-7.
25. Cezario EP. A visão da morte e do morrer dos profissionais de saúde de um hospital terciário e quaternário do Estado de São Paulo [dissertação]. São Paulo: Faculdade de Medicina da Universidade de São Paulo; 2012.
26. Shimizu HE. Como os trabalhadores de enfermagem enfrentam o processo de morrer. Rev Bras Enferm. 2007;60(3):257-62.
27. Gutierez BAO, Ciampone MHT. Profissionais de enfermagem frente ao processo de morte em unidades de terapia intensiva. Acta Paul Enferm. 2006;19(4):456-61.
28. Academia Nacional de Cuidados Paliativos. Manual de cuidados paliativos. Rio de Janeiro: Diagraphic; 2009.
29. Paro D, Paro J, Ferreira DLM. O enfermeiro e o cuidar em oncologia pediátrica. Arq Cienc Saúde. 2005;12(3):151-7.
30. Potter P, Perry AG. Fundamentos de enfermagem. São Paulo: Elsevier, 2009.
31. Machado R. Microfísica do poder. Foucault M. Rio de Janeiro: Graal; 1979.
32. Gutierrez LP. O que é o paciente terminal? Rev Assoc Med Bras. 2001;47(2):1 .
33. Freud S. Luto e melancolia. (1915). In: Edição standard brasileira das obras psicológicas completas. Rio de Janeiro: Imago; 1996. v. XIV.
34. Campos EBV. Considerações sobre a morte e o luto na psicanálise. Rev Psicol Unesp. 2013;16.

SEÇÃO VI

17

Serviço de Apoio Diagnóstico e Terapêutico

Maria de Fátima Silva
Eunice Kiyomi Suguita dos Santos
Abner Donato Dorazio Souza
Carlos Edimundo da Silva
Paula Scatena

TÓPICOS DO CAPÍTULO

- Objetivo
- Introdução
- Atuação do enfermeiro no SADT
- Dimensionamento da equipe de enfermagem no SADT
- Origem dos exames de imagem
- Exames de imagem
- Microcoleta
- Tubos de coleta usados e exames
- Teste do suor
- Resumo
- Referências bibliográficas

OBJETIVO

Informar sobre os recursos do Serviço de Apoio Diagnóstico e Terapêutico (SADT) e difundi-lo, apresentando seu trabalho de forma atualizada e os exames realizados para que possam contribuir para o diagnóstico.

INTRODUÇÃO

O Serviço de Apoio Diagnóstico e Terapêutico (SADT) é um setor dentro do Instituto da Criança e do Adolescente do Hospital das Clínicas (ICr-HC-FMUSP) e tem como função realizar os seguintes métodos de diagnóstico:

- Métodos de imagem:
  - Tomografia computadorizada.
  - Ressonância magnética.
  - Radiografia.
  - Radiografias contrastadas (seriografia de esôfago, estômago e duodeno/trânsito do intestino e enema opaco).
  - Ultrassonografia.
  - Ecocardiograma.
- Métodos gráficos:
  - Polissonografia.
  - Eletroencefalograma.
  - Eletrocardiograma.
- Exames laboratoriais: testes metabólicos, pHmetria esofágica, manometria anorretal, prova de função pulmonar, prova de cloro no suor, coleta de exames laboratoriais inclusive com método de microcoletas (as coletas de gasometria arterial são realizadas exclusivamente por enfermeiro).

Tais exames muitas vezes são de difícil realização, pois se trabalha com a faixa etária pediátrica, havendo limitação para realizá-los, pela condição, limitação e gravidade das doenças que possuem e, por isso, é necessária uma equipe multiprofissional, embasada em conhecimento científico atualizado, capacitada para atuar com técnica apropriada, a fim de alcançar o resultado clínico desejado com segurança para o paciente e satisfação para o familiar.

ATUAÇÃO DO ENFERMEIRO NO SADT

O enfermeiro é o responsável por: treinar os profissionais de enfermagem; elaborar questionários, procedimentos operacionais padrão (POPS) e rotinas (ROTS); administrar e organizar o setor; realizar intervenções no preparo do paciente antes, durante e após o exame; acompanhar a realização dos exames; e manter uma boa comunicação com a equipe multiprofissional para que juntos desenvolvam novos meios de cuidar dos pacientes que estão sob sua responsabilidade, com o desenvolvimento de novos conhecimentos adquiridos por meio de estudos e pesquisas. O sucesso na atuação do enfermeiro no Centro de Diagnóstico está ligado à equipe multidisciplinar, que desenvolve o cuidado para os pacientes sob sua responsabilidade.

O Conselho Federal de Enfermagem (Cofen) ampara, por meio da Resolução n. 211/98, a atuação do enfermeiro que trabalha nos serviços de radiodiagnóstico. Esta resolução define a atuação dos profissionais de enfermagem que trabalham em radiologia segundo as normas técnicas e de radioproteção conforme estabelecem o Ministério da Saúde e a Comissão de Energia Nuclear, orientando os profissionais sobre medidas de proteção radiológica individual[1,2].

No Brasil, a utilização das radiações ionizantes e dos materiais radioativos e nucleares é regulamentada pela Comissão Nacional de Energia Nuclear (CNEN). Por isso, trabalhar com radiações ionizantes e materiais radioativos exige conhecimento e responsabilidade.

As principais proteções radiológicas são os acessórios plumbíferos e o dosímetro. Os riscos que o profissional pode sofrer caso não utilize as proteções individuais são: leucopenia, que ocasiona resistências diminuídas para as infecções; células linfáticas danificadas no baço; náuseas, vômitos e úlceras; problemas na glândula tireoide, medula óssea vermelha e olhos; danos ao sistema urinário e aos órgãos reprodutores[2].

DIMENSIONAMENTO DA EQUIPE DE ENFERMAGEM NO SADT

O dimensionamento dos profissionais de enfermagem está relacionado à segurança do paciente e dos trabalhadores. A enfermagem radiológica está relacionada ao atendimento dos pacientes que realizam procedimentos diagnósticos e terapêuticos nos centros diagnósticos, e o dimensionamento de enfermagem vem sendo estudado em diversas áreas de serviços de saúde[3].

ORIGEM DOS EXAMES DE IMAGEM

Em 1895, o físico alemão Wilhelm Conrad Roentgen fez a descoberta experimental dos raios X. Na época, as aplicações médicas dos raios X revolucionaram a medicina, pois havia se tornado possível a visão do interior dos pacientes[2]. Com o passar dos anos, este método evoluiu e seu campo foi ampliado pelo evento de novas tecnologias que, por não se fundamentarem na radiação ionizante, receberam uma nova denominação que abrange todas as técnicas por meio de imagem. Esta especialidade médica passou a chamar-se diagnóstico por imagem[4,5].

EXAMES DE IMAGEM

O paciente que será submetido ao exame de imagem e seu responsável devem ser atendidos por um profissional de enfermagem para que, por meio do questionário de segurança, seja identificado se não há nenhuma contraindicação para o paciente realizar o exame e se o responsável está apto para o acompanhamento. Além do questionário de segurança, há também o termo de consentimento informado para autorização de procedimentos e cirurgias.

Para os exames realizados com anestesia, o responsável pelo paciente faz a autorização por meio do termo de consentimento e esclarecimento relacionado a procedimento de anestesia e sedação.

No SADT, existem protocolos e informes para a realização dos exames feitos no setor, pois pacientes que recebem contraste estão sujeitos a alterações hemodinâmicas como náuseas, vômitos, urticárias, broncoespasmos, convulsões, hipotensão isolada, reações anafiláticas, reação vagal, choque e parada cardíaca. É imprescindível o atendimento da equipe de médicos e enfermagem para ajudar a reverter essas alterações rapidamente.

Tomografia computadorizada

A tomografia computadorizada (TC) utiliza princípios físicos de raios X formando imagens tridimensionais a partir de raios X gerados por uma fonte que gira 360 graus em torno do paciente. Esta tecnologia helicoidal com múltiplas fileiras de detectores nos equipamentos permite a rotação da ampola de raio X com o deslocamento da mesa onde se localiza o objeto a ser estudado[4].

A TC, conceituada por Oldendorf em 1961 e desenvolvida como método de imagem por Hounsfield em 1973, trouxe um grande avanço na radiologia diagnóstica e principalmente na radiologia pediátrica[4].

A vantagem é mostrar a anatomia com precisão e clareza. Permite a visualização das dimensões e é determinante para observar a extensão da doença. O exame com contraste intravenoso é útil para destacar estruturas anormais em crianças, adolescentes e adultos.

A bomba injetora de contraste permite que o exame seja realizado com a dosagem de contraste exata e no tempo programado, permitindo aquisição precisa das imagens e, consequentemente, melhor visualização para que o médico radiologista elabore o laudo do exame.

O equipamento de TC do ICr é um *multislice* de 32 canais que permite a realização de diagnósticos precoces utilizando protocolos com uso de baixa radiação e reduzindo, consequentemente, os riscos de desenvolvimento de doenças por altas doses de radiação.

A ambientalização da sala de tomografia (Figura 1), com a projeção de audiovisual de conteúdo infantil por meio de um projetor na parede e no teto, possibilitou a diminuição da necessidade de anestesia e sedação em 50% nos pacientes com idades entre 0 e 6 anos.

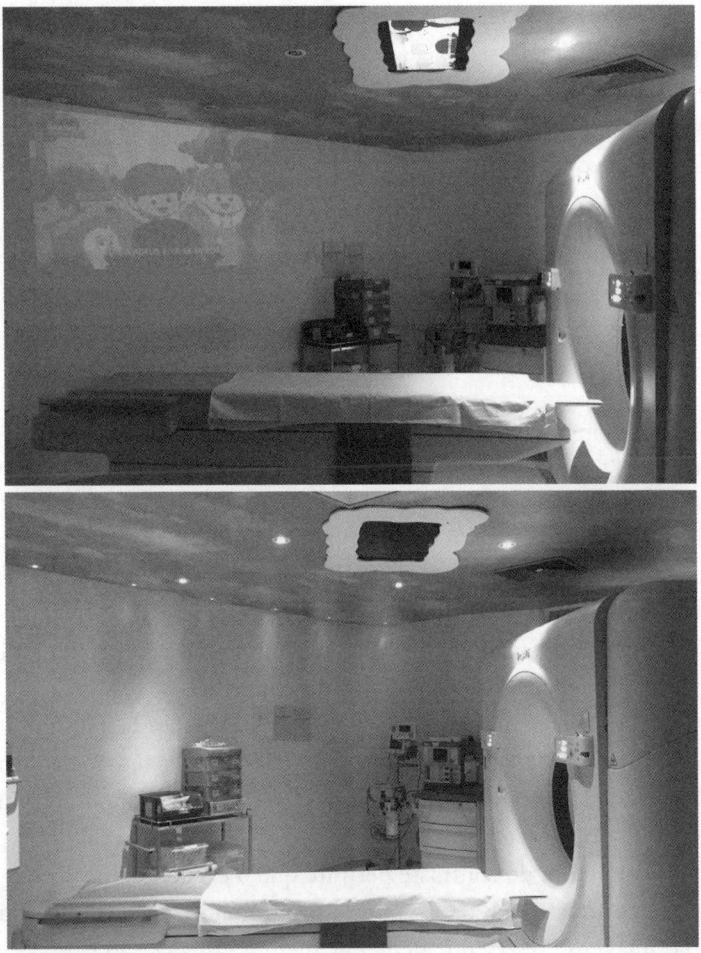

FIGURA 1 Ambiente da sala de tomografia computadorizada do Instituto da Criança e do Adolescente. (Veja imagem colorida no encarte.)
Foto: arquivo do Instituto da Criança e do Adolescente (ICr-HCFMUSP).

Antes de realizar o exame de TC o paciente e seu responsável são atendidos por um profissional de enfermagem para responder a um questionário de segurança/termo de consentimento, para identificar: histórico de alergia; contraindicações para realização do exame; conferência do tempo de jejum; medicamentos em uso; doenças prévias; necessidade de punção venosa para administração de contraste e outros fármacos, se necessário para o(s) exame(s); gravidez da paciente e/ou responsável. Após responder ao questionário, o responsável pelo paciente lê e assina o impresso de segurança/termo de consentimento, autorizando a infusão do contraste.

Ressonância magnética

A ressonância magnética (RM) é um exame de diagnóstico por imagens utilizando campo magnético e ondas de radiofrequência; na pediatria, pode ser útil em virtude do detalhamento adequado para seu diagnóstico e tratamento.

A imagem de RM e a espectroscopia por ressonância magnética (ERM) fundamentam-se no domínio médico, na medida do magnetismo nuclear das substâncias que compõem os tecidos biológicos. Esta técnica de investigação originou-se de um fenômeno físico descoberto em 1946, chamado de ressonância magnética nuclear, inicialmente empregada nos estudos de química e bioquímica graças à espectroscopia[6].

Em 1976, Sir Peter Mansfield descreveu as primeiras imagens humanas por RM focalizando-se mais nas mãos e no tórax e, posteriormente, em 1977, na cabeça e no abdome. Em 1983, depois de contínuas melhorias em *software* e *hardware*, os aparelhos de RM de corpo inteiro apresentavam um sistema capaz de realizar exames com imagens de ótima resolução espacial em poucos minutos[6,7].

A RM é um dos mais precisos métodos de diagnóstico por imagem, que permite analisar qualquer órgão ou tecido que tenha água em sua composição, ajudando a identificar tumores, doenças degenerativas, ortopédicas, neurológicas e cardiovasculares com mais precisão.

A RM é um exame para diagnóstico por imagem que retrata as imagens de alta definição dos órgãos com a utilização de campo magnético sem radiação. No entanto, uma vez que o aparelho (Figura 2) tem um potente campo magnético, por questão de segurança dos pacientes, portadores de objetos ferromagnéticos ou de funcionamento eletrônico no corpo (marca-passo, clipe cirúrgico, implante metálico e estimuladores implantados para liberação de drogas) e gestantes nos três primeiros meses de gestação não podem realizar o procedimento de RM.

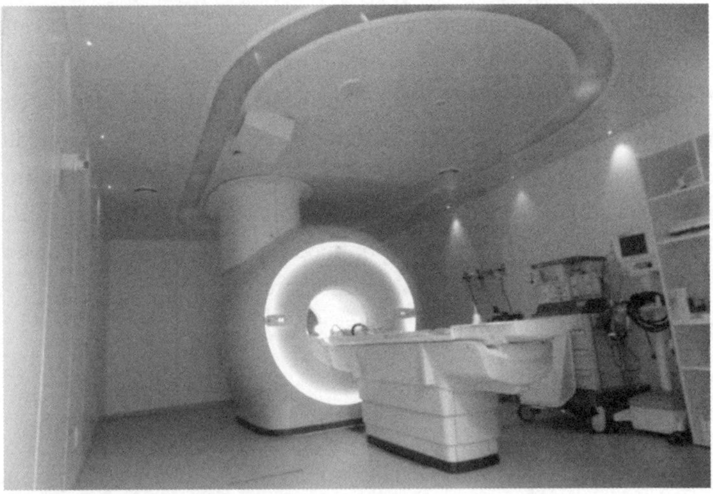

FIGURA 2 Equipamento de ressonância magnética.
Foto: arquivo do Instituto da Criança e do Adolescente (ICr-HCFMUSP).

Para criar uma imagem, a RM usa uma técnica sofisticada através de um campo magnético poderoso e sinais (pulsos) de radiofrequência (RF) que excitam os abundantes átomos de hidrogênio do corpo humano[4]. O campo magnético é gerado através de um magneto supercondutor. Nele há uma série de fios enrolados ao redor de um grande cilindro pelos quais passa uma corrente elétrica que gera o campo magnético desejado, que pode variar entre 0,5 e 7,0 Tesla, sua unidade de medida[4].

O campo magnético é homogêneo e constante e, depois de instalado, o magneto é preenchido com hélio líquido (que chega a –269ºC), e o campo magnético é elevado para o nível operacional nominal desejado. Esse campo magnético é necessário para o exame de RM, pois é ele o responsável por alinhar a maioria dos átomos de hidrogênio do corpo[6]. Esse processo de alinhamento é possível, pois os elétrons e os prótons (e outras partículas) apresentam um momento angular de rotação conhecido como *spin*, que nada mais é que o movimento dessas partículas em seu próprio eixo. Ao serem colocados sobre um campo magnético intenso, os *spins* se comportam como pequenos ímãs, tentando se alinhar ao campo externo. Esta tentativa de alinhamento dá origem a um movimento de precessão (movimento de um pião) e o momento magnético gira ao redor do campo externo aplicado com uma frequência de giro constante e que depende da intensidade do campo magnético[6] (quanto mais intenso o campo, mais alta é a frequência de giro).

Os prótons podem orientar seus momentos magnéticos tanto em direção ao campo magnético externo (paralelamente: de menor energia potencial e, portanto, mais estável) quanto em direção contrária (antiparalelamente: estado excitado, com maior energia potencial). Os prótons escolherão a orientação que exija menor energia potencial; assim, uma maior quantidade de prótons ocupará o nível mais baixo de energia, isto é, terá seus momentos magnéticos orientados em direção ao campo magnético[4].

Para a imagem ser obtida, é necessário perturbar os prótons que se encontram precessando pacificamente em direção ao campo magnético externo e isso se dá pela emissão de uma onda de RF, que necessita ser intensa e de curta duração, isto é, um pulso de RF[5]; a aplicação desse pulso é denominada excitação. Os núcleos dos átomos absorvem a energia dos pulsos de RF específicos e tem-se o aumento da população dos prótons na direção antiparalela (estado excitado)[4]. Como a onda de RF é intensa e de curta duração, ao cessar a excitação provocada por ela, os *spins* naturalmente retornam ao seu estado anterior à excitação, voltando sua orientação em direção ao campo magnético, ou seja, ocorre o relaxamento dos *spins*. É nesse momento que se tem a medição do sinal pela emissão da energia dos prótons de hidrogênio que estão relaxando[4,6].

Para esse sinal não ser perdido, é fundamental a utilização de transdutores de radiofrequência ou bobinas de radiofrequência, colocadas na região de estudo, que são responsáveis por transmitir o sinal dessa energia dos prótons ao sistema de operação da ressonância e a imagem será gerada por meio de uma série de cálculos e transformações complexos de *softwares* específicos[4].

Protocolos foram desenvolvidos para orientar os profissionais na ampliação da segurança do paciente e ressaltam-se a identificação do paciente e a segurança na prescrição, no preparo e na administração de medicamentos. Antes de realizar o exame de RM, o paciente e seu acompanhante devem responder a um questionário de segurança para detectar possíveis contraindicações para a realização do exame.

Na antessala, existe uma porta eletrônica de acionamento manual, funcionando como barreira de proteção para impedir a entrada de pessoas não autorizadas e objetos não compatíveis com o funcionamento da sala, evitando danos aos pacientes e ao equipamento.

Segurança na ressonância magnética instalada no SADT

Só podem entrar na sala de exames de RM profissionais treinados e acompanhantes de pacientes que respondem ao questionário de segurança.

Todos os profissionais que trabalham no setor de RM são treinados e orientados sobre a importância de seguir rigorosamente os protocolos de segurança, respeitando os avisos de área de acesso controlado.

É obrigação do usuário identificar (Figuras 3 e 4) todas as entradas da área de acesso controlado com os símbolos de segurança padronizados.

Todos os objetos ferromagnéticos são atraídos pelo magneto e podem provocar lesões graves ou fatais no paciente, acompanhante ou nos funcionários, além de provocar o funcionamento incorreto do sistema. São exemplos de objetos ferromagnéticos:

- Tesouras, canivetes, isqueiros, chaves, moedas etc.
- Telefones celulares e *pagers*.
- Aspiradores e enceradeiras.
- Cadeiras de rodas, mesas móveis magnéticas e macas de ferro.
- Extintores de incêndio não compatíveis com o equipamento de RM.

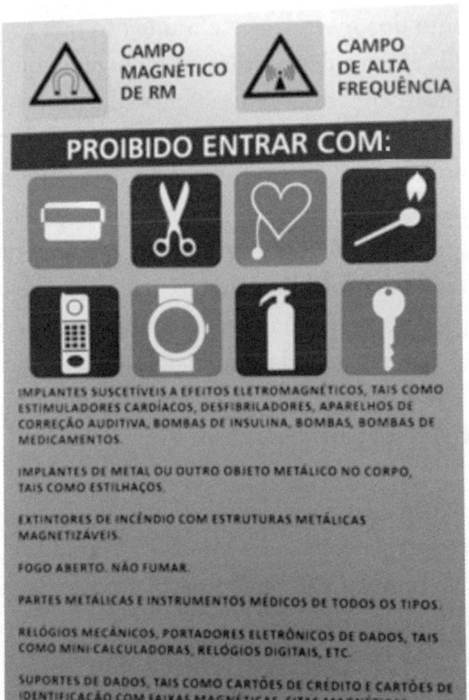
CAMPO MAGNÉTICO DE RM
CAMPO DE ALTA FREQUÊNCIA
PROIBIDO ENTRAR COM:
IMPLANTES SUSCETÍVEIS A EFEITOS ELETROMAGNÉTICOS, TAIS COMO ESTIMULADORES CARDÍACOS, DESFIBRILADORES, APARELHOS DE CORREÇÃO AUDITIVA, BOMBAS DE INSULINA, BOMBAS, BOMBAS DE MEDICAMENTOS.
IMPLANTES DE METAL OU OUTRO OBJETO METÁLICO NO CORPO, TAIS COMO ESTILHAÇOS.
EXTINTORES DE INCÊNDIO COM ESTRUTURAS METÁLICAS MAGNETIZÁVEIS.
FOGO ABERTO. NÃO FUMAR.
PARTES METÁLICAS E INSTRUMENTOS MÉDICOS DE TODOS OS TIPOS.
RELÓGIOS MECÂNICOS, PORTADORES ELETRÔNICOS DE DADOS, TAIS COMO MINI-CALCULADORAS, RELÓGIOS DIGITAIS, ETC.
SUPORTES DE DADOS, TAIS COMO CARTÕES DE CRÉDITO E CARTÕES DE IDENTIFICAÇÃO COM FAIXAS MAGNÉTICAS, FITAS MAGNÉTICAS.

FIGURA 3 Identificação de segurança na entrada do setor de ressonância magnética. Foto: arquivo do Instituto da Criança e do Adolescente (ICr-HCFMUSP).

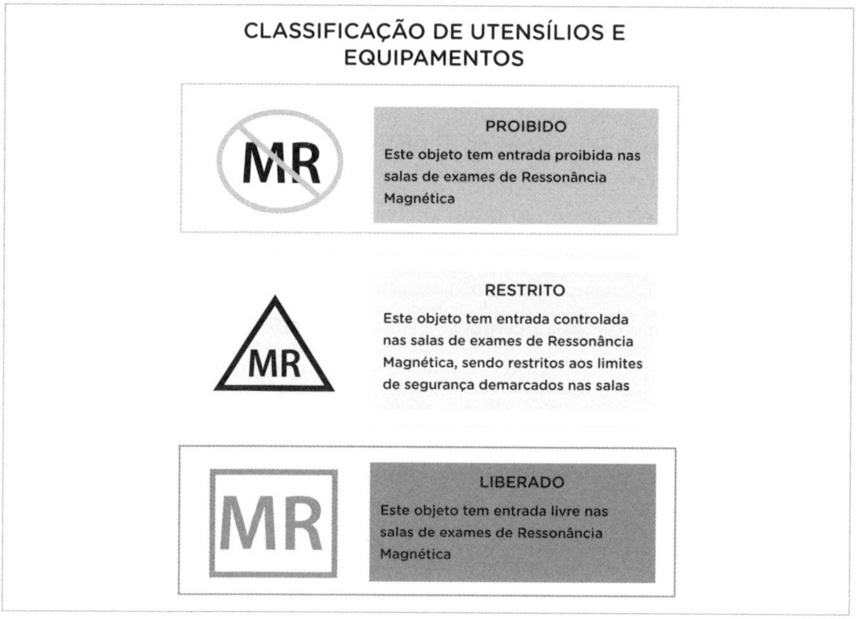
CLASSIFICAÇÃO DE UTENSÍLIOS E EQUIPAMENTOS
MR
PROIBIDO
Este objeto tem entrada proibida nas salas de exames de Ressonância Magnética
MR
RESTRITO
Este objeto tem entrada controlada nas salas de exames de Ressonância Magnética, sendo restritos aos limites de segurança demarcados nas salas
MR
LIBERADO
Este objeto tem entrada livre nas salas de exames de Ressonância Magnética

FIGURA 4 Identificação de compatibilidade de objetos.
Foto: arquivo do Instituto da Criança e do Adolescente (ICr-HCFMUSP).

- Equipamento de suporte de vida, monitoração de sinais vitais ou de emergência[8].

Condições ideais para o bom funcionamento do equipamento de RM:

- A temperatura da sala deve ser mantida entre 18 e 22°C.
- A temperatura recomendada da sala é de 21°C.
- A umidade relativa do ar não pode ultrapassar 70%.
- O sistema não deve ser usado quando a temperatura ambiente na sala de exames exceder 22°C ou 72°F[8].

Antes de realizar a RM, o paciente e o responsável são atendidos por um profissional de enfermagem para responder a um questionário de segurança para identificar histórico de alergia; contraindicações para realização do exame; conferência do tempo de jejum; medicamentos em uso; doenças prévias; necessidade de punção venosa para administração de contraste e outros fármacos se necessários para o(s) exame(s); gravidez da paciente e/ou acompanhante;

utilização de próteses; expansor mamário; válvula cerebral; marca-passo; cateteres; obesidade; traqueostomia; gastrostomia; aparelho ortodôntico; ferimentos com arma de fogo ou farpas metálicas; pontos de acupuntura; tatuagem; maquiagem definitiva; lentes de contato; distúrbio psiquiátrico; uso de fraldas; lesão na pele; cabelos molhados, com gel ou creme; ventilação mecânica e uso de oxigênio. Após responder ao questionário, o responsável pelo paciente lê e assina o impresso de segurança/termo de consentimento, autorizando a infusão do contraste; em seguida, o paciente recebe um pijama de algodão, troca de roupa e guarda todos os seus pertences em um armário com tranca.

MICROCOLETA

A microcoleta é um processo de escolha para obtenção de sangue venoso ou periférico, especialmente em pacientes pediátricos, quando o volume a ser coletado é menor que o obtido com uso de tubos a vácuo convencionais.

Orientações de microcoleta

Público-alvo/pacientes atendidos no ICr:

- Recém-nascidos e crianças até 2 anos de idade.
- Pacientes oncológicos.
- Pacientes de qualquer idade com dificuldade de coleta.

TUBOS DE COLETA USADOS E EXAMES

Tubo com EDTA (tampa roxa)

Coletar, no mínimo, 1 mL, não esquecendo de homogeneizar bem a amostra. Deve ser utilizado para os seguintes exames: hemograma completo, hemoglobina, hematócrito, plaquetas e reticulócitos (Figura 5).

Microtubo com citrato (tampa azul)

Coletar sempre o volume indicado no tubo, não esquecendo de homogeneizar bem a amostra. Deve ser utilizado para os seguintes exames: coagulograma completo, tempo de protrombina (TP), tempo de tromboplastina parcial ativado (TTPA), tempo de trombina (TT) e fibrinogênio (Figura 6).

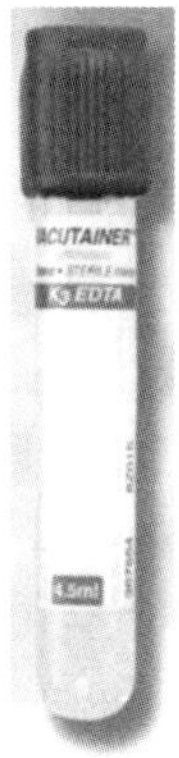

FIGURA 5 Tubo com EDTA.

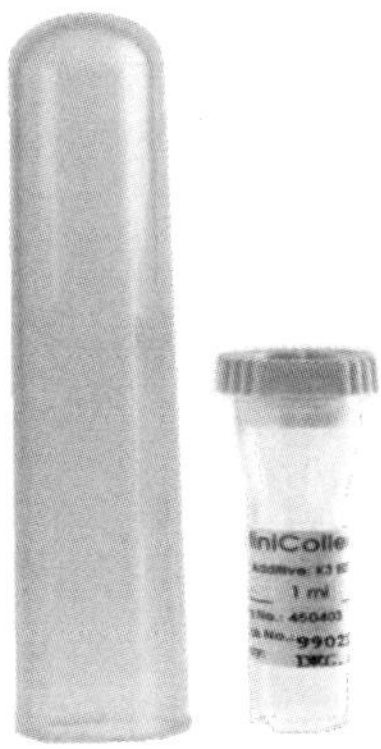

FIGURA 6 Microtubo com citrato.

Tubo seco com gel (tampa amarela)

Utilizar o tubo habitual de 6 mL, coletando, no mínimo, 1 mL de sangue. Os seguintes exames de bioquímica podem ser realizados: glicose, ureia, creatinina, sódio, potássio, cloro, magnésio, cálcio, fósforo, ácido úrico, colesterol, triglicérides, HDL-colesterol, LDL-colesterol, colesterol total e frações, bilirrubina total e frações, TGO, TGP, fosfatase alcalina, gama-GT, amilase, lactato desidrogenase (LD), albumina, proteína total e frações, ferro, ferritina, proteína C-reativa (PCR) (Figura 7).

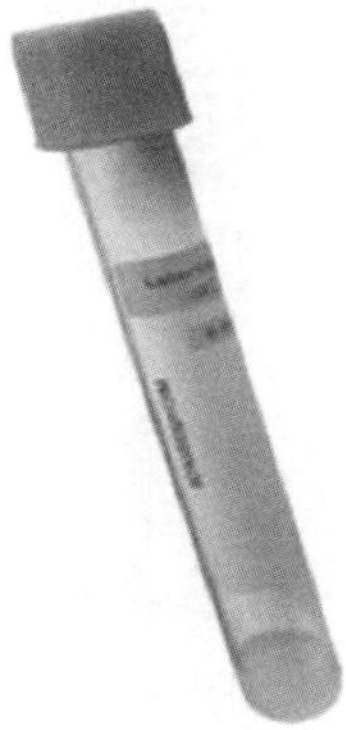

FIGURA 7 Tubo seco com gel.

TESTE DO SUOR

A fibrose cística (FC) é uma doença hereditária, que promove alterações na secreção das glândulas exócrinas, em decorrência de mutações que alteram a proteína reguladora dos canais de cloro (*Cystic Fibrosis Transmembrane Regulator* – CFTR). Para o diagnóstico da FC, o teste do suor ainda é o principal exame complementar a ser realizado[9].

O teste preconizado por Gibson e Cooke, em 1958, ainda é utilizado com pequenas modificações. Consiste na estimulação da pele por meio de pilocarpina (agonista colinérgico) e aplicação de uma corrente elétrica de baixa voltagem, que estimula as glândulas sudoríparas para a obtenção do suor. Depois de coletado, são medidos os valores do cloreto. É importante o diagnóstico precoce neonatal[9].

Em 1984, preconizou-se o sistema Macrodut Sweat Collection (Wescor Inc.) que produz a estimulação do suor por disco contendo gel e nitrato de pilocarpina a 0,5% e dispositivo plástico tubular, que coleta o suor em sistema fechado, evitando a evaporação. O valor normal para o método é até 50 mmol/L. Essa prova é recomendada como rastreamento para o diagnóstico pela Fundação Internacional para Fibrose Cística[9].

O coletor de suor é um dispositivo plástico descartável armazenado no coletor, para ser analisado pelo Serviço de Laboratório do ICr[10].

RESUMO

O SADT faz parte do Diagnóstico Amigo da Criança; abrange exames de imagem, métodos gráficos e exames laboratoriais. Nos exames de imagem, são aplicados questionários de segurança e oferecidos equipamentos de proteção aos pacientes e acompanhantes. O equipamento de tomografia realiza exames com velocidade, emite o mínimo de radiação e, na entrada da RM, a porta com acionamento manual funciona como barreira de proteção à entrada de pessoas e objetos que não podem permanecer na sala durante a realização do exame.

O setor utiliza tubos de menor quantidade para microcoletas, com necessidade de menor quantidade de sangue para realização de exames em recém-nascidos e crianças de baixo peso.

REFERÊNCIAS BIBLIOGRÁFICAS

1. Sales OP, Oliveira CCC, Spirandelli MFAP, Candido MT. Atuação de enfermeiros em um centro de diagnóstico por imagem. J Health Sci Inst. 2010;28(4):325-8. Disponível em: https://www.unip.br/comunicacao/publicacoes/ics/edicoes/2010/04_out-dez/V28_n4_2010_p325-328.pdf.
2. Melo JAC, Huhn A, Viana E, Rosa G, Derech R. Enfermagem radiológica e os riscos ocupacionais: estado da arte. Braz J Rad Sci. 2015;3(1):1-15. Disponível em: http://www.bjrs.org.br/revista/index.php/REVISTA/article/view/81.
3. Cruz CWM, Gaidzinski RR. Tempo de enfermagem em centro de diagnóstico por imagem: desenvolvimento de instrumento. Acta Paul Enferm. [Internet]. 2013 [citado 01 set. 2017]; 26(1):79-85. Disponível em: http://www.scielo.br/scielo.php?script=sci_arttext&pid=S0103-21002013000100013&lng=pt.
4. Oliveira LAN, Suzuki L, Valente M. Diagnóstico por imagem – Pediatria – Instituto da Criança Hospital das Clínicas. Barueri: Manole; 2012.
5. Patrício ACFA, Feitosa KJ, Pinto LNMR, Silva JM, Júnior CFM. Radiologia: atuação do profissional de enfermagem na área de diagnóstico por imagem. In: 13º Congresso Brasileiro dos Conselhos de Enfermagem. 2010; João Pessoa.
6. Doyon D, Cabanis EA, Iba-Zizen MT, Laval-Jeantet M, Frija J, Pariente D, et al. Diagnóstico por imagem em ressonância magnética. Rio de Janeiro: Medsi; 2000.
7. Histórico da ressonância magnética. Portal Educação, 09 ago. 2012. Disponível em: http://www.portaleducacao.com.br/conteudo/artigos/medicina/historico-da-ressonancia-magnetica/15496.
8. Philips Ingenia. Manual. Holanda: Philips Healthcare; 2013. 176p.
9. Júnior OK, Franchini CFM. Teste de pacientes em pacientes pediátricos para diagnóstico de fibrose cística. Estamos diagnosticando precoce e corretamente a doença? Pediatr Mod. 2004;40(5):214-5. Disponível em http://www.moreirajr.com.br/revistas.asp?fase=r003&id_materia=2822.
10. 3700-Sys Macroduct, Wescor Inc. Sistema de coleta de suor. Manual; 2002.

18

Interação dos processos multiprofissionais na assistência e seu impacto na implantação das melhorias para a segurança do paciente

Eliane Regina Coelho Berti
Lúcia Cândida Soares de Paula
Patrícia Zamberlan
Cleide Regina Rodrigues Carlos
Márcia Aparecida de Souza

TÓPICOS DO CAPÍTULO

OBJETIVO

Com a leitura deste capítulo, o leitor terá a oportunidade de compreender e refletir sobre a importância e o impacto da interação dos processos multiprofissionais e interdisciplinar na implantação das melhorias para a qualidade e a segurança da assistência prestada ao paciente e à família/responsável. Abrange também a atuação das equipes de enfermagem, fisioterapia, nutrição e de apoio, dentro de suas competências, na equipe multiprofissional.

INTRODUÇÃO

A interação dos processos multiprofissionais na assistência e seu impacto na implantação das melhorias para a segurança do paciente

A Resolução n. 287, de 1998, do Conselho Nacional de Saúde, amplia a compreensão do conceito de saúde-doença como decorrência das condições de vida e trabalho, considera a importância das ações interdisciplinares no âmbito da saúde e reconhece que as ações realizadas pelos diferentes profissionais de nível superior constituem um avanço no que tange à concepção de saúde e à integralidade da atenção[1].

Atualmente, com o reconhecimento da complexidade do ser humano em suas várias dimensões, da necessidade de intervenções cada vez mais complexas, do avanço tecnológico, da necessidade de gestão do trabalho, das políticas públicas e da reforma sanitária brasileira, está claro que um único profissional não é capaz de atender a todas essas dimensões. O envolvimento na assistência ao paciente está muito além do enfermeiro e do médico, pois se destaca a articulação de vários profissionais, incluindo farmacêuticos, nutricionistas, fisioterapeutas, terapeutas ocupacionais, psicólogos e todos os profissionais da equipe de apoio para atender aos usuários da saúde, com uma assistência segura e de qualidade[2].

Para garantir a atenção integral à saúde do paciente de forma segura e humanizada e considerando os aspectos biopsicossociais, deve haver mudanças na organização do trabalho nas instituições de saúde. Assim, a fragmentação da saúde, a extrema especialização e especificidade e o fracionamento das intervenções realizadas por todos os profissionais precisa dar lugar ao trabalho em equipe. A equipe multiprofissional e interdisciplinar atua com diferentes profissionais da saúde e reúne diversas áreas de conhecimento com seus próprios saberes e ações direcionando-se para um objetivo em comum: o cuidado do paciente[3,4].

A questão da interdisciplinaridade começa a ser analisada a partir de pesquisas acadêmicas a fim de estudar este assunto contrapondo-se à fragmentação do saber, em todas as áreas, incluindo a saúde. Neste campo o tema retomou seu debate entre as décadas de 1970 e 1980, principalmente na América Latina[5]. A interdisciplinaridade surge como um trabalho conjunto em busca de soluções, caracterizado pela colaboração, inter-relação e interação constantes entre as disciplinas para promover a qualidade na atenção à saúde, por meio da compreensão do ser humano e do processo saúde-doença na sua integralidade, sob os olhares dos distintos profissionais que compõem a equipe e o enriquecimento de cada disciplina, respeitando suas especificidades e particularidades[6,7].

Entende-se por equipe multiprofissional e interdisciplinar o trabalho realizado por profissionais de diversas categorias que contribuem com seus conhecimentos específicos, associando as habilidades e os talentos individuais com dinâmica uniforme e coerente. Esta atuação tem impacto no produto final referente a uma assistência mais eficiente, efetiva e integrada, com aprofundamento do saber e ampliação do conhecimento de cada profissional. Neste cenário, a atuação conjunta de todos os integrantes da equipe leva a um resultado maior se comparado à atuação individual de cada integrante[8].

Neste contexto, cada elemento da equipe multiprofissional torna-se uma peça fundamental da engrenagem, com atuação articulada e coerente, em que cada integrante tem conhecimento claro e definido de suas atribuições, papéis, limitações e possibilidade de intervenções, gerando ações integradas e minimização dos riscos e perigos[9].

A integralidade do cuidado compreende distintas práticas profissionais que se articulam para promover a saúde do paciente, estabelecendo-se um intercâmbio e um diálogo entre especialistas de diversas áreas. A equipe deve ter uma atuação centrada no paciente, com foco tanto na qualidade de vida e no bem-estar como no estímulo do autocuidado e autonomia. Para que isso ocorra, é necessário[4,8,10]:

- Melhor integração da equipe.
- Atuação articulada e coerente.
- Participação efetiva e capacidade de assumir responsabilidades.
- Inclusão do paciente e da família no trabalho da equipe.
- Associação de habilidades e talentos.
- Compartilhamento de informações e discussão sobre os procedimentos e condutas.
- Confiança, respeito, cooperação e principalmente boa comunicação.
- Satisfação ao executar seu trabalho.
- Desenvolvimento de flexibilidade, confiança, paciência, intuição, capacidade de adaptação, sensibilidade em relação às demais pessoas, aceitação de riscos, aprender a agir na diversidade e aceitar novos papéis.

Essa junção de esforços e interesses de um grupo de profissionais, de caráter cooperativo e não competitivo, com foco nas necessidades do paciente, gera[4,9]:

- Melhoria da assistência prestada ao paciente, com qualidade e segurança, mais condigna e humana.
- Minimização dos erros e eventos adversos.
- Bem-estar, melhora, cura e recuperação do paciente.
- Satisfação do cliente.
- Excelência em todas as atividades do processo assistencial.
- Fortalecimento das relações entre profissionais, paciente e família para o alcance dos objetivos.
- Fortalecimento das relações interprofissionais.
- Melhoria do aproveitamento da capacidade de cada profissional.
- Enriquecimento da prática e aprofundamento do saber.
- Participação de toda a equipe por meio de um trabalho integrado.
- Melhoria do desempenho e da eficiência das ações superando a execução de ações de forma individualizada.

Para que o objetivo seja alcançado, cada integrante deve apresentar características como espírito de equipe, participação ativa, comunicação efetiva, respeito mútuo, capacidade de assumir responsabilidade e satisfação ao realizar o trabalho[9].

Ressalta-se a necessidade de mudança no currículo dos profissionais, com suporte de disciplinas e práticas conjuntas elencadas ao pensamento holístico que estimule o aluno ao pensamento integrativo, multiprofissional e interdisciplinar[7,11]. Além disso, é fundamental a educação permanente para subsidiar a atuação e o aprimoramento técnico-científico e a reflexão crítica do profissional para transformar a realidade de seu trabalho[7].

Para promover o respeito, reconhecer a interdependência, diminuir os estereótipos e fortalecer a prática focada no paciente para prestar uma assistência segura, sabe-se que existem pontos fundamentais que radicam na transparência e comunicação efetiva com o paciente; atuação efetiva da equipe multiprofissional; recuperação do significado do trabalho das profissões da área da saúde; necessidade de reformas nos currículos das faculdades da área da saúde e trabalhar o engajamento e a participação do paciente na assistência a ele prestada.

O trabalho da equipe multiprofissional torna-se fundamental quando se refere ao processo de hospitalização e de saúde-doença em pediatria, pois a equipe precisa aprender a lidar não só com o adoecimento de uma criança, mas também com sua família e com todos os fatores intervenientes que este processo demanda: necessidade de adaptação da criança e da família à nova situação (doença e hospitalização), mudanças na estrutura e rotinas da família, inseguranças e medos e enfrentamento da criança/família em relação aos tratamentos e procedimentos, principalmente os dolorosos. Sob este prisma, faz-se necessário o preparo da equipe multiprofissional no que diz respeito ao planejamento de uma assistência que atenda às necessidades biopsicossociais com inclusão das necessidades tanto financeiras quanto da criança/família, a fim de diminuir ou amenizar o estresse do período de internação e doença[4,12].

Centrado na satisfação da clientela pediátrica e de sua família, de maneira segura e com foco na excelência em todos os processos, o Instituto da Criança e do Adolescente (ICr-HCFMUSP) empenha-se em desenvolver um eficaz e eficiente trabalho em equipe multiprofissional e interdisciplinar. A junção dos esforços dos profissionais de maneira cooperativa visa alcançar o objetivo comum de bem-estar, cura ou recuperação da criança e do adolescente.

O ICr tem iniciativas que promovem a interação dos profissionais de todas as áreas e especialidades, assistenciais, administrativas (diretoria executiva, gestão de pessoas, tecnologia da informação, gestão financeira) e de apoio (suprimentos, engenharia, serviço de apoio diagnóstico e terapêutico, higiene, entre outras) para discutir tanto as melhores práticas e condutas referentes à assistência ao paciente, como a troca de informações, conhecimentos e experiências para aprimoramento científico, atualização e capacitação de seus profissionais, por intermédio de reuniões da equipe técnica e administrativa com a diretoria executiva, reunião de análise crítica (RAC), reuniões clínicas, grupo de pais nas unidades, reunião da subcomissão de qualidade e segurança do paciente, entre outras.

Para facilitar e aprimorar continuamente a gestão do cuidado e da equipe multiprofissional, a instituição desenvolveu indicadores de qualidade para serem discutidos e analisados por toda a equipe em reuniões de análise crítica (RAC). Os resultados dos processos são monitorados e, quando necessário, elaboram-se planos de ação para a melhoria dos processos por meio da utilização de ferramentas de qualidade como Diagrama de Ishikawa (Espinha de Peixe), Diagrama de Pareto, PDCA, *brainstorming*, 5W2H e *benchmarking*, com a participação e o apoio da assessoria de qualidade e gerência de risco da instituição.

Estes indicadores estão inseridos no sistema MV (sistema informatizado de gestão de saúde), que permite o gerenciamento de informações clínicas, assistenciais, administrativas, financeiras e estratégicas (*balanced scorecard* – BSC e gestão da qualidade), disponível para acesso de toda a equipe. Proporcionam uma visão global da unidade em que trabalha e da instituição. Estes são alguns indicadores analisados que demonstram a atuação conjunta da equipe multiprofissional no controle e cuidado ao paciente: taxa de infecção nosocomial, taxa de extubação não planejada, taxa de adesão às técnicas de lavagem das mãos, incidência de lesão por pressão, lesão de pele, erros no processo medicamentoso, lesão das narinas em ventilação não invasiva, taxa de realização de triagem nutricional, taxa na adequação do volume infundido em relação ao prescrito em pacientes em terapia nutricional enteral (TNE), taxa de orientação nutricional na alta hospitalar, custo da unidade, taxa de treinamento profissional, admissão/demissão e rotatividade profissional, entre outros.

ATUAÇÃO DO ENFERMEIRO NA EQUIPE MULTIPROFISSIONAL

A enfermagem, parte integrante da equipe de saúde, é a ciência e a arte de assistir o ser humano (indivíduo, família e comunidade) no atendimento de suas necessidades básicas (bio-psico-sócio-espiritual), quando impossibilitado de fazê-lo; de recuperar, manter e promover sua saúde em colaboração com outros profissionais, tornando-o independente desta assistência por meio de educação do autocuidado. Concomitantemente, no cuidado ao cliente, o enfermeiro atua nas funções administrativas, de ensino, pesquisa e a serviço da sociedade. Para isso, faz uso de um método sistematizado e organizado de trabalho, embasado em conhecimentos e princípios científicos, denominado processo de enfermagem (PE)[13].

Por sua vez, a American Nurses Association (ANA) define a enfermagem como a proteção, promoção e valorização da saúde e habilidades, a prevenção de doenças e lesões, o alívio do sofrimento por meio de diagnósticos e tratamentos e advocacia no atendimento de indivíduos, famílias, comunidades e populações[14].

A enfermagem também é definida como a prestação de assistência ao indivíduo sadio ou doente, família ou comunidade e desempenha atividades para promover, manter ou recuperar a saúde. O enfermeiro, parte integrante da equipe de enfermagem, atua nas áreas assistencial, administrativa, gerencial e educativa, responsabilizando-se pelo controle, pela organização e pelas práticas de cuidar. Coordena, planeja e supervisiona a assistência prestada pela equipe, por meio da sistematização da assistência de enfermagem (SAE)[15].

Em razão da presença constante junto ao paciente, o enfermeiro facilmente detecta suas necessidades e alterações, sendo reconhecido como profissional articulador para a execução dos cuidados planejados ao paciente e facilitador da integração com os diversos profissionais. Para tal, utiliza o PE como metodologia e roteiro para sua atuação e canal de comunicação com a equipe multiprofissional, e aplica as cinco etapas inter-relacionadas: coleta de dados de enfermagem ou histórico de enfermagem; diagnóstico de enfermagem; planejamento da assistência de enfermagem; implementação e avaliação de enfermagem[9,16].

O PE é uma ferramenta de trabalho que norteia o processo de raciocínio clínico e a tomada de decisão diagnóstica do enfermeiro e lhe permite definir as intervenções e avaliar os resultados obtidos pela assistência prestada. A utilização desta ferramenta possibilita documentar todos os dados relacionados ao paciente e as ações ou condutas da equipe de enfermagem[16].

O processo de trabalho do enfermeiro engloba as práticas do cuidado, da dimensão assistencial propriamente dita e inclui as dimensões da gerência, da educação, da pesquisa e da participação política[17,18]. O enfermeiro é responsável pela operacionalização e coordenação do processo do cuidar do paciente, ocupa seu espaço nas discussões relacionadas à assistência ao paciente e gerencia este cuidado. Isto ocorre quando ele planeja, executa, avalia, monitora, delega, capacita a equipe e inter-relaciona-se com os demais profissionais da equipe. Além disso, o enfermeiro é responsável por prover e prever recursos para a assistência ao paciente e participar do ensino e da pesquisa, considerando aspectos tecnológicos, habilidades técnicas e aspectos administrativos[19,20].

Neste contexto, o enfermeiro participa de forma relevante e integrada na equipe, pois nessa junção de esforços conjuga a ligação entre todos os integrantes do time de saúde, do paciente e da sua família. É o responsável pela coordenação, supervisão e orientação técnica de sua equipe e pela realização de técnicas de enfermagem complexas[21].

Para desenvolver as complexas funções que exerce, o enfermeiro necessita situar-se no contexto de suas atribuições e desenvolver competências que englobem conhecimentos, habilidades e atitudes, tanto as desenvolvidas durante a formação profissional quanto as competências que atualmente toda organização exige[16,18,22,23]:

- Liderança, ética, coerência, compreensão e cooperação, empatia, motivação, flexibilidade, dinamismo, persistência, intuição, imparcialidade e controle da impulsividade.
- Compromisso, responsabilidade e competitividade.
- Criatividade e iniciativas inovadoras.

- Boa comunicação e bom relacionamento interpessoal, sendo responsável pelas mediações das relações profissionais.
- Competência política: capacidade de articulação com alta gestão e diferentes hierarquias.
- Tomada de decisão, estabelecimento de prioridades, atitude proativa e assertiva.
- Gerenciamento de conflitos e administração do tempo.
- Conhecimento técnico-científico e gerencial.
- Competência clínica e habilidade técnica: atenção à saúde propriamente dita.
- Desenvolvimento cognitivo, psicomotor e afetivo.
- Pensamento crítico e raciocínio clínico.
- Conhecimento da filosofia, missão e visão institucionais.
- Gerenciamento dos custos no processo do cuidar.
- Capacidade de planejamento de seu trabalho e de sua equipe, utilizando como instrumento a ferramenta científica de trabalho: a sistematização do cuidar (SAE/PE).
- Capacidade de gerenciamento multidisciplinar e representação de sua equipe junto às esferas de gestão.
- Foco na educação permanente e capacitação técnica sua e de seus liderados: promove e estimula o conhecimento e a atualização profissional.
- Administração e gerenciamento tanto da força de trabalho como dos recursos físicos e materiais.

A atuação do enfermeiro em todas as atividades, diretas (assistencial) ou indiretas (administrativa/gerencial), interfere na assistência ao paciente e divide responsabilidades em busca de uma assistência segura e com qualidade, visando à rápida recuperação e alta precoce do cliente pediátrico.

O enfermeiro do ICr está fortemente envolvido em todas as decisões referentes ao paciente e sua família, tanto na ativa participação na equipe multiprofissional de assistência direta como nas equipes técnicas e administrativas que interferem nos cuidados prestados às crianças e aos adolescentes:

- Subcomissão de qualidade e segurança do paciente (SCQSP).
- Subcomissão de análise de informação sobre pacientes (SAIP).
- Grupo de trabalho do serviço de controle de infecção hospitalar (SCIH).
- Comissão de ética de enfermagem.

- Grupo de terapia intravenosa (GTIV).
- Grupo de humanização.
- Grupo de discussão do processo medicamentoso.
- Comitê de eventos.
- Grupo de pais nas unidades.
- Comissão interna de prevenção de acidentes (CIPA).
- Equipe multiprofissional de terapia nutricional (EMTN).
- Comissão de farmacoterapia.
- Medicina transfusional e hemoterapia.
- Plano de gerenciamento de resíduos de serviços de saúde (PGRSS).
- Grupo de atendimento à violência infantil (GRAVI).
- Grupo de equipamentos.
- RAC setoriais e médicas.
- Equipes técnica e administrativa.
- Representantes na equipe de autoavaliação para acreditação ONA.
- Reuniões clínicas.
- Representantes na equipe de suprimentos como pareceristas para aquisição e avaliação de materiais.
- Representantes na auditoria de prontuários da saúde suplementar, pesquisa clínica e equipe de controle da dor e cuidados paliativos.

Participa também em comitês, câmaras técnicas e comissões que integram representantes de todos os institutos que compõem o complexo hospitalar do Hospital das Clínicas (HC) e de todas as áreas. Juntos definem e discutem as ações, condutas, normas, rotinas e procedimentos-padrão que devem ser realizados por todos os profissionais do complexo HC, de acordo com a atuação específica de cada profissional, de forma padronizada e integrada, a fim de atingir o objetivo comum: assistência ao paciente com qualidade e segurança, plena satisfação do cliente/família, visando sua cura ou recuperação e promoção da saúde, com sustentabilidade financeira e responsabilidade social.

As principais participações da enfermagem do ICr nos grupos do complexo HC são:

- Comitê de integração de assistência em enfermagem (CIAEnf).
- Comissão de bioética (COBI).
- Câmara técnica de enfermagem em segurança do paciente (CTESP).
- Câmara técnica de pesquisa em terapia intravenosa.

- Câmara técnica da SAE.
- Comitê técnico-científico de centro cirúrgico.
- Comissão técnica de processamento de produtos para saúde.

A Resolução Cofen n. 358/2009, que dispõe sobre a SAE, resolve que o PE deve ser realizado em todos os ambientes, públicos ou privados, em que ocorre o cuidado profissional de enfermagem, devendo contemplar as seguintes etapas: histórico de enfermagem, diagnóstico de enfermagem, plano assistencial, prescrição de enfermagem e evolução de enfermagem.

Para desenvolver a SAE, o ICr utiliza um sistema informatizado de Prontuário Eletrônico do Paciente (PEP). Neste sistema, estão inseridos os Diagnósticos de Enfermagem da North American Nursing Diagnosis Association (NANDA), com suas características definidoras e fatores de risco, correlacionados com as possíveis intervenções de enfermagem (NIC) e prescrição de cuidados e de risco de enfermagem, bem como, as etapas do Processo de Enfermagem, como histórico, exame físico, evolução, anotação e prescrição de enfermagem.

ATUAÇÃO DO FISIOTERAPEUTA NA EQUIPE MULTIPROFISSIONAL

A proteção e a segurança da criança junto ao acompanhante e suas implicações na área da saúde têm sido uma preocupação crescente nos últimos anos e um desafio entre todos os profissionais. A implementação do controle de qualidade no domínio dos cuidados de saúde tornou-se uma questão de extrema importância em um período muito curto de tempo. Os erros na medicina pediátrica são especialmente perturbadores, já que as crianças têm um risco muito maior de sofrer danos quando comparadas com adultos, principalmente pelas exigências de medicação baseadas no peso, mudanças no desenvolvimento, particularidades anatomofisiológicas e dependência dos cuidadores. No entanto, as medidas de qualidade pediátrica ainda estão aquém das dos adultos[24].

A colaboração interprofissional é o processo em que diferentes profissionais trabalham em conjunto para melhorar a qualidade e é considerada um princípio essencial que sustenta os cuidados de saúde primária, tornando-o eficaz. A atuação e a interação de diferentes núcleos profissionais aumentam a probabilidade de resultados desejados e a segurança do paciente. A qualidade da assistência do paciente depende de uma equipe multiprofissional treinada e atualizada para diminuir os principais fatores de risco e erros iatrogênicos nos cuidados dos pacientes pediátricos. O fisioterapeuta é parte integrante da equipe multidisciplinar e tem um papel relevante e necessário na prevenção e no tratamento das complicações respiratórias, neurológicas, ortopédicas e na assistência aos pacientes em ventilação mecânica. Nos últimos anos, a fisioterapia tem sido empregada em todo o mundo e seu desenvolvimento contínuo fez que os recursos fisioterapêuticos fossem otimizados e adaptados, respeitando as particularidades fisiológicas do sistema respiratório dos recém-nascidos e crianças[25,26].

Outro fato relevante da fisioterapia é o da mobilização precoce que impacta na redução do tempo de permanência hospitalar, bem como na melhoria da força muscular e no estado funcional da criança, sendo fundamental a integração com as áreas, principalmente a nutrição e a terapia ocupacional para otimizar o processo. Um dos principais objetivos da fisioterapia motora é a manutenção da independência e funcionalidade nas atividades de vida diária, proporcionando melhora da qualidade de vida. Em alguns casos, a prescrição de dispositivos apropriados, como órteses, é realizada pelo terapeuta ocupacional. De acordo com cada diagnóstico e necessidade clínica, os dispositivos devem ser utilizados como método complementar de tratamento e contribuem para uma recuperação mais segura, rápida e eficaz[27].

A prestação de cuidados em equipe, composta por diferentes categorias profissionais, converge em um mesmo objetivo para transformar-se em uma unidade e melhorar a comunicação, a coordenação e a tomada de decisão compartilhada para melhorar o processo e os resultados favoráveis para o paciente. O primeiro passo claro, capaz de facilitar e acompanhar a melhoria da qualidade, reside em estabelecer conjuntamente rotinas baseadas em evidências científicas e minuciosos processos educativos, seguido de monitoramento para garantir a segurança do paciente. Faz-se necessário esclarecer que o desenvolvimento de indicadores de qualidade sensíveis se tornou uma prioridade na gestão da equipe multiprofissional. Indicadores como taxa de infecção nosocomial, taxa de extubação não planejada, taxa de adesão às técnicas de lavagem das mãos, incidência de úlceras de pressão e lesão das narinas em ventilação não invasiva (VNI) fazem parte de uma atuação conjunta no controle e nos cuidados ao paciente. Todos os indicadores de segurança do paciente e qualidade dos cuidados de saúde devem ser quantificáveis[24,28,29].

Com o intuito de atingir objetivos de forma simultânea, existem algumas ações de fisioterapia centradas no cuidado ao paciente que devem ser reforçadas continuamente à equipe multiprofissional, responsável pelo cuidado dos pacientes, especialmente os mais críticos, como os que se encontram em ventilação mecânica. Entre estas ações, pode-se citar que o cuidado dos pacientes intubados na UTI é uma intervenção médica especializada e complexa. Múltiplos objetivos precisam ser atingidos simultaneamente, incluindo assegurar que o tubo endotraqueal esteja bem posicionado e a via aérea esteja umidificada adequadamente, além da promoção do desmame e retirada da ventilação mecânica (VM) mais precocemente. Prolongar o tempo de suporte ventilatório pode comprometer o conforto da criança, sua alimentação, mobilidade e seu desenvolvimento neuropsicomotor. Em relação à sedação, o paciente tem risco de extubação não planejada, disfunção de corda vocal, estenose subglótica e pneumonia associada à VM, o que pode elevar a morbidade e a mortalidade. Vale lembrar que existem sequelas psicológicas para a criança e sua família, principalmente decorrentes da impossibilidade de comunicação durante o período da intubação orotraqueal[30].

A pneumonia associada ao ventilador (PAV) está associada a maior mortalidade, morbidade e custos, e quando isso acontece se faz necessária a implantação de medidas preventivas eficazes. O fisioterapeuta atua na prevenção de PAV, cumprindo as medidas relacionadas às suas atividades, pelo aumento do *clearance* mucociliar e da resolução de atelectasias. Desta forma, é imprescindível a orientação aos demais membros da equipe para corrigir erros observados[31].

É importante que periodicamente se drene e se descarte qualquer condensado presente no circuito do ventilador mecânico para que o condensado não flua em direção ao paciente. A utilização de luvas de procedimento se faz necessária para realizar este procedimento e/ou ao manipular o fluido do dreno. Ao retirar as luvas, higienizar as mãos com água e sabão (é necessário que seja somente com água e sabão, visto que as luvas contêm talco, segundo indicação do manual da Anvisa). O método mais importante e mais fácil de prevenir a pneumonia nosocomial é a lavagem das mãos para evitar infecção cruzada entre os recém-nascidos[31].

Evitar a rotina de aspiração, uma vez que pode causar perda do recrutamento pulmonar transitório, gerando hipoxemia e alterações da hemodinâmica cerebral. Porém, quando as secreções são detectadas por ausculta, visibilidade no interior da cânula ou por alterações da forma da onda de fluxo, a aspiração da cânula está indicada. O procedimento de aspiração deve ser realizado com técnica asséptica, escolhendo o melhor calibre da sonda, respeitando-se principalmente o tempo de aspiração e o valor de pressão negativa utilizada, sem instilar soro fisiológico[32,33].

O cuidado com a criança ocorre durante a hospitalização desde a admissão e deve ser planejado até a alta hospitalar. Esse é um momento importante, pois a criança estará gradativamente retornando às suas atividades e ao convívio familiar, sendo necessária a participação conjunta de todos os profissionais para auxiliar a criança e o núcleo em que está inserida.

ATUAÇÃO DO NUTRICIONISTA NA EQUIPE MULTIPROFISSIONAL

O nutricionista é o profissional que estuda a ciência da nutrição humana e, na área hospitalar, sua atuação é muito diversificada, compreendendo atividades de planejamento, produção e distribuição de refeição, assistência direta a pacientes em internação ou ambulatório, além de ensino e pesquisa[34].

A Lei Federal n. 8.234, de 17 de setembro de 1991, que regulamenta a profissão do nutricionista, informa que são atividades privativas do profissional a assistência dietoterápica hospitalar e ambulatorial, e, em nível de consultório de nutrição e dietética, prescrever, planejar, analisar, supervisionar e avaliar a dieta para doentes.

Na assistência ao paciente internado, o primeiro passo para assegurar a qualidade da atenção nutricional consiste na avaliação das necessidades individuais de cada paciente, com foco em quem é o indivíduo, que tipo de nutrição e como e quando deverá ser ofertada. Esta avaliação é composta por etapas que fazem interface com os vários processos multiprofissionais, para garantir a excelência do atendimento global ao paciente[35].

A primeira etapa consta da consulta ao prontuário do paciente com o objetivo de identificá-lo, por meio das informações médicas assinaladas, como história da moléstia atual, diagnósticos clínicos e prescrição. Paralelo a isso, dá-se início à triagem nutricional pelo nutricionista, com ferramenta específica por intermédio da qual são identificados os pacientes com risco de subnutrirem durante a internação. Para esses, a terapia nutricional (TN) deve ser iniciada de imediato. Com vistas a conhecer o paciente, prossegue-se à avaliação nutricional mais objetiva, por meio da antropometria, dos dados laboratoriais e da alimentação[35].

A avaliação antropométrica consiste na mensuração de diversas medidas corporais, como peso, estatura, perímetro cefálico, circunferência do braço e dobras cutâneas, para avaliação do crescimento e desenvolvimento da criança, bem como para a monitoração da terapia nutricional instituída. De posse desses dados, o nutricionista elabora o diagnóstico nutricional para que a conduta nutricional mais adequada seja instituída. Para o refinamento do diagnóstico nutricional associa-se a avaliação da alimentação, realizada por um recordatório alimentar minucioso, além de dados bioquímicos como hemograma, proteínas totais e frações, vitaminas e minerais[35]. Todos os dados são registrados em prontuário para o conhecimento da condição nutricional do paciente pelos demais profissionais.

Após o diagnóstico nutricional, com base nas discussões com a equipe e na prescrição médica da dieta, o nutricionista realiza a prescrição dietética, ato privativo estabelecido pelo Conselho Federal de Nutricionistas segundo a Resolução n. 304/2003.

Na prescrição dietética, registrada no prontuário do paciente, devem constar data, tipo de dieta, consistência, quantidade (volume em casos de mamadeira) e fracionamento. Nos casos de dieta por sondas ou estomas, é importante registrar a via (localização do cateter enteral) e a forma de administração (contínua ou intermitente). Feita a prescrição da dieta, procede-se ao encaminhamento à área de produção para que seja produzida e entregue ao paciente.

Após as avaliações e condutas na admissão, inicia-se o acompanhamento nutricional durante a internação, contemplando:

- Visitas diárias ao leito para realização de possíveis solicitações e/ou modificações na dieta que melhorem a aceitação do paciente.
- Avaliação da aceitação alimentar de 2 a 3 vezes/semana para verificar a necessidade de introdução de terapia nutricional.
- Realização de antropometria sequencial a cada 7, 10 ou 15 dias, a depender do nível de assistência de atendimento, e avaliar se o paciente mantém ou melhorou sua condição nutricional.

É importante ressaltar que tanto as visitas como as avaliações da aceitação alimentar e antropométrica são registradas no prontuário para que toda a equipe multiprofissional conheça a evolução nutricional do paciente durante a internação.

Pacientes em risco de subnutrição e/ou que apresentam ingestão alimentar inferior a 70% das recomendações nutricionais diárias são candidatos à TN, que é indicada em conjunto com a EMTN.

Para organizar a assistência hospitalar aos pacientes com deficiência contemplam-se critérios envolvendo os aspectos nutricional, esclarecimentos, atualização de definições, criação e implantação de protocolos, triagem, avaliação do estado nutricional, indicação e acompanhamento da TN dos pacientes. O Ministério da Saúde criou resoluções que fixam os requisitos mínimos para as boas práticas da TNE e TNP. Para tal, tornou-se obrigatória a presença da EMTN em hospitais para acompanhamento de todas as etapas: execução, supervisão e avaliação. Por se tratar de procedimento realizado em paciente sob cuidados especiais e para garantir a vigilância constante de seu estado nutricional, a legislação obriga que a EMTN seja constituída de pelo menos um profissional de cada categoria: médico, enfermeiro, farmacêutico e nutricionista, que precisam de treinamento específico para esta atividade.

Sendo de atribuição da EMTN estabelecer protocolos de avaliação nutricional, indicação, prescrição e acompanhamento da TN, o trabalho em conjunto com a equipe é de extrema importância para a melhoria da qualidade dos processos da assistência nutricional, assim como o monitoramento dos indicadores hospitalares. Quando o resultado de um indicador for inferior ao esperado, medidas corretivas e/ou preventivas precisarão ser tomadas para reverter o índice e alcançar as metas de qualidade estabelecidas[36,37].

Na assistência nutricional, o serviço de nutrição e a EMTN monitoram vários indicadores que auxiliam na melhoria constante dos processos e garantem a qualidade da assistência prestada, bem como a segurança do paciente:

- Taxa de realização de triagem nutricional: avalia se os pacientes em risco para subnutrição estão identificados para introdução da TN.
- Taxa de realização de anamnese alimentar inicial: avalia se a anamnese alimentar, importante ferramenta utilizada para o diagnóstico nutricional e o estabelecimento do plano terapêutico, está sendo realizada dentro do prazo estabelecido.
- Taxa na adequação do volume infundido em relação ao prescrito em pacientes em terapia nutricional enteral (TNE): sua monitoração, por meio dos registros de enfermagem, objetiva garantir que o paciente receba a oferta calórica e proteica estimada para a recuperação e/ou manutenção do estado nutricional, identificando os fatores que interferem na diferença entre o volume prescrito e o volume infundido.
- Taxa de pacientes com TNE e/ou terapia nutricional parenteral (TNP) que atingiram 80% das necessidades nutricionais em até 3 a 5 dias: avalia se a oferta plena de calorias está sendo alcançada em 3 a 5 dias após seu início, com o intuito de prevenir ou minimizar a subnutrição

hospitalar, bem como evitar desfechos desfavoráveis (como aumento da morbidade e do tempo de internação).

- Taxa de reavaliação nutricional periódica em pacientes hospitalizados: verifica se o período estipulado entre avaliações está de acordo com a legislação vigente ou com os protocolos da instituição e analisa se a TN escolhida está alcançando o objetivo proposto, evitando, assim, tanto a subnutrição como a superalimentação.
- Taxa de orientação nutricional na alta hospitalar: verifica se os pacientes estão sendo orientados para manter o cuidado nutricional no domicílio, reduzindo os riscos de reinternação.
- Taxa de efetividade do atendimento nutricional: avalia a evolução do estado nutricional do paciente durante o período de internação, por meio da assistência nutricional prestada. Ou seja, verifica se o plano terapêutico nutricional estabelecido para o paciente foi efetivo para a manutenção ou melhora de sua condição nutricional.
- Taxa de jejum > 24 horas em pacientes em terapia nutricional enteral (TNE): identifica os jejuns prolongados e suas causas, evitando que a subnutrição ocorra ou se agrave.
- Taxa de conformidade da prescrição de TN com indicação: objetiva avaliar se a TN indicada para o paciente pela EMTN foi efetivamente prescrita. O cumprimento da indicação da TN por intermédio da prescrição pode garantir a efetividade da assistência nutricional, reduzindo o risco de subnutrição do paciente durante o período de internação.

ATUAÇÃO DA EQUIPE DE APOIO

As áreas de apoio de uma instituição de saúde são aquelas que dão suporte, auxiliam na administração e organização das áreas-fim e permitem que as equipes multiprofissionais façam o atendimento aos pacientes/clientes. Elas compõem os bastidores do hospital e dão suporte para que o paciente possa ser assistido. Em um ambiente hospitalar podemos citar, como exemplo de equipe de apoio, as áreas de recursos humanos, almoxarifado, cozinha, lavanderia/rouparia, limpeza, portaria, engenharia clínica e manutenção predial[38].

As constantes mudanças realizadas nas áreas do ICr, por meio do incentivo à qualidade, vieram a partir do mapeamento de cada processo de trabalho para contribuir para o esclarecimento e compreensão de seu funcionamento, bem como dos relacionamentos entre esses processos.

O segundo passo para melhorar esse relacionamento foi a identificação das necessidades do cliente e do fornecedor, ou seja, a inter-relação entre os processos de trabalho. A partir disso, formalizam-se acordos entre as áreas envolvidas por meio de uma ferramenta de qualidade – *service level agreement* (SLA), ou acordo de nível de serviço (ANS) para a definição dos parâmetros do serviço prestado.

Um ANS, contrato de nível de serviço ou garantia do nível de serviço (*service level agreement*) é um compromisso assumido por um prestador de serviços perante um cliente. Tem como escopo estabelecer níveis mínimos de entregabilidade (qualidade) dos serviços contratados, com a definição de penalidades em caso de não atendimento aos indicadores estabelecidos, cujas condições variam conforme o nível de otimização esperado. Se por um lado o acordo de nível de serviço tem como objetivo delimitar a responsabilidade dos serviços fornecidos, sob a ótica da empresa contratada, por outro, visa garantir a expectativa do tomador do serviço (contratante), estabelecendo níveis mínimos de serviços esperados.

Segundo a norma brasileira ABNT NBR ISO/IEC 20.000-1:2011[39], esse documento deve ser acordado entre os requisitantes (ou interessados em um determinado serviço) e o responsável pelos serviços da organização. Deve também ser revisado periodicamente para certificar-se de que continua adequado ao atendimento das necessidades de negócio da organização.

Para a formalização desses acordos, realizaram-se reuniões entre as áreas-fim e as áreas de apoio em que o serviço prestado impactava, utilizando-se formulários preestabelecidos pela qualidade.

Na Infraestrutura vários processos têm uma conexão direta ou indireta com a enfermagem e, assim, atingem o trabalho por ela desenvolvido. O Quadro 1 demonstra os acordos firmados, e seu não cumprimento deve gerar um registro de não conformidade.

Caso seja detectado algum item que não esteja contemplado, as áreas deverão revisar o acordo e gerar um adendo.

QUADRO 1 Acordos firmados entre o setor de Infraestrutura e setores do Instituto da Criança e do Adolescente, São Paulo, 2017

Área	Responsabilidade da Infraestrutura	Responsabilidade da Enfermagem
Engenharia clínica	- Fornecer o cronograma anual de manutenção preventiva, calibração e segurança elétrica dos equipamentos biomédicos por meio de sistema - Fornecer o inventário dos equipamentos biomédicos - Executar as manutenções preventivas, calibrações e segurança elétrica, conforme cronograma estabelecido - Atender às ordens de serviço de manutenção corretiva em tempo hábil, informando a unidade sobre o andamento das atividades	- Manter o cronograma anual de manutenção preventiva, bem como o inventário em local de fácil acesso, para possíveis consultas da equipe assistencial - Informar a engenharia clínica sobre movimentação de equipamento por meio de e-mail ou registrar na planilha de controle e, desta forma, evitar possíveis problemas na localização dos itens durante a manutenção preventiva ou corretiva - Disponibilizar os equipamentos para manutenção preventiva, calibração e segurança elétrica conforme cronograma estabelecido - Solicitar ordem de serviço (OS) por meio de sistema para manutenção corretiva contendo identificação do patrimônio, número de série ou *tag* - Manter os equipamentos médico-hospitalares em bom estado de uso, com o controle e a informação de seu parque instalado
Manutenção predial	- Atender às ordens de serviço de manutenção corretiva em tempo hábil e informar à unidade sobre o andamento das atividades	- Solicitar ordem de serviço (OS) para manutenção corretiva por meio de sistema contendo especificidade da não conformidade
Obras	- Realizar reunião com comissão de controle de infecção hospitalar (CCIH) para discussão dos procedimentos a serem realizados - Elaborar barreiras para que o cuidado prestado ao paciente não seja comprometido - Fiscalizar as obras durante sua execução	- Discutir os projetos visando ao melhor atendimento ao paciente - Avisar à Infraestrutura sobre qualquer não conformidade observada

(continua)

QUADRO 1 Acordos firmados entre o setor de Infraestrutura e setores do Instituto da Criança e do Adolescente, São Paulo, 2017 *(continuação)*

Área	Responsabilidade da Infraestrutura	Responsabilidade da Enfermagem
Limpeza	- Estabelecer, conjuntamente com a Enfermagem, o melhor dia e horário para a realização da limpeza terminal - Supervisionar limpeza terminal - Supervisionar limpeza concorrente, realizada conforme a demanda	- Deixar a área o mais livre possível para a realização da limpeza - Supervisionar a limpeza terminal e concorrente - Avaliar o serviço executado por meio de pesquisa de satisfação
Rouparia	- Arrumar os leitos dos pacientes diariamente (camareiras) - Disponibilizar roupa de reposição para as 24 horas - Atender aos chamados sempre que necessário	- Supervisionar o serviço executado pelas camareiras - Supervisionar a utilização da roupa excedente disponibilizada na área
Portaria/ segurança	Ambulatório: - Verificar utilização do crachá pelo paciente e acompanhante e orientar a correta utilização, se necessário Internação: - Orientar os acompanhantes e visitantes sobre horário de visita, número de acompanhantes/ visitantes permitidos, além da entrada de alimentos - Auxiliar no processo de alta do paciente retirando sua pulseira - Acionar a Segurança quando houver problemas	- Elabora conjuntamente com a Portaria as regras para entrada e saída de pacientes - Avisar à Infraestrutura sobre qualquer não conformidade observada

Fonte: documento utilizado no Instituto da Criança e do Adolescente do HCFMUSP.

IMPORTÂNCIA DA AQUISIÇÃO DO MATERIAL MÉDICO HOSPITALAR E O INTER-RELACIONAMENTO COM AS ÁREAS ASSISTENCIAIS

Com o avanço da ciência e o desenvolvimento tecnológico de produtos para saúde, novos desafios são lançados tanto para a vigilância sanitária, responsável pela regularização e vigilância desses produtos no mercado, quanto para os serviços de saúde, que precisam qualificar e selecionar os produtos que utilizarão, garantindo a segurança do paciente.

O tema em questão é de grande importância, pois o processo de padronização de produtos para saúde resulta na seleção de materiais com melhor qualidade e otimização dos recursos financeiros. Atenta-se especialmente para o cumprimento de padrões normativos, sistemas de teste e avaliação dos produtos para saúde em seu uso, adequação dos materiais às necessidades assistenciais e seu impacto nos custos hospitalares[40,41].

A integração entre as áreas que participam da gestão de suprimentos, áreas usuárias dos produtos e áreas de apoio ou de assessoria técnica e jurídica é crucial para o processo de qualificação do material. É preciso que seja mantida uma relação estreita para garantir que o produto recebido após a compra cumpra realmente com as especificações exigidas no início do processo[40,41].

Para efetivar esse processo, deve existir uma estrutura de apoio técnico na área de suprimentos ou no setor de apoio a esta, que viabilize a avaliação dos artigos e, consequentemente, forneça embasamento para a seleção de artigos em processo de licitação. Assim, haverá o compromisso da área de compras com as ações de seleção para artigos de uso hospitalar[40,41].

Os fundamentos legais da licitação pública se baseiam na Lei n. 8.666, de 21 de junho de 1993, e na Lei n. 10.520, de 14 de julho de 2002. Essas leis visam assegurar que a aquisição dos artigos pelo menor preço não esteja necessariamente vinculada à compra de artigos de qualidade duvidosa. Na elaboração dos editais torna-se crítico o detalhamento das características técnicas dos artigos e das finalidades a que se destinam. A especificação dos critérios técnicos orienta as fases de classificação, julgamento e seleção dos artigos a serem adquiridos[42].

No contexto cada vez mais complexo da área hospitalar, em que novas doenças incidem e novas técnicas de diagnósticos e tratamento surgem rapidamente, diversas pesquisas são desenvolvidas, resultando em incorporação de novas tecnologias, sendo fundamental a realização de um bom planejamento de compras que otimize os recursos existentes e busque alcançar o melhor resultado para os pacientes e o sistema de saúde[40-43].

A aquisição de artigos sem análise da qualidade para o uso em serviços de saúde pode resultar na ocorrência de eventos indesejáveis, como o agravamento da condição da saúde do paciente e o risco à saúde do profissional, além do desperdício de recursos financeiros, comprometendo a assistência prestada e elevando o tempo médio gasto pelos profissionais de saúde na realização de sua rotina de trabalho[42-44].

A padronização consiste, portanto, na incorporação de um produto determinado à lista de artigos passíveis de serem comprados para estarem disponíveis para prescrição, dispensação e utilização, observando que sua inserção poderá necessitar de artigos acessórios ou uso de processos de esterilização[43].

Destacam-se as interfaces de trabalho do enfermeiro responsável pela padronização de materiais com a comissão de controle de infecção hospitalar, gerência de risco, grupos de trabalho (cateter, curativos, reprocessamento, entre outros)[40]. Nesta interface, o usuário desempenha papel fundamental, gerando as informações que seguem um fluxo para que a administração possa concretizar a padronização e a aquisição. As incorporações de novos artigos médico-hospitalares estão vinculadas ao impacto sobre a saúde e a agilidade no trabalho, além de estarem suficientemente justificadas, com especificação técnica clara e precisa e que contemple a previsão de consumo[44].

O processo adequado de qualificação de artigos médico-hospitalares a serem adquiridos visa assegurar que estejam de acordo com os padrões técnicos de qualidade para utilização. A qualidade dos artigos para a saúde utilizados nos hospitais contribui para uma assistência mais segura e diminuição de gastos hospitalares[40].

Os artigos aprovados, incorporados e utilizados na instituição fazem parte do processo interno de vigilância pós-comercialização e tecnovigilância. Na ocorrência de queixa técnica ou evento adverso durante a utilização do produto, os profissionais usuários notificam a não conformidade à gerência de risco, mediante preenchimento do formulário próprio. Pode envolver quarentena de produtos, investigações internas e minimização do risco a que o paciente foi eventualmente exposto. Casos pertinentes de ocorrência de eventos adversos ou queixas técnicas são notificados no Sistema Nacional de Vigilância Sanitária por meio do sistema Notivisa[43].

Vale lembrar da desincorporação de tecnologia, que ocorre quando se deixa de usar um determinado artigo hospitalar. Quando o profissional sinaliza que deixará de usar determinado artigo, este não precisa ser inserido no planejamento de compras. Isto é percebido quando não existe movimentação no estoque. Pode-se dizer que se vivencia a era de pressão por resultados, agilidade, redução de custos e nível de abastecimento alto[43].

Ao considerar a realidade atual, com grandes mudanças tecnológicas, torna-se obrigatório que as atividades sejam de modo contínuo e, ao observar o ambiente externo, este possa acompanhar as transformações[43].

Portanto, faz-se necessário que a comissão de avaliação de artigos médico-hospitalares esteja preparada para que possa, sempre que necessário, fornecer orientações sobre o fluxo formal de como iniciar um processo de compra, testar uma nova tecnologia ou produto, uma marca desconhecida ou um produto modificado. Além disso, tornam indispensáveis a disponibilidade da ficha de avaliação específica e a orientação quanto à forma de preenchê-la, estipulando o prazo para o retorno de resultados. A revisão da ficha de avaliação de artigos conforme sugestão/crítica dos profissionais deve ser uma prática constante, sempre que relevantes conhecimentos o justificarem.

Para que os artigos novos ou materiais sejam conhecidos nos diferentes setores assistenciais, eles precisam ser demonstrados. Para que aconteça essa demonstração, existem alguns critérios que exigem fluxo e organização.

Demonstração de artigos novos/materiais

Para identificação ou demonstração de artigos novos ou não padronizados, o fornecedor deve interagir com a estrutura formal da instituição. Isto facilita aos fornecedores um ponto central e único quando existe interesse nos artigos, bem como torná-los conhecidos aos vários programas de assistências aos quais se aplicam. Para isso, é necessário estabelecer um fluxo:

- Atender o representante por meio de uma agenda formal.
- Dar ciência do resultado da avaliação funcional do material: reprovado ou aprovado pelos usuários.
- Atender aos representantes que desejam obter mais informações sobre desempenho negativo de seus produtos, para sua possível melhoria.

Nos casos em que não existir registro sanitário no Brasil, os estabelecimentos de saúde não podem testar nenhum artigo para procedimento clínico, sob pena de cumplicidade em infração sanitária[40-43].

Para identificação ou demonstração de artigos novos ou não padronizados, o primeiro passo consiste em desenvolver fichas de avaliação ou formulários que contenham os critérios técnicos específicos de cada produto. No caso de artigos que requeiram treinamento, a área técnica solicita a presença do representante técnico da empresa fornecedora para apresentação/demonstração para os profissionais usuários[40-43].

Para cada avaliação técnica, legal e funcional se obtém um laudo. Este caracteriza a pré-qualificação, positiva ou não, do produto para uso na instituição. Os laudos deverão conter: descritivo e código do material, registro na Agência Nacional de Vigilância Sanitária (Anvisa) do Ministério da Saúde, marca do produto, nome da empresa fornecedora e os campos específicos dos critérios de avaliação no qual o avaliador preenche os pontos positivos e negativos. Posteriormente os laudos devem ser encaminhados ao setor de apoio técnico para registro em banco de dados[40-43]. Caso exista divergência entre laudos de diferentes avaliadores, os laudos técnicos deverão ser validados internamente em reunião de consenso.

O principal objetivo é conscientizar os usuários sobre a necessidade de conhecer os detalhes técnicos sobre a aquisição de produtos com vista a elevar a qualidade do serviço prestado à comunidade[40-43].

Existem algumas etapas que fazem parte do processo de qualificação de um produto, a seguir:

- Planejamento, padronização, definição e compras.
- Elaboração de pedido de compras, termo de referência ou projeto básico.
- Organização do processo licitatório.
- Verificação dos artigos pré-qualificados positivamente.
- Pesquisa de preço dos artigos.
- Elaboração e especificação no edital.
- Processo licitatório: cadastramento de empresas, recebimento das propostas, classificação, julgamento e seleção dos artigos a serem adquiridos.
- Compra.
- Recebimento e conferência do produto recebido.
- Acompanhamento do cumprimento do contrato e utilização.

Podem ser priorizados os artigos estratégicos, em especial das curvas A e B (artigos de alto custo ou alto volume de utilização), como parte do processo contínuo de padronização. Este é o ponto inicial do processo de gestão de artigos realizado por meio de processo administrativo. A seleção de artigos leva em consideração a avaliação da efetividade, da segurança, de sua inserção em protocolos ou rotinas assistenciais e sua relação de custo-efetividade durante o uso[40-43].

Para simplificar o ciclo de avaliação de um produto, é preciso entender as fases de avaliação. A solicitação é avaliada para entender a justificativa, pois se o processo começa errado haverá problemas futuros[39-42]. Vale lembrar que a avaliação ideal é aquela totalmente imparcial, com a finalidade de encontrar um produto que atenda ao uso pretendido[40-43].

Na Figura 1 observa-se um modelo de ficha adotado pelo Hospital das Clínicas da FMUSP para avaliação dos materiais.

Cateter intravenoso descartável (tipo Intima)
Pregão: **Item:** **subitem**
Área: **Prazo de Avaliação:**
Cód HC: 61130370: Cateter intravenoso periférico, tipo Intima, calibre 24 ga, descartável, estéril, atóxico, apirogênico, confeccionado em poliuretano ou outro material biocompatível, tipo por fora da agulha, agulha siliconizada, bisel trifacetado conectado ao mandril, guia metálico e puxador, tampa protetora do conjunto agulha cateter, asas para fixação, tubo vinílico ou poliuretano de extensão transparente, conjunto conector fêmea em y com uma conexão luer lock e outra intermitente, embalagem individual, que promova barreira microbiana, abertura asséptica, integridade do produto, conforme legislação vigente- M.S.- Anvisa.

DATA:	IC:	InCor:	IOT:	ICr: X	InRad:	IPq:

Marca:	Ref:
Fabricante:	Lote:
Fornecedor:	Esterilização:
Local de fabricação:	Validade:
N. Anvisa:	N. de amostras:

Amostras:
1. A amostra apresentada está de acordo com o descritivo? Sim ( ) Não ( )
2. Se não, apontar as divergências:

Obs.: se inadequado, indicar o motivo na coluna "Justificativa".

Discriminação dos dados		Adequado	Inadequado	Justificativa
Embalagem	Identificação visual do produto			
	Identificação escrita do produto			
	Manuseio/ integridade			
	Abertura/selagem			

(continua)

FIGURA 1 Exemplo de avaliação de cateter intravenoso descartável. Documento utilizado no Hospital das Clínicas da Faculdade de Medicina da Universidade de São Paulo. IC: Instituto Central; ICr: Instituto da Criança e do Adolescente; InCor: Instituto do Coração; InRad: Instituto de Radiologia; IOT: Instituto de Ortopedia e Traumatologia; IPq: Instituto de Psiquiatria.

FIGURA 1 *(continuação)*

Discriminação dos dados		Adequado	Inadequado	Justificativa
Canhão da agulha/cateter	Código de cores			
	Visualização do refluxo			
	Tampa do conjunto cateter/agulha			
	Trava com canhão da agulha			
Agulha/bisel	Corte/angulação			
	Penetração			
	Protetor do conjunto agulha/cateter			
	Dispositivo de segurança manual			
Tubo vinílico e extensão	Comprimento			
	Transparência			
Cateter	Ponta distal			
	Flexibilidade			
	Resistência			
	Superfície			
	Transição agulha/cateter			
	Conexão fêmea luer lock com equipo/seringa etc.			
	Fixação			
Observações adicionais:				

Produto aprovado? Sim ( ) Não ( ) DATA:_/_/_

Avaliador(es) ____________________________

____________________________________ ____________________________________

____________________________________ (carimbo/assinatura)

FIGURA 1 (*Continuação.*)

RESUMO

Está claro que a atuação e a integração de diferentes categorias profissionais, tanto assistenciais como administrativas, na prestação de serviços à saúde, principalmente em pediatria, é fundamental para o alcance do objetivo comum de uma assistência integral, segura e com qualidade. Porém, mais estudos com delineamento adequado, amostras representativas e com intervenções padronizadas são necessários para avaliar o benefício da interação dos processos multiprofissionais na assistência.

Muitos são os desafios para que haja contribuições interdisciplinares que favoreçam a integralidade do cuidado, como estabelecer um intercâmbio entre especialistas de diversas áreas do conhecimento, qualificação técnica, aprimoramento da comunicação, diálogo, visão holística do paciente e da família, mediação de conflitos, estrutura e organização do trabalho, além do perfil profissional e responsabilidades de cada integrante da equipe, fundamentais para o cuidado direcionado ao processo saúde-doença.

REFERÊNCIAS BIBLIOGRÁFICAS

1. Brasil. Conselho Nacional de Saúde. Relaciona as categorias profissionais de saúde de nível superior para fins de atuação do Conselho Nacional de Saúde. Resolução n. 287, de 08 de outubro de 1998. Brasília: Ministério da Saúde do Brasil; 1998.
2. Matos E, Pires DEP. Práticas de cuidado na perspectiva interdisciplinar: Um caminho promissor. Texto Contexto Enferm Florianópolis. 2009;18(2):338-46.
3. Queiroz E, Araujo TCCF. Trabalho de equipe em reabilitação: um estudo sobre a percepção individual e grupal dos profissionais de saúde. Paideia. 2009;19(43):177-87.
4. Nunes MF, Woyst LR, Neto SBC. Trabalho em equipe: percepção interprofissional de uma clínica pediátrica. Revista Psicologia e Saúde. 2014;6(2):72-84.
5. Follari RA. Algumas considerações práticas sobre Interdisciplinaridade. In: Jantsch AP, Bianchetti L, orgs. 9. ed. atualizada e ampliada. Interdisciplinaridade para além da filosofia do sujeito. Petrópolis: Vozes; 2011.
6. Japiassú H, Marcondes D. Dicionário básico de filosofia. 3. ed. Rio de Janeiro: Jorge Zahar; 2001. Apud: Martino LC, Boaventura KT. O mito da interdisciplinaridade: história e institucionalização de uma ideologia. Revista da Associação Nacional dos Programas de Pós-Graduação em Comunicação. 2013;16(1).
7. Gelbcke FL, Matos E, Sallum NC. Desafios para a integração multiprofissional e Interdisciplinar. Tempus Actas de Saúde Coletiva. 2012;6(4):31-9.
8. Abreu LO, Munari DB, Queiroz ALB, Fernandes CNS. O trabalho de equipe em enfermagem: revisão sistemática da literatura. Rev Bras Enferm. 2005;58(2):203-7.
9. Costa MJC. Atuação do enfermeiro na equipe multiprofissional. Rev Bras Enf. 1978;31:321-39.
10. Vilela EM, Mendes IJM. Interdisciplinaridade e saúde: estudo bibliográfico. Rev Latino-Am Enfermagem. 2003;11(4):525-31.

11. Araújo MBS, Rocha PM. Trabalho em equipe: um desafio para a consolidação da estratégia de saúde da família. Cienc Saúde Coletiva. 2007 - SciELO Public Health. Disponível em: https://www.scielosp.org/scielo.php?pid=S1413-81232007000200022&script=sci_arttext&tlng [acesso em: 10 set. 2018].
12. Guareschi APDF, Martins LMM. Relacionamento multiprofissional x criança x acompanhante: desafio para a equipe. Rev Esc Enf USP. 1997;31(3):423-36.
13. Horta WA. Enfermagem: teoria, conceitos, princípios e processo. Rev Esc Enf USR. 1974;5(1):7-15.
14. American Nursing Association. What is nursing? Disponível em: http://www.nursingworld.org/EspeciallyForYou/What-is-Nursing [acesso em: 10 set. 2018].
15. Almeida MCP, Rocha SMM. Considerações sobre a enfermagem enquanto trabalho. In: Almeida MCP, Rocha SMM. O trabalho de enfermagem. São Paulo: Cortez; 1997. p.15-26.
16. Barros ABL, Sanchez CG, Lopes JL, Dell'Acqua MCQ, Lopes MHBM, Silva RCG. Processo de enfermagem: guia para a prática. São Paulo: Conselho Regional de Enfermagem de São Paulo; 2015. 113p.
17. Sanna MC. Os processos de trabalho em enfermagem. Rev Bras Enferm. 2007;60(2):221-4.
18. Nascimento CROS, Torquato DS, Alves SS, Oliveira TS, Gois RMO. Gestão da qualidade nos serviços de enfermagem no ambiente hospitalar: uma revisão integrativa de literatura. Ciências Biológicas e de Saúde UNIT, Aracaju. 2017;4(2):11-24.
19. Caveião C, Hey AP, Montezeli JH. Administração em enfermagem: um olhar na perspectiva do pensamento complexo. Rev Enferm UFSM. 2013;3(1):79-85.
20. Rossi FR, Silva MAD. Fundamentos para processos gerenciais na prática do cuidado. Rev Esc Enferm USP. 2005;39(4):460-8.
21. Backes DS, Backes MS, Sousa FGM, Erdmann AL. O papel do enfermeiro no contexto hospitalar: a visão de profissionais de saúde. Cienc Cuid Saude. 2008; 7(3):319-26.
22. Dias HC, Paiva KCM. Competências do enfermeiro: estudo em um hospital privado. Rev Bras Enferm. 2011;64(3):511-20.
23. Aragão OC, Teófilo JKS, Netto JJM, Soares JSA, Goyanna NF, Cavalcante AES. Competências do enfermeiro na gestão hospitalar. Revista de Saúde Pública do Paraná. 2016;17(2):66-74.
24. Kumar B. Patient safety and quality metrics in Pediatric Hospital Medicine. Pediatr Clin North Am. 2016;63(2):283-91.
25. Walsh BK, Hood K, Merritt G. Pediatric airway maintenance and clearance in the acute care setting: how to stay out of trouble. Respir Care. 2011;56(9):1424-40.
26. Baidya S, Acharya RS, Coppieters MW. Physiotherapy practice patterns in Intensive Care Units of Nepal: a multicenter survey. Indian J Crit Care Med. 2016;20(2):84-90.
27. Lahóz ALC; Andrade BA. Protocolo de mobilização precoce. In: Juliani RCTP, Cunha MT, Lahóz ALC, Nicolau CM, Paula LCS, Zuana AD. Fisioterapia. Coleção Pediatria do Instituto da Criança HCFMUSP. 2. ed. Barueri: Manole; 2018.
28. Chen L, Huang LH, Xing MY, Feng ZX, Shao LW, Zhang MY, Shao RY. Using the Delphi method to develop nursing-sensitive quality indicators for the NICU. J Clin Nurs. 2017;26(3-4):502-13.
29. Gonzalo JD, Wolpaw DR, Lehman E, Chuang CH. Patient-centered interprofessional collaborative care: factors associated with bedside interprofessional rounds. J Gen Intern Med. 2014;29(7):1040-7.
30. Blackwood B, Murray M, Chisakuta A, Cardwell CR, O'Halloran P. Protocolized versus non-protocolized weaning for reducing the duration of invasive mechanical ventilation in critically ill paediatric patients. Cochrane Database Syst Rev. 2013;31;(7).

31. Mietto C, Pinciroli R, Patel N. Ventilator associated pneumonia: evolving definitions and preventive strategies. Respir Care. 2013;58(6):990-1007.
32. Sant'Anna GM, Keszler M. Developing a neonatal unit ventilation protocol for the preterm baby. Early Hum Dev. 2012;88(12):925-9.
33. Paula LCS, Ceccon MEJ. Análise comparativa randomizada entre dois tipos de sistema de aspiração traqueal em recém-nascidos. Rev Assoc Med Bras. 2010;56(4):434-9.
34. Silva APA. Atuação do nutricionista em hospital pediátrico. In: Delgado AF, Cardoso AL, Zamberlan P. Nutrologia básica e avançada. Barueri: Manole; 2010. p.83-97.
35. Silva APA, Nascimento AG, Zamberlan P. Manual de dietas e condutas nutricionais em pediatria. São Paulo: Atheneu; 2014.
36. Isosaki M. Indicadores: conceitos, importância e aplicabilidade em nutrição hospitalar. In: Isosaki M, Gandolfo AS, Jorge AL, Evazian D, Castanheira FA, Bittar OJN. Indicadores de nutrição hospitalar. São Paulo: Atheneu, 2015. p.13-24.
37. Mainz J. Defining and classifying clinical indicators for quality improvement. Int J Qual Health Care. 2003;15:523-30.
38. Souza, AF, Heringer CHT, Santos Jr J, Moli JR. Gestão de manutenção em serviços de saúde. São Paulo: Blucher; 2010.
39. Associação Brasileira de Normas Técnicas (ABNT). NBR ISO/IEC 20.000-1. 2011.
40. Brasil. Agência Nacional de Vigilância Sanitária. Manual de pré-qualificação de artigos médicos-hospitalares: Estratégia de vigilância sanitária de prevenção. Brasília, DF: Anvisa; 2010. Disponível em: http://www.crefrs.org.br/legislacao/pdf/resol_cns_287_1998.pdf [acesso em: 20 fev. 2018].
41. Garcia SD, Haddad MCL, Dellaroza MSG, Costa DB, Miranda JM. Gestão de material médico-hospitalar e o processo de trabalho em um hospital público. Rev Bras Enferm. 2012;65(2):339-46.
42. Brasil. Lei n. 8.666, de 21 de junho de 1993. Disponível em: http://www.comprasnet.gov.br/legislacao/leis/lei8666.pdf. Acesso em: 20 jan. 2018.
43. Toma TS, Soares AC, Bortoli MC, Pirotta KCM, Venâncio SI, Derbli M. Avaliação de tecnologias e inovação em saúde no SUS: Desafios e propostas para gestão. Instituto de Saúde, São Paulo, 2015. Disponível em: http://pesquisa.bvs.br/brasil/resource/pt/ses-32466 [acesso em: 15 jan. 2018].
44. Vecina NG, Reinhardt FW. Gestão de recursos materiais e de medicamentos. Faculdade de Saúde Pública da Universidade de São Paulo. São Paulo, 93p., 1998. Disponível em: http://andromeda.ensp.fiocruz.br/visa/files/Volume12.pdf [acesso em: 15 jan. 2018].

19

A visão do colaborador como agente de mudança nos processos de segurança do paciente

Sara Diniz Rubinsztejn Azevedo
Crystiane Aline Alves de Souza

TÓPICOS DO CAPÍTULO

OBJETIVO

Com a leitura deste capítulo, o leitor poderá compreender a necessidade da prática da segurança do paciente e a relevância da participação dos profissionais de saúde como agentes de mudança nos processos de segurança do paciente.

INTRODUÇÃO

Segurança do paciente é um tema que vem sendo discutido ao longo dos anos e se intensificou a partir da publicação do livro *To err is human: building a safer health system* (Errar é humano: construindo um sistema de saúde mais seguro), em 1999. Os estudos sobre o assunto em questão possibilitaram identificar práticas realizadas nos sistemas de saúde que causavam danos aos pacientes e que poderiam ser evitáveis ou prevenir um número elevado de agravos. No

Brasil, as ações voltadas às práticas seguras iniciaram em meados de 2005, em parceria com a Organização Pan-Americana da Saúde (OPAS), Ministério da Saúde e Agência Nacional de Vigilância Sanitária (Anvisa)[1].

Prestar assistência à saúde é uma atividade complexa, e os profissionais ligados diretamente a essas práticas estão mais suscetíveis a cometer falhas que podem ocasionar eventos adversos. Dentro das instituições de saúde, principalmente nos hospitais, a incorporação de inovações tecnológicas e da indústria farmacêutica torna os cuidados cada vez mais complexos, exigindo maior conhecimento dos profissionais de saúde e maior investimento da gestão na promoção do aperfeiçoamento desses profissionais[1]. Considerando que os procedimentos de maior complexidade são realizados nessas instituições, a probabilidade de um evento adverso ocorrer é maior. Dados do Boletim de Segurança do Paciente e Qualidade em Serviços de Saúde, de 2017, mostram que 94% dos incidentes notificados à Anvisa ocorrem dentro do ambiente hospitalar[2].

Estabelecer e implantar medidas de práticas seguras na assistência deve ser o objetivo da instituição de saúde para a promoção de assistência ao paciente com foco na minimização e/ou redução de danos. Com base na Portaria n. 529/2013, o serviço de saúde deverá instituir o Programa Nacional de Segurança do Paciente (PNSP) e, com base na RDC n. 36/2013, que norteia a implantação de ações para o desenvolvimento de ações de melhoria, a partir dos seis protocolos básicos de segurança do paciente do Ministério da Saúde: cirurgia segura, identificação do paciente, prevenção de úlcera por pressão (atualmente prevenção de lesão por pressão), prevenção na prescrição, uso e administração de medicamentos, prática da higiene das mãos e prevenção de quedas[3].

Nesse contexto, cabe às instituições de saúde realizar modificações nos processos de gestão, criando uma imagem em que o profissional é visto como um agente ativo dos cuidados prestados e que as falhas cometidas estão atreladas aos processos e não às pessoas. Para que isso ocorra, faz-se necessária a implantação de uma cultura de segurança, que tenha como objetivo demonstrar aos profissionais a importância do comprometimento da gestão com a segurança do paciente, em que as falhas são oportunidades de aprendizado e melhoria[4].

SEGURANÇA DO PACIENTE E CULTURA DE SEGURANÇA

A publicação constatou que entre 44.000 e 98.000 pacientes morriam a cada ano nos hospitais dos Estados Unidos em virtude dos danos causados durante a prestação de cuidados à saúde. A revelação dos dados obtidos despertou nas organizações internacionais o interesse em apoiar trabalhos estratégicos para a prevenção e a mitigação de falhas no cuidado à saúde[1].

Em um estudo realizado pela Aliança Mundial para a Segurança do Paciente, constatou-se que entre 3 e 16% dos pacientes sofreram um agravo relacionado à assistência à saúde, decorrentes de processos não seguros. O estudo mostrou que esse dado referia-se aos países desenvolvidos, apesar de se estender aos países em desenvolvimento e subdesenvolvidos. Porém, acredita-se que esses dados possam ter um resultado ruim, com resultados insatisfatórios, quando se refere aos países em desenvolvimento[5].

Em 2004, a Organização Mundial da Saúde (OMS) lançou um programa de segurança do paciente com base na resolução da Assembleia Mundial de Saúde de 2002, e nesse mesmo período criou-se o programa *World Alliance for Patient Safety*, recomendando ações que promovam e envolvam a segurança do paciente[6].

A partir dessas mobilizações, campanhas direcionadas à higiene das mãos e de uma prática segura no processo cirúrgico iniciaram desafios globais realizados pela OPAS e pela OMS. A cada 2 anos, a OMS lança um desafio mundial em relação à segurança do paciente com o intuito de produzir ações para minimizar os riscos. Em 2005 e 2006, "Uma assistência limpa é uma assistência mais segura" foi o primeiro desafio, com foco na prevenção de infecções. No período de 2007 e 2008, a campanha foi pela prevenção de morbidades decorrentes das práticas cirúrgicas, com o tema "Cirurgias seguras salvam vidas"[1]. Em 2017 o desafio foi "*Medication without harm: WHO's third global patient safety challenge*" ("Medicação sem danos: o terceiro desafio global da OMS para a segurança dos pacientes"), cujo objetivo é reduzir em 50% os danos graves e evitáveis associados a medicamentos em todos os países nos próximos cinco anos e identificar as fragilidades nas instituições de saúde que podem acarretar danos ao paciente[7].

No Brasil, outras instituições se movimentaram para promover ações destinadas à segurança do paciente. Em 2001, a Anvisa cria a rede de hospitais-sentinela, com o objetivo de avaliar a qualidade dos medicamentos, equipamentos, insumos e hemoderivados após a comercialização. Em 2008 foi criada a Rede Brasileira de Enfermagem e de Segurança do Paciente (Rebraensp), em São Paulo. Seu principal objetivo é ser um elo de colaboração na educação de uma assistência de enfermagem segura e com qualidade[8].

Em 2013, o Ministério da Saúde apresenta a Portaria n. 529, que institui o Programa Nacional de Segurança do Paciente (PNSP) como política de saúde no cenário brasileiro com o objetivo de colaborar para a promoção da qualidade do cuidado prestado em todos os estabelecimentos de saúde no Brasil[9].

Para a OMS, a segurança do paciente é considerada quando as práticas assistenciais são realizadas com dano mínimo ao paciente. Com base nesse contexto, a Portaria n. 529 define segurança do paciente como redução de danos desnecessários nos cuidados prestados em estabelecimentos de saúde, pautada em medidas preventivas[9].

As instituições prestadoras de serviço em saúde, ao longo do tempo, incorporam tecnologias cada vez mais complexas e exigem técnicas que podem acarretar riscos aos usuários. Sendo assim, cabe aos serviços de saúde oferecer aprimoramento aos profissionais para que eles pratiquem uma assistência com qualidade, efetividade e eficiência, sem ocorrência de incidentes e/ou danos ao paciente[1]. O dano ocorre quando há comprometimento da estrutura corporal, incluindo doenças, lesão, sofrimento, incapacidade e morte, acarretando disfunção física e/ou psicológica e problemas sociais[9].

A OMS relata que os danos causados aos pacientes nos serviços de saúde representam um aumento na morbidade e mortalidade. Dados lançados pelo Boletim de Segurança do Paciente de 2016 demonstram que, dos 232 óbitos notificados, 89 (38,4%) estão relacionados às falhas durante o processo de assistência[2]. Diante desse fato, as ações para minimizar os danos causados aos usuários dos serviços de saúde devem ser uma prioridade para esses serviços, visto que assistir com qualidade e segurança é uma obrigatoriedade assegurada peça Portaria n. 529[9].

Nesse contexto, o gerenciamento de risco (*risk management*) tem um papel fundamental na identificação dos riscos potenciais que poderão causar danos ao paciente durante a assistência prestada. Implementar soluções para prevenir danos é um dos sete passos essenciais para a segurança do paciente, segundo a National Patient Safety Agency (NPSA). Dentre as ferramentas para análise de riscos, a utilização do FMEA – análise do modo e efeito de falha (*failure mode and effect analysis*) é usualmente utilizada nos serviços de saúde para a identificação dos riscos e perigos existentes, e possibilita a elaboração de barreiras preventivas com o objetivo de reduzir e/ou mitigar os eventos adversos. Adotar medidas de segurança ao paciente possibilita que as instituições revejam suas práticas assistenciais implantando protocolos de segurança que visam à inserção de barreiras quanto aos possíveis danos advindos da assistência. Práticas seguras assistenciais realizadas pelos profissionais de saúde auxiliam na prevenção dos eventos adversos[1].

Contudo, para que os riscos e os eventos adversos sejam reduzidos, é preciso que as instituições de saúde promovam uma mudança de cultura dos profissionais, alinhada com a política de segurança do paciente[1], adotando medidas para a promoção e implantação da cultura de segurança do paciente, tendo como objetivo a melhoria contínua das práticas em saúde[10].

A cultura da segurança é definida como[4]:

> Conjunto de valores, atitudes, competências e comportamentos que determinam o comprometimento com a gestão da saúde e da segurança, substituindo a culpa e a punição pela oportunidade de aprender com as falhas e melhorar a atenção à saúde.

A cultura de segurança possui cinco características para uma gestão de cuidados seguros[10]:

- Cultura na qual todos os trabalhadores, incluindo profissionais envolvidos no cuidado e gestores, assumem responsabilidade pela sua própria segurança e pela segurança de seus colegas, pacientes e familiares.
- Cultura que prioriza a segurança acima de metas financeiras e operacionais.
- Cultura que encoraja e recompensa a identificação, a notificação e a resolução dos problemas relacionados à segurança.
- Cultura que, a partir da ocorrência de incidentes, promove o aprendizado organizacional.
- Cultura que proporciona recursos, estrutura e responsabilidade para a manutenção efetiva da segurança.

Estima-se que 42,7 milhões de pessoas são vítimas dos eventos adversos no mundo por ano. Estudos relatam que dois terços desse total ocorrem nos países em desenvolvimento e nos países em transição. Por ser um fato preocupante nacional e internacionalmente, aplicar medidas de práticas assistenciais seguras ao paciente é um tema que deve ser tratado como prioridade nas instituições de saúde do mundo todo. Não implantar cultura de segurança nas instituições de saúde é colocar em risco o cuidado ofertado ao paciente. Porém, não se pode negar que a cultura de segurança deve estar atrelada à cultura organizacional. Se a instituição trata seus eventos adversos culpando seus colaboradores e aplicando punições para as falhas cometidas, o efeito pode ser negativo, pois os colaboradores deixarão de comunicar as ocorrências, prejudicando a formação de uma cultura institucional voltada para a segurança do paciente[11].

Considerando que a equipe de enfermagem é o produto final na prestação de cuidados à saúde do paciente, este se torna um agente vulnerável no que se refere à assistência segura. A sobrecarga de trabalho, associada à alta complexidade dos pacientes e à inserção de novas tecnologias, aumenta as probabilidades de ocorrência de incidentes/eventos adversos[3]. Diante de sua atuação direta com os pacientes durante 24 horas, a equipe de enfermagem tem um importante papel na identificação de possíveis falhas no processo de cuidados de saúde. A detecção de um provável evento adverso, alinhada à cultura de segurança, possibilita a implantação de melhorias, resultando em uma prática assistencial segura sem danos ao paciente. Sendo assim, a instituição deve adotar medidas que estimulem a notificação desses eventos, para que os processos sejam revistos, com o intuito de atingir os objetivos estratégicos voltados às práticas seguras assistenciais.

Mensurar a cultura de segurança pode revelar à instituição a visão do colaborador em relação às propostas e metas institucionais, seu comportamento e expectativas em relação ao rumo da instituição. Avaliar a cultura de segurança da instituição pode ser considerado um passo importante para melhoria da segurança[12].

Elencando a segurança do paciente com o sistema de acreditação, a instituição é avaliada desde 2013 para receber acreditação, segundo a metodologia da Organização Nacional de Acreditação (ONA), que se torna eminentemente educativa e subsidia as instituições a melhorarem de forma contínua e voluntária, sem a finalidade de fiscalização[13]. Esta avaliação proporcionou uma nova forma de pensar os processos, realizar a revisão dos padrões de trabalho, desenvolver a comunicação e a forma de relacionamento entre os colaboradores, paciente/cliente e fornecedores. Além disso, propicia um movimento de melhoria em toda a instituição e fortalece a cultura de segurança. Segundo a ONA, acreditação é um sistema de avaliação e certificação da qualidade de serviços de saúde cujo processo se torna uma ferramenta desenvolvida para auxiliar as organizações a avaliarem seus processos identificando as melhorias que podem ser realizadas nos seus processos[14].

Sob este prisma, ao sentir a necessidade de verificar o *status* da cultura de segurança dos colaboradores no Instituto da Criança e do Adolescente (ICr-HCFMUSP), pensou-se em aplicar a todos os profissionais da instituição um questionário que avaliasse o assunto. Para tal, foi feita uma disseminação inicial, incentivando todos a participarem da pesquisa supracitada. A seguir, serão apresentados o desenvolvimento e os resultados dessa pesquisa.

Pesquisa de cultura de segurança do paciente com os profissionais do Instituto da Criança e do Adolescente

Para avaliar o grau do conhecimento sobre segurança do paciente, é necessário mensurá-lo de forma objetiva. Para tal, optou-se por escolher um questionário de avaliação sobre cultura de segurança do paciente do Hospital Survey on Patient Safety Culture (HSOPSC), desenvolvido pela Agency for Healthcare Research and Quality dos Estados Unidos (AHRQ) em 2004. Os objetivos principais dessa agência estão voltados a dar suporte aos gestores políticos e aos profissionais de saúde para identificarem eventos adversos de forma a avaliar as ocorrências de problemas e incidentes, bem como analisar suas causas para encontrar soluções práticas que sejam culturalmente aceitáveis, evitando possíveis danos aos pacientes. Os estudos estão voltados a melhorar a qualidade, o acesso a serviços e a efetividade dos cuidados de saúde[15].

Este questionário de avaliação foi validado no Brasil em 2013, facilitando sua utilização pela adaptação à realidade da cultura de segurança a partir de uma perspectiva dos profissionais de hospitais brasileiros que atendem direta ou indiretamente os pacientes. Este questionário contém 12 dimensões de cultura de segurança e 42 itens[15]. A seguir, o Quadro 1 descreve estas 12 dimensões da cultura de segurança do paciente. O mesmo questionário foi aplicado no ICr, com adequações da linguagem: expectativas e ações do gestor na promoção de segurança (item 2 do Quadro 1), transferências e transições hospitalares (item 6), *feedback* e comunicação de erros (item 8), dotação de colaboradores (item 9) e aprendizado profissional – melhoria contínua (item 10).

QUADRO 1 Dimensões da cultura de segurança do paciente

Apoio da gestão do hospital para a segurança do paciente
Expectativas do supervisor/chefe e ações promotoras de segurança na promoção de segurança
Trabalho em equipe entre unidades hospitalares
Trabalho em equipe dentro das unidades
Abertura de comunicação
Passagem de plantão/turno e transferência

(continua)

QUADRO 1 Dimensões da cultura de segurança do paciente *(continuação)*

Resposta não punitiva ao erro
Retorno da informação e comunicação sobre erros
Adequação de profissionais
Aprendizagem organizacional - melhoria contínua
Percepção geral e segurança do doente
Frequência de notificação

Fonte: Reis, 2013[16].

Para estimular a adesão das respostas sobre a avaliação de cultura de segurança do paciente iniciou-se a divulgação, que incluiu estratégias de disseminação: e-mail corporativo para todos os profissionais, *banners*, tela de fundo do computador e reuniões com gestores para destacar a importância de suas participações no incentivo aos colaboradores, sob sua responsabilidade, para que respondessem ao questionário.

A aplicação do questionário online iniciou-se em junho e terminou em agosto de 2016. Os resultados evidenciados na Figura 1 constataram uma devolutiva de 42,3% (593) de um total de 1.400 colaboradores, e destes 40% (237,2) correspondem à equipe de enfermagem, indicativo de que esses profissionais tiveram maior adesão.

Quanto ao perfil geral dos profissionais verificou-se idade média de 41 anos; predominância do sexo feminino em 78% (462). Em relação à escolaridade constatou-se que 61% (361) possuem ensino superior, 28% (166) ensino médio e 11% (65), ensino fundamental. No que tange ao tempo de profissão, observa-se uma média de 12 anos, apontando um máximo de 39 anos de tempo de casa, e 39% (231) possuem de 1 a 10 anos e 36% (213), mais de 21 anos.

Em relação às respostas relacionadas com a avaliação da instituição obtiveram-se dados nos quais se observa que a percepção dos profissionais varia significativamente entre as dimensões. O percentual de repostas positivas variou de 76,7% a 96,8% entre as dimensões, sendo as mais relevantes: o *feedback* e a comunicação dos erros, atingindo 96,8%; a existência de melhoria contínua (87,7%); a frequência de comunicação (85,5%); e a abertura de comunicação (81,8%).

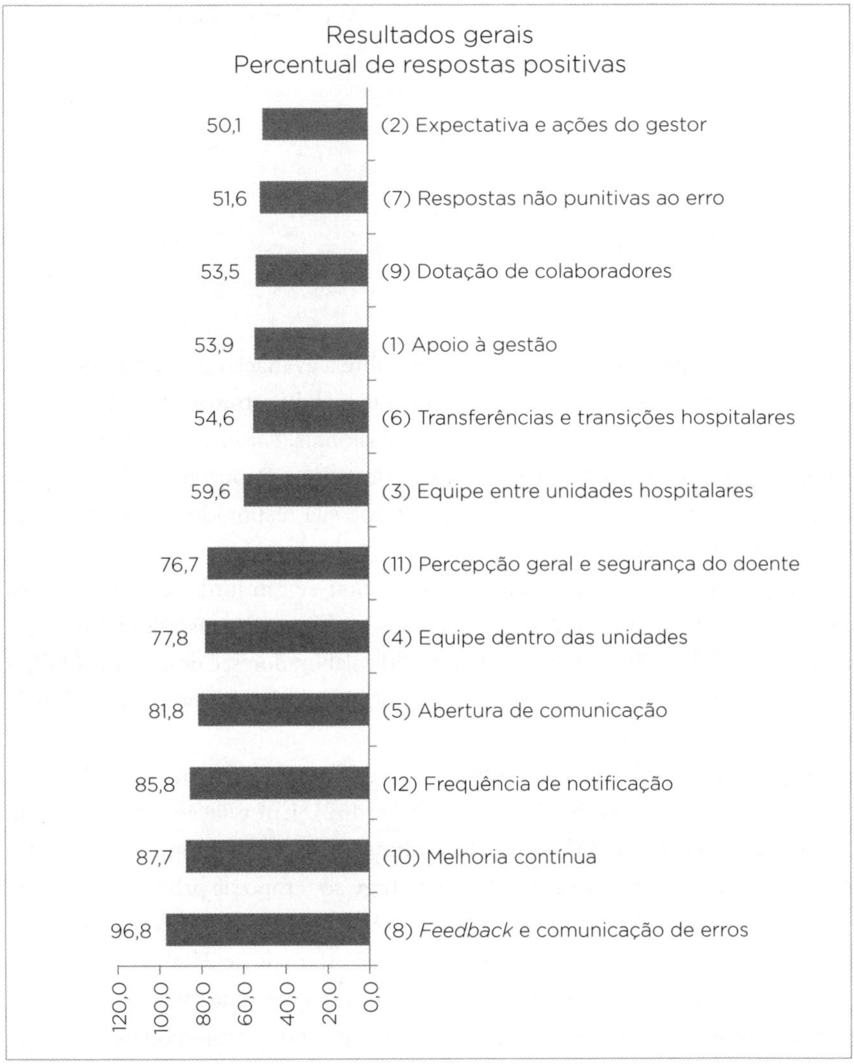

FIGURA 1 Percentual de respostas emitidas pelos colaboradores do Instituto da Criança e do Adolescente (ICr-HCFMUSP), São Paulo, 2016, em relação à avaliação institucional.

Fonte: arquivo do ICr-HCFMUSP, 2016.

As respostas que atingiram percentuais abaixo de 75% foram consideradas para monitoramento e ações de melhoria, sendo estas:

- Apoio da gestão do hospital para a segurança do paciente.
- Expectativas e ações do gestor na promoção de segurança.
- Trabalho em equipe entre unidades hospitalares.
- Transferências e transições hospitalares.
- Dotação de colaboradores.
- Resposta não punitiva ao erro.

Estes resultados foram apresentados para os gestores da instituição com o intuito de discutir e analisar as respostas emitidas pelos colaboradores acerca dos motivos que os levaram a responder negativamente (abaixo de 75%) 6 de um total de 12 dimensões. Dentre as hipóteses levantadas pelos gestores em relação às respostas emitidas pelos colaboradores, está a não correlação das perguntas com as mudanças institucionais como mudanças dos processos, fortalecimento e revisão dos padrões de trabalho e as capacitações que levaram a instituição à acreditação.

Ressalta-se que, informalmente, foram realizadas abordagens a alguns profissionais de diferentes categorias sobre o entendimento das perguntas do questionário. Os profissionais responderam que faltou clareza em algumas delas e os profissionais ou não entenderam as questões ou estas não se aplicavam ao trabalho desenvolvido. Assim, pensou-se na elaboração de uma pesquisa para validação dessas respostas com o intuito de melhorar a compreensão das perguntas do questionário de cultura de segurança do paciente.

RESUMO

O desenvolvimento da cultura de segurança abrange transparência, confiança mútua, responsabilidade e um ambiente que promova o aprendizado com os erros. Uma cultura de segurança permite que os indivíduos falem quando há uma possível quebra de segurança sem medo de repercussões. A assessoria de qualidade e a gerência de risco, ao centrarem a atenção na cultura de segurança do paciente, visualizam a mudança do comportamento dos profissionais que atuam direta e indiretamente no cuidado do paciente. Ao fortalecer esta cultura se valoriza o trabalho em equipe e o engajamento dos líderes com o desafio de proporcionar um cuidado de saúde seguro ao adotar uma postura proativa e de encorajamento, promovendo o aprendizado efetivo da instituição. Não obstante, apesar da existência de questionário em língua portuguesa com bom resultado de aplicabilidade e que subsidia a avaliação da cultura de segurança do paciente em hospitais brasileiros, torna-se necessário que as instituições preparem seus profissionais para compreender o significado das perguntas relacionadas com as dimensões avaliadas.

REFERÊNCIAS BIBLIOGRÁFICAS

1. Brasil. Agência Nacional de Vigilância Sanitária (Anvisa). Assistência segura: uma reflexão teórica aplicada à prática. Agência Nacional de Vigilância Sanitária. Brasília: Anvisa; 2017.
2. Brasil. Agência Nacional de Vigilância Sanitária (Anvisa). Boletim Segurança do Paciente e Qualidade em Serviços de Saúde n. 15: Incidentes Relacionados à Assistência à Saúde. Brasília; 2016. Disponível em: http://portal.anvisa.gov.br/documents/33852/271855/Boletim+Seguran%C3%A7a+do+Paciente+e+Qualidade+em+Servi%C3%A7os+de+Sa%C3%BAde+n%C2%BA+15/bb637392-4973-4e7f-8907-a7b3af1e297b [acesso em: 11 set. 2018].
3. Brasil. Ministério da Saúde. Programa Nacional de Segurança do Paciente. Disponível em: http://portalms.saude.gov.br/acoes-e-programas/programa-nacional-de-seguranca-do-paciente-pnsp/sobre-o-programa.
4. Brasil. Ministério da Saúde. Agência Nacional de Vigilância Sanitária (Anvisa). Resolução n. 36, 25 de julho de 2013. Institui ações para a segurança do paciente em serviços de saúde e dá outras providências. Disponível em: http://bvsms.saude.gov.br/bvs/saudelegis/gm/2013/prt0529_01_04_2013.html [acesso em: 11 set. 2018].
5. World Health Organization (WHO). Patient safety. Disponível em: http://www.who.int/patientsafety/about/en/ [acesso em: 11 set. 2018].
6. Macedo TR, Rocha PK, Tomazoni A, Souza S, Anders JC, Davis K. Cultura de segurança do paciente na perspectiva da equipe de enfermagem de emergências pediátricas [internet]. Rev Esc Enferm USP. 2016;50(5):757-63.
7. Organização Mundial da Saúde/Organização Pan-Americana da Saúde (OMS/OPAS). 2017. Disponível em: http://www.paho.org/bra/ [acesso em: 11 set. 2018].
8. Baratto, MAM. Cultura de Segurança do Paciente: percepções e atitudes dos trabalhadores nas instituições hospitalares de Santa Maria [dissertação]. Santa Maria: Universidade Federal de Santa Maria Rio Grande do Sul; 2015. Disponível em: https://proqualis.net/sites/proqualis.net/files/Mari%20Angela%20Meneghetti%20Baratto_Disserta%C3%A7%C3%A3o%20de%20Mestrado.pdf [acesso em: 11 set. 2018].
9. Brasil. Ministério da Saúde. Gabinete do Ministro. Portaria n. 529, 1º de abril de 2013. Institui o Programa Nacional de Segurança do Paciente (PNSP). Disponível em: http://bvsms.saude.gov.br/bvs/saudelegis/gm/2013/prt0529_01_04_2013.html [acesso em: 11 set. 2018].
10. Wegner W, Silva SC, Kantorski KJC, Predebon CM, Sanches MO, Pedro ENR. Educação para Cultura da Segurança do Paciente: implicações para a formação profissional [internet]. Esc Anna Nery. 2016;20(3):e20160068. Disponível em: http://www.scielo.br/pdf/ean/v20n3/1414-8145-ean-20-03-20160068.pdf [acesso em: 11 set. 2018].
11. Françolin L, Gabriel CS, Bernardes A, Silva AEBC, Brito MFP, Machado JP. Patient safety management from the perspective of nurses [internet]. Rev Esc Enferm USP. 2015;49(2):277-283. Disponível em: http://www.scielo.br/scielo.php?script=sci_arttext&pid=S0080-62342015000200277 [acesso em: 11 set. 2018].
12. Marinho MM, Rauns V, Barbosa SFF. Avaliação da Cultura de Segurança pelas Equipes de Enfermagem de Unidades Cirúrgicas [internet]. Texto Contexto Enferm. Florianópolis. 2014;23(3):581-90. Disponível em: http://www.scielo.br/pdf/tce/v23n3/pt_0104-0707-tce-23-03-00581.pdf [acesso em: 11 set. 2018].
13. Organização Nacional de Acreditação (ONA). Manual das Organizações Prestadoras de Serviços de Saúde. São Paulo; 2018.
14. Brasil. Ministério da Saúde. Fundação Oswaldo Cruz. Agência Nacional De Vigilância Sanitária. Documento de referência para o Programa Nacional de Segurança do Paciente. Brasília;

2014. Disponível em: http://bvsms.saude.gov.br/bvs/publicacoes/documento_referencia_programa_nacional_seguranca.pdf [acesso em: 25 fev. 2018].
15. Agency for Healthcare Research and Quality (AHRQ). Annual Report on Research and Management. Rockville; 2001. Disponível em: http://www.ahrq.gov/about/annrpt01/ [acesso em: 25 fev. 2018].
16. Reis CT. A cultura de segurança do paciente: validação de um instrumento de mensuração para o contexto hospitalar brasileiro [tese]. Rio de Janeiro: Escola Nacional de Saúde Pública Sergio Arouca, Fundação Oswaldo Cruz; 2013.

20

Impacto dos protocolos de segurança na assistência ao paciente pediátrico

Ana Maria Bernardete Moderno Fidalgo
Izabete Lima Sousa Marinho

TÓPICOS DO CAPÍTULO

OBJETIVO

Com a leitura deste capítulo, o leitor conhecerá os protocolos de segurança utilizados na assistência ao paciente pediátrico de um hospital público de alta complexidade. Compreenderá as fases de implantação e a importância do envolvimento de pacientes e familiares, bem como as formas de análise e monitoramento desses protocolos.

INTRODUÇÃO

A segurança do paciente é um componente essencial do cuidado e sua relevância vem ao encontro da assistência de qualidade aos pacientes e suas famílias, ligado à preocupação de promover a excelência da assistência ofertada pelos gestores e profissionais de saúde. O hospital constitui um ambiente complexo, que oferece inúmeros riscos para o paciente, ameaçando-o constantemente com a probabilidade de incidentes durante a assistência.

Os incidentes associados aos cuidados e, em particular, aos eventos adversos (incidentes com danos ao paciente) representam elevadas morbidade e mortalidade em todos os sistemas de saúde. Segundo o relatório *To Err is Human*, do Institute of Medicine (IOM), cerca de 100 mil pessoas por ano morreram em hospitais vítimas de eventos adversos, segundo pesquisa em hospitais de Nova York, Utah e Colorado[1]. No Brasil, com o objetivo de reduzir os riscos de danos durante o cuidado, o Ministério da Saúde, por meio da Portaria GM/MS n. 529/2013, instituiu o Programa Nacional de Segurança do Paciente (PNSP), em consonância com a Organização Mundial da Saúde (OMS), que, em conjunto com diversos organismos internacionais, lançou campanhas, desafios e estratégias também com essa finalidade[2].

A Agência Nacional de Vigilância Sanitária (Anvisa), por meio da RDC n. 36/2013, também instituiu ações para promover a segurança do paciente em serviços de saúde. Essa normativa regulamentou e colocou pontos básicos para a segurança, como a criação de Núcleos de Segurança do Paciente, a obrigatoriedade da notificação dos eventos adversos e a elaboração do Plano de Segurança do Paciente[3].

A Portaria GM/MS n. 1.377, de 9 de julho de 2013[4], e a Portaria n. 2.095, de 24 de setembro de 2013, aprovaram os protocolos básicos de segurança do paciente[5]:

- Identificação do paciente.
- Prevenção de úlcera por pressão, hoje denominada lesão por pressão.
- Segurança na prescrição, no uso e na administração de medicamentos.
- Cirurgia segura.
- Prática de higiene das mãos em serviços de saúde.
- Prevenção de quedas.

Com o objetivo de estabelecer um ambiente seguro ao paciente minimizando riscos, bem como atender à legislação vigente, o Instituto da Criança e do Adolescente do Hospital das Clínicas da Faculdade de Medicina da Universidade de São Paulo (ICr-HCFMUSP), em 2009, implantou o Comitê de

Qualidade e o Comitê de Segurança do Paciente. Iniciaram-se os trabalhos com base em seis Metas de Segurança da Organização Mundial da Saúde.

1. Identificar corretamente o paciente.
2. Melhorar a comunicação entre os profissionais de saúde.
3. Melhorar a segurança na prescrição, no uso e na administração de medicamentos.
4. Assegurar cirurgia em local de intervenção, procedimento e paciente corretos.
5. Higienizar as mãos para evitar infecções.
6. Reduzir riscos de quedas e úlceras por pressão.

Entretanto, para atender à Portaria n. 2.095 do Ministério da Saúde e à RDC n. 36, em 2013[3], foi instituído o Comitê Corporativo de Segurança do paciente, envolvendo todo o Complexo Hospitalar e o Comitê de Qualidade e Segurança do paciente do ICr, que passou a ser um Subcomitê ligado ao Comitê Corporativo, e iniciou-se a elaboração de Protocolos Institucionais a partir de um Workshop de Segurança do Paciente, sob coordenação da Qualidade e Gerência de Risco, envolvendo toda a equipe multidisciplinar, visto que o sucesso do planejamento e da execução dos processos estabelecidos depende do esforço de todos os envolvidos na assistência. Os profissionais divididos em grupos multidisciplinares foram responsáveis pela elaboração, disseminação, implantação e gerenciamento dos protocolos. Levando em consideração a relevância e a necessidade institucional, trabalharam-se os seguintes protocolos:

- Identificação do paciente.
- Segurança para prevenção de lesão por pressão (LP).
- Segurança na terapia medicamentosa.
- Cirurgia segura.
- Prática de higienização das mãos.
- Avaliação de risco e prevenção de queda.

Todos os protocolos estabelecidos têm indicadores definidos para seu monitoramento e precisam ser discutidos e analisados em reunião de análise crítica (RAC) setorial. Este espaço subsidia a definição de planos de ação para a melhora dos processos sempre que necessário. Reforça-se que as informações coletadas por meio dos indicadores precisam ser registradas no sistema informatizado, definido pela instituição para gerenciamento dos dados (MV).

Neste prisma, surge a necessidade de análise e discussão, em RAC da Diretoria Executiva com a equipe multiprofissional, das oscilações dos valores das metas estabelecidas dos indicadores relacionados à incidência de erro de medicação, incidência de queda e incidência de lesão por pressão.

A cada seis meses, o Subcomitê de Qualidade e Segurança do Paciente visita as unidades monitorando a adesão aos protocolos por meio de um *check list* estabelecido para cada um deles.

Para nortear e auxiliar no gerenciamento dos protocolos, são utilizadas ferramentas de gestão como: notificação de não conformidades (NNC), que divulga o evento adverso e faz a rastreabilidade; o diagrama de Ishikawa, que analisa as possíveis causas do evento e define o plano de ação para melhoria do processo; e o PDCA, que orienta a equipe a planejar, fazer, checar e agir[6].

A seguir, descrevem-se os protocolos implantados na instituição.

PROTOCOLO DE IDENTIFICAÇÃO DO PACIENTE

A identificação correta do paciente é o processo inicial que assegura o procedimento ou o tratamento a ele destinado, prevenindo a ocorrência de erros e enganos que o possam lesar[12]. Erros de identificação podem ocorrer, desde a admissão até a alta do paciente, em todas as fases do diagnóstico e do tratamento. Ressalta-se que tanto o estado de consciência do paciente quanto as mudanças de leito, as condições do setor ou dos profissionais dentro da instituição, bem como outras circunstâncias no ambiente, são fatores que podem levar à identificação incorreta.

Com o intuito de evitar agravos relacionados com a identificação do paciente, este protocolo foi elaborado para reduzir a ocorrência de incidentes e assegurar que o cuidado seja prestado ao paciente/cliente para o qual se destina[1,8]. Assim, exige-se que este protocolo seja aplicado em todas as unidades de atendimento ao paciente, ou seja, onde são realizadas as consultas e os procedimentos terapêuticos ou diagnósticos. A identificação de todos os pacientes internados, em regime de hospital-dia, atendidos no serviço de emergência ou no ambulatório, acontece na admissão por meio de uma pulseira ou etiqueta.

Para assegurar que todos os pacientes sejam corretamente identificados, estabelece-se o uso de dois identificadores obrigatórios: nome completo do paciente e data de nascimento, em uma pulseira branca em pacientes internados,

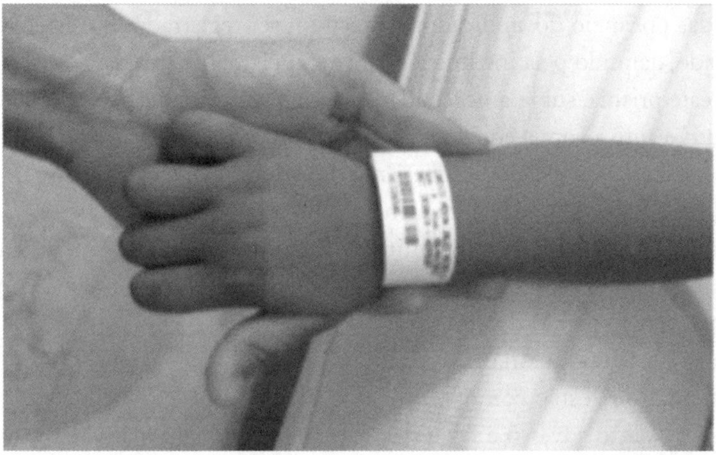

FIGURA 1 Pulseira de identificação do paciente com os identificadores preconizados. Fonte: acervo das autoras.

admitidos no hospital-dia ou submetidos a endoscopia, hemodiálise, quimioterapia e outros procedimentos invasivos e na etiqueta de identificação dos pacientes ambulatoriais e da triagem, permanecendo com a identificação durante todo o tempo de permanência na instituição.

Outro identificador considerado é o nome social, conforme estabelecido no Decreto n. 8.727 de 28/04/2016, que dispõe sobre o uso do nome social e o reconhecimento da identidade de gênero de pessoas travestis e transexuais no âmbito da administração pública federal direta, autárquica e fundacional[25].

O envolvimento do paciente e do responsável legal é de extrema importância no processo de identificação correta; portanto, é necessário que sejam explicados o propósito dos identificadores da pulseira e a obrigatoriedade da conferência antes de quaisquer procedimentos por todos os profissionais que cuidam do paciente. A conferência, por mais repetitiva que pareça, é necessária e precisa fazer parte da cultura de segurança tanto dos profissionais como dos pacientes e de seus responsáveis e acompanhantes.

Para que o profissional entenda e atenda ao protocolo de identificação, é necessário treiná-lo e capacitá-lo de forma periódica, abordando ainda estratégias de comunicação com o responsável e/ou paciente para identificá-lo corretamente. O primeiro passo é perguntar o nome completo para o acompanhante e para o paciente se ele tiver condições de responder. As informações contidas na pulseira do paciente são conferidas com os dados do material, medicamento ou prescrição. Essa verificação é realizada a cada intervenção ao longo da permanência do paciente no hospital, a fim de manter sua segurança. Esse processo é enfatizado aos responsáveis e/ou pacientes, ressaltando a necessidade de realizá-lo por várias vezes durante o cuidado da criança para sua segurança.

Em se tratando de incidentes que envolvam identificação incorreta do paciente, existe um sistema de notificação de não conformidades (NNC) da instituição, que permite a notificação desses incidentes para que sejam rastreados pela Qualidade e Gerência de Risco. Assim, é possível planejar ações em conjunto com a unidade assistencial envolvida.

Durante o monitoramento e o gerenciamento do protocolo, é utilizado o seguinte indicador:

$$\text{Taxa de pacientes identificados corretamente} = \frac{\text{número de pacientes identificados corretamente}}{\text{número total de pacientes auditados}} \times 100$$

Segundo o Ministério da Saúde, mecanismos de monitoramento e auditorias rotineiras devem ser realizadas nas instituições para verificar o cumprimento deste protocolo e garantir a correta identificação dos pacientes em todos os cuidados prestados[13]. Dessa forma, o Subcomitê de Qualidade e Segurança do Paciente realiza semestralmente o monitoramento e a auditoria da adesão ao protocolo.

PROTOCOLO DE SEGURANÇA PARA PREVENÇÃO DE LESÃO POR PRESSÃO

Uma das consequências mais comuns resultante da longa permanência em hospitais é o aparecimento de lesão por pressão (LP), anteriormente denominada úlcera por pressão. A alteração da denominação, bem como a alteração da nomenclatura dos estágios do sistema de classificação das lesões, ocorreu em 13 de abril de 2016, pelo National Pressure Ulcer Advisory Panel (NPUAP). A LP é um evento adverso que acomete pacientes pediátricos e possui aspectos peculiares, correspondendo ao terceiro tipo de evento mais frequente notificado pelos Núcleos de Segurança do Paciente dos hospitais brasileiros[9]. Segundo o Sistema de Notificações da Vigilância Sanitária (Notivisa), este evento adverso relacionado à assistência à saúde equivale a 15% dos registros. Sua incidência é utilizada como indicador de qualidade assistencial. Reduzir o risco de LP é uma das metas internacionais de segurança do paciente e uma das prioridades do Ministério da Saúde do Brasil para a segurança do paciente[7].

Lesão por pressão é definida como um dano localizado no tecido subjacente, geralmente sobre uma proeminência óssea ou relacionado a dispositivo médico ou a outro artefato. A lesão pode se apresentar em pele íntegra ou como úlcera aberta, resultante da pressão intensa ou prolongada em combinação com cisalhamento (deformação por ação de forças cortantes)[9].

A incidência aumenta proporcionalmente de acordo com fatores de risco como idade avançada, restrição ao leito, prematuridade, portadores de lesões na medula espinhal, oxigenação e perfusão tecidual comprometidas, desnutrição, anemia, uso de nutrição parenteral total (NPT), quadros de infecção e sepse, alterações no nível de consciência pelo uso de sedativos, imobilidade, paralisia, edema, fricção, cisalhamento, umidade, tempo de internação prolongada e condições anatomofisiopatológicas[14,15].

A lesão por pressão tem sido alvo de grande preocupação para os serviços de saúde, pois sua ocorrência causa impacto tanto para os pacientes e seus familiares quanto para o próprio sistema de saúde, com o prolongamento de internações, riscos de infecção e outros agravos evitáveis[13].

Dados da Anvisa mostram que, de janeiro de 2014 a julho de 2017, ocorreram 23.722 casos de LP, sendo o terceiro tipo de evento mais frequentemente notificado pelos serviços de saúde no Brasil[7]. Na área pediátrica existem poucos estudos brasileiros: pesquisa realizada em unidade de terapia intensiva apresenta prevalência de lesão por pressão de 28,5%, com predominância do sexo masculino em 52,38%[8]. Esse tipo de lesão acomete pacientes pediátricos internados tanto em unidades de cuidados intensivos (15,5%) quanto em enfermarias (12,4%)[16]. O estudo de Curley et al. (2003) mostrou que, de 322 pacientes, com faixa etária entre 3 semanas e 8 anos, 27% apresentaram LP, e os locais de maior incidência foram região occipital, orelhas, esterno, cotovelo, sacro, cóccix e maléolo[15].

A maioria dos casos de lesões por pressão pode ser evitada por meio da identificação dos pacientes em risco e da implantação de estratégias de prevenção confiáveis para todos os pacientes identificados como de risco. No protocolo do Instituto da Criança e do Adolescente, a avaliação do risco para desenvolvimento de lesão por pressão é realizada por meio da aplicação da Escala de Braden Q pelos enfermeiros das unidades de internação, em todos os pacientes de 29 dias até 18 anos de idade que se encontram internados. Esse instrumento se aplica dentro das primeiras 24 horas no momento da admissão e é reavaliado com a periodicidade mostrada no Quadro 1. As intervenções de prevenção são aplicadas a todos os pacientes cujo escore da Escala de Braden Q for ≤ 16 e/ou que possuam dispositivos médicos[17].

QUADRO 1 Escala de Braden Q traduzida para a língua portuguesa para avaliação do risco de úlcera por pressão em crianças

Escala de Braden Q escore > 16 (sem risco)	
Periodicidade da aplicação	Quando houver alteração do quadro para piora e/ou 1 vez por semana
Avaliação sistemática da pele	Diariamente, pois faz parte da Sistematização da Assistência de Enfermagem (SAE)
Escala de Braden Q escore ≤ 16 (com risco)	
Periodicidade da aplicação	Diariamente, até sair do risco
Avaliação sistemática da pele	Diariamente, dando ênfase aos locais com proeminências ósseas, hiperemias e com dispositivos médicos
Superfícies de suporte (SS)	Uso de superfícies de redistribuição de pressão na forma de colchão, travesseiro e coxins, tanto para alívio das proeminências ósseas como para lateralização de 30°
Mudança de decúbito	A cada 2 horas, lateralizando a 30°
Hidratação corpórea	Uso de emolientes/hidratantes, 1 vez a cada plantão e/ou quando necessário
Barreiras protetoras de pele	Uso de barreiras protetoras de pele (na forma de creme, placas ou películas) nos locais de maior incidência, como occipital, auricular, sacra/cóccix, calcâneo e maléolo Em locais de dispositivos médicos, quando necessário

Fonte: Maia et al., 2011[17].

Os pacientes de risco são identificados por meio de uma pulseira de alerta de cor azul e também por uma placa de alerta da mesma cor, fixada no leito. Na faixa etária 0 a 28 dias, considerado período neonatal, não existe uma escala específica de prevenção de LP, mas usam-se alguns critérios relacionados a:

- Condições para identificar os riscos: hérnia diafragmática, gastrosquise, onfalocele gigante, cardiopatia, mielomeningocele e prematuridade.
- Tratamentos: diálise peritoneal, hemodiafiltração, derivação ventricular externa (DVE), derivação ventriculoperitoneal (DVP).
- Pacientes com instabilidade hemodinâmica, anasarcados, acamados sem possibilidade de mudança de decúbito frequentes ou com restrição de movimentação no leito.

A reavaliação diária permite ajustar a estratégia de prevenção conforme as necessidades do paciente. O grau de risco permite que os profissionais implantem estratégias individualizadas. Os pacientes identificados como de risco recebem superfícies de suporte disponíveis no ICr, tanto com a função de redistribuição da pressão, na forma de colchão piramidal, colchão pneumático, travesseiro e coxins para alívio nas proeminências ósseas como para auxílio na lateralização do paciente. A Figura 2 mostra exemplos de superfícies de suporte.

A mudança de decúbito deve ser realizada a cada 2 horas, com o uso de coxins para lateralização de 30° e até mudanças pequenas nos coxins em locais de proeminências ósseas para pacientes com restrição de movimento. Nos locais de proeminências ósseas, como regiões occipital, sacral, orelhas, cóccix, calcâneo e maléolo, são utilizadas barreiras protetoras de pele em forma de cremes, placas e películas. Recomenda-se o uso de placas de hidrocoloides finas, pois estas aderem melhor, aumentando assim sua durabilidade. Outras barreiras protetoras são as películas transparentes, que, ao serem colocadas em proeminências ósseas, permitem a visualização da pele e sua evolução, sem a necessidade de retirá-las[24].

Produtos que proporcionam e mantêm a hidratação da pele, como óleos à base de ácidos graxos essenciais, devem ser aplicados em pele seca e limpa, minimizando exposição à umidade proveniente de incontinência, transpiração ou exsudato de feridas e dreno, pois a pele úmida propicia o desenvolvimento de erupções cutâneas[24].

Independentemente do escore obtido na Escala de Braden Q, todos os pacientes que utilizam dispositivos médicos são considerados de risco para lesões

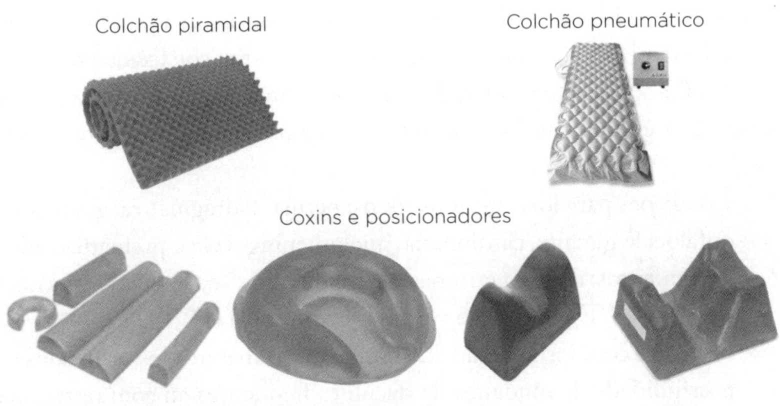

FIGURA 2 Exemplos de superfícies de suporte.

por pressão e necessitam receber intervenções preventivas específicas. O gerenciamento deste protocolo é realizado por meio da análise mensal dos indicadores específicos nas RAC das equipes médica e técnica, responsáveis pelo planejamento e pela implantação de ações de melhoria.

É utilizado o indicador incidência de lesão por pressão:

$$\text{Incidência de lesão por pressão} = \frac{\text{número de casos novos de pacientes com LP}}{\text{número de pacientes expostas ao risco de adquirir LP}} \times 100$$

O Subcomitê de Qualidade e Segurança do Paciente realiza semestralmente o monitoramento e auditoria da adesão ao protocolo.

PROTOCOLO DE SEGURANÇA NA TERAPIA MEDICAMENTOSA

Em todo o mundo, os eventos adversos no processo de assistência à saúde são frequentes. Diante da possibilidade de prevenção dos erros de medicação e do risco de dano em razão de sua ocorrência, torna-se relevante identificar a natureza e os determinantes dos erros, como forma de dirigir ações para a prevenção. As falhas no processo de utilização de medicamentos são consideradas importantes fatores contribuintes para a redução da segurança do paciente[10].

Este protocolo foi elaborado com a finalidade de oferecer recomendações para práticas seguras na prescrição, dispensação, administração e monitoramento de medicamentos.

Deve-se destacar o grupo de medicamentos chamados de alta vigilância, que possuem maior potencial de provocar dano ao paciente quando existe erro em sua utilização[11]. Para reduzir os erros humanos, é necessário estabelecer estratégias como padronização de processos, uso de recursos de tecnologia da informação, educação permanente e, principalmente, acompanhamento das práticas profissionais em todas as etapas do processo que envolve o medicamento, seja este utilizado para profilaxia, seja para exames diagnósticos, tratamento e medidas paliativas.

Este protocolo é abordado com maiores detalhes no Capítulo 21 – "Sistema de medicação".

PROTOCOLO PARA CIRURGIA SEGURA

Nas últimas décadas, as técnicas cirúrgicas foram bastante aperfeiçoadas, aumentando as oportunidades de tratamento de doenças complexas. No entanto, esses avanços também aumentaram o potencial de ocorrência de erros, que podem resultar em dano para o paciente e levar à incapacidade ou à morte[18].

Em 2008, um levantamento realizado sobre a ocorrência de eventos adversos em pacientes internados mostrou que 1 em cada 150 pacientes hospitalizados morre em consequência de um incidente, com dois terços dos eventos adversos sendo associados ao cuidado cirúrgico[19].

Este protocolo foi elaborado com a finalidade determinar as medidas a serem implantadas para reduzir a ocorrência de incidentes, eventos adversos, mortalidade cirúrgica e possibilitar o aumento da segurança na realização de procedimentos cirúrgicos, no local correto e no paciente correto, por meio do uso do *check list* de segurança do paciente cirúrgico desenvolvido pelo ICr-HCFMUSP, com base na Lista de Verificação de Cirurgia Segura definida pela Organização Mundial da Saúde (OMS). Este *check list* é apresentado na Figura 3.

O protocolo para cirurgia segura deve ser aplicado em todos os locais dos estabelecimentos de saúde em que sejam realizados procedimentos, sejam terapêuticos, sejam diagnósticos, que impliquem incisão no corpo humano ou introdução de equipamentos endoscópicos. São muitos os fatores que contribuem para que um procedimento cirúrgico seja realizado de forma segura: profissionais capacitados, ambiente, equipamentos e materiais adequados para a realização do procedimento, conformidade com a legislação vigente, entre outros. Entretanto, este protocolo trata especificamente da utilização sistemática do *check list* de segurança do paciente cirúrgico como uma estratégia para reduzir o risco de incidentes. A equipe de enfermagem o aplica a todos pacientes submetidos às cirurgias.

O *Check list* de Segurança para o Paciente Cirúrgico do ICr contempla a cirurgia em quatro fases:

- Recepção do paciente.
- Antes da indução anestésica.
- Antes da incisão cirúrgica.
- Antes de o paciente sair da sala de cirurgia.

Check list de Segurança para o Paciente Cirúrgico*

Etiqueta do paciente

Data: ___/___/___

Recepção do paciente	S		Confirmada a identificação do paciente – etiquetas, pulseira de identificação.
	S		Adornos retirados (brincos, próteses, correntes, óculos, aparelhos auditivos, prendedores de cabelo).
	S		Confirmada lateralidade: ( ) Esquerda ( ) Direita ( ) Bilateral ( ) Não se aplica
	S		Confirmado procedimento cirúrgico.
	S	N	Alergia conhecida à:
	S		Confirmado jejum.
	S		Termo de Consentimento Informado assinado pelo responsável legal.
	S	N	Ficha pré-anestésica preenchida.
	S	N	Checados exames pré-operatórios: ( ) Laboratoriais ( ) Imagem
Antes da indução anestésica	S		Equipe confirma a disponibilidade e a esterilidade dos materiais/equipamentos na sala operatória.
	S		Monitorização mulitparâmetros ligada e funcionando (cardioscópio, PANI, oximetria de pulso).
	S	N	Via aérea difícil.
	S		Confirmado se há risco de sangramento, checada reserva de hemocomponentes.
	S		Confirmado se há necessidade de vaga na Unidade de Terapia Intensiva.
Antes da incisão	S		Checados todos os membros da equipe (cirurgiões, anestesiologistas e enfermagem).
	S		Confirmada lateralidade.
	S		Confirmado procedimento cirúrgico.
	S		Confirmada a necessidade de antibióticos profiláticos e se eles foram administrados.
Antes do paciente sair da sala	S	N	Realizada a conferência de compressas, gazes e instrumentais cirúrgicos.
	S	NA	Realizada a identificação da amostra cirúrgica com nome da peça, etiqueta do paciente e identificação da solução de conservação.
	S	N	Alguma intercorrência com algum equipamento/instrumental durante o procedimento cirúrgico.
	S		Confirmada com a equipe médica cirúrgica e anestésica conduta a ser realizada no pós-operatório imediato.

Procedimento: ______________________ Circulante/Coren: ______________

Equipe cirúrgica/CRM: ______________________________________

Equipe anestésica/CRM: _____________________________________

S = sim; N = não; NA = não aplicável.

* Baseado nas recomendações da Organização Mundial da Saúde.

FIGURA 3 *Check list* de segurança para o paciente cirúrgico.

Fonte: Instituto da Criança e do Adolescente do Hospital das Clínicas da Faculdade de Medicina da Universidade de São Paulo (ICr-HCFMUSP), 2017.

Em cada fase, o condutor do *check list* realiza confirmação da equipe completa e de suas tarefas antes de prosseguir para a próxima etapa. Caso algum item checado não esteja em conformidade, a verificação é interrompida e o paciente é mantido na sala de cirurgia até sua solução.

Cada fase se explica a seguir:

- Recepção do paciente: na recepção do paciente, as equipes de enfermagem e médica confirmam com o responsável: identificação completa do paciente, presença de adornos, lateralidade, procedimento cirúrgico, alergia, jejum, termo de consentimento cirúrgico e anestésico informado e assinado, bem como exames pré-operatórios.
- Antes da indução anestésica: a equipe confirma a disponibilidade e esterilidade dos materiais/equipamentos, confirma o funcionamento adequado da monitoração multiparamétrica, checa com anestesiologista as condições de vias aéreas, revisa verbalmente o risco de perda sanguínea do paciente, checa a reserva de hemoderivado e a necessidade de vaga na UTI.
- Antes da incisão cirúrgica: a equipe checa a presença de todos os membros da equipe, confirma a cirurgia, o sítio cirúrgico, a demarcação da lateralidade e a necessidade da administração de antimicrobianos profiláticos.
- Antes de o paciente sair da sala de cirurgia: a equipe faz conferência de compressas, gazes e instrumentais; identifica amostras para exames anatomopatológicos e/ou laboratoriais e verifica com a equipe médica a conduta pós-operatória.

As informações constantes no *check list* são transcritas para um quadro fixado na parede de cada sala de cirurgia.

Para verificar o cumprimento deste protocolo, o centro cirúrgico monitora o indicador:

$$\text{Porcentagem de lateralidade realizada} = \frac{\text{número de lateralidade aplicada}}{\text{número de lateralidade aplicável}} \times 100$$

O Subcomitê de Qualidade e Segurança do Paciente também realiza semestralmente o monitoramento e a auditoria da adesão ao protocolo, compartilhando os resultados para ações de melhoria.

PROTOCOLO PARA A PRÁTICA DE HIGIENIZAÇÃO DAS MÃOS

A partir da redução do número de mortes maternas por infecção puerperal após a implantação da prática de higienização das mãos, em um hospital em Viena pelo médico húngaro Ignaz Semmelweis, em 1846, este procedimento ainda é fortemente recomendado no controle da disseminação de agentes infecciosos[20]. Na legislação brasileira, a Portaria n. 2.616, de 12 de maio de 1998, estabelece as ações mínimas a serem desenvolvidas para a redução da incidência das infecções relacionadas à assistência à saúde e a RDC n. 50, de 21 de fevereiro de 2002, estabelece as normas e os projetos físicos de estabelecimentos assistenciais de saúde. Esses instrumentos normativos reforçam o papel da higienização das mãos como ação mais importante na prevenção e no controle das infecções em serviços de saúde[20].

Entretanto, nota-se que grande parte dos profissionais de saúde ainda não segue a recomendação de Semmelweis em suas práticas diárias. A Organização Mundial da Saúde (OMS), por meio da Aliança Mundial para a Segurança do Paciente, também tem dedicado esforços na elaboração de diretrizes e estratégias de implantação de medidas visando à adesão à prática de higienização[20].

Para instituir e promover a higiene das mãos, este protocolo foi elaborado com o intuito de prevenir e controlar as infecções relacionadas à assistência à saúde (IRAS), visando à segurança do paciente, dos profissionais de saúde e de todos aqueles envolvidos nos cuidados aos pacientes. Este protocolo envolve todos os profissionais que prestam cuidados à saúde, em diferentes níveis de complexidade. A necessidade de realização da higiene das mãos é extremamente indispensável no atendimento ao paciente. Para que isso ocorra, faz-se necessário o fácil acesso a produtos de higienização das mãos. Para a atenção direta dos pacientes, destaca-se a preparação alcoólica a 70%, considerada padrão de referência para higienizar as mãos, ou a solução de clorexidina degermante a 2%[20]. O produto de higienização das mãos deve estar tão próximo quanto possível do profissional, ou seja, ao alcance das mãos no ponto de atenção ou local de tratamento, sem a necessidade de o profissional se deslocar do ambiente no qual se encontra o paciente. O produto mais comumente disponível é a preparação alcoólica para as mãos, colocada em dispensadores afixados na parede, frascos mantidos na cama e na mesa de cabeceira do paciente, nos carrinhos de curativos. Pequenos frascos individuais de bolso podem também ser portados pelos profissionais.

Segundo preconizam a Anvisa e a Organização Mundial da Saúde, as mãos devem ser higienizadas em cinco momentos essenciais, segundo a Figura 4, e necessários de acordo com o fluxo de cuidados assistenciais para prevenção de IRAS causadas por transmissão cruzada pelas mãos; a ação correta no momento certo é garantia do cuidado seguro para os pacientes[20,21]:

- Antes de tocar o paciente.
- Antes de realizar procedimento limpo/asséptico.
- Após o risco de exposição a fluidos corporais ou secreções.
- Após tocar o paciente.
- Após tocar superfícies próximas ao paciente.

O Instituto da Criança e do Adolescente está inscrito na Aliança Mundial do Programa de Higienização das Mãos e realiza campanhas que incluem treinamentos e disseminação por meio de vídeos institucionais transmitidos em todos os andares onde se encontram pacientes, acompanhantes, colaboradores e terceirizados. Nos dias 5 de maio e 15 de outubro, datas comemorativas do

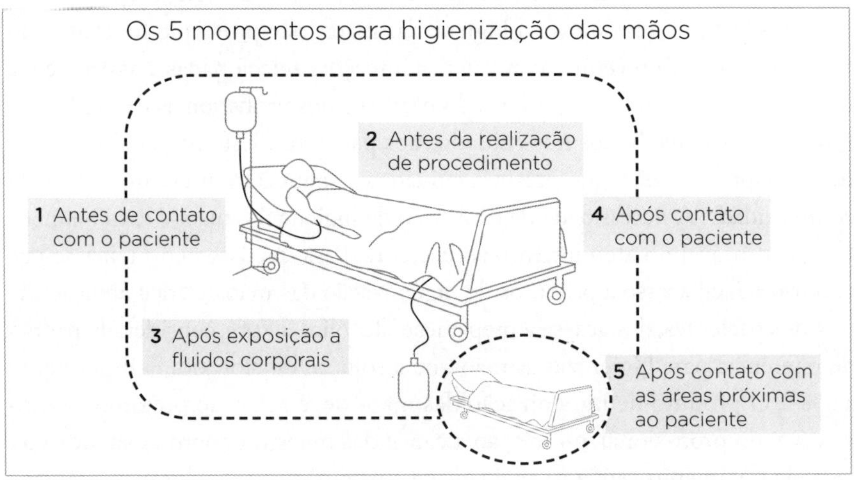

FIGURA 4 Cinco momentos de higienização das mãos segundo a Anvisa, com base na OMS.

Fonte: WHO 2009; OPAS & Anvisa, 2008.

Dia Mundial e Dia Internacional da Higienização das Mãos, respectivamente, realizam-se ações focadas na segurança do paciente para a prevenção de infecções[21].

Outro mecanismo utilizado é o ensino a distância (EAD), em que o treinamento é disponibilizado a todos os profissionais. Esta ferramenta foi construída para manter o profissional atualizado e reforçar a importância da técnica em cada passo, como já citado. Consiste em uma aula rápida, que não ultrapassa 15 minutos, material científico complementar e um vídeo demonstrando a técnica de higienização tanto com álcool a 70% quanto com água e sabão ou clorexidina degermante a 2%. Ao término da aula, o profissional realiza uma prova simples (ponta da língua), para obter a declaração de realização do treinamento.

Para o monitoramento da adesão às práticas de higiene das mãos, são utilizados pela Comissão de Controle de Infecção Hospitalar (CCIH) os indicadores:

1. Consumo de solução alcoólica para as mãos – monitoramento do volume em mL de preparação alcoólica para as mãos utilizadas para cada 1.000 pacientes-dia.

$$\frac{\text{consumo (-) volume estocado no primeiro dia útil do mês seguinte (mL)}}{\text{número de pacientes dia do mês (centros de terapia intensiva)}}$$

2. Consumo de sabonete líquido ou espuma associado a agente antisséptico – monitoramento do volume de sabonete líquido ou espuma associado a agente antisséptico para higienização das mãos utilizado para cada 1.000 pacientes-dia.

$$\frac{\text{consumo (-) volume estocado no primeiro dia útil do mês seguinte (mL)}}{\text{número de pacientes dia do mês (centros de terapia intensiva)}}$$

3. Percentual (%) de adesão à higiene das mãos.

$$\frac{\text{número de episódios (ações) de higiene das mãos realizados pelos profissionais de saúde}}{\text{número de oportunidades observadas (centros de terapia intensiva)}} \times 100$$

4. Percentual (%) de colaboradores sensibilizados em campanhas de higiene das mãos:

$$\frac{\text{número de colaboradores participantes da técnica de higiene das mãos}}{\text{número de colaboradores ativos no período da campanha}} \times 100$$

O Subcomitê de Qualidade e Segurança do Paciente realiza semestralmente o monitoramento e a auditoria da adesão ao protocolo.

PROTOCOLO DE AVALIAÇÃO DE RISCO E PREVENÇÃO DE QUEDA

Entende-se por queda o deslocamento não intencional do corpo para um nível inferior à posição inicial, provocado por circunstâncias multifatoriais, resultando ou não em dano. Considera-se queda quando uma pessoa é encontrada no chão ou quando, durante o deslocamento, necessita de amparo, ainda que não chegue ao chão. A queda pode ocorrer da própria altura, da maca ou da cama ou de assentos como cadeira de rodas, poltronas, cadeiras, cadeira higiênica, banheira, trocador de fraldas, bebê conforto, berço e vaso sanitário[23].

Quedas de pacientes contribuem para aumentar o tempo de permanência hospitalar e os custos assistenciais, e geram ansiedade na equipe de saúde, além de repercutir na credibilidade da instituição, com possíveis implicações de ordem legal. Além disso, podem interferir na continuidade do cuidado[22].

Geralmente a queda de pacientes em hospitais está associada a fatores vinculados tanto ao indivíduo como ao ambiente físico. Com relação aos fatores ambientais e organizacionais, podem ser citados: pisos desnivelados, objetos largados no chão, altura inadequada da cadeira, insuficiência e inadequação dos recursos humanos[23].

A avaliação do risco de queda é feita no momento da admissão do paciente e repetida diariamente até a alta hospitalar. Na admissão avalia-se a presença de fatores que podem contribuir para o agravamento do dano em caso de queda, especialmente risco aumentado de fratura e sangramento. Os fatores de risco são: idade ≤ 5 anos ou ≥ 65 anos; agitação/confusão; déficit sensitivo; distúrbios neurológicos; uso de sedativos ou após sedação; dificuldade de marcha; uso de próteses; uso de cadeira de rodas; crianças sem acompanhantes; piso úmido ou molhado[23].

Este protocolo foi elaborado com a finalidade de reduzir a ocorrência de queda de pacientes, acompanhantes, profissionais e prestadores de serviço e o dano dela decorrente, por meio da implantação de medidas que contemplem a avaliação de risco, garantam o cuidado multiprofissional em um ambiente seguro e promovam a educação de paciente, familiares e profissionais.

Na admissão do paciente, como ação preventiva, os acompanhantes são orientados sobre as medidas de prevenção de quedas, entregues em forma de folheto, detalhando-as, como mostra a Figura 5.

Orientações para Prevenção de Quedas

- Manter elevadas as grades da cama ou berço.
- Manter travadas as rodas da cama ou berço.
- Manter o ambiente organizado e livre de obstáculos.
- Evitar que a criança use chinelos abertos ou outros calçados escorregadios.
- Evitar que a criança use pijamas longos para não pisar na barra ou tropeçar.
- Solicitar auxílio para a higiene, locomoção e mobilização da criança.
- Orientar quanto a manutenção da pulseira amarela (Risco de Queda).
- Não dormir na poltrona ou sofá-cama com a criança no colo.
- Manter sempre a criança acompanhada nas dependências do hospital. Caso seja necessário ausentar-se da unidade, favor comunicar a equipe de enfermagem.

------------------------------ ------------------------------

Ass. e carimbo do enfermeiro — Ass. e nome legível do acompanhante

Via do acompanhante

✂--

Orientações ao Acompanhante
Declaro que recebi as orientações para prevenção de quedas como: manter elevadas as grades da cama ou berço; manter travadas as rodas da cama ou berço; manter o ambiente organizado e livre de obstáculos; evitar que a criança use chinelos abertos ou outros calçados escorregadios; evitar que a criança use pijamas longos para não pisar na barra ou tropeçar; solicitar auxílio para a higiene, locomoção e mobilização da criança; não dormir na poltrona ou sofá-cama com a criança no colo; comunicar a equipe de enfermagem ao ausentar-se da Unidade; não permitir que a criança permaneça sem acompanhante nas dependências do hospital. Estou ciente dos riscos informados pelo enfermeiro.
___/___/___ Assinatura:

Via da unidade — Carimbo e assinatura do enfermeiro

FIGURA 5 Orientações para prevenção de quedas. Fonte: Instituto da Criança e do Adolescente do Hospital das Clínicas da Faculdade de Medicina da Universidade de São Paulo (ICr-HCFMUSP).

Considera-se paciente com risco de queda aqueles nos quais se identificam um ou mais fatores de risco anteriormente listados. As intervenções implantadas foram as seguintes:

- Fixação de placa identificando o risco de queda na cabeceira do paciente.
- Identificação no plano de enfermagem com carimbo "Risco de Queda".
- Orientação da equipe quanto aos cuidados.
- Identificação do paciente com pulseira amarela de identificação de risco para queda.

Na ocorrência de queda, qualquer pessoa que presenciar o fato pode comunicar ao enfermeiro de plantão. O paciente deve ser avaliado pelas equipes de enfermagem e médica e a ocorrência é notificada no sistema de notificação on-line.

O controle da aderência das barreiras implantadas deve ser feito por meio da verificação do conteúdo da Sistematização da Assistência de Enfermagem (SAE), identificando a presença do fator de risco, presença de filipeta com assinatura do responsável pelo paciente e das orientações de prevenção, presença de pulseira de alerta para risco de queda e presença de alerta de risco de queda na placa de identificação do paciente no leito.

O gerenciamento do protocolo é realizado por meio da análise mensal do indicador de incidência de queda em RAC médica e setorial, com planejamento e implantação de ações de melhoria:

$$\text{Risco de quedas} = \frac{\text{número de quedas}}{\text{paciente dia}} \times 1.000$$

O Subcomitê de Qualidade e Segurança do Paciente também realiza semestralmente o monitoramento e auditoria da adesão ao protocolo.

RESUMO

Este capítulo apresentou os seis protocolos elaborados pelo Instituto da Criança e do Adolescente para estabelecer diretrizes para uma assistência segura aos pacientes pediátricos. Os protocolos foram embasados em literaturas nacionais e internacionais, resoluções e recomendações do Ministério da Saúde e da Anvisa, alinhados às diretrizes da OMS.

O primeiro protocolo descrito foi o de identificação do paciente, que visa a garantir a correta identificação do paciente, a fim de reduzir a ocorrência de incidentes e assegurar que o cuidado seja prestado à pessoa para a qual se destina.

O segundo protocolo descrito foi o de segurança para prevenção de lesão por pressão (LP), que visa promover a prevenção da ocorrência de LP na população pediátrica pela equipe multiprofissional no âmbito hospitalar.

O terceiro protocolo descrito foi o de segurança na terapia medicamentosa, que visa oferecer recomendações para práticas seguras na prescrição, dispensação, administração e monitoramento de medicamentos.

O quarto protocolo descrito foi o de cirurgia segura, que visa a determinar as medidas a serem implantadas para reduzir a ocorrência de incidentes, eventos adversos, mortalidade cirúrgica e possibilitar o aumento da segurança na realização de procedimentos cirúrgicos, no local correto e no paciente correto, por meio do uso do *check list* de segurança do paciente cirúrgico.

O quinto protocolo descrito foi o para a prática de higienização das mãos, com o intuito de instituir e promover a higiene das mãos para prevenir e controlar as infecções relacionadas à assistência à saúde.

O último protocolo descrito foi o de avaliação de risco e prevenção de queda, cujo objetivo é reduzir a ocorrência de queda de pacientes, acompanhantes, profissionais e prestadores de serviço e o dano dela decorrente.

REFERÊNCIAS BIBLIOGRÁFICAS

1. Brasil. Ministério da Saúde. Fundação Oswaldo Cruz (Fiocruz). Agência Nacional de Vigilância Sanitária (Anvisa). Documento de referência para o Programa Nacional de Segurança do paciente. [on-line]. Brasília, DF; 2014. Disponível em: http://bvsms.saude.gov.br/bvs/publicacoes/documento_referencia_programa_nacional_seguranca.pdf [acesso em: 01 fev. 2018].
2. Brasil. Ministério da Saúde. Portaria n. 529, de 1º de abril de 2013. Institui o Programa Nacional de Segurança do Paciente (PNSP). [on-line]. Brasília; 2013. Disponível em: http://bvsms.saude.gov.br/bvs/saudelegis/gm/2013/prt0529_01_04_2013.html [acesso em: 02 fev. 2018].
3. Brasil. Ministério da Saúde. Agência Nacional de Vigilância Sanitária (Anvisa). RDC n. 36, 25 [on-line]. Brasília; 2013. Disponível em: http://portal.anvisa.gov.br/documents/10181/2871504/RDC_36_2013_COMP.pdf/36d809a4-e5ed-4835-a375-3b3e93d74d5e [acesso em: 01 fev. 2018].
4. Brasil. Ministério da Saúde. Portaria n. 1.377, de 9 de julho de 2013. [on-line]. Brasília; 2013. Disponível em: http://bvsms.saude.gov.br/bvs/saudelegis/gm/2013/prt1377_09_07_2013.html [acesso em: 01 fev. 2018].

5. Brasil. Ministério da Saúde. Portaria n. 2.095, de 24 de setembro de 2013. [on-line]. Brasília; 2013. Disponível em: http://bvsms.saude.gov.br/bvs/saudelegis/gm/2013/prt2095_24_09_2013.html [acesso em: 05 maio 2018].
6. Meireles TO, Silva KT, De Sá LLF. A importância da adoção do Método de Análise e Solução de Problemas (MASP) utilizando o ciclo PDCA na gestão em serviços de saúde. Boletim Informativo Geum. 2014;5(3):12-22.
7. Brasil. Ministério da Saúde. Agência Nacional de Vigilância Sanitária (Anvisa). Fundação Oswaldo Cruz (Fiocruz). Protocolo para prevenção de úlcera por pressão. [online]. Rio de Janeiro; 2017. Disponível em: http://portal.anvisa.gov.br/documents/33852/271855/Nota+T%C3%A9cnica+GVIMS-GGTES+n%C2%BA+03-2017/54ec39f6-84e0-4cdb-a241-31491ac6e03e [acesso em: 28 fev. 2018].
8. Vocci MC, Toso LAR, Cassiana, Fontes CMB. Aplicação da escala de Braden Q em unidade de terapia intensiva pediátrica. Rev Enferm. 2017;11(1):165-72.
9. Associação Brasileira de Estomaterapia. Classificação das lesões por pressão. Consenso NUAP adaptada culturalmente para o Brasil [on-line]. 2016. Disponível em: http://www.sobest.org.br/textod/35 [acesso em: 28 fev. 2018].
10. World Health Organization (WHO). Action on patient safety. High 5s.World alliance for patient safety [on-line]. 2008. Disponível em: http://www.who.int/patientsafety/solutions/high5s/High5_overview.pdf [acesso em: 01 fev. 2018].
11. Rosa MB, Perini E, Anacleto TA, Neiva HM, Bogutchi T. Errors in hospital prescriptions of high-alert medications. Rev Saúde Pública. 2009;43(3):490-8.
12. Consórcio Brasileiro de Acreditação. Joint Commission International. Padrões de Acreditação da Joint Commission Internacional para Hospitais. 4ª ed. Rio de Janeiro: CBA; 2011.
13. Brasil. Ministério da Saúde. Agência Nacional de Vigilância Sanitária (Anvisa). Fundação Oswaldo Cruz (Fiocruz). Protocolo de identificação do paciente. Protocolo integrante do programa nacional de segurança do paciente. 2013. [on-line]. Disponível em: https://www20.anvisa.gov.br/segurancadopaciente/index.php/publicacoes/category/diversos [acesso em: 08 jan. 2018].
14. Pellegrino DMS. Úlcera por pressão em crianças e adolescentes hospitalizados: prevalência, incidência e perfil epidemiológico. 2013. [on-line]. Disponível em: http://repositorio.unifesp.br/handle/11600/22983/ [acesso em: 28 fev. 2018].
15. Curley MA, Quigley SM, Lin M. Pressure ulcers in pediatric intensive care: incidence and associated factors. Pediatr Crit Care Med. 2003;4:284-90.
16. Vocci MC. Lesão por pressão na população pediátrica: estudo de coorte com aplicação da escala de Braden Q. [on-line]. Disponível em: https://alsafi.ead.unesp.br/handle/11449/150293 [acesso em: 12 mar. 2018].
17. Maia ACAR, Pellegrino MS, Blanes L, Dini GM, Ferreira LM. Tradução para a língua portuguesa e validação da escala de Braden Q para avaliar o risco de úlcera por pressão em crianças. Rev Paul Pediatr. 2011;29(3):406-14.
18. Zegers M, de Bruijne MC, de Keizer B, Merten H, Groenewegen PP, van der Wal G, et al. The incidence, root-causes, and outcomes of adverse events in surgical units: implication for potential prevention strategies. Patient Saf Surg. 5. England. 2011; [online]. Disponível em: https://www.ncbi.nlm.nih.gov/pmc/articles/PMC3127749/ [acesso em: 02 fev. 2018].
19. Vries EN, Ramrattan MA, Smorenburg SM, Gouma DJ, Boermeester MA. The incidenc and nature of in-hospital adverse events: a systematic review. Qual Saf Health Care. 17. England; 2008. [on-line]. Disponível em: https://www.ncbi.nlm.nih.gov/pubmed/18519629 [acesso em: 02 fev. 2018].

20. Brasil. Ministério da Saúde. Agência Nacional de Vigilância Sanitária (Anvisa). Higienização das mãos em serviços de saúde. Brasília; 2007. Disponível em:http://www.anvisa.gov.br/hotsite/higienizacao_maos/manual_integra.pdf [acesso em: 28 fev. 2018].
21. World Health Organization (WHO). SAVE LIVES: Clean Your Hands WHO's Global Annual Campaign Advocacy Toolkit File New template. Annual 5 May Campaign. 2016. [online]. Disponível em: http://www.who.int/infection-prevention/campaigns/clean-hands/5may_advocacy-toolkit.pdf [acesso em: 22 mar. 2018].
22. Correa AD, Marques IAB, Martinez MC, Santesso PL, Leão ER, Chimentão DMN. Implantação de um protocolo para gerenciamento de quedas em hospital: resultados de quatro anos de seguimento. Rev Esc Enferm. [on-line]. 201246 (1):67-74. Disponível em: http://www.scielo.br/pdf/reeusp/v46n1/v46n1a09.pdf [acesso em: 01 mar. 2018].
23. Brasil. Ministério da Saúde. Agência Nacional de Vigilância Sanitária (Anvisa). Fundação Oswaldo Cruz (Fiocruz). Protocolo de prevenção de queda. Protocolo integrante do programa nacional de segurança do paciente. 2013. [on-line]. Disponível em: https://www20.anvisa.gov.br/segurancadopaciente/index.php/publicacoes/item/prevencao-de-quedas [acesso em: 01 mar. 2018].
24. Brasil. Agência Nacional de Vigilância Sanitária (Anvisa). Práticas seguras para prevenção de lesão por pressão em serviços de saúde. 2017. [on-line]. Disponível em: http://portal.anvisa.gov.br/documents/33852/271855/Nota+T%C3%A9cnica+GVIMS-GGTES+n%C2%BA+03-2017/54ec39f6-84e0-4cdb-a241-31491ac6e03e [acesso em: 28 mar. 2018].
25. Brasil. Presidência da República. Decreto n. 8.727, de 28/04/2016. Dispõe sobre o uso do nome social e o reconhecimento da identidade de gênero de pessoas travestis e transexuais no âmbito da administração pública federal direta, autárquica e fundacional. Diário Oficial da União. Disponível em: http://www.planalto.gov.br/ccivil_03/_Ato2015-2018/2016/Decreto/D8727.htm.

21

Sistema de medicação

Solange Mignoni Guimarães
Helga Namie Ferreira Murakami
Graziela de Araújo Costa

TÓPICOS DO CAPÍTULO

- Objetivo
- Introdução
- Erros de medicação
- Dificuldades da terapia medicamentosa em pediatria
- Interação entre processos e profissionais no sistema de medicação
- Protocolo de segurança na prescrição, dispensação, administração e monitoramento de medicamento no ICr-HCFMUSP
- Resumo
- Referências bibliográficas

OBJETIVO

Com a leitura deste capítulo, o leitor conhecerá o sistema de medicação e a interação entre os profissionais envolvidos neste processo, bem como as dificuldades da terapia medicamentosa em pediatria. Ao final, é mostrado um modelo de protocolo de segurança na prescrição, dispensação, administração e monitoramento de medicamentos que poderá ser adaptado para atender às características da clientela atendida em sua instituição.

INTRODUÇÃO

Nos últimos anos, o desenvolvimento dos medicamentos acarretou um incremento significativo para a expectativa de vida mundial; no entanto, quando usados de forma errada, aumentam os índices de morbidade e mortalidade e causam um grave problema de saúde pública. Dentre os inconvenientes relacionados aos medicamentos, observam-se reações adversas, uso inadequado, intoxicação, falha terapêutica e erros de medicação[1].

O sistema de medicação em um hospital é um conjunto de processos interligados com o objetivo de prover ao paciente uma terapia medicamentosa eficaz e segura. As etapas de seleção, programação, aquisição, armazenamento, distribuição, prescrição, preparo, dispensação, administração e monitoramento compõem um ciclo de característica multidisciplinar que envolve vários profissionais da área da saúde, como médicos, farmacêuticos e enfermeiros. Desta forma, pode-se afirmar que se trata de um sistema complexo e suscetível a falhas, e que os profissionais envolvidos devem conhecer sua função dentro deste sistema para que desenvolvam seus papéis de forma segura[2].

ERROS DE MEDICAÇÃO

O Institute of Medicine destaca que, nos Estados Unidos, ocorrem cerca de 7 mil mortes ao ano, provocadas por erros de medicação[3]. Cerca de 80% dos fármacos comercializados são destinados a adultos, e muitas dessas drogas são utilizadas em crianças, incluindo recém-nascidos[4].

O sistema de medicação é constituído por vários processos, como prescrição, revisão e validação da prescrição, distribuição ou dispensação, preparo, administração e acompanhamento do paciente para monitoramento da ação ou reação do medicamento[5].

A grande complexidade deste sistema pode favorecer a ocorrência de erros de medicação em qualquer uma de suas fases. Essas falhas causam ou têm o potencial de causar dano ao paciente e, consequentemente, aumentar os custos da assistência à saúde[6].

O compromisso da instituição hospitalar com a segurança do paciente determina que o sistema de medicação possua etapas de controle e barreiras para prevenir, detectar, analisar e tratar os erros de medicação[2].

A American Society of Health-System Pharmacists (ASHP) recomenda algumas estratégias para evitar erros de medicação, como: informatização do sistema (prescrição, dispensação, distribuição do medicamento), uso de código de barras nos processos de medicação e na identificação do cliente, sistemas de monitoramento e relatórios de eventos adversos, uso da distribuição por dose unitária, sistema para preparação de medicação intravenosa realizada pela farmácia e atuação do farmacêutico clínico junto a médicos e enfermeiros[7,8].

Além disso, outras ações têm-se mostrado efetivas na prevenção de erros de medicação, entre elas: programa de educação permanente com acesso a informações sobre os medicamentos e uso de protocolos assistenciais no planejamento da assistência, bem como o uso de bombas de infusão inteligentes[9].

Essas estratégias, aliadas a uma cultura de segurança não punitiva, na qual a abordagem do erro esteja focada no processo e não no profissional que o cometeu, é ponto fundamental para a garantia de qualidade da assistência[10].

DIFICULDADES DA TERAPIA MEDICAMENTOSA EM PEDIATRIA

Os riscos inerentes da terapia medicamentosa são ainda maiores na população pediátrica. A diferença na composição corporal e a imaturidade de funções fisiológicas resultam em características farmacocinéticas e farmacodinâmicas próprias e que se alteram com o crescimento, tornando as crianças um grupo de risco para a ocorrência de reações adversas a medicamentos[11].

Apesar dos recentes incentivos dos órgãos reguladores internacionais, a população pediátrica ainda não é incluída em muitos ensaios clínicos de novos medicamentos. Essa exclusão, causada por motivações legais, éticas ou econômicas, resulta em uma escassez de informações sobre segurança e eficácia em crianças, tornando esse grupo os chamados "órfãos terapêuticos"[12]. Como resultado, é prática comum em pediatria o uso de medicamentos de modo *off-label* (de forma diferente da orientada em bula ou em compêndios oficiais) ou não licenciado (não aprovados para uso em pediatria em qualquer situação)[13-16].

A indisponibilidade no mercado farmacêutico de apresentações comerciais adequadas para o público infantil é igualmente desafiadora. É comum a presença de excipientes inadequados ou contraindicados para crianças nesses produtos, como o álcool benzílico, o propilenoglicol, o sorbitol e o glicerol. Além disso, muitos princípios ativos são comercializados apenas em formas sólidas e em doses para adultos, obrigando as instituições hospitalares a preparar fórmulas líquidas extemporâneas a partir de comprimidos e cápsulas. Essas reformulações devem ser feitas de maneira criteriosa e embasadas em literatura especializada, uma vez que podem alterar significativamente a biodisponibilidade do medicamento e comprometer sua estabilidade físico-química e microbiológica[11].

Estima-se que a incidência de erros de medicação com potencial para causar dano seja três vezes maior em pediatria em comparação com pacientes adultos[9].

Um dos tipos mais frequentes de erro de medicação em pediatria é o que ocorre durante a prescrição médica (3 a 37%), sendo a faixa etária mais acometida a de 0 a 4 anos de idade, e os erros de dose ou concentração corresponderam a 23% dos eventos envolvendo crianças e neonatos[17]. Um dos fatores que contribuem para a ocorrência de erros de medicação em crianças, em especial o erro de dose, advém da complexidade dos cálculos que necessitam ser realizados considerando-se idade, peso, estatura e condições clínicas da criança, uma vez que as características de absorção, distribuição, metabolismo e excreção de drogas diferem entre recém-nascidos, crianças, adolescentes e adultos[18].

INTERAÇÃO ENTRE PROCESSOS E PROFISSIONAIS NO SISTEMA DE MEDICAÇÃO

Um ponto-chave para o bom desempenho do sistema de medicação é garantir que os processos estejam bem definidos e que os profissionais estejam conscientes de seus papéis, garantindo que a interação entre processos e profissionais aconteça de maneira eficiente. Em um ciclo que envolve inúmeros indivíduos e múltiplas transferências de pedidos e materiais, essas questões são cruciais para reduzir a incidência de erros de medicação[19].

No Instituto da Criança e do Adolescente do Hospital das Clínicas da Faculdade de Medicina da Universidade de São Paulo (ICr-HCFMUSP), essa preocupação culminou na elaboração do Protocolo de Segurança na Prescrição, Dispensação, Administração e Monitoramento de Medicamentos. Esse trabalho, realizado por uma equipe multiprofissional, vai ao encontro dos objetivos do Programa Nacional de Segurança do Paciente (instituído pelo Ministério da Saúde por meio da Portaria GM/MS n. 529, de 1º de abril de 2013) e está baseado nos protocolos básicos de segurança do paciente, aprovados pelas Portarias GM/MS n. 1.377, de 9 de julho de 2013 e n. 2.095, de 24 de setembro de 2013.

PROTOCOLO DE SEGURANÇA NA PRESCRIÇÃO, DISPENSAÇÃO, ADMINISTRAÇÃO E MONITORAMENTO DE MEDICAMENTO NO ICr-HCFMUSP

A partir da publicação desse protocolo, ficaram definidos os padrões mínimos e referenciais para o sistema de medicação no âmbito do ICr-HCFMUSP, as condutas a serem adotadas, as responsabilidades de cada profissional envolvido e a dinâmica na relação entre os processos que foram estabelecidos, tendo como objetivo promover práticas seguras no uso dos medicamentos. A seguir, serão descritas as recomendações de acordo com a função de cada profissional.

Recomendações para a equipe médica

No ICr-HCFMUSP é adotada a prescrição médica eletrônica, na qual se utiliza um sistema computadorizado, de digitação, seguindo um modelo de disposição de dados. No entanto, como não se dispõe de certificação digital, esse documento é impresso, carimbado e assinado pelo médico para fazer parte do prontuário físico do paciente. Após a impressão, se houver necessidade de incluir novos medicamentos, estes devem ser feitos nas versões: eletrônica (para direcionar o preparo e a dispensação pela farmácia) e impressa (para acompanhamento da administração dos medicamentos pela enfermagem).

As prescrições eletrônicas podem variar em seu formato, utilizando desde sistemas bem estruturados, que alertam o prescritor quanto a alergias, interações medicamentosas e doses máximas, até sistemas mais simples, em que as informações são digitadas pelo médico ou transcritor e enviadas à farmácia. O sistema computadorizado amplia a segurança da terapia medicamentosa por resultar em prescrições mais estruturadas e legíveis, e por fornecer muitas informações ao médico durante sua elaboração. Também possibilita que o erro seja corrigido no momento da digitação, evitando rasuras que dificultam ainda mais o entendimento da prescrição[20]. O sistema utilizado no ICr-HCFMUSP promove uma interação mais segura e eficiente entre os processos de prescrição e de preparo/dispensação de medicamentos, pois gera ordens de produção para a Farmácia de forma automática a partir da prescrição médica.

No entanto, apesar de o sistema informatizado de prescrições representar um grande avanço como estratégia para minimizar os efeitos de prescrições mal formuladas, ele não erradica a possibilidade de ocorrência de erros de medicação, visto que outras falhas podem surgir na etapa de prescrição. Com isso em mente, o Protocolo de Segurança na Prescrição, Dispensação, Administração e Monitoramento de Medicamentos definiu as seguintes práticas de prescrição no âmbito do ICr-HCFMUSP: itens da prescrição, identificação do prescritor, alterações manuais, dose, prescrição a critério médico e se necessário, medicamentos antineoplásicos e outras recomendações.

Itens da prescrição

Além dos medicamentos, dietas e procedimentos, constam da prescrição dos pacientes internados as seguintes informações: nome completo, número do registro hospitalar, data de nascimento, peso, altura, superfície corpórea, unidade de internação e leito do paciente; data da emissão; data e hora da impressão da prescrição; nome completo do prescritor e o número de sua inscrição no Conselho Regional de Medicina.

Identificação do prescritor

A identificação do prescritor na versão impressa da prescrição eletrônica ocorre por meio de assinatura e carimbo na linha subsequente ao último item prescrito. Caso a prescrição seja elaborada por um médico residente, é obrigatória a assinatura complementar de um médico assistente, validando a prescrição. Na falta do carimbo, o médico pode escrever por extenso seu nome completo e número de inscrição no Conselho Regional de Medicina e assinar a prescrição.

Alterações manuais

Inclusões manuais na versão impressa da prescrição devem seguir a numeração dos medicamentos prescritos eletronicamente e não podem ser feitas abaixo da linha de assinatura e carimbo médico, nem no verso da folha. Caso necessário, a continuação das inclusões manuais deve ser feita em nova folha, em impresso próprio de prescrição.

Não são aceitas ordens verbais para a prescrição de medicamentos, exceto em situações de risco para o paciente quando não houver a possibilidade de uso do sistema informatizado. Tão logo a situação se normalize, a prescrição deve ser regularizada.

A inclusão manual de itens na prescrição deve seguir os mesmos critérios adotados pelo sistema informatizado: uso do nome genérico (Denominação Comum Brasileira – DCB ou Denominação Comum Internacional – DCI) e letra legível. Não devem ser utilizadas abreviaturas, com exceção àquelas aceitas na instituição. Não devem ser feitas rasuras na prescrição.

Dose

Ao realizar a prescrição de um medicamento, a dose deve ser calculada a partir da forma como o fármaco em questão está descrito no sistema (sal ou base). Por exemplo: norepinefrina deve ter a dose calculada baseada em norepinefrina, e não em hemitartarato de norepinefrina.

As doses de medicamentos em associação devem ser calculadas com base nas recomendações da instituição, definidas a partir do princípio ativo principal e convenções consagradas na literatura.

O valor numérico das doses deve ser preferencialmente inteiro. Quando possível, o uso de casas decimais deve ser evitado pela substituição da unidade de medida.

As doses devem ser prescritas utilizando-se a unidade de massa miligrama (mg) ou micrograma (mcg).

Não deve ser utilizada a expressão "quantidade suficiente para (QSP)" para o diluente de soluções intravenosas. A prescrição de misturas intravenosas deve descrever o volume de cada item necessário para o volume total de solução desejado.

Prescrição a critério médico e se necessário

Deve ser evitada a prescrição de medicamentos com *status* a critério médico (ACM) e se necessário (SN). Se o uso dessas expressões for imprescindível, a administração de medicamento prescrito a critério médico deve ser precedida de avaliação e autorização médicas; e a prescrição de medicamento se necessário deve obrigatoriamente definir posologia, dose máxima diária e justificativa (condição que determina uso ou interrupção do medicamento).

Recomenda-se prescrever medicamentos com menor número de administrações diárias possíveis, para maior comodidade do paciente com menor risco de erro de administração e, após alta hospitalar, maior adesão do paciente ao tratamento.

Medicamentos antineoplásicos

A prescrição de medicamentos antineoplásicos deve seguir os mesmos critérios e conter os mesmos dados necessários para a prescrição de pacientes internados, sendo essenciais a identificação do protocolo utilizado, seu ciclo, diagnóstico, peso, altura e superfície corporal da criança.

A prescrição deve ser impressa em duas vias e deve ser exclusiva para o medicamento antineoplásico, podendo conter medicamentos usados pré e pós-quimioterapia, como anti-histamínicos, diuréticos, corticosteroides, analgésicos e medicamentos que diminuem a toxicidade do tratamento (mesna, ácido folínico). As duas vias devem ser carimbadas e assinadas por dois médicos (sendo ao menos um oncologista assistente), um profissional de enfermagem e um farmacêutico.

Outras recomendações

Outras recomendações importantes para a prescrição segura de medicamentos são:

- Antes de elaborar a prescrição, é necessário conhecer a história clínica do paciente.
- O prescritor deve conhecer os medicamentos dos quais o paciente faz uso e conciliá-los com a nova prescrição, procurando evitar duplicidades, omissões, interações, doses inadequadas e outras discrepâncias, podendo contar com o suporte do farmacêutico nesta etapa.
- O prescritor deve, durante a entrevista com o paciente, identificar e registrar em prontuário as alergias relatadas, com destaque para as relacionadas a medicamentos e alimentos.
- Caso exista a suspeita de reações adversas a medicamentos ou a ocorrência de erros ou eventos adversos no processo assistencial, estes devem ser notificados no sistema de notificação de não conformidade *on-line* (NNC) do ICr-HCFMUSP.
- Prescritor, farmacêutico e enfermeiro devem criar canais de comunicação efetivos para garantir a qualidade e a acurácia da prescrição.

Recomendações para a farmácia

O farmacêutico, em conjunto com os demais profissionais membros da Comissão de Farmácia e Terapêutica, realiza a seleção de medicamentos padronizados na instituição. Este processo, baseado em critérios epidemiológicos, técnicos e econômicos, visa assegurar a disponibilidade de medicamentos seguros, eficazes e custo-efetivos[21].

Definida a lista de medicamentos padronizados, o setor de logística farmacêutica é responsável por estimar as quantidades necessárias para atender à demanda do serviço (programação); coordenar o processo de compra dos medicamentos junto aos setores de compras e financeiro (aquisição), de modo que se mantenha a regularidade do abastecimento; receber, estocar e controlar os medicamentos adquiridos de forma ordenada, em áreas apropriadas, e de acordo com as condições de conservação exigidas (armazenamento); e fornecer medicamentos às diferentes unidades, em quantidade, qualidade e tempo oportunos (distribuição)[21]. Durante as etapas de armazenamento e distribuição dá-se início à rastreabilidade de medicamentos na instituição, atividade pela qual o hospital mantém o controle sobre lote e validade dos medicamentos desde o recebimento até a administração, por meio de registros manuais e da utilização de código de barras[22].

Em resposta à prescrição médica, o setor de produção realiza o preparo dos medicamentos adequando formas e dosagens para que estejam prontos para a administração ao paciente. Este processo engloba reconstituição, manipulação, unitarização e fracionamento de medicamentos estéreis e não estéreis, segundo o modelo de distribuição por dose unitária[23]. Este sistema de distribuição é particularmente importante no ICr-HCFMUSP em razão da indisponibilidade de apresentações comerciais pediátricas de muitos medicamentos. Apesar do alto investimento inicial em equipamentos, infraestrutura e recursos humanos, os benefícios do sistema de distribuição por dose unitária têm grande impacto positivo sobre o sistema de medicação, conforme mostra o Quadro 1[23].

QUADRO 1 Benefícios do sistema de distribuição por dose unitária

Redução da incidência de erros de medicação
Redução do tempo dedicado a atividades relacionadas à medicação pela enfermagem, permitindo maior disponibilidade para o cuidado do paciente
Diminuição dos custos com medicamentos por utilizar uma unidade de medicamento para preparar mais de uma dose unitária
Redução das perdas por vencimento e por desvios pela diminuição dos estoques periféricos
Auxílio no controle de infecções hospitalares por transferir a manipulação de medicamentos para áreas adequadas

Fonte: Ragazzi, 2008[23].

As doses unitárias preparadas passam então pelo processo de dispensação, no qual o farmacêutico faz a análise técnica da prescrição, fornece medicamentos e orienta o paciente ou a equipe de enfermagem sobre o uso adequado do medicamento, condições de conservação e possíveis reações adversas[21].

Paralelamente, a equipe de farmácia clínica participa do sistema de medicação por meio de atividades como avaliação da prescrição médica, intervenção, conciliação medicamentosa e orientação de alta hospitalar. O acompanhamento sistemático do tratamento farmacológico dos pacientes (acompanhamento farmacoterapêutico) permite detecção, prevenção e resolução de problemas relacionados a medicamentos e compõe o processo de monitoramento da terapia medicamentosa, pelo acompanhamento dos parâmetros bioquímicos e fisiológicos do paciente e dos níveis séricos/plasmáticos dos medicamentos[24]. As ações de farmacovigilância também integram o processo de monitoramento, pela identificação, avaliação e acompanhamento de eventos adversos relacionados ao uso de medicamentos, desvios de qualidade, inefetividade terapêutica, erros de medicação, intoxicações e interações medicamentosas[25].

Recomendações para a enfermagem

A equipe de enfermagem é a responsável pela administração de medicamentos, cabendo ao enfermeiro a supervisão e a orientação da equipe sobre os aspectos relacionados ao uso dos medicamentos prescritos; sendo assim, é fundamental conhecer suas ações, interações e efeitos colaterais[8].

Em razão de a etapa de administração ser a última barreira para evitar um erro de medicação, muitos erros são atribuídos aos profissionais de enfermagem. Com isso, a equipe de enfermagem entende sua grande responsabilidade no sistema de medicação por ser a última oportunidade para detectar o erro e garantir a segurança na assistência[26,27].

A equipe de Enfermagem do ICr-HCFMUSP utiliza alguns documentos para nortear as atividades relacionadas ao processo medicamentoso. Além dos procedimentos operacionais padrão (POP) relacionados a esta temática, foi elaborado o Protocolo de Segurança na Terapia Medicamentosa, que recomenda a utilização dos "dez certos" para a administração segura de medicamentos.

Paciente certo (identificação do paciente)

Para garantir a correta identificação do paciente, deve-se perguntar a ele, ou a seu acompanhante, seu nome completo, antes de administrar qualquer medicamento. Devem ser utilizados no mínimo dois identificadores para confirmar a identificação do paciente (nome completo e data de nascimento).

Nesta etapa, é importante fazer perguntas abertas que necessitam de maior interação paciente/profissional/acompanhante, como: "Por favor, me diga qual o nome completo do paciente?". Além disso, é importante checar se o paciente corresponde ao nome identificado na pulseira e na prescrição médica.

Caso o paciente apresente baixo nível de consciência ou esteja sem acompanhante, impossibilitando a confirmação do nome completo, a equipe assistencial deve conferir o nome completo e a data de nascimento do paciente descritos na prescrição com a pulseira de identificação (dupla checagem).

É recomendado não manter dois pacientes com o mesmo nome internados simultaneamente no mesmo quarto ou enfermaria.

Medicamento certo

Antes da administração, deve-se conferir se o nome do medicamento que se tem em mãos corresponde ao que está prescrito. O nome do medicamento deve ser confirmado com a prescrição e com o acompanhante/profissional (dupla checagem), de forma a assegurar que o medicamento certo seja administrado.

Recomenda-se a dupla checagem por dois profissionais, preferencialmente um enfermeiro, nas seguintes situações:

A. Na conferência dos medicamentos de dose unitária dispensados pela farmácia.
B. No preparo e na administração de medicamentos de controle especial, medicamentos de alta vigilância e soros preparados na unidade, nas seguintes etapas:
   - Transcrição da prescrição para o rótulo da solução a ser administrada: checar o nome e o volume dos componentes, o cálculo do volume total e a velocidade de infusão.
   - Instalação da solução e programação da bomba de infusão: checar preferencialmente no momento da instalação ou obrigatoriamente em até 15 minutos depois.

Ressalta-se a importância de saber se o paciente é alérgico a algum medicamento. Neste caso, deve-se identificar o paciente alérgico com pulseira de alerta para alergia (na cor vermelha), além de sinalizar alergia na placa de identificação do paciente e colocar aviso em prontuário.

A fim de evitar falhas, a administração de medicamentos por ordem verbal deve ocorrer somente em caso de emergência. Neste caso, deve-se utilizar a metodologia *read it back*, em que o profissional repete o que o médico solicitou, documenta por escrito a ordem verbal e checa o horário após o médico incluir o item na prescrição.

Técnica certa

Para o preparo e a administração de medicamentos, a equipe de enfermagem deve seguir os POP estabelecidos na instituição.

Quando necessário preparar medicamentos nas unidades, devem ser reconstituídos e/ou diluídos de acordo com as informações contidas na Tabela de Preparo, Estabilidade e Administração de Medicamentos.

Caso seja necessário armazenar o medicamento após reconstituição e/ou diluição, devem ser utilizados rótulos que contenham nome do medicamento, concentração, data, hora de preparo e tempo de estabilidade do produto.

Medicamentos incompatíveis não devem ser misturados entre si ou em solução, devendo também ser evitada a administração simultânea no mesmo horário ou via.

Os medicamentos por via intravenosa devem ser administrados de acordo com a velocidade de infusão que consta na prescrição médica, respeitando concentração e osmolaridade da solução para a escolha da via de administração (central ou periférica). A infusão de medicamentos administrados de forma contínua (como drogas vasoativas, sedação e nutrição parenteral) nunca deve ser interrompida sem ordem médica.

No horário de administração do medicamento, deve-se levar ao local de administração apenas o que está prescrito ao paciente específico, não fazendo uso de bandeja contendo diversos medicamentos para diferentes pacientes.

Não é recomendada a administração simultânea de qualquer medicamento com hemocomponentes.

As áreas de armazenamento de medicamentos devem ser mantidas climatizadas com temperatura ambiente inferior a 25°C e, para produtos termolábeis, entre 2 e 8°C. A câmara fria na qual os medicamentos são armazenados deve ser exclusiva para essa finalidade, com controle e registro diário da temperatura.

Antes de administrar qualquer medicamento, deve-se assegurar que ele se encontre em temperatura ambiente, evitando a ocorrência de hipotermia.

Os resíduos gerados no preparo dos medicamentos no posto de enfermagem devem ser descartados como produtos químicos.

Dose certa

A prescrição médica deve ser lida com atenção e a dose prescrita, conferida antes de administrá-la. Doses escritas com "zero", "vírgula" e "ponto" requerem atenção redobrada, conferindo com o prescritor a dose desejada, para que não ocorram erros.

Medicamentos prescritos em infusão contínua e/ou de alta vigilância devem ter a velocidade de gotejamento e a programação e funcionamento das bombas de infusão conferidas por dois profissionais (dupla checagem).

Via de administração certa

Deve-se observar na prescrição qual a via de administração prescrita e checar se é a via recomendada para o medicamento. A administração deve ser feita somente pela via prescrita e, se houver indicação de uso de dispositivos médicos para administração pela via indicada, deve-se ter o cuidado de checar se estes apresentam condições adequadas de uso (p. ex., o posicionamento correto do cateter nasogástrico e a permeabilidade de um cateter venoso).

Também se deve certificar no paciente qual a conexão correta para a via de administração prescrita, a fim de evitar instalação equivocada dos equipos ou seringas.

Horário certo

Cabe ao enfermeiro aprazar os medicamentos no programa de prescrição eletrônica, sempre que possível adequando os horários de administração à rotina de uso já estabelecida pelo paciente antes da internação, bem como ajustar os horários de administração de acordo com as interações entre os medicamentos.

Não é recomendado alterar o aprazamento de medicamentos com monitoramento de nível sérico a fim de garantir níveis séricos terapêuticos. O reaprazamento somente deve ser feito com o consentimento do enfermeiro e do prescritor.

Validade certa

Não é permitido administrar medicamentos vencidos. Para garantir que o prazo de validade seja respeitado, recomenda-se sempre ler o rótulo do medicamento e seguir a data de validade do fabricante.

Os medicamentos de dose unitária dispensados pela farmácia devem conter a estabilidade na etiqueta de identificação, que sempre deve ser verificada antes de sua administração.

Orientação certa (informação ao cliente/acompanhante)

Antes de administrar qualquer medicamento, em caso de dúvidas sobre indicação, posologia ou qualquer outra informação, deve-se sempre esclarecê-las com o prescritor.

O profissional deve orientar e instruir o paciente e/ou acompanhante sobre o nome do medicamento que está sendo administrado e qual a sua ação.

O paciente e/ou acompanhante tem o direito de conhecer o aspecto (cor e formato) dos medicamentos que está recebendo e a frequência com que será administrado, bem como sua indicação, sendo este conhecimento útil na prevenção de erros de medicação.

O paciente e/ou acompanhante deve ser informado sobre eventuais incidentes relacionados à terapia medicamentosa.

Anotação certa

Imediatamente após a administração do medicamento, a ação deve ser registrada, checando na prescrição o horário da administração do medicamento. O horário não deve ser checado antes de sua administração.

Horário, nome ou número do medicamento administrado devem ser anotados no plano assistencial. Esse registro fornece evidências de que o medicamento foi administrado ao paciente e diminui o risco de a dose ser repetida por outro profissional.

Também devem ser registradas nas anotações de enfermagem todas as ocorrências relacionadas a medicamentos, como adiamentos, cancelamentos, recusa do paciente, entre outros.

Eventuais incidentes relacionados à terapia medicamentosa devem ser anotados no prontuário do paciente, registrados no sistema de notificação de não conformidade *on-line* (NNC) e notificados à gerência de risco.

Após todo o registro de enfermagem, deve constar a identificação do autor, com nome e carimbo.

Conhecimento certo dos potenciais efeitos secundários (controle durante e após infusão)

O paciente deve ser observado cuidadosamente para identificar, quando possível, se o medicamento teve o efeito desejado.

Todos os efeitos diferentes do esperado para o medicamento devem ser registrados na evolução do paciente e informados ao prescritor. O paciente e seu acompanhante são importantes parceiros na observação e no relato dos efeitos, devendo-se manter uma comunicação clara com eles e registrar todas as anormalidades. Em caso de respostas diferentes do padrão usual, registrar todos os parâmetros de monitoração adequados (sinais vitais, glicemia capilar, entre outros).

RESUMO

Pode-se concluir que o sistema de medicação é complexo, principalmente no segmento pediátrico, em razão de suas diversas particularidades. Para que o sistema seja eficiente, é necessária a interação de vários profissionais, que devem ter seus papéis bem definidos. O uso de protocolos não garante que os erros de medicação não ocorrerão, mas, ao segui-los, é possível prevenir uma parte significativa desses eventos, melhorando a segurança e a qualidade da assistência prestada ao paciente.

REFERÊNCIAS BIBLIOGRÁFICAS

1. Opitz SP. Sistema de medicação: análise de erros nos processos de preparo e administração de medicamentos em um hospital de ensino [tese de doutorado]. Ribeirão Preto: Escola de Enfermagem de Ribeirão Preto; 2006.
2. Oliveira RB, Melo ECP. Sistema de medicação em um hospital especializado. Esc Anna Nery. 2011;15(3):480-9.
3. Kohn LT, Corrigan JM, Donaldson MS, editors. To err is human: building a safer health system. Washington: National Academy Press; 2000. 536p.
4. Peterlini MA, Chaud MN, Pedreira ML. Órfãos da terapia medicamentosa: a administração de medicamentos por via intravenosa em crianças hospitalizadas. Rev Latinoam Enferm. 2003;11(1):88-95.
5. Yamanaka TI, Pereira DG, Pedreira ML, Peterlini MA. Redesenho de atividades da enfermagem para redução de erros de medicação em pediatria. Rev Bras Enferm. 2007;60(2):190-6.
6. Aronson JK. Medication errors: definitions and classification. Br J Clin Pharmacol. 2009;67(6):599-604.
7. American Society of Hospital Pharmacists (ASHP). Guidelines on preventing medication errors in hospitals. Am J Health-System Pharm. 1993;50:305-14.
8. Cassiani SHB, Teixeira TCA, Opitz SP, Linhares JC. O sistema de medicação nos hospitais e sua avaliação por um grupo de profissionais. Rev Esc Enferm USP. 2005;39(3):280-7.
9. Belela ASC, Pedreira MLG, Peterlini MAS. Erros de medicação em pediatria. Rev Bras Enferm. 2011;64(3):563-9.
10. Cassiani SHBC. Erros na medicação: estratégias de prevenção. Rev Bras Enferm. 2000;53(3):424-30.
11. Balan S, Hassali MA, Mak VSL. Challenges in pediatric drug use: a pharmacist point of view. Res Social Adm Pharm. 13(3):653-5.
12. Joseph PD, Craig JC, Caldwell PHY. Clinical trials in children. Br J Clin Pharmacol. 2015;79(3):357-69.
13. Garcia-López I, Fuentes-Rios JE, Manrique-Rodriguez S, Fernández-Llamazares CM. Off-label and unlicensed drug use: results form a pilot study in a paediatric intensive care unit. An Pediatr. 2017;86(1):28-36.
14. Berdkan S, Rabbaa L, Hajj A, Eid B, Jabbour H, Osta NE, et al. Comparative assessment of off-label and unlicensed drug prescriptions in children: FDA versus ANSM guidelines. Clin Therap. 2016;38(8):1833-44.

15. Souza Jr. AS, Santos DB, Rey LC, Medeiros MG, Vieira MG, Coelho HLL. Off-label use and harmful potential of drugs in a NICU in Brazil: a descriptive study. BMC Pediatr. 2016;16:13.
16. Carvalho CG, Ribeiro MR, Bonilha MM, Fernandes Jr M, Procianoy RS, Silveira RC. Uso de medicamentos off-label e não licenciados em unidade de tratamento intensive neonatal e sua associação com escores de gravidade. J Pediatr. 2012;88(6):465-70.
17. Harada MJCS, Chanes DC, Kusahara DM, Pedreira MLG. Segurança na administração de medicamentos em Pediatria. Acta Paul Enferm. 2012;25(4):639-42.
18. National Patient Safety Agency. Review of patient safety for children and young people. London: National Patient Safety Agency; 2009.
19. Silva AEBC. O sistema de medicação de um hospital universitário do estado de Goiás [dissertação de mestrado]. Ribeirão Preto: Escola de Enfermagem de Ribeirão Preto; 2003.
20. Cassiani SHBC, Gimenes FRE, Monzani AAS. O uso da tecnologia para a segurança do paciente. Rev Eletr Enf. [Internet] 2009;11(2):413-7. Disponível em: http://www.fen.ufg.br/revista/v11/n2/v11n2a24.htm.
21. Brasil. Ministério da Saúde. Assistência Farmacêutica na Atenção Básica: instruções técnicas para sua organização. Brasília: Ministério da Saúde; 2006.
22. Malta NG. Rastreabilidade de medicamentos na farmácia hospitalar. Pharmacia Bras. 2010;79.
23. Ragazzi SG. Análise do sistema de distribuição de medicamentos em hospital oncológico do estado de São Paulo [dissertação de mestrado]. Araraquara: Faculdade de Ciências Farmacêuticas Unesp; 2008.
24. Pereira LRL, Freitas O. A evolução da atenção farmacêutica e a perspectiva para o Brasil. Rev Bras Cienc Farm. 2008;44(4):601-12.
25. Mendes MCP, Pinheiro RO, Avelar KES, Teixeira JL, Silva GMS. História da farmacovigilância no Brasil. Rev Bras Farm. 2008;89(3):246-51.
26. Pereira CDFD, Tourinho FSV, Santos VEP. Segurança do paciente: avaliação do sistema de medicação por enfermeiros utilizando análise fotográfica. Enferm Foco. 2016;7(1):76-80.
27. Santos JO, Silva AEBC, Munari DB, Miasso AI. Sentimentos de profissionais de enfermagem após a ocorrência de erros de medicação. Acta Paul Enferm. 2007;20(4):483-8.

22

Classificação de pacientes pediátricos

Amparito del Rocío Vintimilla Castro
Ana Paula Almeida
Ana Paula Maia Fraga

TÓPICOS DO CAPÍTULO

OBJETIVO

Com a leitura deste capítulo, o leitor entenderá a importância de aplicar um instrumento que auxilie na classificação de pacientes pediátricos. Conhecerá os indicadores que auxiliam na classificação do paciente pediátrico de acordo com o grau de dependência de enfermagem. Compreenderá que é viável reformular ou reestruturar instrumentos de classificação existentes para adequá-los às reais necessidades da clientela atendida.

INTRODUÇÃO

O Estatuto da Criança e do Adolescente (ECA), por meio da Lei Federal n. 8.069/90, dispõe sobre a proteção integral à vida e à saúde da criança e do adolescente e assegura o respeito e o dever da família, da comunidade, da sociedade e do Poder Público de proporcionar a eles condições dignas de existência em uma fase peculiar de desenvolvimento, a infância[1]. Além do ECA e da própria iniciativa do Ministério da Saúde, por meio de suas políticas, a própria Sociedade Brasileira de Pediatria se mobilizou para aprovar a Resolução n. 41, de 13 de outubro de 1995, que dispõe, dentre seus 19 direitos, sobre a preservação da integridade física, psíquica e moral da criança e do adolescente hospitalizados, protegendo-os contra qualquer forma de negligência[2]. Neste sentido, a excelência da assistência do paciente pediátrico internado depende do gerenciamento de seu cuidado determinado pelo processo de enfermagem e da avaliação dos resultados das condutas e ações implementadas.

Para gerenciar o cuidado do paciente pediátrico, existe uma ferramenta gerencial denominada Instrumento de Classificação de Pacientes Pediátricos (ICPP), cuja essência é conhecer o perfil dos pacientes internados da unidade na qual se encontram para direcionar a assistência prestada segundo as necessidades individuais e o grau de dependência de enfermagem. De acordo com a classificação do paciente, os cuidados são direcionados à equipe segundo a categoria profissional e o número de colaboradores disponíveis.

DEFINIÇÃO DE INSTRUMENTO DE CLASSIFICAÇÃO DE PACIENTES

O Instrumento de Classificação de Pacientes Pediátricos (ICPP) é uma ferramenta para determinar, validar e monitorar o cuidado individualizado do paciente e garantir o padrão de qualidade da assistência[3]. Além de identificar o grau de dependência do paciente (Figura 1), este instrumento pode ser utilizado para nortear o processo decisório da alocação de recursos humanos, ou seja, auxiliar no provimento de pessoal de enfermagem no que diz respeito aos aspectos qualitativo e quantitativo. Também ajuda a monitorar os custos da assistência de enfermagem. Além disso, vale ressaltar que a utilização do ICPP pode justificar a necessidade de adicionar colaboradores segundo número e categoria profissional quando há aumento do número de pacientes ou de complexidade do cuidado, gerando maior tempo de assistência[4].

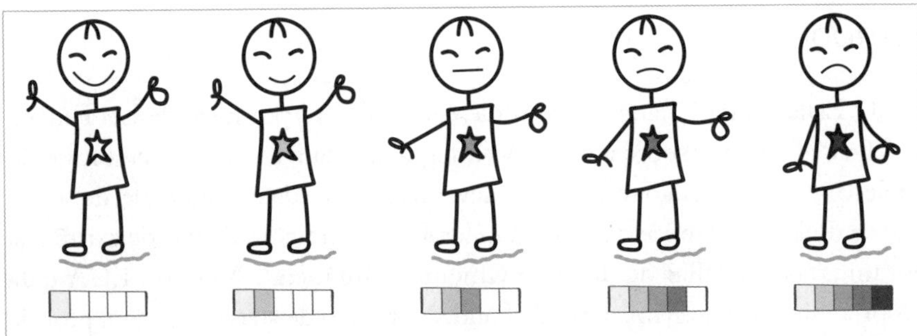

FIGURA 1 Classificação de pacientes segundo o grau de dependência de enfermagem.

ORIGEM DA CONSTRUÇÃO DO INSTRUMENTO DE CLASSIFICAÇÃO DE PACIENTES

A preocupação por conhecer o estado crítico dos pacientes para alocá-los e cuidar deles segundo sua gravidade surgiu em 1863, quando Florence Nightingale acomodou os pacientes que precisavam de maior cuidado perto do posto de enfermagem, classificando-os de forma empírica baseada somente na observação[5]. A experiência de assistir aos pacientes mais graves procurando a melhor forma de cuidá-los para sua recuperação foi a base de estudos que vieram posteriormente. A relação direta das necessidades de cuidado com o número de profissionais levou enfermeiros dos Estados Unidos, em 1960, a realizarem estudos de dimensionamento da equipe de enfermagem e continuaram até focar as necessidades de cuidados individualizados, gerando critérios que classificassem os pacientes segundo o grau de dependência de cuidados de enfermagem[6]. No Brasil, o movimento de pesquisas se iniciou na década de 1970, com foco no dimensionamento do pessoal de enfermagem segundo a gravidade dos pacientes[7].

Para garantir a segurança e a qualidade da assistência ao paciente, o Conselho Federal de Enfermagem (Cofen) tem se mobilizado na tentativa de direcionar a gerência de enfermagem a dimensionar sua equipe. A Resolução do Cofen n. 293/2004 fixa e estabelece Parâmetros para o Dimensionamento do Quadro de Profissionais de Enfermagem nas unidades assistenciais das instituições de saúde e institui a competência do enfermeiro para a autonomia do cálculo do quadro quantitativo mínimo dos diferentes níveis de formação dos profissionais de enfermagem[8]. Para que esse cálculo auxilie na cobertura assistencial nas instituições de saúde, deve basear-se em características relativas à realidade institucional, ao serviço de enfermagem e à clientela por meio de um sistema de classificação de acordo com a realidade sociocultural e econômica[8]. Entretanto, ainda há dificuldades para aplicar esse instrumento de forma efetiva, inclusive criando lacunas de difícil resolução por implicar mais que fórmulas matemáticas[8].

A importância de avaliar os pacientes de acordo com suas necessidades se intensifica quando o Ministério da Saúde, por meio da Resolução n. 7, de 24 de fevereiro de 2010, dispõe sobre os requisitos mínimos para o funcionamento de unidades de terapia intensiva apontando para a avaliação dos pacientes por meio de um Sistema de Classificação de Necessidades de Cuidados de Enfermagem[9].

O Conselho Regional de Enfermagem de São Paulo considera que a clientela atendida deve ter um sistema de classificação de acordo com a realidade sociocultural e econômica segundo indicadores de saúde que, após o somatório dos escores, apontem se os cuidados ao paciente são mínimos, intermediários, semi-intensivos ou intensivos[10].

IMPORTÂNCIA DA CLASSIFICAÇÃO DE PACIENTES PEDIÁTRICOS

Todo paciente pediátrico atendido em uma instituição de saúde precisa ser avaliado para classificá-lo de acordo com suas necessidades para poder dar uma assistência de qualidade. Crianças com doenças graves são consideradas de alta complexidade, com necessidade de cuidados e de terapêutica complexos por uma equipe especializada e em número adequado para suprir suas demandas de forma segura, sem desconsiderar os acompanhantes ou responsáveis legais. Entretanto, sabe-se que, no Brasil, o número de enfermeiros, técnicos e auxiliares de enfermagem não acompanha este panorama e, muitas vezes, as atribuições e tarefas para o cuidado que lhes são atribuídas os sobrecarrega.

Quando os pacientes não são classificados segundo seu grau de dependência em relação aos cuidados de enfermagem, por não possuir um instrumento específico que retrate a realidade dos pacientes segundo os graus de dependência, isso interfere na segurança tanto do paciente quanto do próprio profissional. Da mesma forma, pode haver comprometimento da assistência tanto no aspecto quantitativo quanto no qualitativo, quando faltam critérios sólidos e eficazes que propiciem a tomada de decisão no que diz respeito aos cuidados ofertados e ao dimensionamento da equipe de enfermagem.

Pacientes de alta complexidade precisam ter uma assistência criteriosa baseada em evidências. Faz-se necessária a administração de medicamentos de alta vigilância, procedimentos invasivos, terapia nutricional parenteral e enteral, bem como de inovação tecnológica, o que tem um custo elevado[11].

Muitos desses pacientes apresentam doenças raras e se encontram no grupo de alterações genéticas e anomalias congênitas que acometem cerca de 3 a 4% dos recém-nascidos vivos e constituem um dos principais diagnósticos codificados nas admissões pediátricas hospitalares, que correspondem a 37%[11]. Grande parte dessas doenças afeta até 1:2.000 nascidos vivos na população. Seu tratamento é, em geral, multidisciplinar e contínuo, com repercussões sociais e psíquicas e, quanto mais graves, maior é o tempo transcorrido entre a identificação do problema e sua adequada abordagem diagnóstico-terapêutica[11]. Esse panorama determina um aumento na demanda de assistência de saúde, o que significa incremento do número de profissionais qualificados, bem como adequação de recursos materiais, físicos e financeiros.

INSTRUMENTOS DE CLASSIFICAÇÃO DO PACIENTE PEDIÁTRICO E NEONATAL

Na área de pediatria, no Brasil, houve preocupação em conhecer o grau de dependência da clientela pediátrica e neonatal. Dini[12,13] classificou os pacientes pediátricos internados em cuidados mínimos, intermediários, de alta dependência, semi-intensivos e intensivos. Na área de Neonatologia, Toledo e Fugulin[14] construíram e validaram um instrumento para classificar os recém-nascidos em graus de dependência: mínimos, intermediários e intensivos. Esse instrumento foi considerado aplicável[15]. Tais instrumentos foram construídos e validados com a preocupação de auxiliar os gerentes a classificar seus pacientes de acordo com o grau de complexidade e subsidiar o dimensionamento de sua equipe, sem desconsiderar os custos que envolvem todo o processo do cuidado.

Na área pediátrica, o ICPP validado e proposto por Dini[13] consta de 11 indicadores:

1. Atividade.
2. Intervalo de aferição de controles.
3. Oxigenação.
4. Terapêutica medicamentosa.
5. Integridade cutaneomucosa.
6. Alimentação e hidratação.
7. Eliminações.
8. Higiene corporal.

9. Mobilidade e deambulação.
10. Participação do acompanhante.
11. Rede de apoio e suporte.

Cada indicador contém quatro critérios de avaliação, de 1 a 4. Após aplicação do instrumento, faz-se o somatório dos pontos e compara-se com o grau de dependência de assistência. Este valor determina o grupo de cuidados a que cada paciente pertence, segundo os escores a seguir:

- 11-17 pontos: cuidados mínimos – pacientes estáveis sob o ponto de vista clínico e de enfermagem, mas fisicamente autossuficientes quanto ao atendimento das necessidades básicas humanas[13].
- 18-23 pontos: cuidados intermediários – pacientes estáveis sob o ponto de vista clínico e de enfermagem requerendo avaliações médicas e de enfermagem, com parcial dependência dos profissionais de enfermagem para o atendimento das necessidades humanas básicas[13].
- 24-30 pontos: cuidados de alta dependência – pacientes estáveis desde o ponto de vista clínico e de enfermagem, portadores ou não de doença crônica que, mesmo com acompanhante em período integral, precisa de auxílio nas atividades relacionadas às necessidades humanas básicas ou outros cuidados específicos de enfermagem[13].
- 31-37 pontos: cuidados semi-intensivos – pacientes recuperáveis, sem risco iminente de morte, sujeitos à instabilidade de funções vitais, requerendo assistência de enfermagem e médica permanente e especializada[13].
- 38-44 pontos: cuidados intensivos – pacientes graves e recuperáveis, com risco iminente de morte, sujeitos à instabilidade de funções vitais, requerendo assistência de enfermagem e médica permanente e especializada[13].

Na área de Neonatologia, o ICPN proposto por Buchembuzio e Gaidzinski[16] consta dos seguintes indicadores:

- Termorregulação.
- Peso.
- Atividade espontânea.
- Reação a estímulos.

- Cor da pele.
- Tonicidade.
- Eliminações.
- Oxigenação.
- Integridade cutaneomucosa.
- Cuidado corporal.
- Controle de sinais vitais.
- Controle de sondas e drenos.
- Controle de cateteres venosos.
- Terapêutica medicamentosa.
- Educação à saúde.

Cada indicador contém quatro critérios de avaliação, de 1 a 3. O somatório desses pontos pode apontar o grau de dependência de assistência de cada recém-nascido entre os cinco grupos descritos a seguir:

- 15-26 pontos: cuidado mínimo – recém-nascidos estáveis sob o ponto de vista clínico e de enfermagem, que permanecem em observação para a detecção de possíveis intercorrências ou de condições que podem surgir nas primeiras horas ou dias de vida[16].
- 27-37 pontos: cuidado intermediário – recém-nascidos estáveis sob o ponto de vista clínico e de enfermagem, sem risco de morte, mas que apresentam algumas intercorrências ou doenças que necessitam de cuidados médicos e de enfermagem específicos e permanentes para minimizar ou corrigir distúrbios hemodinâmicos decorrentes de sua condição[16].
- 38-48 pontos: cuidado intensivo – recém-nascidos instáveis sob o ponto de vista clínico e de enfermagem, com distúrbios hemodinâmicos importantes, com risco iminente de morte, que necessitam de cuidados médicos e de enfermagem específicos e permanentes para sua estabilização[16].

ADAPTAÇÃO DE INSTRUMENTO DE CLASSIFICAÇÃO DE PACIENTES

Um sistema de classificação de pacientes pode ser adaptado para cada instituição, como ressalta Williams[17] ao referir que um sistema de classificação de pacientes deve responder às reais necessidades dos pacientes, pois sua assistência está influenciada por vários aspectos relacionados com as diferenças de planta física, questões operacionais, políticas institucionais e de enfermagem, padronização de técnicas e, principalmente, o perfil dos pacientes e sua gravidade. A necessidade de adaptar instrumentos de classificação estimulou pesquisadores brasileiros em diferentes especialidades, como: traumatologia[18]; psiquiatria[19]; clínicas médica, cirúrgica e obstétrica[20]; clínica médica de adultos[21]; clínicas médica e cirúrgica; alojamento conjunto; UTI e pediatria[22]; clínicas com pacientes com feridas[23]; serviço de emergência[24]; clínicas médica feminina e masculina, pediatria e terapia intensiva[25]; clínica pediátrica oncológica[26]. Faz-se necessário, também, para a adaptação de um instrumento de classificação de pacientes, o monitoramento dos escores dos grupos de classificação de cuidados. Para tal, realiza-se a avaliação das propriedades psicométricas para alcançar confiabilidade e validade do instrumento para identificar os pacientes segundo o grau de dependência[27].

REESTRUTURAÇÃO DOS INSTRUMENTOS DE CLASSIFICAÇÃO PEDIÁTRICO E NEONATAL

Os pacientes pediátricos e neonatais tornam-se dependentes em sua totalidade; consequentemente, a equipe de enfermagem é fundamental na assistência. Isto leva a analisar que sistemas de classificação validados com alto grau de confiabilidade na área pediátrica são viáveis de adaptação ou reestruturação de acordo com as necessidades da clientela[28].

A existência do ICPP de Dini[13], cuja validação aconteceu em clínicas médica, cirúrgica e de cuidados intensivos pediátricos de um hospital-escola de São Paulo, proporcionou confiança para aplicá-lo em pacientes pediátricos de alta complexidade. Contudo, ao ser aplicado nas diferentes clínicas, o instrumento supracitado não correspondeu à realidade da clientela pediátrica atendida em nível terciário, ou seja, classificou pacientes de unidade de cuidados intensivos que apresentavam todas as características de gravidade como pacientes semi-intensivos ou pacientes que tinham características de alta dependência foram apontados em cuidados mínimos. Assim, ao comparar os escores de muitos pacientes, verificou-se que não refletiam a realidade. Da mesma forma, ao tentar aplicar o instrumento de Buchembuzio e Gaidzinski[16] que classifica neonatos, foram obtidas respostas parecidas ao instrumento pediátrico.

Na tentativa de adaptar os instrumentos de classificação de pacientes pediátricos[13] e neonatais[15], mencionados anteriormente, pensou-se em realizar, preliminarmente, oficinas para reestruturar esses instrumentos e assim aplicá-los nas unidades. Após aplicação, as sugestões e as mudanças são fundamentais para adaptar à realidade dos pacientes. A obtenção de confiabilidade e concordância com os enfermeiros especialistas que trabalham diretamente na assistência permite que os instrumentos originais de pediatria e neonatologia, citados neste capítulo, possam gerar novos instrumentos que sejam aplicáveis nas diferentes unidades de um hospital, como em pronto atendimento, internação, cuidados intensivos e hospital-dia.

O enfermeiro pode coletar os dados à beira do leito, de preferência à 0h, com o intuito de que, no dia seguinte, se tenha uma visão geral do grau de dependência dos pacientes de sua unidade e que permita gerenciar o cuidado de acordo com a realidade da unidade. Além disso, pode-se subsidiar a distribuição de cuidados por parte da equipe segundo competência profissional e de forma harmônica. É necessária a compilação de todos os dados, mensalmente, em planilha formulada que gere valores numéricos e percentuais para auxiliar no conhecimento do perfil dos pacientes da unidade em curto e longo prazos, fortalecendo a visão gerencial do cuidado seguro, bem como a distribuição dos componentes da equipe de enfermagem.

Neste prisma, pode-se afirmar que um instrumento de classificação de pacientes pode ser construído ou reestruturado para contemplar as necessidades individualizadas dos pacientes, contribuindo para o monitoramento do gerenciamento do cuidado[20]. Assistir crianças enfermas significa que o profissional precisa conhecer as particularidades e características singulares, competências e vulnerabilidades compatíveis com cada fase de desenvolvimento[28]. Outros aspectos complementam o cuidado, a saber: aspectos técnicos, biológicos e de humanização, como afetividade e flexibilidade, bem como aspectos culturais. A família ou responsável legal que acompanha a criança para ser tratada em instituições de saúde também faz parte da assistência.

CLASSIFICAÇÃO DE PACIENTES PEDIÁTRICOS

Para facilitar a compreensão da aplicação de um instrumento de classificação de pacientes, segundo o grau de dependência de enfermagem, pensou-se no fluxo apresentado na Figura 2, que sintetiza de forma didática e compreensível a classificação de pacientes:

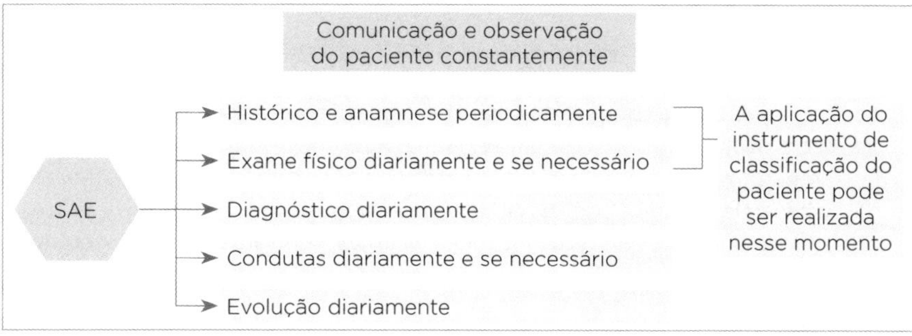

FIGURA 2 Fluxo para aplicação de um instrumento de classificação de paciente, segundo o grau de dependência de enfermagem.

RESUMO

Para realizar a classificação do paciente pediátrico e neonatal, existem dois instrumentos validados que podem ser testados em quaisquer realidades com a ressalva de reestruturá-los quando haja necessidade de fazê-lo, ou seja, adaptá-los à realidade da clientela assistida: pediátrico e neonatal. Vale ressaltar que os instrumentos adaptados e reestruturados precisam ser monitorados e ajustados em relação aos escores. Além disso, é necessário que os instrumentos criados estejam associados às tecnologias de informação para diminuir o tempo de coleta.

O Quadro 1 apresenta um esquema resumido dos dois instrumentos de classificação de pacientes.

QUADRO 1 Instrumentos de classificação de pacientes: pediátrico e neonatal

Instrumento de classificação de pacientes neonatais
Buchembuzio e Gaidzinski, 2005[16]
Quinze indicadores de necessidades. Pontuação (3)
Classificação: • Cuidado mínimo: 15-26 pontos • Cuidado intermediário: 27-37 pontos • Cuidado intensivo: 38-48 pontos
Instrumento de classificação de pacientes pediátricos
Dini e Guirardello, 2013[13]
Onze indicadores de necessidades. Pontuação (4)
Classificação: • Cuidados mínimos: 11-17 pontos • Cuidados intermediários: 18-23 pontos • Alta dependência: 24-30 pontos • Cuidados semi-intensivos: 31-37 pontos • Cuidados intensivos: 38-44 pontos

Estas ferramentas de classificação auxiliam no planejamento da assistência de enfermagem subsidiando o dimensionamento dos recursos humanos tanto por categoria quanto por capacitação, bem como na distribuição das atividades entre os membros, contribuindo para a assistência segura do paciente. O instrumento de classificação de pacientes também subsidia o planejamento de custos relacionados com materiais, equipamentos, medicamentos, nutrição, exames laboratoriais e diagnósticos, além de contratação e alocação de recursos humanos.

REFERÊNCIAS BIBLIOGRÁFICAS

1. Brasil. Lei n. 8.069, de 13 de julho de 1990. Estabelece o Estatuto da Criança e do Adolescente [legislação na Internet]. Brasília; 1990 [citado 16 fev. 2013]. Disponível em: http://www.planalto.gov.br/ccivil_03/Leis/L8069.htm.
2. Sociedade Brasileira de Pediatria (SBP). Direitos da Criança e do Adolescente Hospitalizados. Os dez passos para a atenção hospitalar humanizada a criança e ao adolescente. Rio de Janeiro: SBP; 2003.
3. Perroca MG. Sistema de classificação de pacientes: construção e validação de um instrumento [dissertação]. São Paulo: Escola de Enfermagem da Universidade de São Paulo; 1996.
4. Fugulin FMT, Silva SH, Shimizu HE, Peixoto FFC. Implantação do sistema de classificação de pacientes na unidade de clínica médica do Hospital Universitário da Universidade de São Paulo. Rev Med HU-USP. 1994;4(1/2):63-8.
5. Nightingale F. (tradução de Carvalho AC). Notas sobre enfermagem: o que é e o que não é. São Paulo: Associação Brasileira de Enfermagem/Cortez; 1989.
6. Camona LMP, Évora YDM. Sistema de classificação de pacientes: aplicação de um instrumento validado. Rev Esc Enfermagem USP. 2002;1(36):42-9.
7. Ribeiro CM. Sistema de classificação de pacientes para provimento de pessoal de enfermagem [tese]. São Paulo: Universidade de São Paulo; 1972.
8. Conselho Federal de Enfermagem (Cofen). Parâmetros para dimensionamento do quadro dos profissionais. Resolução n. 293 de 2004 [Internet] [acesso em 18 fev. 2013]. Disponível em: http://site.portalcofen.gov.br/sites/default/files/RESOLUCAO2932004.PDF.
9. Brasil. Ministério da Saúde. Agência Nacional de Vigilância Sanitária (Anvisa). Requisitos mínimos para funcionamento de Unidades de Terapia Intensiva [Internet]. São Paulo: Resolução RDC n. 7, de 24 de fevereiro de 2010 [citado 18 fev. 2013]. Disponível em: http://www.saude.mg.gov.br/atos_normativos/legislacao-sanitaria/estabelecimentos-de-saude/uti/RDC-7_ANVISA%20240210.pdf/
10. Conselho Regional de Enfermagem (Coren). Dimensionamento de Pessoal. Plenário 2008-2011 [Internet]. Disponível em: https://www.portalcoren-rs.gov.br/docs/Dimensionamento/livreto_de_dimensionamento.pdf.
11. Brasil. Diário Oficial. Política de tratamento de doenças raras no Estado de São Paulo [Internet]. São Paulo: Poder Legislativo; 2011. [citado 18 fev. 2013]. Disponível em: ftp://ftp.saude.sp.gov.br/ftpsessp/bibliote/informe_eletronico/2011/iels.jun.11/Iels120/E_PL-648_2011.pdf.

12. Dini PA. Sistema de classificação de pacientes pediátricos: construção e validação de instrumento [dissertação]. Campinas: Faculdade de Ciências Médicas da Universidade Estadual de Campinas; 2007.
13. Dini AP, Guirardello EB. Construção e validação de um instrumento de classificação de pacientes pediátricos. Acta Paul Enferm. 2013;26(2):144-9.
14. Toledo RB, Fugulin FMT. Sistema de classificação de pacientes: construção de um instrumento para uma unidade de neonatologia [apresentado ao Programa de Aprimoramento de Enfermagem em Neonatologia do Hospital das Clínicas da Faculdade de Medicina da Universidade de São Paulo]. São Paulo; 2000.
15. Bosco CS, Toma E, Oliveira SMJV, Belli MAJ. Confiabilidade de um instrumento para classificar o recém-nascido segundo a complexidade assistencial. Rev Esc Enferm USP. 2013;47(4):788-93.
16. Buchembuzio L, Gaidzinski RR. Instrumento para classificação de recém-nascidos de acordo com o grau de dependência de cuidados de enfermagem. Acta Paul Enferm. 2005;18(4):382-9.
17. Williams MA. When you don't develop your own: validation methods for patients classification systems. Nurs Manag. 1988;19(3):91-6.
18. Moraes M, Linch GFC, Souza EN. Classificação de pacientes internados en uma unidade traumatológica. Rev Gaúcha Enferm. [Internet]. 2012 Junho [citado 17 mar. 2016]; 33(2): 52-9. Disponível em: http://www.scielo.br/scielo.php?script=sci_arttext&pid =S1983-14472012000200009&lng=en.
19. Martins PASF, Arantes EC, Forcella HT. Sistema de classificação de pacientes na enfermagem psiquiátrica: validação clínica. Rev Esc Enferm USP. 2008;42(2):233-41.
20. Vigna CP, Perroca M. Utilização de sistema de classificação de pacientes e métodos de dimensionamento de pessoal de enfermagem. Arq Ciênc Saúde. 2007;14(1):8-12.
21. Fugulin FMT, Silva SHS, Shimizu HE, Campos FPF. Implantação do sistema de classificação de pacientes na unidade de clínica médica do Hospital Universitário da Universidade de São Paulo. Rev Med HU-USP. 1994;4(1/2):63-8.
22. Fugulin FMT, Gaidzinski RR, Kurcgant P. Sistema de classificação de pacientes: identificação do perfil assistencial dos pacientes das unidades de internação do HU-USP. Rev Latino-Am Enfermagem. 2005;13(1):72-8.
23. Santos F, Rogenski NMB, Baptista CMC, Fugulin FMT. Sistema de classificação de pacientes: proposta de complementação do instrumento de Fugulin et al. Rev Latino-Am Enfermagem. 2007;15(5):980-5.
24. Montezeli JH, Lopes AA. Implantação de um sistema classificatório do grau de dependência dos cuidados de enfermagem em um serviço de emergência. Cogitare Enfermagem. 2006;11(3).
25. Martins EAP, Haddad MDCL. Validação de um instrumento que classifica os pacientes em quatro graus de dependência do cuidado de enfermagem. Rev Latino-Am Enfermagem. 2000;8(2):74-82.
26. Andrade S. Adaptação de um instrumento para classificação de pacientes baseado nas necessidades individualizadas no cuidado de enfermagem do paciente pediátrico oncológico [dissertação]. Botucatu: Universidade Estadual Paulista; 2009.
27. Perroca MG. A nova versão de um instrumento para classificação de pacientes: avaliação das propriedades psicométricas. J Adv Nurs. 2013;69(8):1862-8.
28. Gelbcke FL, Matos E, Schmoeller R, Mesquita MPL, Benedet AS. Instrumento para classificação do grau de dependência de usuários: um estudo para contribuir no dimensionamento de pessoal. Enfermagem em Foco. 2012;3(1).

23

Estratégias educativas para capacitar e aprimorar o colaborador na assistência segura ao paciente pediátrico

Ana Paula Almeida
Amparito del Rocío Vintimilla Castro
Ana Paula Maia Fraga

TÓPICOS DO CAPÍTULO

OBJETIVO

Com a leitura deste capítulo, o leitor conhecerá algumas das estratégias de um serviço de educação permanente para planejar, elaborar, aplicar e avaliar um programa de capacitação e treinamento de profissionais de enfermagem de hospital pediátrico de alta complexidade.

INTRODUÇÃO

A educação para profissionais inseridos nas instituições de saúde vem evoluindo e modificando-se pelo acréscimo de informações geradas pela dinâmica do setor saúde, de acordo com a situação socioeconômica e política vivenciada no país. Diante destas transformações mundiais em termos científicos, tecnológicos e a globalização, vê-se a necessidade constante de atualização dos conhecimentos para a compreensão das mudanças na sociedade e no ambiente de trabalho. Para isso, a educação contínua e permanente procura alcançar seus objetivos educacionais e de método pedagógico para a excelência do treinamento e capacitação, discutir sobre a realidade vivenciada pelos profissionais, que são responsáveis pelo processo de melhoria na qualidade do atendimento, e na qualidade da assistência segura ao paciente.

A Constituição Federal de 1988 designa para o Sistema Único de Saúde (SUS) a competência de organizar e coordenar a formação na área da saúde. Para tal, o Ministério da Saúde tem-se empenhado para desenvolver estratégias e políticas para adequar a formação e a qualificação de seus profissionais de acordo com as necessidades de saúde da população e com o desenvolvimento do SUS. A Portaria GM/MS n. 1.996, de 20 de agosto de 2007,

> que dispõe sobre as diretrizes para a implementação da Política Nacional de Educação Permanente em Saúde e dá outras providências deve considerar as especificidades regionais, a superação das desigualdades regionais, as necessidades de formação e desenvolvimento para o trabalho em saúde e a capacidade já instalada de oferta institucional de ações formais de educação na saúde[1].

A crescente complexidade do atendimento proporcionado pelas instituições de saúde que mais consomem recursos financeiros e materiais, e onde os novos avanços no atendimento e seus riscos associados são mais comumente apresentados, exige que os profissionais atuantes nesses locais se mantenham atualizados para aplicar os novos conhecimentos e inovações tecnológicas relacionadas à assistência. Assim, as atividades de educação continuada são uma das formas de assegurar uma equipe competente, treinada e atualizada para o desenvolvimento do cuidado seguro do paciente e do próprio profissional.

Para que se possa compreender qual é o sentido do treinamento, é necessário conceituar o que representam a educação continuada (EC) e a educação permanente (EP). A EC se caracteriza pelo acompanhamento do modelo escolar ou acadêmico, sem sequência constante, focado na atualização de conhecimentos centrados em cada categoria profissional, transmitidos em espaço didático, o que gera uma distância entre o saber e o fazer. A EP se refere ao ensinar e aprender no dia a dia do trabalho das pessoas e das organizações, com possibilidade de transformar as práticas profissionais a partir dos problemas e dificuldades identificadas no cotidiano e contempla os conhecimentos técnicos científicos e vivências dos profissionais. Além disso, considera também as necessidades de formação e desenvolvimento dos profissionais em relação às exigências de cuidado da clientela[1,2].

Capacitação é o preparo do indivíduo com ações intencionais que integram o ensino e a prática profissional para o desempenho de suas atividades de forma planejada, crítica e reflexiva, capaz de promover o desenvolvimento cognitivo e ético no trabalho e na prática profissional, bem como auxiliá-lo em sua adaptação e compromisso nos resultados de seu trabalho[1]. A capacitação em serviço não deve ser vista como um requisito de treinamento técnico, pois devem ser adotadas práticas de valorização do profissional ingressante, contribuindo tanto para seu sucesso quanto para a organização[1].

Nesse contexto, o processo de capacitação envolve habilidades básicas, específicas e de gestão, ou seja, além de aprender aspectos específicos relacionados com a profissão, o colaborador deve ser estimulado a exercitar suas competências básicas, apresentação pessoal, aparência, autoestima, comunicação, relacionamento interpessoal e sua capacidade de se autogerir, tomar decisões e participar de trabalho em equipe, bem como de seu processo de desenvolvimento no trabalho[3]. A filosofia de treinamento e capacitação pretende manter e desenvolver as pessoas em relação às habilidades profissionais e às competências relacionadas à orientação para o cliente com base na segurança do paciente, orientação para resultados, liderança, autoconfiança e impacto desse treinamento.

O programa de capacitação prima pela qualidade da assistência, contemplando a realidade vivenciada da instituição, e busca acompanhar as transformações sociais, econômicas e culturais do mundo do trabalho sem estar voltada somente a normas, rotinas institucionais e aspectos tecnológicos[4]. Valoriza também a atuação profissional, incluindo aspectos relacionados a humanização, ética, moral e responsabilidade.

A instituição e as pessoas que assumem a missão de preparar os profissionais ingressantes e os que se encontram trabalhando adquirem responsabilidades ancoradas no art. 200 da Constituição da República Federativa do Brasil e na IX Conferência Nacional de Saúde de 1992, nos dizeres: "Compete ao SUS ordenar a formação de recursos humanos na área de saúde". Portanto, as ações que objetivam a educação em saúde possibilitam uma atuação ética de elevado nível, comprometimento e formação técnico-científica[5,6].

A importância da capacitação profissional para a vida das pessoas radica na possibilidade de acesso às oportunidades de trabalho, dando condições para o exercício da profissão de enfermagem. O processo de capacitação demonstra o quanto as pessoas são capazes de aprender, bem como ganhar confiança em si próprias e oferecer a oportunidade de uma melhor adaptação ao mercado competitivo, uma vez que a pessoa deve estar provida de conhecimentos e demonstrar atitudes condizentes com as exigências desse mercado.

Os profissionais considerados parceiros das organizações e fornecedores de conhecimentos, habilidades e capacidades tornam-se pessoas importantes para colaborar com o cumprimento das metas, a missão, a visão e os valores organizacionais[7]. Este olhar é de primordial importância e de constante desafio a ser superado pelos líderes.

Por outro lado, os profissionais já inseridos no serviço muitas vezes podem facilitar ou dificultar o desenvolvimento dos programas de treinamento para os ingressantes, como nos casos de dificuldade no relacionamento, falta de acolhimento, pouca flexibilidade e falta de envolvimento, impedindo a adaptação do profissional recém-admitido[5]. Com a filosofia da educação permanente, as ações do Serviço de Educação estão pautadas na constante busca de conhecimento e ideias inovadoras adequadas às exigências atuais e futuras do mercado de trabalho.

PLANEJAMENTO DO TREINAMENTO

A equipe de enfermagem representa a maior força de trabalho nas instituições de saúde; em contrapartida e na atual situação econômica mundial, o número de profissionais é, muitas vezes, insuficiente para oferecer uma assistência de qualidade, exigindo desses profissionais uma sobrecarga de trabalho; consequentemente, resta-lhes pouco tempo para atualização e aprimoramento técnico e científico em serviço. Estudos evidenciam que a sobrecarga de trabalho na equipe de enfermagem por número insuficiente de profissionais gera um desgaste fisiológico e mecânico que leva a afastamentos por doenças e aumento expressivo dos números das licenças. Dessa forma, as oportunidades educativas dos profissionais atuantes são mínimas ou nulas, visto que se prioriza o cuidado ao paciente[8].

Com essa preocupação e com essa vivência, propôs-se o redesenho do programa de capacitação dos profissionais de enfermagem ingressantes, procurando trabalhar tanto os conhecimentos básicos e específicos em pediatria, quanto o estímulo para exercitar suas competências.

A observação dessa realidade levou à elaboração de conteúdos programáticos atualizados e compatíveis com as necessidades técnicas, assistenciais, administrativas e institucionais com foco na segurança do paciente pediátrico, ou seja, reduzir ao mínimo possível quaisquer danos ou prejuízos. Foi necessário adicionar a este conteúdo outros aspectos fundamentais para elaboração e operacionalização do programa de capacitação admissional, incluindo métodos de ensino, avaliação dos resultados, estratégias de integração entre os profissionais e experiências prévias individuais.

Nesse sentido, os profissionais estão aptos para iniciar atividades de enfermagem subsidiadas por abordagens indispensáveis e fundamentais que envolvam assuntos relacionados com as atividades desenvolvidas em todas as unidades de um hospital pediátrico de alta complexidade.

Nessa linha de interesse, e ao considerar a responsabilidade social com intuito de melhorar a capacitação de profissionais de enfermagem e estimular o desenvolvimento pessoal e da autoestima, propôs-se a implantação de um novo método de capacitação. Com as atividades educativas planejadas, espera-se que a qualidade da assistência melhore, assim como com a qualificação profissional, promovendo um direcionamento da assistência ao paciente[9].

Um programa de capacitação dos profissionais de enfermagem consiste em treinar e capacitar. Permeado pela política de educação permanente, uma proposta educativa tem o intuito de sistematizar o treinamento dos profissionais, com fundamentos teórico-práticos sem esquecer dos aspectos éticos, humanísticos e comportamentais que possam subsidiar o cuidado do neonato, da criança e do adolescente, visando à segurança do paciente.

As modalidades de treinamento têm uma proposta diferenciada para cada situação com o propósito de capacitar e atualizar a equipe de enfermagem. Contudo, antes de planejar um treinamento, é dever dos profissionais que trabalham com educação acolher esse colaborador. Assim, precisa-se entender todo o processo educativo para atender as necessidades individuais de cada colaborador.

MODALIDADES DE TREINAMENTO

Muitos são os desafios quando se pensa em treinamento. Após a primeira acolhida dos profissionais nos serviços de saúde compromissados em prevenir, cuidar, proteger, tratar, recuperar e promover saúde, faz-se necessário o planejamento com a análise das necessidades dos colaboradores, sejam ingressantes, sejam os que se encontram trabalhando na instituição, os que retornam de licenças, os profissionais envolvidos em eventos adversos ou os que precisam reforçar e aprimorar conhecimentos. Para que o treinamento possa levar ao desenvolvimento organizacional, é necessário que seu planejamento seja elaborado previamente, de forma sistematizada, para garantir o alcance dos objetivos a que se destina, com eficácia.

Nesse prisma, apresentam-se as modalidades de treinamento e desenvolvimento trabalhadas com os profissionais. Ressalta-se que a experiência atual é fruto de uma trajetória de vivências práticas dos profissionais que trabalham no Serviço de Educação Permanente (SEP) ao longo de alguns anos, bem como dos ensinamentos de outros profissionais dentro e fora da instituição. As visitas em outras instituições de saúde foram imprescindíveis, e a grande diferença é o contato direto dos próprios colaboradores de enfermagem, que ensinam a ensinar e a aprender.

Acolhimento e integração admissional

Entende-se por acolhimento a recepção do profissional, isto é, dar atenção ouvindo-o, permitindo que expresse suas preocupações, angústias e expectativas, contemplando-o como um indivíduo que tem necessidades de solidariedade e de se sentir bem recebido. Segundo a Política Nacional de Humanização do SUS[10], acolhimento é a ação de acolher, admitir, aceitar, ouvir, acreditar, agasalhar, receber, atender, aproximar, incluir. Entretanto, observa-se no cotidiano que, apesar dos avanços e conquistas tecnológicas e científicas, ainda existem deficiências no relacionamento entre os profissionais. A prática do acolhimento é cada vez mais difícil no cotidiano das pessoas. São justamente esse olhar atento e a aproximação que fazem a diferença nos programas de treinamento.

Por que acolher um profissional de saúde?

O acolhimento como postura e prática nas ações de atenção e gestão nas unidades de saúde promove uma relação de confiança e compromisso dos profissionais com as equipes, os usuários e os serviços, contribuindo para a promoção da cultura de solidariedade. Favorece também a possibilidade de avanços na aliança entre usuários, trabalhadores e gestores da saúde em defesa do SUS como uma política pública essencial da e para a população brasileira. A atitude de acolher implica, por sua vez, estar em relação com algo ou alguém. É exatamente nesse sentido que o acolhimento é considerado como uma das diretrizes de maior relevância, envolvendo uma postura ética que não necessita de horário para realizá-lo; implica dividir saberes, problemas e demandas, tomando para si a responsabilidade de abrigar e agasalhar o outro[10].

O acolhimento é constituído pelo processo de preparo do profissional para a relação com o ambiente e o momento em que ele se encontra, para se comunicar e se responsabilizar pelo seu trabalho, individualmente e em equipe[11]. Acolher envolve a compreensão do ser humano, o resgate do respeito, da simpatia, da comunicação e um olhar diferenciado para os aspectos pessoais de cada profissional, que não deixa de ser um ser humano com dificuldades e, às vezes, com conflitos.

A relação da integração com a educação facilita a elaboração de um programa simplificado para adaptar o colaborador recém-admitido ao novo local de trabalho, fundamental para proporcionar aos colaboradores engajamento à instituição e conhecimento de normas, rotinas, procedimentos e protocolos institucionais[12,13].

Nessa esfera, humanizar em relação à educação em saúde é permitir a liberdade ao outro de falar e ser ouvido, proporcionar a igualdade na relação interpessoal, encorajando-o para seu autodesenvolvimento[14].

Treinamento sistematizado para o colaborador ingressante na instituição

Atrelados à humanização, ao acolhimento e à integração dos profissionais que foram selecionados em processos seletivos ou aprovados por meio de concurso, o treinamento sistematizado prevê, no primeiro dia, um contato prévio com os novos colaboradores. São realizadas uma apresentação individual, orientações de etiqueta, apresentação de vídeo e visita institucional. É solicitado que o colaborador faça um pré-teste que aborda os passos da segurança do paciente, que será repetido como pós-teste no final do treinamento para avaliar o nível de conhecimento. A escrita de uma redação é essencial para conhecer as expectativas do novo vínculo empregatício. São feitas questões sobre a expectativa do novo vínculo empregatício e sobre assuntos técnicos básicos: higienização das mãos; anotação de enfermagem; cálculos de medicamentos; manipulação de cateter venoso periférico; preparo e administração de medicamentos; prevenção de queda e aspectos relacionados com infusão de sangue e hemocomponentes. A elaboração de cronograma de atividades se faz necessária para atender aos objetivos e ao prazo estipulado para o período de treinamento.

Os assuntos a serem desenvolvidos nesse período são selecionados de acordo com as necessidades e a vivência institucional: direitos e deveres do servidor;

atribuições do profissional conforme competência; Estatuto da Criança e do Adolescente; ética aplicada à enfermagem; crescimento e desenvolvimento da criança e do adolescente; segurança do paciente; comunicação eficaz entre equipe multiprofissional, família e criança hospitalizada; trabalho em equipe entendendo as diferentes gerações; princípios da humanização; planejamento da assistência de enfermagem; cálculos e diluições de medicamentos; sinais vitais enfatizando a medida da pressão arterial; técnicas de enfermagem, como aspiração de vias aéreas; punção venosa periférica; manipulação de cateteres centrais e periféricos; inserção de cateter nasoenteral, vesical e retal; precauções-padrão; higienização das mãos; manipulação de materiais e equipamentos como cateteres, seringas, bombas de infusão; infusão de sangue e hemocomponentes; ressuscitação cardiopulmonar pediátrica; preparo e administração de medicamentos. Ressalta-se que todos os conteúdos estão alinhados aos procedimentos-padrão e protocolos institucionais e estão compilados em forma de apostila.

Adotaram-se algumas técnicas de treinamento para favorecer e apoiar o desenvolvimento do programa sem descuidar do acolhimento ao profissional:

- Aulas expositivas e presenciais esclarecem dúvidas, e o diálogo contínuo auxilia na comunicação entre os participantes.
- Leituras do conteúdo previamente às aulas permitem incrementar e aprimorar o conhecimento.
- Reflexões e dramatizações visam a fixar conhecimentos e auxiliam no comprometimento e no envolvimento.
- Simulações com a utilização de manequins, bem como materiais e equipamentos, subsidiam a apresentação de cenários reais. Assim, os novos profissionais se sentem mais seguros em cuidar dos pacientes.

Em todo momento, valorizam-se a comunicação e o relacionamento interpessoal, as vivências e as opiniões respeitosas. A inclusão de momentos de descontração por meio de dinâmicas de grupo, como jogos educativos, possibilita a criação e a recriação do conhecimento, bem como o acolhimento e a prática humanizada no treinamento.

A avaliação de pré e pós-testes reflete o grau de assimilação dos conteúdos e a comparação dos conhecimentos após o período de treinamento. A avaliação de aspectos sobre competências comportamentais, técnicas e conceituais é realizada individualmente e analisada com o profissional de forma contínua. Esta avaliação permite detectar postura, pontos fortes e de melhoria sobre o relacionamento interpessoal e de trabalho em equipe, bem como flexibilidade, interesse e comunicação. Estes pontos de melhoria são trabalhados individualmente, e se faz necessária uma resposta sobre evolução das habilidades cognitivas, técnicas e comportamentais. Vale ressaltar que o profissional, ao tomar ciência desses aspectos, compromete-se a melhorá-los em conjunto com as intervenções diárias. O compromisso do colaborador confirma-se após ciência dos pontos de melhoria e continua com acompanhamento na unidade destinada a prestar cuidados aos pacientes. Ao final do período, o colaborador ingressante e o enfermeiro responsável pelo treinamento necessitam de uma conversa individual para ouvir o profissional sobre seu acolhimento durante o período de treinamento, se houve ou não melhora dos aspectos apontados previamente. Além disso, o profissional também tem a oportunidade de avaliar o treinamento recebido.

Os registros de todo o processo de treinamento são fundamentais para documentar formalmente tudo o que foi realizado. O conjunto de documentos gera um portfólio de cada profissional, que é entregue para o supervisor da unidade para continuar o acompanhamento do treinamento em impresso próprio com ciência do colaborador que ainda está em período de treinamento e experiência.

Reintegração dos colaboradores

A reintegração significa acolher o profissional que se afastou do cuidado por um período superior a 3 meses. Esse afastamento pode ser decorrente de licenças prolongadas, por maternidade ou por adoecimento, e requerem readaptação do indivíduo ao meio de trabalho. Este processo mobiliza vários sentimentos ao profissional, como insegurança, imobilização e fragilização, e, em muitos momentos, o indivíduo se autodesqualifica, culpabiliza e autorresponsabiliza pelo processo de adoecimento e por coletivos fragilizados, com sentimento de revolta, indignação, injustiça, inutilidade, ansiedade e incompetência[15]. O trabalhador afastado geralmente é invadido pelo sentimento de que falhou, e frequentemente há um sentimento de fragilidade construído a partir de uma percepção de inferioridade em relação aos seus pares, por não poder manter a dinâmica de trabalho com o mesmo ritmo ou por mudanças que aconteceram na instituição durante sua ausência ou pelas inúmeras restrições para o cumprimento de suas tarefas[16].

O treinamento é feito pela detecção de necessidades técnicas e práticas apontadas no pré-teste e pela verbalização do próprio colaborador. Preocupa-se com a atualização dos protocolos, procedimentos-padrão da instituição e quaisquer mudanças que podem ter acontecido durante o período de ausência médica.

O encaminhamento do profissional acontece quando o gestor da unidade é informado do retorno do profissional de sua unidade. O gestor entra em contato com o SEP e agenda seu treinamento. Partindo do ponto de vista holístico, a duração do treinamento dependerá das necessidades do profissional em relação à detecção de necessidades internas e às relacionadas com o aspecto técnico e de conhecimento científico, a partir de um pré-teste aplicado com questões básicas individualizadas, ou seja, analisa-se previamente a situação de cada colaborador para elaborar seu programa de treinamento, que não ultrapassa 10 dias úteis. Ao final da reintegração, o pós-teste avalia o colaborador, que tem a oportunidade de avaliar o treinamento recebido preenchendo um questionário de satisfação. Após este período, geralmente o profissional se encontra apto a reintegrar-se à unidade, mas com prévio acompanhamento do gestor da unidade ou enfermeiro indicado, para que, no primeiro dia, seja feito um acolhimento de boas-vindas, sem cuidar de pacientes. Essa reintegração na unidade é progressiva, para prevenir quaisquer eventos adversos e promover segurança de atuação no profissional e ajudá-lo a reintegrar-se na instituição.

Reabordagem dos colaboradores

A reabordagem do colaborador consiste em acolher o profissional com estratégia educativa e não punitiva; busca-se inserir a consciência de prevenção de eventos adversos, com uma abordagem educativa e não punitiva, "sem castigo"[17].

Outra forma de reabordagem consiste em aspectos relacionados com eventos adversos, comportamento, postura ou ética profissional. O contato com o setor de educação é iniciado com a solicitação do gestor ou supervisor da unidade para realização do treinamento individualizado. Realizam-se acolhimento e abordagem educativa e reflexiva. A escuta sem julgamento é realizada e se analisam, em conjunto com o colaborador envolvido e os profissionais do SEP, as possíveis causas do evento adverso, compreendendo a importância do cumprimento do Código de Ética de Enfermagem, dos protocolos institucionais e procedimentos-padrão, bem como aspectos de educação, respeito e colaboração com a equipe de trabalho, passando até por orientações sobre etiqueta e boas maneiras.

Em seguida, o profissional envolvido realiza uma redação de reflexão sobre o evento, leitura do código de ética com foco no ocorrido, revisão de protocolos respectivos ao assunto e toma ciência do programa elaborado. A prática de algum aspecto técnico falho é contemplada com a execução prática no laboratório de treinamento.

Para manter a comunicação contínua, o profissional é avaliado expondo aspectos de melhoria ou com elogios aos aspectos que foram superados. Geralmente, planeja-se uma tarefa de elaborar uma frase impactante (em forma de cartão) para que possa disseminar na unidade nas passagens de plantão a toda a equipe. Essa disseminação é feita em conjunto com o gerente da unidade sem expor o problema inicial.

Projeto Tutoria

A tutoria é um dos pilares da educação e se converteu em metodologia de formação em serviço, realizada por um profissional (tutor) mais experiente, que reconhece valoriza os conhecimentos e a vivência do tutorado para desencadear o processo de aprendizagem e fixar os conhecimentos[18]. Nesse sentido, tutor e tutorado constroem uma relação de parceria e corresponsabilidade, com foco no desenvolvimento da prática que objetiva melhorar os resultados de aprendizagem que impactam no cuidado seguro do paciente pediátrico. A tutoria está aberta a todos os profissionais de enfermagem, incluindo os gerentes e as lideranças responsáveis pelo acompanhamento direto dos profissionais.

A tutoria é constituída por duas vertentes: a educativa, caracterizada por auxiliar no desenvolvimento de aprendizagem para melhorar a capacidade de entendimento quanto a procedimentos técnicos; e a de cuidado direto, que possibilita ao profissional a ampliação de suas competências para desenvolver suas atividades de forma segura[19].

Para a execução desse programa, apresentam-se aulas de curta duração, de até 1 hora, em que são abordados os lembretes sobre as práticas de enfermagem com foco na segurança do paciente, as atualizações dos protocolos e rotinas institucionais. Realizam-se pré e pós-testes para medir o grau de conhecimento antes e depois do treinamento. Os assuntos são planejados com uma prévia aplicação de pesquisa com os colaboradores e gerentes, além de serem alinhados às necessidades institucionais.

São seis temas ministrados mensalmente, dois no período da manhã, dois no período da tarde e dois no período da noite. Uma vantagem desta modalidade de treinamento é o enfermeiro com *expertise* disseminar o conhecimento e transformar-se em tutor, ou seja, apropriar-se do conhecimento teórico atualizado e padronizado na instituição para trabalhar esse conteúdo diretamente com a equipe. Esse tutor conta com o respaldo dos enfermeiros do SEP para esclarecer suas dúvidas diretamente na unidade ou por qualquer meio eletrônico.

Capacitação mensal

O treinamento em serviço aperfeiçoa o conhecimento e as técnicas comumente executadas pelos profissionais, além de auxiliar no desenvolvimento das capacidades necessárias para o desempenho do profissional. Cronogramas para treinamento e capacitação que atendam aos objetivos da instituição podem ser desenvolvidos a partir da avaliação da qualidade e dos indicadores da assistência prestada ao paciente, melhor forma de identificar as necessidades de treinamento[12]. Na capacitação mensal, é feito um treinamento sobre os assuntos e temas que necessitam de aprimoramento e reforço de protocolos e procedimentos-padrão, com assuntos para atualização de toda a equipe de enfermagem com o intuito de promover a assistência de enfermagem segura tanto ao cliente quanto ao colaborador.

Os temas escolhidos surgem de uma pesquisa prévia entre os gerentes e a equipe de enfermagem. O agendamento do colaborador é realizado pelo gerente da unidade em planilha compartilhada, conforme cronograma proposto e disponibilidade do número de vagas por treinamento. As aulas ministradas têm a duração de 2 a 5 horas, conforme o assunto abordado, contendo pré e pós-teste, aula expositiva, dinâmicas de grupo e aula prática.

Capacitação online no sistema Moodle

A educação a distância (EAD) pode ser utilizada como forma tanto complementar quanto substituta da educação presencial, mas sempre com a vantagem de permitir uma participação em grupo, com produções coletivas, mesmo que aconteça em lugares e horários distintos, ou seja, uma comunicação assincronizada, favorecida pela velocidade da comunicação e pelo menor custo[20]. A EAD tem crescido fortemente, utilizada como complemento e até mesmo como método de formação nas áreas de graduação e pós-graduação, inclusive na Enfermagem, em todo país. Nesse contexto, é sabido que o professor, no modelo tradicionalista da educação, é o principal responsável pelo ensino do aluno, pois tem a função de transmitir o conhecimento para o aluno, cuja função é absorver o que lhe é transmitido. O mundo virtual auxilia na mudança desse modelo, na medida em que o professor deixa de ser o detentor de todo o conhecimento e passa a ser um mentor, e o aluno torna-se responsável pelo seu aprendizado[21].

Ao analisar o aprimoramento e o alinhamento de conteúdo aos colaboradores, verifica-se uma forma de disponibilizar esses conteúdos com curta duração. A ferramenta prática e de fácil acesso durante o período de trabalho ou quaisquer locais é a plataforma gratuita Moodle. Esta ferramenta tem uma filosofia educacional que visa à construção de conhecimentos baseados em atividades concretas, ou seja, o aluno arquiteta seus próprios pensamentos em vez de tentar ser absorvido por meio de livros, aulas expositivas ou outros recursos tradicionalistas. Sob essa ótica, o Moodle tem ferramentas para auxiliar o aluno a construir raciocínios e conhecimentos, cenário propício para o profissional de saúde. Embora o profissional e o docente não estejam conectados presencialmente, a construção de aprendizado é facilitada por meio de um tutor, que geralmente é o enfermeiro da EP. Cada tema trabalhado se apresenta com introdução do assunto, anexos e vídeos para auxiliar na ampliação de conhecimentos. Cada aula é finalizada com um teste (na ponta da língua), cuja nota mínima é 7. O colaborador imprime a declaração que comprova a participação do treinamento e, ao mesmo tempo, o incentiva.

Eventos científicos

Os eventos científicos são estratégias educativas planejadas anualmente com vistas a atualizar os profissionais e a analisar a importância da prática baseada em evidências.

O convite realizado a enfermeiros especialistas para ministrar aulas nestes eventos transformou-se em valorização para eles e os estimulou para a atualização e o interesse pelo estudo.

RESUMO

A evolução educativa e o mundo globalizado, sustentado nas políticas de educação permanente, têm o objetivo de, primeiramente, acolher o trabalhador da área da saúde para trabalhar aspectos nunca antes trabalhados. A solidariedade e o respeito sentidos pelos profissionais os torna solidários com seus clientes e leva ao acolhimento no cuidado dos pacientes.

Treinamento, desenvolvimento e capacitação são termos listados, porém precisam ser diferenciados. Treinamento é um procedimento que objetiva auxiliar, promover e aumentar o aprendizado dos profissionais de saúde para atingir a eficiência exigida para seu cargo. Visa a adquirir habilidades, atitudes, conceitos, conhecimentos e regras que resultam em melhora de desempenho no cuidado do paciente de forma segura.

Desenvolvimento é transmitido como aperfeiçoamento pessoal, que consiste em aprimorar o conhecimento e as habilidades de natureza complexa e não estruturada. O profissional é capaz de acumular conhecimentos e informações suficientes para que possa desenvolver sua função quanto ao cuidado seguro do paciente pediátrico.

Capacitação é o preparo do indivíduo com ações que integrem o ensino e a prática profissional para o desempenho de suas atividades, de forma crítica e reflexiva, capaz de promover o desenvolvimento cognitivo e ético no trabalho e na prática profissional, bem como auxiliá-lo em sua adaptação e compromisso nos resultados de seu trabalho.

Para trabalhar nesta linha de pensamento, é primordial adotar práticas de valorização e acolhimento do profissional ingressante e do que se encontra na instituição, contribuindo tanto para seu sucesso quanto para o sucesso da organização, cujo impacto será notado na qualidade de assistência.

Existem diferentes modalidades educativas para a equipe de enfermagem, de acordo com as necessidades individuais, do supervisor, do gestor, da instituição e do panorama nacional e internacional. O investimento educativo traz melhora na qualificação da equipe de enfermagem, como um estímulo ao desenvolvimento e a uma competitividade benéfica de saberes, com o surgimento da necessidade de estar em evidência como profissionais que assistem ao paciente grave.

Os avanços das tecnologias da informação e comunicação (TIC) no âmbito da educação têm se mostrado eficientes no sentido de serem facilitadores do processo de ensino e aprendizagem; portanto, com o advento das novas tecnologias, o ensino a distância começa a ser muito utilizado.

A eficácia do treinamento e da capacitação precisa ser acompanhada e avaliada, para que se conheça o impacto no cuidado para poder aplicar medidas corretivas ou simplesmente manter ou modificar o conteúdo e as estratégias de aprendizado. Monitorar a avaliação do ensino-aprendizado também é necessário porque pode estar sujeito a mudanças que possam contribuir para a eficácia do treinamento.

A Figura 1 apresenta um fluxo que resume um processo de capacitação para profissionais de enfermagem.

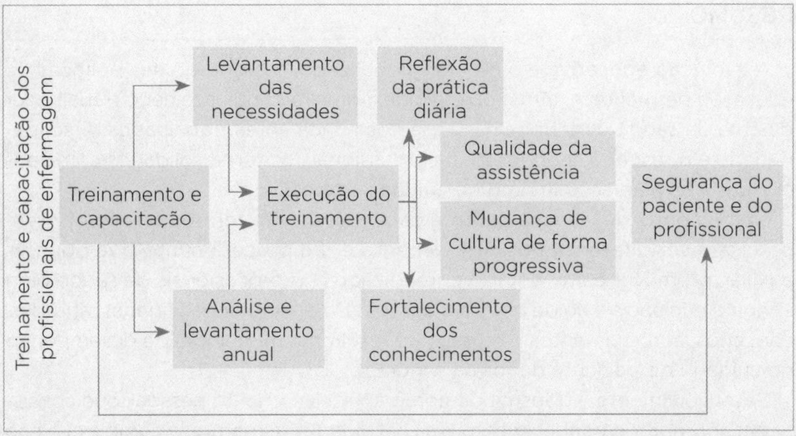

FIGURA 1 Treinamento e capacitação de profissionais de enfermagem.
Fonte: Castro et al., 2016[22].

Os temas apresentados precisam ser relevantes, e o dia e o horário, atraentes para promover participação da equipe durante o período de trabalho. Além disso, a gratuidade facilita e permite que o profissional participe, para aprimorar conhecimentos para a prática de enfermagem segura e de qualidade.

REFERÊNCIAS BIBLIOGRÁFICAS

1. Brasil. Ministério da Saúde. Secretaria de Gestão do Trabalho e da Educação na Saúde. Departamento de Gestão da Educação em Saúde. Política Nacional de Educação Permanente em Saúde. Brasília: Ministério da Saúde; 2009 [citado em 25 maio 2016]. Disponível em: http://bvsms.saude.gov.br/bvs/publicacoes/politica_nacional_educacao_permanente_saude.pdf.
2. Mancia JR, Cabral LC, Koerich MS. Educação permanente no contexto da enfermagem e na saúde. Rev Bras Enferm. [Internet]. 2004 outubro [acesso em 09 jun. 2016]; 57(5):605-10. Disponível em: http://www.scielo.br/scielo.php?script=sci_arttext&pid=S0034-71672004000500018&lng=en.
3. Thomas D, Ely RJ. Reconhecer as diferenças é o que importa: um novo paradigma para a gestão da diversidade. Harvard Business Review. HBR On Point; 2002.
4. Werneck C. Manual sobre desenvolvimento inclusivo para a mídia e profissionais de comunicação. Realização e organização Escola de Gente Comunicação em inclusão para o Banco Mundial. Rio de Janeiro: WVA; 2004.
5. Brasil. Constituição da República Federativa do Brasil [online]. Brasília; 1988 [acesso em 13 abr. 2009]. Disponível em: www.planalto.gov.br/ccivil_03/constituicao.

6. Brasil. Conselho Nacional de Saúde. IX Conferência Nacional de Saúde [online]. Brasília; 1992 [acesso em 23 mai. 2016]. Disponível em: http://conselho.saude.gov.br/biblioteca/Relatorios/relatorio_9.pdf.
7. Siqueira I. Kurcgant P. Estratégia de capacitação de enfermeiros recém-admitidos em unidades de internação geral. Rev Esc Enferm USP. 2005;39(3):251-7.
8. Santana LL, Miranda FMD, Karino ME, Baptista PCP, Felli VEA, Sarquis LMM. Cargas e desgastes de trabalho vivenciados entre trabalhadores de saúde em um hospital de ensino. Rev Gaúcha Enferm. 2013:34(1):64-70.
9. Montanha D, Peduzzi M. Educação permanente em enfermagem: levantamento de necessidades e resultados esperados segundo a concepção dos trabalhadores. Rev Esc Enferm USP. 2010;44(3):597-604.
10. Brasil. Ministério da Saúde. Secretaria da Atenção à Saúde. Núcleo técnico da Política Nacional de Humanização. Acolhimento nas práticas de produção de Saúde. Brasília; 2010.
11. Matumoto S. O acolhimento: um estudo sobre seus componentes e sua produção em uma unidade da rede básica de serviços de saúde [dissertação]. Ribeirão Preto: Escola de Enfermagem da Universidade de São Paulo; 1998.
12. Sapatini TF, Gasparino RC, Polli L, Oliveira AS. Avaliação de um programa admissional para a equipe de enfermagem. Online Escola Anna Nery [Internet]. 2016 [acesso em 30 jun. 2016]; 20(3). Disponível em: http://www.scielo.br/pdf/ean/v20n3/1414-8145-ean-20-03-20160065.pdf.
13. Vivan CA. Acolhimento de servidores públicos readaptados: uma questão de saúde do trabalhador [monografia]. São Paulo: Fundação Getúlio Vargas; 2014.
14. Alvim NAT, Ferreira MA. Perspectiva problematizadora da educação popular em saúde e a enfermagem. Online Texto Contexto Enferm [Internet]. 2007 [acesso em 30 jun. 2016]; 16(2):315-9. Disponível em: http://www.unicruz.edu.br/ppgaisunicruzunijui/baixar/material/edital%20perspeciva%20problematizadora.pdf.
15. Silva MAS, Hashimoto F. Afastados do trabalho: repercussões na vida do indivíduo. Pulsional – Rev Psicanal. 2003;XVI(171):32-7.
16. Ramos MZ, Tittoni J, Nardi HC. A experiência de afastamento do trabalho por adoecimento vivenciada como processo de ruptura ou continuidade nos modos de viver. Cad Psicol Trab. 2008;11(2):209-16.
17. Duarte SCM, Stipp MAC, Silva MM, Oliveira FT. Eventos adversos e segurança na assistência de enfermagem. Rev Bras Enferm. 2015;68(1):144-54.
18. Chaves LJ, Gonçalves ECQ, Ladeira LR, Ribeiro MS, Costa MB, Miranda Ramos AAM. A tutoria como estratégia educacional no ensino médico. Rev Bras Ed Med. 2014;38(4):532-41.
19. Geib LTC, Krahl M, Poletto DS, Silva CB. A tutoria acadêmica no contexto histórico da educação. Rev Bras Enferm. 2007;60(2):217-20.
20. Guimarães EMP, Martin SH, Rabelo FCP. Educação permanente em saúde: reflexões e desafios. Cienc Enferm. 2010;XVI(2):25-33.
21. Miranda LAV. Educação *online*: interacção e estilos de aprendizagem de alunos do ensino superior numa plataforma *web* [tese]. Braga: Universidade do Minho; 2005.
22. Castro ARV, Almeida AP, Fraga APM. Treinamento e capacitação de profissionais de enfermagem; 2016.

SEÇÃO VIII

24

Pesquisa em enfermagem e a prática baseada em evidências

Juliana Caires de Oliveira Achili Ferreira
Maria Lúcia Barbosa Maia dos Santos
Monica Taminato

TÓPICOS DO CAPÍTULO

OBJETIVO

A leitura deste capítulo visa fornecer ao leitor um panorama sobre a enfermagem baseada em evidências e enfatizar a importância da pesquisa aliada à assistência para assistir da melhor maneira recém-nascidos, crianças e adolescentes de alta complexidade.

INTRODUÇÃO

A enfermagem baseada em evidências pode ser definida como o uso consciencioso, explícito e criterioso de informações derivadas de teorias e pesquisas para a tomada de decisão sobre o cuidado prestado a indivíduos ou grupo de pacientes, levando em consideração as necessidades individuais e preferências[1].

Atualmente, é considerada imprescindível para o desenvolvimento de assistência qualificada e essencial na grade curricular da graduação em enfermagem, pois deve permitir que os futuros profissionais desenvolvam o desejo de buscar evidências nas atividades que desenvolverão visando à excelência do cuidar.

Na pediatria, a enfermagem baseada em evidências deve contemplar o recém-nascido, a criança e o adolescente, o que requer estudos constantes e atualização dos profissionais.

Todavia, deve-se considerar o fato de que o paciente pediátrico faz parte de um grupo vulnerável da população no âmbito biopsicossocial, e seu nível de compreensão depende da faixa etária, o que demanda parceria direta com os pais ou responsáveis legais para que seja possível desenvolver pesquisas nessa área.

BREVE HISTÓRICO DA ENFERMAGEM

A enfermagem, antes de caracterizar-se como profissão, era exercida por pessoas leigas que prestavam cuidados aos doentes, por solidariedade, obrigação ou imposição social. No período antes de Cristo, alguns registros sinalizam que existiam pessoas com certas habilidades e conhecimentos que as habilitavam para os cuidados relacionados às pessoas doentes, inclusive em relação ao preparo de medicamentos. Em geral, sacerdotes, feiticeiros e mulheres estavam entre essas pessoas que prestavam cuidados.

Entre os séculos XVII e XVIII, surgiram as organizações hospitalares, produto originário das realizações das congregações religiosas, e o elemento feminino que dirigia o serviço de enfermagem era designado *matron*, enquanto as encarregadas das enfermarias eram as *sisters*[2].

Entre 1820 e 1910, viveu Florence Nightingale, uma célebre personagem inglesa, escritora, estatística e que recebeu destaque por seu trabalho pioneiro em enfermagem durante a Guerra da Crimeia, período em que se dedicou ao atendimento de soldados feridos[3-8].

A principal contribuição de Florence Nightingale durante a guerra da Crimeia, começou com a emissão de relatórios, para o governo britânico, sobre as péssimas condições em que os feridos de guerra eram mantidos. O reconhecimento público por seu desempenho durante a guerra propiciou a criação do Fundo Nightingale, destinado à formação de enfermeiros, que recebeu generosas doações[8,9].

As *Notas sobre enfermagem*, escritas por Nightingale em 1859, continham 136 páginas que serviram como base para os currículos de enfermagem estabelecidos na época. A obra também foi adquirida por leigos e é considerada uma clássica introdução à enfermagem[8-12].

Desde então, Florence Nightingale é considerada a precursora da enfermagem moderna. Nos hospitais militares ingleses ela exerceu a função de superintendente e selecionou enfermeiras para executarem os cuidados aos doentes. Realizou um brilhante trabalho na organização dos espaços hospitalares, transformando-os em unidades de recuperação da saúde dos soldados[2,10-12].

A enfermagem moderna nasce neste período, reproduzindo a divisão social do trabalho entre duas categorias distintas: a *lady-nurse* e a *nurse*. As *nurses* executavam o trabalho manual e as *lady-nurses* eram preparadas para o ensino e a supervisão do pessoal, em nome de um saber teórico mais profundo da profissão, realizando as tarefas ditas intelectuais[2].

PESQUISA EM ENFERMAGEM

Entre 1900 e 1950, as atividades de pesquisa em enfermagem ainda eram limitadas, mas foram realizados alguns estudos avançados em educação. Em 1900, houve a primeira publicação no *American Journal of Nursing*. Entre 1920 e 1930, publicaram-se estudos de casos envolvendo análise e evolução sistemática de um paciente ou grupo de pacientes similares, com o objetivo de entender e avaliar as intervenções. Entre 1940 e 1950, iniciaram-se as pesquisas com foco na organização dos serviços, estudos sobre o número e a qualidade do pessoal de enfermagem, equipe, classificação dos pacientes de acordo com as necessidades e satisfação do paciente e da equipe[2].

Em 1952, nos Estados Unidos, houve um aumento do orçamento público para pesquisas de enfermagem, e a revista *Nursing Research* foi eleita para a publicação dos achados. Na época, ocorreu a expansão da pesquisa em enfermagem nas áreas de especialidades como saúde comunitária, psiquiatria, pediatria e obstetrícia, entre outras, além dos inúmeros avanços na área educacional, que levaram ao desenvolvimento efetivo do currículo de enfermagem[2].

PRÁTICA BASEADA EM EVIDÊNCIAS

A década de 1970 pode ser definida como a origem da Prática Baseada em Evidências (PBE). Para alcançar maior eficiência e efetividade na aplicação de recursos do sistema de saúde do Reino Unido, o epidemiologista Archibald Cochrane preconizou decisões à base de pesquisas, principalmente ensaios clínicos aleatórios, que norteassem diretrizes para a prática clínica e a contenção de gastos.

Na década de 1980, a pesquisa em enfermagem chegou a um novo patamar de desenvolvimento, incluindo a publicação do primeiro volume da revista *Annual Review of Nursing Research*, o estabelecimento do National Center for Nursing Research (NCNR) em 1986 nos Estados Unidos, a criação das revistas *Applied Nursing Research* e *Australian Journal of Nursing Research*, e a elaboração de uma estratégia de aprendizado clínico chamada de medicina baseada em evidências (MBE)[13].

Esta estratégia foi organizada na Universidade McMaster, no Canadá, e consiste na utilização de critérios de maior certeza, apoiados em um processo previamente estipulado de busca, avaliação e uso dos resultados de pesquisas, como base para decisões clínicas de diagnóstico, prognóstico, tratamento ou gerenciamento[14].

Na década de 1990, foi criada a Cochrane Collaboration, rede internacional de informações de revisões, com ensaios clínicos, que disponibiliza informações científicas em todos os campos da saúde. Com a pretensão de reprodutibilidade, tal processo articula o tripé epidemiologia, bioestatística e informática[14].

A PBE fundamenta-se na aplicação de conhecimentos básicos de epidemiologia e bioestatística para avaliar a evidência clínica quanto a sua validade e utilidade potencial, ou seja, busca integrar as melhores evidências de pesquisa à habilidade clínica do profissional e à preferência do paciente, ressaltando que as melhores evidências provêm de estudos clínicos sobre a acurácia e a precisão dos exames diagnósticos (incluindo o exame clínico), sobre o poder dos indicadores prognósticos e sobre a eficácia e segurança dos esquemas terapêuticos, de reabilitação e preventivos. Ademais, a qualidade da evidência é atribuída pela sua validade e relevância, isto é, antes de usar uma informação em uma decisão clínica, ela deve ser avaliada quanto a sua acurácia, relevância e aplicabilidade na situação em questão[15].

Os elementos da PBE são constituídos pelas técnicas de tomada de decisão clínica, pelo acesso às informações científicas e pela análise da validade dessas informações, principalmente averiguando os graus de eficiência e efetividade que possuem[16]. Para reproduzir um conhecimento, é de extrema importância que o enfermeiro verifique a fonte, certifique-se de que as informações têm fundamento e comprovação científica, e que a informação é reprodutível, antes de implementá-la em sua rotina.

Esta prática constitui uma importante ferramenta na assistência à saúde, principalmente porque o desenvolvimento vertiginoso da produção científica torna impossível tanto seu total acesso quanto o reconhecimento de sua qualidade. A utilização de um método sistematizado possibilita reunir, classificar e analisar resultados de pesquisa e concluir por evidências, ou não, a tomada de decisões, assim como a necessidade de desenvolvimento de novos estudos primários[2].

ENFERMAGEM BASEADA EM EVIDÊNCIAS

A principal contribuição da pesquisa e prática de enfermagem baseada em evidencias é a formação de profissionais com capacidade de propor, medir e divulgar em literatura indexada o impacto das intervenções que contribuam para redução da morbimortalidade, melhora da qualidade de vida dos pacientes, melhor dimensionamento de pessoas e impacto econômico[17]. Todavia, é relevante o fato de que a implementação da PBE deve se adequar ao contexto institucional e aos recursos humanos, materiais e financeiros existentes.

Ademais, a PBE requer habilidades que não são tradicionais na prática clínica, pois exige identificar as questões essenciais nas tomadas de decisão, buscar informações científicas pertinentes à pergunta e avaliar a validade das informações. Não dá ênfase a rituais, experiência clínica não sistemática, opiniões infundadas ou tradição como base para a prática de enfermagem, mas acentua a utilização de resultados de pesquisas e, na ausência desses dados, obtidos de forma sistemática, utiliza ainda programas de avaliação e de melhora de qualidade e/ou consenso de especialistas reconhecidos ou confirmada experiência para comprovar a prática[18,19].

A enfermagem baseada em evidências pode ser considerada como um processo composto por cinco etapas: formulação de questões (problemas clínicos) originárias da prática profissional; investigação da literatura ou outros recursos relevantes de informações na busca das evidências; avaliação das evidências (principalmente pesquisas) em relação a validade, generalização e transferência; uso da melhor evidência disponível, habilidade clínica e preferências do cliente no planejamento e na implantação do cuidado; e avaliação do enfermeiro em relação a sua própria prática[19].

Todavia, a enfermagem ainda não dispõe de pesquisas em quantidade suficiente e com as características necessárias para sustentar a PBE. É fundamental que os pesquisadores atentem para esse fato e reorganizem esforços nessa direção. Ademais, a ausência de evidência de alta qualidade não impossibilita a tomada de decisões baseada em evidências. O que tem sido requerido é a melhor evidência disponível, e não a melhor possível[18].

A Figura 1 mostra a classificação da força das evidências, que é definida segundo as características das fontes em que foram geradas. No ápice, com maior nível de evidência científica, encontram-se as revisões sistemáticas, seguidas de ensaios cínicos randomizados e demais produções[18].

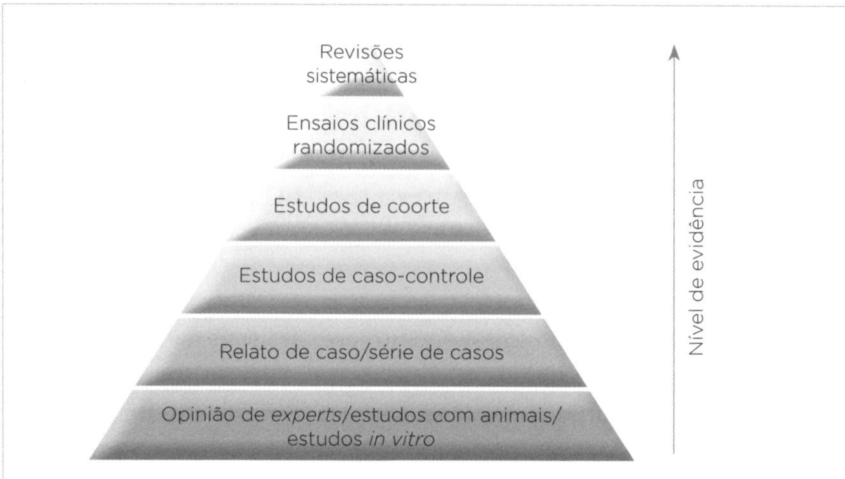
Revisões sistemáticas
Ensaios clínicos randomizados
Estudos de coorte
Estudos de caso-controle
Relato de caso/série de casos
Opinião de *experts*/estudos com animais/ estudos *in vitro*
Nível de evidência

FIGURA 1 Classificação de força das evidências.

Outro requisito importante para a PBE, na enfermagem, é a disponibilidade de sistemas que permitam recuperar resultados das pesquisas mais atuais em tempo hábil e que o enfermeiro aprenda a utilizar esses sistemas[18].

Ao encontro dessa necessidade, a revolução da informática com o desenvolvimento da internet permitiu a constituição de centros de disseminação de evidências em diferentes países nas últimas décadas, visando à globalização do conhecimento com diminuição das diferenças observadas na assistência. O projeto *Cochrane Library* envolve pesquisadores do mundo todo, inclusive do Brasil, e disponibiliza, pela internet, revisões da literatura para fundamentação da prática clínica. O Centre for Evidence-Based Nursing, da Universidade de York no Reino Unido, é responsável pelas revisões sistemáticas em diversas áreas da enfermagem como parte da Cochrane Library[20].

Para tanto, é imprescindível executar processos de capacitação e atualização para desenvolver as habilidades necessárias à realização e à análise de pesquisas, com ênfase na interpretação dos dados e na aplicação dos resultados na prática clínica, voltada para a manutenção da assistência prestada de forma segura aos pacientes.

Um exemplo de PBE é a reprodutibilidade de um procedimento já publicado e avaliado em revisões sistemáticas, que demonstrou ser benéfico e ter acurácia, como a avaliação de ansiedade e de dor em crianças e adolescentes que serão submetidos a cirurgias eletivas. Estudos já comprovaram que a avaliação desses sentimentos fornece elementos importantes para as intervenções de enfermagem cabíveis no preparo desses pacientes, além dos procedimentos já realizados rotineiramente, mostrando que essa prática, baseada nas evidências obtidas, melhora o estado emocional do paciente e pode ser replicada[21].

IMPORTÂNCIA DA FAMÍLIA NA REALIZAÇÃO DA PESQUISA EM ENFERMAGEM BASEADA EM EVIDÊNCIAS

A PBE proporciona melhora na qualidade da assistência ao cliente e familiares, e aprimora o raciocínio teórico-prático do enfermeiro à medida que este utiliza o conhecimento adquirido em pesquisas realizadas nas atividades diárias.

No passado, as crianças eram tomadas mais como objetos do que como sujeitos de estudos, pelo fato de serem consideradas incapazes de ver e descrever seu próprio mundo. Atualmente, os pesquisadores estão reconhecendo a importância de considerá-las como participantes das investigações, em ambiente clínico ou não, principalmente em estudos que trabalhem com a perspectiva da própria criança, uma fonte rica de dados e que merece ser mais bem explorada[22].

Em 1996, o Conselho Nacional de Saúde publicou a Resolução n. 196 sobre diretrizes e normas regulamentadoras de pesquisas envolvendo seres humanos, que, em 2012, foi substituída pela Resolução n. 466, com foco no respeito pela dignidade humana e pela especial proteção devida aos participantes das pesquisas científicas envolvendo seres humanos, discorrendo também sobre a importância do assentimento infantil.

Assim, a realização da pesquisa requer ciência e anuência da criança ou do adolescente, de acordo com o nível de compreensão e ciência e anuência dos pais ou responsáveis, obtidas a partir a assinatura de Termo de Consentimento Livre e Esclarecido dos pais e Termos de Assentimento da criança ou do adolescente, quando necessário.

A Comissão Nacional de Ética em Pesquisa (CONEP) preconiza a aplicação de assentimentos para crianças já alfabetizadas. No Instituto da Criança e do Adolescente (ICr-HCFMUSP), geralmente adota-se um Termo de Assentimento para pacientes de 7 a 12 anos e um Termo de Assentimento para pacientes de 13 a 17 anos, uma vez que, ao completar 18 anos, o adolescente passa a assinar o termo confeccionado para adultos. Os termos diferem no tipo de informação fornecida, sendo mais completo aquele da faixa etária maior.

Todavia, a participação do paciente está diretamente ligada ao entendimento dos pais sobre a importância de se fazer pesquisa para embasar a assistência e sua consequente aceitação, sendo relevante o fato de que toda pesquisa deve ser aprovada pela Comissão de Ética e só pode ser iniciada após assinatura dos termos pelo paciente, pelo responsável e pelo pesquisador, conforme as boas práticas clínicas.

As pesquisas realizadas com crianças menores de 6 anos compreendem outro aspecto delicado, pois essa faixa etária não tem capacidade de assentir a participação por escrito, mas deve ser orientada de acordo com sua capacidade de cognição e assimilação, por meio de figuras, materiais direcionados e brinquedos terapêuticos, sendo importante considerar a manifestação de cada criança antes de iniciar a pesquisa.

A compreensão dos pais é, desta forma, fundamental para a realização de mais pesquisas, em especial nas instituições hospitalares pediátricas que atendem pacientes com doenças raras e complexas, visando a maior contribuição acerca de novos tratamentos e perspectivas no âmbito infantil.

RESUMO

A enfermagem baseada em evidências é imprescindível para o desenvolvimento de assistência qualificada na pediatria, e deve contemplar o recém-nascido, a criança e o adolescente, utilizando os elementos básicos: técnicas de tomada de decisão clínica, pelo acesso às informações científicas, e análise da validade dessas informações.

Os centros de disseminação de evidências, existentes em diferentes países, são uma forma de acesso rápido às evidências já publicadas e importante ferramenta para o desenvolvimento da PBE.

Na pediatria, a pesquisa deve contemplar o assentimento das crianças e adolescentes de acordo com a faixa etária e o nível de compreensão. Todavia, sua realização depende diretamente da compreensão e aceitação dos pais e responsáveis, visando a maior contribuição acerca de novos tratamentos e perspectivas no âmbito infantil.

REFERÊNCIAS BIBLIOGRÁFICAS

1. Galvão CM, Sawada MO, Trevizan MA. Revisão sistemática: recurso que proporciona a incorporação das evidências na prática da enfermagem. Rev Latino-Am Enferm. 2004;12(3):549-56.
2. Tonini NS, Fleming SF. História de enfermagem: evolução e pesquisa. Arq Ciênc Saúde Unipar. 2002;6(3):131-4.
3. Baly ME, Matthew HCG. Nightingale, Florence (1820-1910). Oxford Dictionary of National Biography. Oxford: Oxford University Press; 2004.
4. Bostridge M. Florence Nightingale: the woman and her legend. London: Viking; 2008.
5. Gill G. The extraordinary upbringing and curious life of Miss Florence Nightingale. New York: Random House; 2005. 592p.
6. Kelly H. Florence Nightingale's autobiographical notes: a critical edition of BL Add. 45844 [M.A. thesis]. Wilfrid Laurier University; 1998.
7. Strachey L. Eminent Victorians. New York: G.P. Putnam; 1918.
8. McDonald L, ed. Florence Nightingale: The Crimean War. Collected works of Florence Nightingale. Waterloo: Wilfrid Laurier University Press; 2010. 1096p. v.14.
9. Pugh M. The march of the women: a revisionist analysis of the campaign for women's suffrage 1866-1914. New York: Oxford; 2000.
10. Sokoloff NB. Three Victorian women who changed their world. London: Macmillan; 1982.
11. Webb V. Florence Nightingale: the making of a radical theologician. St. Louis: Chalice; 2002.
12. Woodham Smith C. Florence Nightingale. New York: Penguin; 1951.
13. Polit DF, Beck CT. Fundamentos de pesquisa em enfermagem: avaliação de evidências para a prática da enfermagem. 7. ed. Porto Alegre: Artmed; 2011.
14. Lacerda RA, Nunes BK, Batista AO, Egry EY, Graziano KU, Angelo M, et al. Práticas baseadas em evidências publicadas no Brasil: identificação e análise de suas vertentes e abordagens metodológicas. Rev Esc Enferm USP. 2011;45(3):777-86.
15. Cruz DALM, Pimenta CAM. Prática baseada em evidências, aplicada ao raciocínio diagnóstico. Rev Latino-Am Enferm. 2005;13(3):415-22.
16. Domenico EBLD, Ide CAC. Enfermagem baseada em evidências: princípios e aplicabilidades. Rev Latino-Am Enferm. 2003;11(1):115-8.
17. Barbosa D. Importância da pesquisa clínica para a prática na área de saúde. Acta Paul Enferm [internet]. 2010 [acesso em 04 jul. 2016]; 23(1):vii-vii. Disponível em: http://www.scielo.br/scielo.php?script=sci_arttext&pid=S0103210020100001000018&lng=en.
18. Galvão CM, Sawada NO, Rossi LA. A prática baseada em evidências: considerações teóricas para sua implementação na enfermagem perioperatória. Rev Latino-Am Enferm. 2002;10(5):690-5.
19. Galvão CM, Sawada NO, Costa Mendes IAC. A busca das melhores evidências. Rev Esc Enferm USP. 2003;37(4):43-50.
20. Caliri MHL, Marziale MHP. A prática de enfermagem baseada em evidências: conceitos e informações disponíveis online. Rev Latino-Am Enferm. 2000;8(4):103-4.
21. Chieng YJS, He HG, Chan WCS. Anxiety and pain in children undergoing elective surgical procedures: a systematic review. JBI Library of Systematic Reviews. 2010;8(34):1-23.
22. Gaiva MAM. Pesquisa envolvendo crianças: aspectos éticos. Rev Bioet. 2009;17(1):135-46.

25
Cuidado ao paciente grave

Carla Regina Tragante
Juliana Caires de Oliveira Achili Ferreira
Maria Lucia Barbosa Maia dos Santos
Vera Lúcia Jornada Krebs

TÓPICOS DO CAPÍTULO

OBJETIVO

Após leitura deste capítulo, o leitor conhecerá os fatores de risco que contribuem para potenciais incompatibilidades de medicamentos no atendimento ao paciente grave e para as dificuldades da equipe de enfermagem na administração de medicamentos e será capaz de garantir a segurança da terapêutica diante da demanda de cuidados da criança gravemente doente.

Também será apresentado um panorama sobre importantes intervenções realizadas no paciente crítico e as ações de enfermagem nos procedimentos de oxigenação por membrana extracorpórea, ventilação oscilatória de alta frequência (VOAF), paciente em uso de óxido nítrico (NO) e exsanguineotransfusão.

INTRODUÇÃO

O conceito de terapia intensiva teve início com a enfermeira Florence Nightingale, em 1854, na guerra da Crimeia. Florence separou homens, mulheres e crianças graves e estabeleceu vigilância contínua, 24 horas por dia[1]. O fato de separar os pacientes graves dos menos graves permitiu maior prontidão e eficácia no atendimento e reduziu a mortalidade de 40% para 2%, após sistematizar o cuidado aos pacientes graves. Contudo, mesmo com a iniciativa de Florence, a primeira unidade de terapia intensiva (UTI) teve início somente em 1927 na cidade de Boston, nos Estados Unidos, por iniciativa do médico cirurgião Walter Dandy[1]. No Brasil, a primeira UTI foi inaugurada em 1971, com a iniciativa de um grupo de médicos do hospital Sírio-Libanês, que organizou um ambiente destinado aos cuidados de pacientes graves, e a enfermeira Ana Néri foi o símbolo da assistência a feridos graves[1].

A UTI é definida como um ambiente terapêutico que contém uma série de equipamentos sofisticados e demanda uma equipe multidisciplinar com conhecimentos científicos relevantes para seguir protocolos específicos. No Brasil, a Resolução n. 7 do Ministério da Saúde, de 24 de fevereiro de 2010, dispõe que a Unidade de Terapia Intensiva Neonatal deve atender pacientes de 0 a 28 dias de vida, e a Unidade de Terapia Intensiva Pediátrica, pacientes de 29 dias de vida a 18 anos[2].

Dada a importância dessas unidades de cuidados a pacientes graves e de todos os recursos tecnológicos empregados em sua recuperação, é imprescindível que os profissionais tenham capacitação e perspicácia para a tomada de decisão rápida diante do manejo clínico do paciente e que estejam aptos a realizarem os cuidados de enfermagem voltados para:

- Controle do balanço hídrico.
- Monitoração hemodinâmica.
- Monitoração e manutenção dos acessos vasculares.
- Administração e preparo de drogas vasoativas.
- Avaliação da incompatibilidade medicamentosa e administração simultânea de medicamentos (administração em Y).
- Paciente em hemodiafiltração.
- Paciente em oxigenação por membrana extracorpórea (*extracorporeal membrane oxygenation* – ECMO).

- Paciente em ventilação mecânica convencional e oscilatória de alta frequência (VOAF).
- Monitoração de taxas de infecção.
- Monitoração dos riscos relacionados à assistência ao paciente.
- Exsanguineotransfusão.
- Terapia com óxido nítrico.

Diante disso, neste capítulo serão abordados especificamente os cuidados de enfermagem com incompatibilidade medicamentosa e administração simultânea de medicamentos em Y, oxigenação por membrana extracorpórea, ventilação de alta frequência oscilatória, terapia com óxido nítrico e exsanguineotransfusão.

ADMINISTRAÇÃO EM Y E INCOMPATIBILIDADE DE MEDICAMENTOS

Administração em Y é definida como a administração de medicamentos de forma contínua e simultânea pela mesma via (lúmen) do cateter venoso central (CVC), por meio da conexão de dânulas (torneirinhas)[3].

A incompatibilidade medicamentosa é a reação física ou química entre dois ou mais medicamentos, antes que estes atinjam a circulação sanguínea, quando as soluções são misturadas na mesma seringa, equipo ou frasco[4]. As reações físicas são comumente visíveis por precipitação, mudança de cor ou produção de gás. As reações químicas estão relacionadas à degradação da droga em decorrência de hidrólise, oxidação ou reações químicas covalentes e exigem técnica analítica que indique perda do fármaco[3,4].

A incompatibilidade pode resultar em redução da efetividade terapêutica e diminuição da garantia de infusão de dose prescrita do medicamento, além de inativação dos fármacos, formação de um novo composto ativo inócuo ou tóxico e possibilidade de mudanças organolépticas[4]. Ademais, a diferença de potencial de hidrogênio (pH) pode aumentar o risco de precipitação ou inativação de um ou ambos os compostos em uma infusão em Y[4].

Desta forma, administrar medicamentos em crianças e neonatos gravemente doentes constitui-se um desafio, em vista da complexidade do quadro clínico e do fato desses pacientes pertencerem a um grupo de alto risco para ocorrência de incompatibilidade medicamentosa, pela gama diversificada de medicamentos prescritos[3].

Considerando ainda que, para a neonatologia, muitos desses fármacos não foram testados e faltam informações sobre a compatibilidade para alguns deles, torna-se um desafio ainda maior administrar medicamentos e garantir a segurança da terapêutica para essa população[5].

Atualmente, existe uma vasta literatura sobre compatibilidade. Contudo, para pediatria e neonatologia ainda há certas limitações de evidências que garantam as melhores práticas, por questões éticas que restringem o envolvimento dessas populações em pesquisas. Além disso, para muitos profissionais há dificuldade de acesso a informações atualizadas e o conhecimento sobre o tema pode se tornar limitado para algumas regiões do país[4].

Não existem estudos sobre a compatibilidade física para todos os fármacos administrados simultaneamente em Y, e como muitos são de uso comum na UTI, essa escassez de informação pode levar à falha da terapêutica por falta de conhecimentos sobre a forma de administração. Esse achado sugere que sejam feitas mais pesquisas a fim de contribuir para a melhoria da prática, já que não basta apenas a prescrição do medicamento pelo médico. A forma como esse medicamento será administrado terá grande importância para garantir uma assistência segura ao cliente[3,4].

A incompatibilidade pode resultar em precipitação durante a infusão em Y, considerando-se que o diâmetro interno dos acessos vasculares pode ser muito pequeno nos cateteres venosos de neonatos e crianças. Os precipitados que se formam podem resultar em oclusão parcial ou total do lúmen do cateter, implicando sua remoção, afetando negativamente a terapêutica[5].

Outro aspecto importante é o fato de a incompatibilidade de medicamentos ser considerada erro de administração de medicamento e um evento adverso que pode ter várias consequências, desde a obstrução do cateter até a morte do paciente.

Para avaliar a compatibilidade dos medicamentos, é essencial saber sobre potencial de hidrogênio (pH), pois muitos podem ser classificados como bases ou ácidos fracos e mudanças mínimas de pH podem contribuir para a ocorrência de incompatibilidades[6].

A maioria dos medicamentos prescritos na UTI é administrada por via intravenosa por propiciar efeito rápido, acesso imediato à circulação e permitir altas doses e altas concentrações por acesso central. As medicações com maior índice de incompatibilidade são: midazolam, furosemida, piperacilina + tazobactam, nitroprussiato de sódio, vancomicina, bicarbonato de sódio, gluconato de cálcio, tiopental, fenitoína, entre outros. Outro problema frequente é o limitado número de vias de acesso venoso, favorecendo a administração de vários medicamentos nos mesmos horários e adaptação de dispositivos com múltiplas vias para a infusão de vários agentes em cateter de via única, conforme ilustrado na Figura 1. Isto dificulta a administração segura dos medicamentos, principalmente quando há infusões contínuas[6,7].

Nessas circunstâncias, a maioria das intercorrências na administração de medicação em Y ocorre quando dois medicamentos incompatíveis são administrados na mesma via e ao mesmo tempo. Para que a administração simultânea seja possível, os medicamentos devem ser no mínimo fisicamente compatíveis, uma vez que as reações químicas requerem maior tempo de interação entre os fármacos[7].

A enfermagem é a equipe de saúde responsável por administrar medicamentos. O conhecimento em farmacologia e a utilização de ferramentas como livros, manuais e bases de dados disponíveis para consulta é de grande valia para melhorar a prática. Entretanto, quando não há disponibilidade de informações, o manejo é feito de forma empírica e se torna questionável se o paciente está recebendo tratamento adequado.

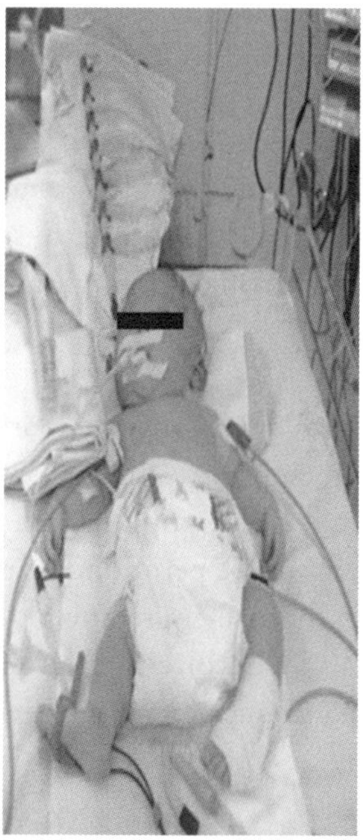

FIGURA 1 Lactente em estado grave mantendo medicações contínuas em Y no centro de terapia intensiva neonatal.

A equipe de enfermagem precisa de informações rápidas e acuradas no momento da administração, com a finalidade de prevenir incompatibilidades e assegurar a efetividade da terapia medicamentosa prescrita, o que contribui para o sucesso terapêutico e a segurança do paciente[6,7].

O Quadro 1 apresenta os fármacos mais utilizados de forma contínua no Centro de Terapia Intensiva do Instituto da Criança e do Adolescente (ICr-HCFMUSP), com o intuito de otimizar a assistência aos pacientes e garantir a segurança da terapêutica medicamentosa. O quadro foi elaborado por meio do cruzamento de cada medicamento a partir das informações obtidas na base de dados IBM Micromedex®, disponível no Portal Capes. Os medicamentos foram classificados conforme a base de dados em variável (VA), compatível (C), incompatível (IN) e não testado (NT), em que compatibilidade variável é aquela que depende da concentração prescrita e do tempo de exposição para que ocorra reação química.

Para garantir a prática segura e minimizar eventos adversos oriundos à administração em Y, também foi elaborado o Quadro 2, referente aos cuidados de enfermagem e resultados esperados.

OXIGENAÇÃO POR MEMBRANA EXTRACORPÓREA

Oxigenação por membrana extracorpórea (ECMO) é uma terapia de suporte cardiopulmonar, para pacientes com hipoxemia refratária. Utiliza-se uma bomba peristáltica ou centrífuga para remover o sangue do sistema venoso e impulsioná-lo para o pulmão artificial (membrana oxigenadora)[17]. Pode ser realizada por duas técnicas:

- Venovenosa (VV), em que o sangue é retirado de uma veia central. O sangue passa pela membrana extracorpórea onde é realizada a troca gasosa e retorna à circulação por uma veia central, dessa forma oferecendo suporte respiratório e permitindo a recuperação do pulmão.
- Venoarterial (VA): consiste em remover o sangue do sistema venoso, realizar a troca gasosa e devolvê-lo na artéria aorta, oferecendo assim suporte cardiopulmonar que permite a recuperação de pulmão e coração.

QUADRO 1 Compatibilidade de medicamentos administrados em Y no Centro de Terapia Intensiva Pediátrico (CTIP) do Instituto da Criança e do Adolescente (ICr-HCFMUSP) a partir da base de dados IBM Micromedex®

Legenda: Variável (VA); Compatível (C); Incompatível (IN); Não testado (NT)

	Adrenalina	Dobutamina	Dopamina	Noradrenalina	Esmolol	Fentanil	Midazolam	Nitroprussiato de sódio	Milrinona	Gluconato de cálcio	Bicarbonato de sódio	Cetamina	Tiopental	Dexmedetomidina	Furosemida	Levosimendana	Cloreto de cálcio	Somatostatina	Octreotida	Heparina	pH dos fármacos
Adrenalina[8]		C	C	NT	C	C	C	C	C	C	IN	C	IN	C	C	NT	C	NT	C	C	2,5 a 5
Dobutamina[10]	C		C	NT	C	C	VA	VA	C	C	IN	C	IN	C	VA	NT	C	NT	C	VA	2,5 a 5,5
Dopamina[8-14]	C	C		NT	C	C	C	C	C	C	IN	C	IN	C	VA	NT	C	NT	C	C	2,5 a 5
Noradrenalina[8-14]	NT	NT	NT	NT	NT	NT	NT	NT	NT	NT	NT	NT	NT	NT	NT	NT	NT	NT	NT	NT	3 a 4,5
Esmolol[6,14]	C	C	C	NT		C	C	C	IN	C	C	NT	NT	C	IN	NT	C	NT	C	C	4,5 a 5,5
Fentanil[7,9,13]		C	C	NT	C		C	C	C	C	C	NT	C	C	C	NT	C	NT	C	C	4 a 7,5
Midazolam[8]	C	VA	C	NT	C	C		C	C	C	IN	C	IN	C	VA	NT	C	NT	C	C	3,0
Nitroprussiato de sódio[8]	C	VA	C	NT	C	C	C		C	C	C	NT	NT	C	C	NT	C	NT	C	C	3,5 a 6
Milrinona[7,12]	C	C	C	NT	IN	C	C	C		C	C	C	C	C	IN	NT	C	NT	C	C	3,2 a 4
Gluconato de cálcio[8-14]	C	C	C	NT	C	C	C	C	C		IN	C	NT	C	C	NT	C	NT	C	C	6 a 8,5
Bicarbonato de sódio[8-14]	IN	IN	IN	NT	C	C	IN	C	C	IN		IN	IN	C	C	NT	IN	NT	C	C	7 a 8,5
Cetamina[8-14]	C	C	C	NT	NT	NT	C	NT	C	C	IN		NT	NT	IN	NT	NT	NT	NT	IN	3,5 a 5,5
Tiopental[8-14]	IN	IN	IN	NT	NT	C	IN	NT	C	NT	IN	NT		C	VA	NT		NT	C		10 a 11
Dexmetomidina[7]	C	C	C	NT	C	C	C	C	C	C	C	NT	C		C	NT	C	NT	C	C	4,5 a 7

(Continua)

QUADRO 1 Compatibilidade de medicamentos administrados em Y no Centro de Terapia Intensiva Pediátrico (CTIP) do Instituto da Criança e do Adolescente (ICr-HCFMUSP) a partir da base de dados IBM Micromedex® *(continuação)*

Variável (VA) / Compatível (C) / Incompatível (IN) / Não testado (NT)	Adrenalina	Dobutamina	Dopamina	Noradrenalina	Esmolol	Fentanil	Midazolam	Nitroprussiato de sódio	Milrinona	Gluconato de cálcio	Bicarbonato de sódio	Cetamina	Tiopental	Dexmedetomidina	Furosemida	Levosimendana	Cloreto de cálcio	Somatostatina	Octreotida	Heparina	pH dos fármacos
Furosemida[8-14]	C	VA	VA	NT	IN	C	VA	C	IN	C	C	IN	VA	C		C	C	NT	C	VA	8 a 9,5
Levosimendana[8-14]	NT	NT	NT	NT	NT	NT	NT	NT	NT	NT	NT	NT	NT	NT	NT		NT	NT	NT	NT	
Cloreto de cálcio[8-14]	C	C	C	NT	C	C	C	C	C	C	C	NT	NT	C	C	NT		NT	C	C	5,5 a 7,5
Somatostatina[9-12]	NT	NT	NT	NT	NT	NT	NT	NT	NT	NT	NT	NT	NT	NT	NT	NT	NT		NT	NT	
Octreotida[8-13]	C	C	C	NT	C	C	C	C	C	C	C	NT	C	C	C	NT	C	NT		C	
Heparina[8-14]	C	VA	C	NT	C	C	C	C	C	C	C	IN	C	C	VA	NT	C	NT	C		5 a 7,5

QUADRO 2 Cuidados de enfermagem para boas práticas de administração de medicamentos simultâneos em Y

Cuidados de enfermagem	Resultados esperados
1. Verificar a compatibilidade física das drogas	Evitar formação de precipitado no lúmen do cateter que leva à sua obstrução parcial ou total
2. Conectar como primeira opção próximo ao cateter drogas de compatibilidade desconhecida, quando houver necessidade	Reduzir tempo de contato com outra solução
3. Evitar administrar medicamentos de compatibilidade desconhecida em conector Y	Evitar prejuízo da terapêutica por falta de conhecimento sobre incompatibilidade
4. Administrar o medicamento preferencialmente de forma intermitente em detrimento à forma contínua	Reduzir o número de conexões em Y Reduzir risco para incompatibilidades
5. Evitar administrar medicamentos com extremos de pH em Y	Por serem ácidos ou bases fracas, os medicamentos com extremos de pH contribuem para ocorrências de incompatibilidades, quando administrados simultaneamente pelo mesmo lúmen do cateter
6. Manter guia rápido de consulta para administração em Y na unidade	Facilita o acesso à informação e otimiza o tempo disponível para o cuidado do paciente
7. Consultar farmacêutico clínico na vigência de dúvidas	Este profissional contribui para o manejo adequado e pode dar sugestões para melhorar a prática

As complicações decorrentes desta terapia de suporte são:

- Relacionadas ao circuito: falha de oxigenação, formação de trombos, problemas com a cânula.
- Não relacionadas ao circuito: sangramento no sítio cirúrgico ou no sítio de canulação, hemorragia pulmonar, gastrointestinal ou intracraniana, hemólise, coagulação intravascular disseminada e infecção.

Segundo o Conselho Regional de Enfermagem (Coren), o tratamento com ECMO é complexo. O enfermeiro deve, privativamente, ser responsável pela assistência direta ao paciente submetido a esta intervenção. Além disso, a assistência de enfermagem ao paciente em ECMO é realizada mediante elaboração efetiva do processo de enfermagem previsto na Resolução Cofen n. 358/2009[18].

O tratamento com ECMO é complexo, de alto custo, com necessidade de infraestrutura material, laboratorial e tecnologias adequadas, além de equipe multiprofissional especializada para sua realização. O paciente em ECMO requer assistência de enfermagem especializada e planejada que trabalhe na identificação de problemas e implementação de cuidados voltados às necessidades humanas básicas[17,18]. A Figura 2 ilustra um paciente em ECMO e hemodiálise e corrobora a importância da assistência especializada.

O levantamento dos diagnósticos de enfermagem oferece ao enfermeiro subsídios para prescrever os cuidados necessários que atendam às necessidades alteradas de saúde dos pacientes e promovam conforto durante sua permanência no hospital. Controle rigoroso de sinais vitais, oximetria de pulso e capnografia, bem como controle de balanço hídrico, são extremamente importantes para a detecção precoce de suas alterações e consequentemente para a tomada de decisão pela intervenção[17,18].

O paciente em ECMO pode apresentar complicações como[17,18]:

- Hemólise, decorrente da força exercida pela centrífuga, visualizada pela alteração da coloração da urina de aspecto hematúrico.
- Sangramento, pela inserção das cânulas, em virtude do grande calibre.
- Hemorragia, pela anticoagulação realizada com heparina para evitar a formação de trombos no circuito.
- Alterações da temperatura, como hipotermia e hipertermia, em decorrência do procedimento, que podem ser tratadas com aplicação de compressas frias ou manta térmica.
- Plaquetopenia, decorrente da agregação no oxigenador, responsável pela realização da troca gasosa.

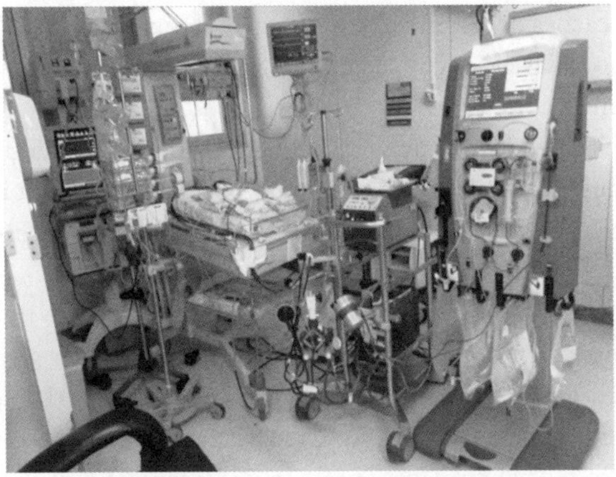

FIGURA 2 Paciente em oxigenação por membrana extracorpórea (ECMO) e hemodiálise no Centro de Terapia Intensiva Pediátrica do Instituto da Criança e do Adolescente (ICr-HCFMUSP), 2017.

Fonte: imagem autorizada pelo responsável legal.

Desta forma, são necessários cuidados de enfermagem específicos, voltados à redução dos riscos de complicações, desencadeadas pelo uso desta terapia complexa, que requer recursos humanos e materiais adequados para o sucesso do tratamento. O Quadro 3 contempla estas informações.

QUADRO 3 Plano de cuidados para paciente em oxigenação por membrana extracorpórea (ECMO)

Diagnóstico	Fatores relacionados	Cuidados de enfermagem	Resultados esperados
Risco de infecção	• Cânulas de grandes calibres inseridas nas veias e artérias • Procedimentos invasivos, cateteres, sondas e drenos	• Higienizar as mãos antes e após contato com o paciente • Realizar troca diária de curativo da inserção de cateter central e das cânulas de inserção da ECMO com técnica asséptica coforme protocolo institucional e observar sinais flogísticos • Manter coberturas com película transparente na inserção dos cateteres • Monitorar exames laboratoriais e resultados de cultura • Atentar-se ao preparo e à administração dos fármacos	• Prevenir e/ou evitar a infecção • Preservar a resistência natural e adquirida contra antígenos internos e externos
Ventilação espontânea prejudicada	• Dispneia • Hipoxemia • SpO_2 diminuída • Fadiga da musculatura respiratória	• Monitorar índices de falência respiratória iminente por gasometria e exame físico • Manter decúbito elevado de 30 a 45º e posicionar para facilitar a relação ventilação-perfusão • Manter *cuff* do tubo orotraqueal insuflado e monitorar a pressão diariamente • Aspirar tubo orotraqueal quando necessário • Realizar remoção do condensado do circuito • Marcar altura da fixação da cânula orotraqueal • Realizar avaliação e manejo da sedação e analgesia	• Melhorar troca gasosa alveolar e perfusão tecidual com a ventilação mecânica • Prevenir extubação não planejada • Restabelecer o movimento de entrada e saída de ar dos pulmões • Manter controle álgico e o paciente confortável

(continua)

QUADRO 3 Plano de cuidados para paciente em oxigenação por membrana extracorpórea (ECMO) *(continuação)*

Diagnóstico	Fatores relacionados	Cuidados de enfermagem	Resultados esperados
Troca de gases prejudicada	• Hipóxia, hipercapnia • Acidose respiratória • Secreção traqueobrônquica • Desequilíbrio na relação ventilação-perfusão e alterações na membrana alveolocapilar	• Verificar os ajustes da ECMO e monitorar os valores gasométricos pré e pós-membrana • Controlar junto à equipe médica a quantidade de FiO_2 do ventilador e da ECMO • Verificar a presença de coágulos e fibrina na linha venosa, bomba centrífuga, membrana oxigenadora, linha arterial e pontes utilizando lanterna e verificar todo o circuito • Manter oxigenador com respiro aberto, fechando somente durante o transporte • Observar rede de oxigênio e ar comprimido com *blender* e a membrana oxigenadora • Avaliar perfusão periférica e aquecer extremidades quando friáveis ou na presença de cianose • Manter sistema fechado de aspiração traqueal	• Atingir equilíbrio acidobásico e eletrolítico para melhora da oxigenação e perfusão tecidual • Realizar a troca de CO_2 e O_2 para manter as concentrações gasosas no sangue arterial
Perfusão tecidual periférica ineficaz	• Extremidades cianóticas e friáveis • Hipoxemia • Perfusão periférica maior que 2 segundos • Transporte inadequado de O_2	• Observar sinais de oxigenação tecidual inadequada, como: pulsos periféricos diminuídos ou ausentes, presença de edema, enchimento capilar lentificado, coloração e diminuição da temperatura dos membros • Aquecer extremidades com algodão ortopédico e atadura • Reposicionar no leito sempre que possível	• Restabelecer a perfusão tecidual periférica

(continua)

QUADRO 3 Plano de cuidados para paciente em oxigenação por membrana extracorpórea (ECMO) *(continuação)*

Diagnóstico	Fatores relacionados	Cuidados de enfermagem	Resultados esperados
Risco de integridade da pele prejudicada	• ECMO prolongada • Instabilidade hemodinâmica • Imobilidade no leito • Sedação contínua • Estado nutricional desequilibrado • Uso de dispositivos	• Reposicionamento no leito de 2/2 para descompressão • Manter colchão piramidal e/ou pneumático • Manter barreira protetora nas áreas de proeminências ósseas • Manter pele limpa e seca • Aplicar protetor de calcâneos • Manter roupas de cama sem dobras e secas	• Preservar a integridade da pele
Volume de líquidos excessivo	• Presença de ruídos adventícios • Dispneia • Piora da função renal • Congestão pulmonar	• Manter restrição hídrica para balanço hídrico negativo • Manter controle rigoroso de diurese e densidade urinária • Monitorar presença de estase jugular, crepitações pulmonares, edema periférico e ganho de peso	• Manter homeostase
Risco de lesão por pressão	• Mobilidade prejudicada • Uso de sedação • Uso de drogas vasoativas	• Reposicionamento no leito de 2/2 para descompressão • Manter colchão piramidal • Manter proteção nas regiões de proeminências ósseas • Aplicar Escala de Braden-Q diariamente	• Preservar a integridade da pele
Termorregulação ineficaz	• Doença de base • Circulação extracorpórea • Infecção • Imaturidade do sistema termorregulador • Sedação • Uso de drogas vasoconstritoras	• Controle de temperatura de 2/2 h • Controle do aquecedor da ECMO • Manter criança em berço aquecido e/ou manta térmica ligada • Administrar antitérmicos se necessário e/ou conforme prescrição médica	• Manter temperatura dentro dos parâmetros de normalidade

(continua)

QUADRO 3 Plano de cuidados para paciente em oxigenação por membrana extracorpórea (ECMO) *(continuação)*

Diagnóstico	Fatores relacionados	Cuidados de enfermagem	Resultados esperados
Nutrição desequilibrada: inferior às necessidades corporais	• Sedação contínua • Sepse • Uso de drogas vasoativas em altas concentrações	• Conferir nutrição parenteral prolongada (NPP) antes de instalar quando prescrito • Infundir NPP em via exclusiva quando prescrito • Realizar técnica de resíduo enteral quando necessário • Verificar posição do cateter gástrico antes de administrar dieta	• Manter função do trato gastrointestinal • Evitar desnutrição
Risco de sangramento	• Uso de anticoagulante • Exposição do sangue a superfícies não endoteliais (oxigenador de membrana) • Ativação de cascata inflamatória, anticoagulação e hemólise	• Monitorar sinais de sangramento no paciente, cânulas, membrana e circuitos da ECMO • Monitorar níveis de hemoglobina e hematócrito • Observar instabilidade hemodinâmica • Observar alterações no coagulograma, contagem de plaquetas e tempo de coagulação ativada (TCA) • Coletar amostras venosas pré-membrana e amostra arterial pós-membrana • Coletar TCA no pré--membrana utilizando sempre o mesmo volume e proceder à realização do exame à beira-leito quando disponível na instituição • Manter fitas de TCA refrigeradas, retirar 6 horas antes da utilização	• Prevenir hemorragias
Risco de perfusão renal ineficaz	• Uso de diurético • Hipoxemia • Infecção	• Monitorar níveis séricos de ureia e creatinina e eletrólitos • Observar sinais e sintomas de desequilíbrio hidroeletrolítico • Observar e quantificar o débito urinário • Realizar balanço hídrico rigoroso • Mensurar densidade urinária	• Preservar a função renal

VENTILAÇÃO OSCILATÓRIA DE ALTA FREQUÊNCIA

A ventilação oscilatória de alta frequência (VOAF) é um modo ventilatório que usa volume corrente menor que o volume do espaço morto anatômico (1-3 mL/kg) com frequência acima da fisiológica (5-10 Hz, ou seja, 300-600 ciclos/minuto) (Figuras 3 e 4)[19,20].

A VOAF se define como uma ventilação que minimiza o volume corrente, mantém o pico de pressão inspiratória baixo, oferece pressão expiratória final positiva (PEEP) suficiente para manter a abertura alveolar, evitando o colapso alveolar e a abertura e fechamento cíclicos das unidades alveolares, e que utiliza concentrações não tóxicas de oxigênio[19,20].

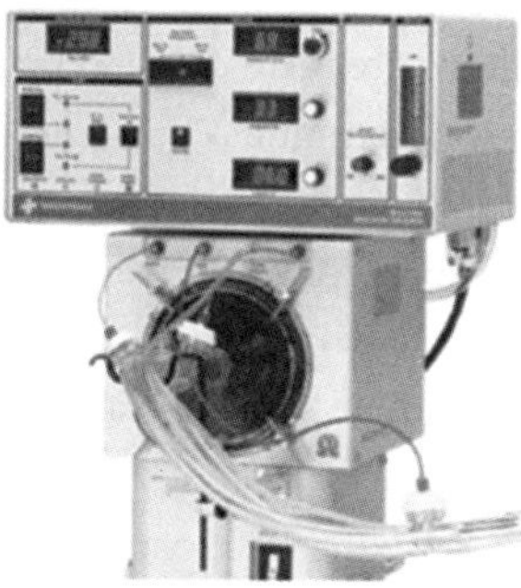

FIGURA 3 Ventilador mecânico de alta frequência oscilatória (VOAF).

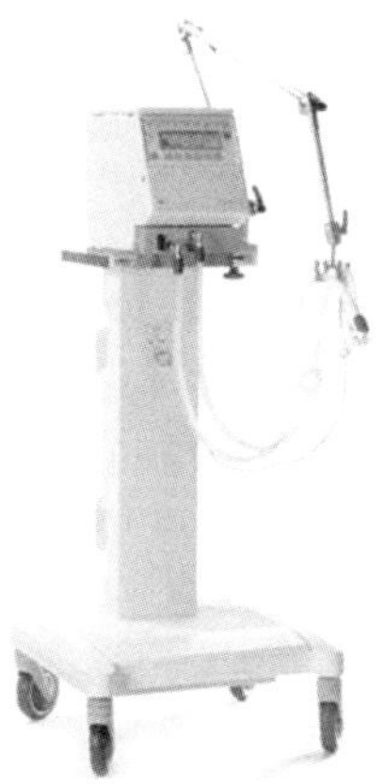

FIGURA 4 Babylog - ventilador mecânico de alta frequência oscilatória.

Esta forma de ventilação vem sendo utilizada com resultados satisfatórios no tratamento de pacientes com insuficiência respiratória grave quando a ventilação mecânica convencional (VMC) falha. Em contraste com a VMC, na VOAF o volume corrente é inversamente relacionado à frequência[19,20].

Uma revisão de literatura realizada em 2015 evidenciou o efeito protetor da VOAF em neonatologia com redução na síndrome do escape de ar, com diminuição da mortalidade e lesões pulmonares decorrentes da VMC. Em crianças maiores utiliza-se em casos de síndrome de desconforto respiratório agudo, síndrome de escape de ar e de doença pulmonar obstrutiva[21].

Desta forma, é imprescindível que os profissionais de enfermagem estejam familiarizados com as particularidades desta modalidade ventilatória e aptos a realizarem todos os cuidados necessários, relacionados aos itens a seguir:

- Colchão piramidal: manter este colchão para aliviar as áreas de pressão durante todo o período em que o paciente estiver em VOAF.
- Aspiração do tubo traqueal: deve ser limitada ao máximo nas primeiras 24 horas e realizada se a $PaCO_2$ estiver aumentando progressivamente.
- Desconexão do sistema: evitar pela possibilidade de colapso alveolar e perda de volume pulmonar, sendo ideal a utilização de sistema fechado de aspiração.
- Umidificação: deve ser constante para fluidificar a secreção, umidificar e aquecer o ar antes de entrar na via aérea do paciente e evitar formação de rolhas com obstrução da cânula orotraqueal (COT). O circuito umidificado deve permanecer livre de condensação de água, para não prejudicar a oscilação do ventilador.
- Avaliação da dor, sedação e analgesia: dor, sedação e analgesia devem ser avaliadas a cada 4 horas e conforme a necessidade. Utilizar escalas adequadas para as faixas etárias a fim de que o paciente permaneça acoplado adequadamente à ventilação. Preconiza-se que o nível de sedação seja de leve a moderado para permitir mobilização precoce.
- Monitoramento da pressão sanguínea: deve ser realizado para captar possíveis quedas de pressão sanguínea, em razão do aumento da pressão intratorácica que a oscilação pode causar, resultando em diminuição do retorno venoso.
- Vibrações torácicas: a vibração torácica deve ser visualizada até a raiz da coxa. Necessário comunicar a ocorrência de qualquer vibração assi-

métrica, que pode ser indicação de pneumotórax, e vibração no pescoço, indicativo de mau posicionamento da COT.

TRATAMENTO COM ÓXIDO NÍTRICO INALATÓRIO

O óxido nítrico (NOi) promove vasodilatação direta das artérias pulmonares e ação limitada às regiões pulmonares aeradas, em razão de sua meia-vida muito curta. Esta limitação da ação vasodilatadora nas artérias pulmonares direciona o fluxo sanguíneo de áreas mal ventiladas para áreas bem ventiladas e com perfusão diminuída (Figura 5). Quando inalado, o NOi difunde-se com facilidade por meio da membrana alveolocapilar até a circulação pulmonar e a célula muscular lisa vascular, permitindo, nessa troca gasosa, o aumento da concentração intracelular de guanosina monofosfato cíclico (GMP), além de promover o relaxamento vascular. Como resultado, a pressão da artéria pulmonar (PAP) e a resistência vascular pulmonar (RVP) diminuem, o que favorece a troca gasosa e a otimização da relação ventilação-perfusão[22,23].

Esse gás tem efeito vasodilatador em nível pulmonar, porém causa toxicidade quando inalado no ambiente[21]. Esta terapêutica é indicada nos quadros de cardiopatia congênita, hipertensão pulmonar (HP) em crianças maiores e hipertensão pulmonar persistente do neonato (HPPN), desencadeada por infecção, síndrome de aspiração de mecônio, asfixia, desconforto respiratório e choque[23].

O NOi reage com o oxigênio presente no circuito, permitindo a formação de óxido nitroso (NO_2), que é potencialmente tóxico e, com a água, pode formar

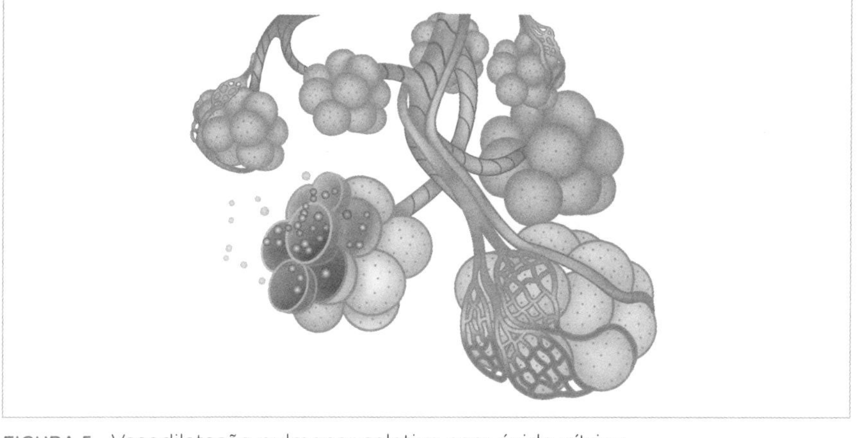

FIGURA 5 Vasodilatação pulmonar seletiva com óxido nítrico.

ácido nítrico, que também é tóxico. Na prática, os níveis elevados de NO_2 são incomuns com as doses de NOi utilizadas clinicamente. Os riscos podem ser minimizados ao se misturar NOi em circuitos de ventilador perto do paciente, descartar os sistemas de entrega antes do uso e ao monitorar constantemente os níveis de NO_2 nos gases do ventilador[21].

Os limites de exposição legalmente permitidos para NOi e NO_2 vêm sendo estudados pela Administração de Segurança e Saúde do Trabalho nos Estados Unidos. Para o NOi, esse limiar é de 25 ppm (30 mg/m^3), calculado em média durante um turno de trabalho de 8 horas. Para NO_2, tanto a Administração de Segurança e Saúde do Trabalho quanto o Instituto Nacional de Saúde e Segurança Ocupacional Americano consideram que o limite é de 1 ppm (1,8 mg/m^3) e não deve ser excedido. Entretanto, a Conferência Americana de Higienistas Industriais Governamentais considera como limiar a concentração média ponderada de 3 ppm. A adesão a este limite é pensada para fornecer uma proteção adequada contra meta-hemoglobinemia e outros efeitos tóxicos[21].

Desta forma, assim como na VOAF, a utilização da terapia de NOi na clínica exige conhecimento dos enfermeiros em relação aos efeitos terapêuticos do gás, mecanismo de ação e manipulação, para a prescrição correta dos cuidados de enfermagem e uma assistência livre de danos ao paciente.

Orientações gerais para o tratamento com o NOi

- Certificar-se de que os cilindros estejam bem fixados no carrinho (Figura 6).
- Realizar o monitoramento ambiental de NOi e NO_2 para detectar possíveis vazamentos ou problemas.
- Verificar regularmente o conteúdo do cilindro para que as trocas possam ser planejadas adequadamente sem falta de gás e sem prejuízo para o paciente.
- Fechar o cilindro e a pressão de descarga antes de remover os reguladores para evitar vazamentos.
- Prestar atenção para nunca ligar o cilindro sem um regulador acoplado.
- Manter sistema fechado de aspiração para evitar a desconexão do ventilador, que deve ser reduzida ao mínimo possível.
- A manipulação do cilindro deve ser realizada por pessoal treinado.

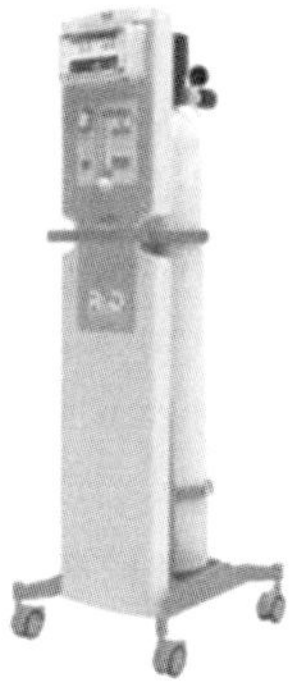

FIGURA 6 Torpedo de óxido nítrico com monitor acoplado.

Orientações relacionadas à segurança do pessoal que presta assistência aos pacientes em uso de NOi

- Vazamento em grande escala do conteúdo do cilindro de NO em ar ambiente pode causar asfixia, sendo necessária a evacuação do local até que o ambiente esteja bem ventilado e livre de NO.
- Os níveis máximos de exposição recomendados são 25 ppm de NO e 3 ppm de NO_2 durante um período de 8 horas. Na prática, é improvável que níveis ambientais atinjam 1 ppm.
- Quando o NO_2 é eliminado dos sistemas para o ar ambiente, os níveis ambientais não aumentam significativamente, mas é uma boa prática direcionar o fluxo para longe do rosto.
- Não há recomendações oficiais sobre profissional grávida que presta cuidados a pacientes em uso de NO, em virtude dos níveis ambientais mostrarem-se baixos.

EXSANGUINEOTRANSFUSÃO

A exsanguineotransfusão é um procedimento de alta complexidade indicado em recém-nascidos (RN) com hiperbilirrubinemia grave, principalmente nos casos de incompatibilidade materno-fetal do sistema ABO e fatot Rh. Deve ser realizado preferencialmente em sala de procedimentos e por profissionais adequadamente paramentados. O principal objetivo do procedimento é diminuir os níveis séricos de bilirrubina e reduzir o risco de lesão cerebral (kernicterus).

Outros efeitos importantes são remover as hemácias com anticorpos ligados na sua superfície e os anticorpos livres circulantes, bem como corrigir a anemia e melhorar a função cardíaca nos RN hidrópicos por doença hemolítica[23].

A garantia do acompanhamento do pré-natal e avanços na tecnologia, como aparelhos para fototerapia de alta intensidade e introdução de imunoglobulinas humanas específicas, contribuem para a redução da indicação desse procedimento que, mesmo considerado seguro, não é livre de riscos[24].

Geralmente a exsanguineotransfusão é feita por meio da veia umbilical, mas também pode ser feita por meio de cateteres locados em veia jugular ou femoral. A cateterização de artéria umbilical é contraindicada, pois possui pressorreceptores que podem desencadear alterações cardiocirculatórias importantes e potencialmente fatais.

Durante o procedimento ocorre a troca de sangue total do recém-nascido, com remoção parcial da bilirrubina plasmática, de hemácias hemolisadas e de anticorpos ligados ou não às hemácias. Esse procedimento demanda cuidados de enfermagem específicos, visualizados no Quadro 4.

As recomendações do Ministério da Saúde quanto às alíquotas a serem infundidas e posteriormente retiradas do RN são estabelecidas de acordo com o peso e realizadas sempre de forma lenta e suave, com atenção à frequência cardíaca e à oximetria[24]:

- < 1.500 g – alíquotas dc 5 mL.
- 1.500-2.500g – alíquotas de 10 mL.
- 2.500g – alíquotas de até 15 mL.

QUADRO 4 Cuidados de enfermagem ao recém-nascido submetido à exsanguineotransfusão

Cuidados de enfermagem	Justificativa
Preparar material para passagem de cateter central (venodissecção ou cateter umbilical)	Otimizar a realização do procedimento
Auxiliar na passagem do cateter central e sua manutenção	Evitar contaminação do material utilizado no procedimento e reduzir risco de infecção
Manter o recém-nascido (RN) em jejum de 2 a 4 horas antes do procedimento	O procedimento pode necessitar de intubação orotraqueal
Realizar dupla checagem da bolsa de sangue, conferindo nome, leito, tipo sanguíneo, número da bolsa, validade e volume	Promover boas práticas relacionadas à infusão de hemocomponentes

(continua)

QUADRO 4 Cuidados de enfermagem ao recém-nascido submetido à exsanguineotransfusão (continuação)

Cuidados de enfermagem	Justificativa
Manter RN aquecido	Evitar hipotermia
Monitoração do RN durante o procedimento	Identificar alterações hemodinâmicas durante o procedimento
Observar sinais de irritabilidade, convulsões, taquicardia e modificações do traçado cardíaco, rebaixamento do nível de consciência	Promover resposta rápida diante das possíveis intercorrências
Controlar quantidade de entrada e saída de sangue	Evitar alteração da volemia com prejuízos ao paciente
Retornar o bebê para a fototerapia	Manter o tratamento para obter o nível sérico normal de bilirrubina

RESUMO

A UTI é um ambiente terapêutico que contém uma série de equipamentos sofisticados e demanda uma equipe multidisciplinar com conhecimentos científicos relevantes para seguir protocolos específicos. Nessa unidade é comum a administração simultânea de vários medicamentos, em vista da gravidade dos pacientes, e considerar a compatibilidade dos medicamentos contribui para o sucesso da terapêutica medicamentosa. Atualmente, terapias de alta complexidade, como oxigenação por membrana extracorpórea, ventilação oscilatória de alta frequência, uso de óxido nítrico inalatório e exsanguineotransfusão são realizadas com frequência nas UTI, sendo imprescindível que os profissionais tenham capacitação e perspicácia para a tomada de decisão rápida diante do manejo clínico do paciente e estejam aptos a realizar os cuidados de enfermagem.

REFERÊNCIAS BIBLIOGRÁFICAS

1. Younes R. As UTIs no Brasil. Disponível em: https://www.cartacapital.com.br/saude/as-utis-no-brasil [acesso em: 01 fev. 2018].
2. Brasil. Resolução n. 7, de 24 de fevereiro de 2010. Dispõe sobre os requisitos mínimos para funcionamento de Unidades de Terapia Intensiva e dá outras providências. Ministério da Saúde. Agência Nacional de Vigilância Sanitária. Diário Oficial da União, Brasília, 25 fev. 2010. Seção 1, p.48.
3. Leal KD, Leopoldino RW, Martins RR, Veríssimo LM. Potential intravenous drug incompatibilities in a pediatric unit. Einstein (São Paulo). 2016;14(2):185-9.
4. Santos MT, Hegele V, Hoffmann TD, Chiarani F, Hennigen FW. Instrumento para avaliação da compatibilidade em Y na administração intravenosa de medicamentos em unidades de terapia intensiva. Rev Bras Farm Hosp Serv Saúde São Paulo. 2013;4(3):34-7.

5. Kalikstad B, Skjerdal A, Hansen TWR. Compatibility of drug infusions in the NICU. Arch Dis Child. 2010;95:745-8.
6. Robinson CA, Lee JE. Y-site compatibility of medications with parenteral nutrition. J Pediatr Pharmacol Ther. 2007;12(1):53-9.
7. Kanji S, Lam J, Johanson C, Singh A, Goddard R, Fairbairn J, et al. Systematic review of physical and chemical compatibility of commonly used medications administered by continuous infusion in intensive care units. Crit Care Med. 2010;38(9):1890-8.
8. Trissel LA, Saenz CA, Ingram DS, Williams KY, Retzinger JP. Compatibility screening of Precedex during simulated Y-site administration with other drugs. Int J Pharmaceut Compound. 2002;6:230-3.
9. Trissel LA. Compatibility of calcium gluconate with common parenteral medications. Compatibility data: 2007. 1:TriPharma.
10. Marquardt ED, Lam SSY. Visual compatibility of fentanyl citrate with selected drugs during simulated Y-site injection. Am J Hosp Pharm. 1994;5:811-2.
11. Jasti BR, Saraf P. Compatibility of parenteral furosemide with seventeen secondary drugs used in standard concentrations. Int J Pharmaceut Compound. 2011;15:259-61.
12. Pelletier E, Forest JM, Hildgen P. Compatibilité de la kétamine injectable lors de l'administration en dérivé avec d'autres médicaments usuels. Pharmactuel. 2006;39:71-5.
13. Veltri MA, Conner KG. Physical compatibility of milrinone lactate injection with intravenous drugs commonly used in the pediatric intensive care unit. Am J Health-Syst Pharm. 2002;59:452-4.
14. Trissel LA. Dexmedetomidine hydrochloride compatibility with various parenteral supportive care drugs. Compatibility data: 2005. 7:TriPharma.
15. Trissel LA. Esmolol hydrochloride compatibility with common parenteral medications. Compatibility data: 2007. 1:TriPharma.
16. Mantong ML, Marquardt ED. Visual compatibility of midazolam hydrochloride with selected drugs during simulated Y-site injection. Am J Health-Syst Pharm. 1995;52:2567-8.
17. Costa LMB, Hora MP, Araujo EO, Pedreira LC. Cuidado de enfermagem a uma paciente em uso da ECMO. Rev Baiana Enferm. 2011;25(2):209-20.
18. Conselho Regional de Enfermagem. Parecer COREN-SP GAB 033/2011. Assunto: ECMO (Membrana de oxigenação extracorpórea). Disponível em: http://portal.coren-sp.gov.br/wp-content/uploads/2013/07/parecer_coren_sp_2011_33.pdf [acesso em: 11 set. 2018].
19. Fioretto JR, Rebello CM. Ventilação oscilatória de alta frequência em pediatria e neonatologia. Rev Bras Ter Intensiva. 2009;21(1):96-103.
20. Pinzona AD, Rocha TS, Ricachinevsky C, Piva JP, Friedman G. Ventilação oscilatória de alta frequência em crianças com síndrome da angústia respiratória aguda: experiência de um centro de tratamento intensivo pediátrico. Rev Assoc Med Bras. 2013;59(4):368-74.
21. Queiroz CMB, Silva LMF, Calles ACN. Ventilação oscilatória de alta frequência na neonatologia e na pediatria: revisão de literatura. Ciências Biológicas e da Saúde. Maceió. 2015;3(1):47-54.
22. Qureshi MA, Shah NJ, Hemmen CW, Thill MC, Kruse JA. Exposure of intensive care unit nurses to nitric oxide and nitrogen dioxide during therapeutic use of inhaled nitric oxide in adults with acute respiratory distress syndrome. Am J Crit Care. 2003;12(2):147-53.
23. Fioretto JR. Uso do óxido nítrico em pediatria. J Pediatr (Rio J). 2003;79 Supl2:S:177-86.
24. Brasil. Ministério da Saúde. Secretaria de Atenção à Saúde. Atenção à saúde do recém-nascido: guia para os profissionais de saúde, Departamento de Ações Programáticas Estratégicas. 2. ed. Brasília; 2013.

Índice remissivo

Encarte - imagens coloridas

Cap. 2 - Anomalias congênitas

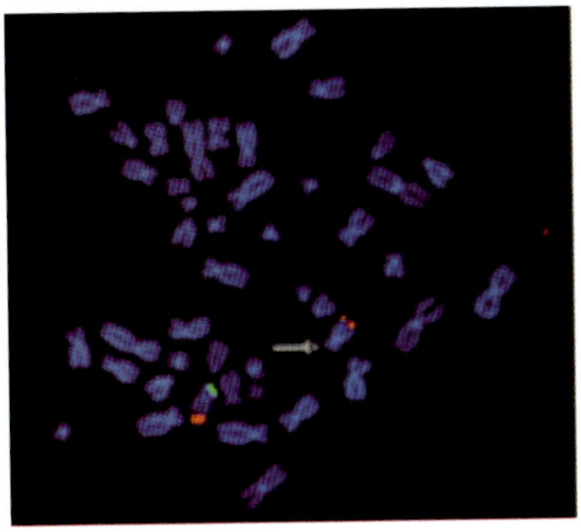

FIGURA 5 Imagem do teste de FISH usando sondas teloméricas 9p marcadas em verde e sondas teloméricas 9q marcadas em vermelho. A seta mostra o cromossomo 9 deletado.

Cap. 3 - Anomalias congênitas em neonatologia

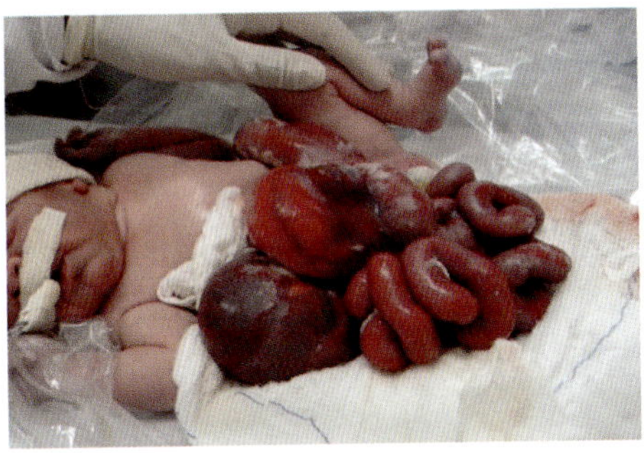

FIGURA 1 Gastrosquise.

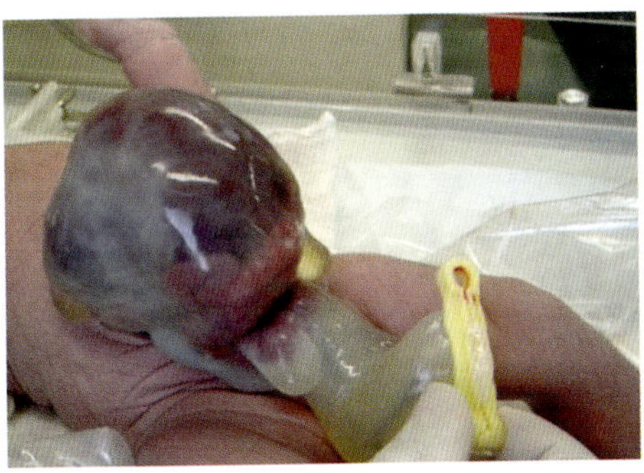

FIGURA 2 Onfalocele.

Cap. 7 - Cistinose nefropática

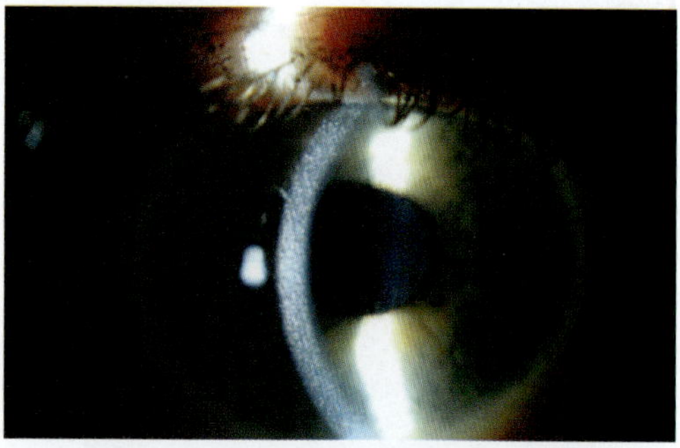

FIGURA 1 Lâmpada de fenda dos cristais de cistina da córnea. Os cristais de cistina aparecem como cristais em forma de agulha e são altamente reflexivos dentro da córnea.

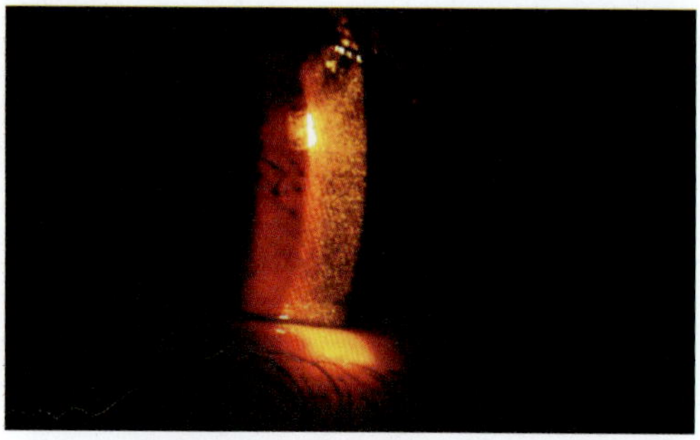

FIGURA 2 Cristais de cistina da córnea. Exame de lâmpada de fenda da córnea. Depósitos de cistina.

Cap. 9 - Atresia de vias biliares

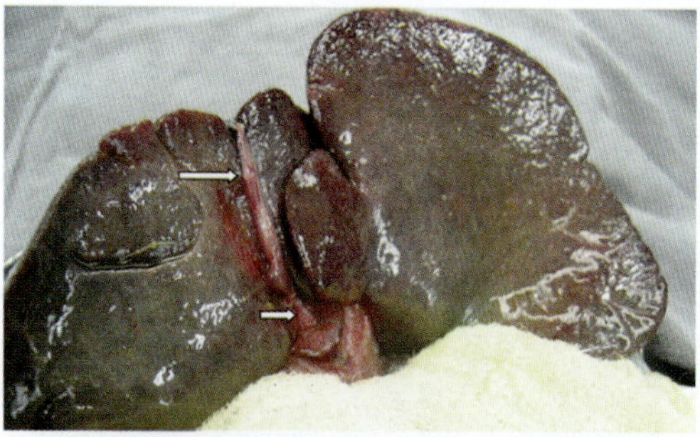

FIGURA 2 Fígado de paciente com atresia de vias biliares durante a cirurgia de Kasai. Ressalta-se o aspecto macroscópico das características desta doença: fígado com superfície rugosa e irregular, coloração esverdeada, vesícula biliar atrésica (seta longa), resquícios biliares extra-hepáticos fibrosados (seta curta).

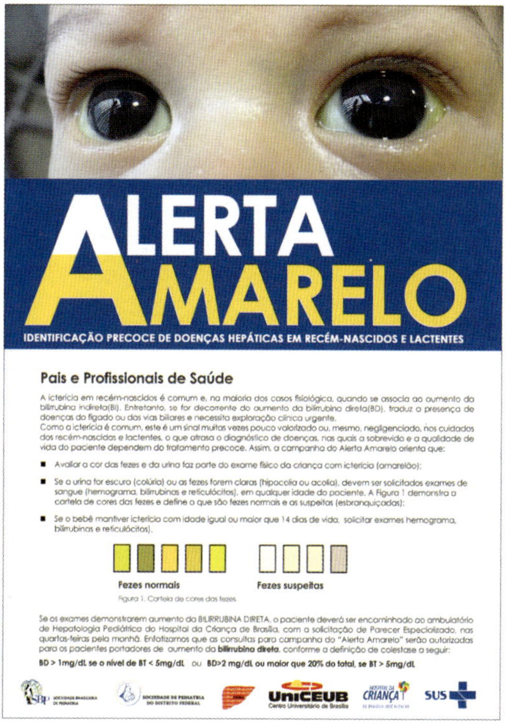

FIGURA 3 Cartaz da campanha de Alerta Amarelo.

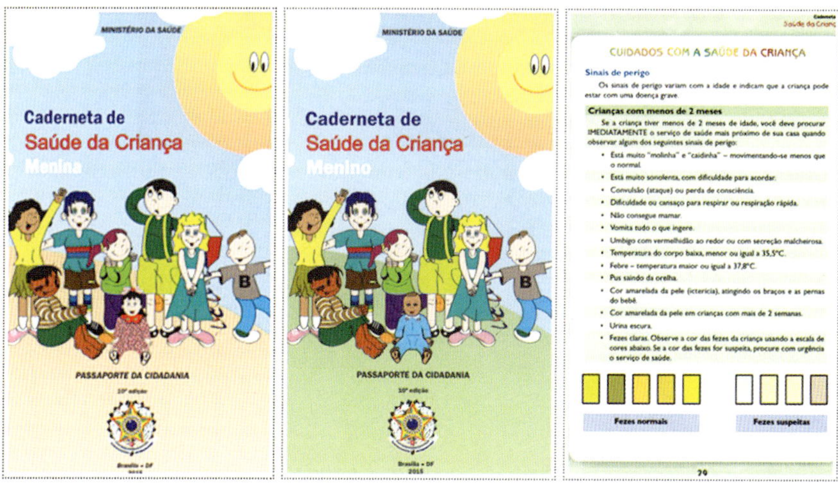

FIGURA 4 Caderneta de Saúde da Criança - Ministério da Saúde - escala cromática das fezes.

Cap. 17 - Serviço de Apoio Diagnóstico e Terapêutico

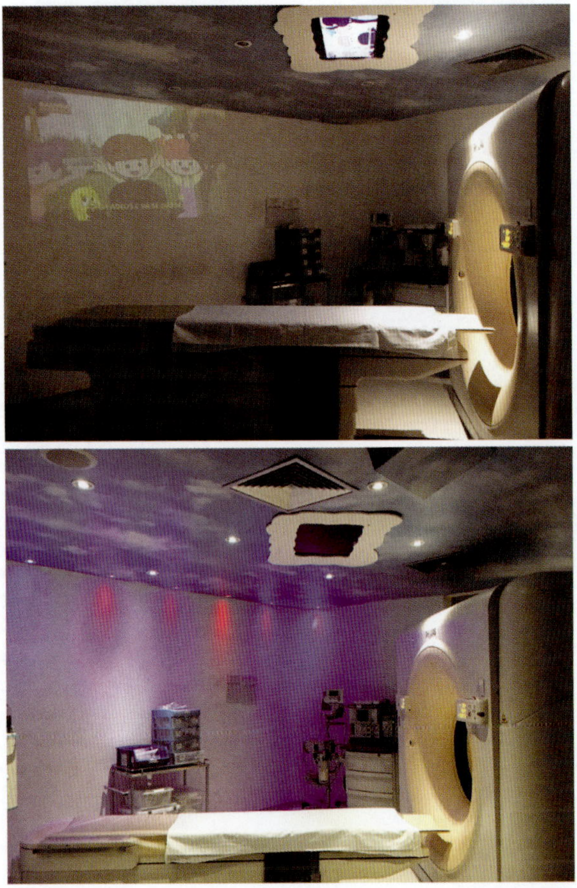

FIGURA 1 Ambiente da sala de tomografia computadorizada do Instituto da Criança e do Adolescente.